144

新知
文库

XINZHI

Vaccine
The Controversial Story of
Medicine's Greatest Lifesaver

VACCINE

疫苗

医学史上最伟大的救星
及其争议

［美］阿瑟·艾伦 著
徐宵寒 邹梦廉 译 刘火雄 审校

生活·讀書·新知 三联书店

图书在版编目（CIP）数据

疫苗：医学史上最伟大的救星及其争议 / （美）阿瑟 · 艾伦（Arthur Allen）著；徐宵寒，邹梦廉译．—北京：生活 · 读书 · 新知三联书店，2021.9
（新知文库）
ISBN 978－7－108－07178－1

Ⅰ．①疫…　Ⅱ．①阿…　②徐…　③邹…　Ⅲ．①疫苗－药学史－世界
Ⅳ．① R979.9-091

中国版本图书馆 CIP 数据核字（2021）第 112312 号

责任编辑　唐明星
装帧设计　薛　宇
责任校对　陈　明
责任印制　宋　家
出版发行　生活 · 讀書 · 新知　三联书店
（北京市东城区美术馆东街 22 号　100010）
网　　址　www.sdxjpc.com
图　　字　01-2020-6442
经　　销　新华书店
制　　作　北京金舵手世纪图文设计有限公司
印　　刷　北京市松源印刷有限公司
版　　次　2021 年 9 月北京第 1 版
2021 年 9 月北京第 1 次印刷
开　　本　635 毫米 × 965 毫米　1/16　印张 34.5
字　　数　457 千字　图 30 幅
印　　数　0,001－8,000 册
定　　价　69.00 元
（印装查询：01064002715；邮购查询：01084010542）

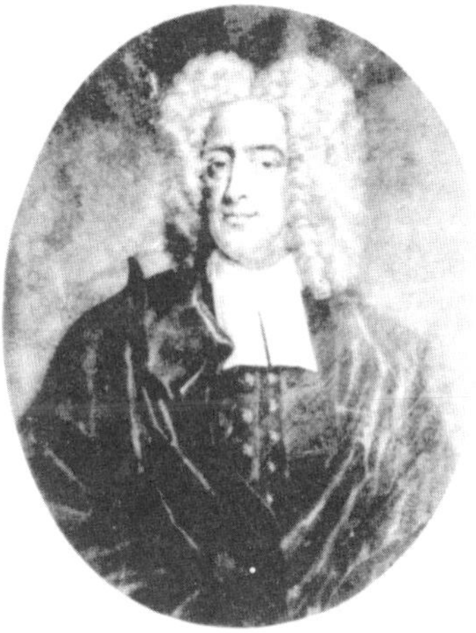

图 1　在历史上，科顿·马瑟这个名字往往与塞勒姆猎巫案及清教徒正统信仰联系在一起，然而正是这样一位人物率先将一项能够救命（预防天花）的重要医学发明引入了殖民地时期的美国，这一事实是否带有点反讽意味？无论“是”与“否”，其实都不重要了。人痘接种的医学价值及其所引发的政治反应本身就是马瑟跌宕起伏的人生的组成部分。（美国国家医学图书馆供图）

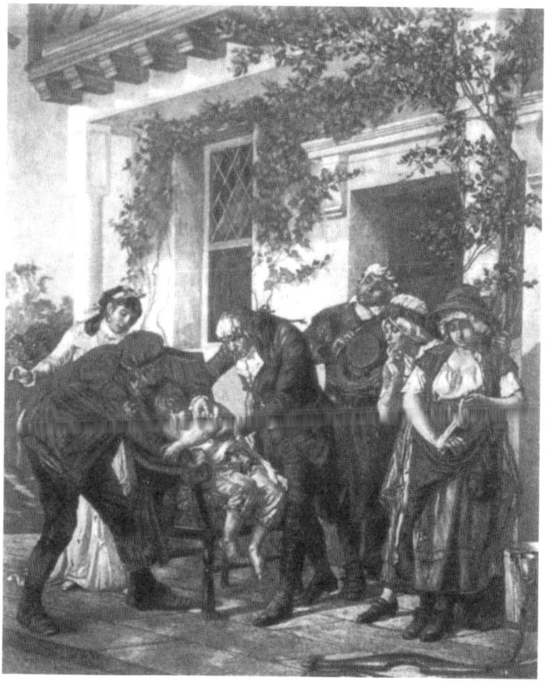

图 2　1796 年 5 月 14 日，爱德华·詹纳为儿童詹姆斯·菲普斯接种牛痘。詹纳从奶牛腹部刮下脓痂物质，然后抹到这个孩子手臂的切口上，6 周后再次为他接种天花病毒，结果菲普斯并没有感染天花。短短 10 年间，詹纳成了家喻户晓的名人。由乔治斯 - 加斯顿·梅林格（Georges-Gaston Melingue）创作的画作生动记录了此次接种时的场景。（美国国家医学图书馆供图）

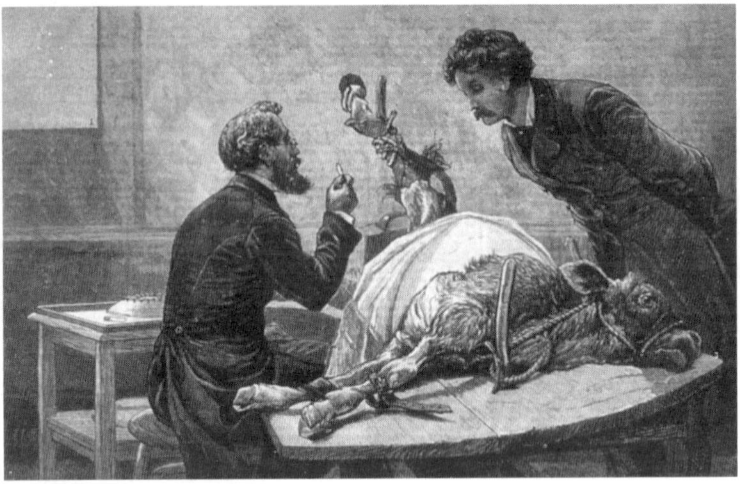

图 3　这幅杂志插画展示了人们制备牛痘疫苗的过程。图中，一头奶牛被捆在轮床上，人们将牛痘刮涂到牛腹部使之感染。之后人们会把成熟的病毒从牛腹上搜刮下来，经清洗、过滤后用于人类防控天花。直到 20 世纪 70 年代，这项技术都没有太多改变。（美国国家医学图书馆供图）

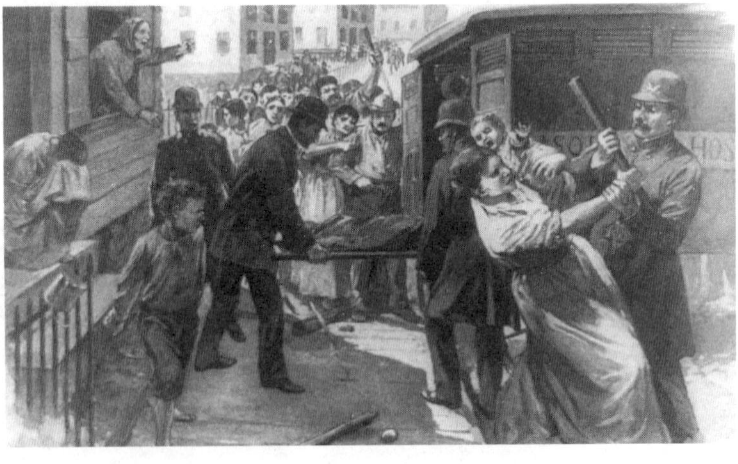

图 4　这幅报纸插画描绘了 1894 年发生在密尔沃基市波兰裔和德裔社区的公共骚乱，其根源是当地政府基于防控传染病需要而采取的疫苗接种及隔离措施。当时该市的公共卫生官员均由英裔美国人担任，而这种文化差异导致了民众对当局的不信任；正如历史学家朱迪思·莱维特（Judith Leavitt）所指出的，这与 1947 年纽约人翘首以盼进行大规模天花疫苗接种的和谐场景形成了鲜明对比。（美国国会图书馆供图）

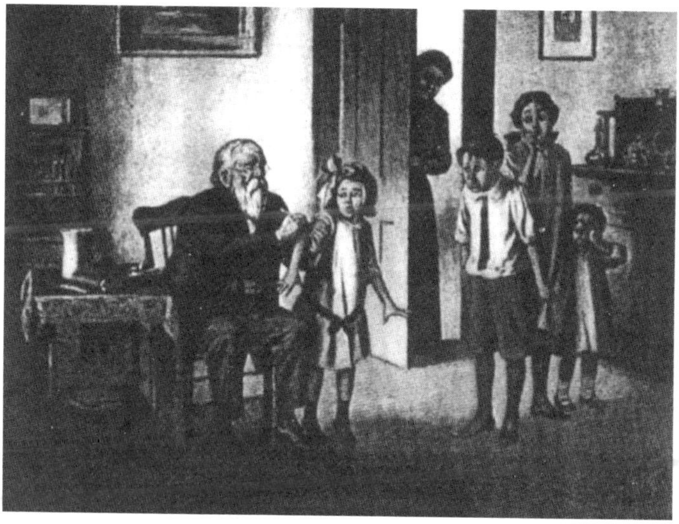

图5　到20世纪早期，美国人已广泛接受了天花疫苗，正如1912年《哈泼斯》（*Harper's*）杂志上刊载的这幅漫画所示。

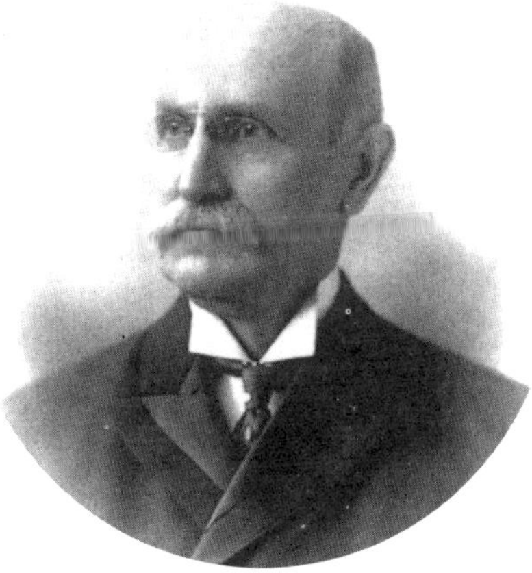

图6　威廉·M. 韦尔奇在费城市立医院负责天花疫苗接种及治疗长达30余年。1898年，一场轻型天花侵袭了费城，当时的疫情令韦尔奇深感震惊，为此他不惜采取断然措施来防控疾病。（费城医学院供图）

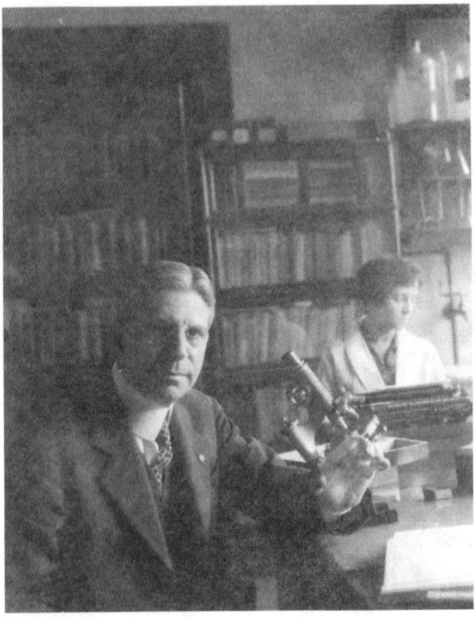

图7　约瑟夫·麦克法兰与他的助手在实验室。麦克法兰是19世纪与20世纪之交美国首屈一指的年轻细菌学家，他曾开展过一项私人调查，证实1901年数十名儿童破伤风死亡病例与疫苗有关，从而遭到疫苗生产商的仇视。不过，麦克法兰并不希望自己的研究成为疫苗反对者的武器。（费城医学院供图）

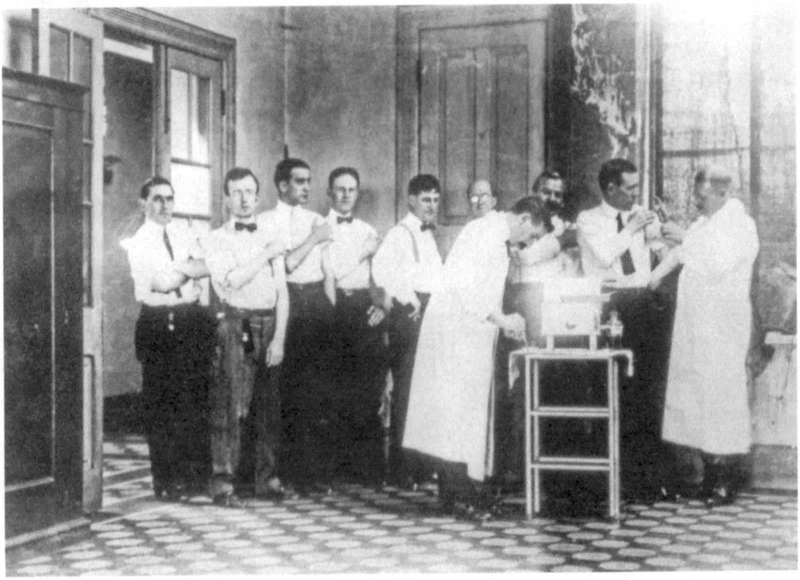

图8　1909年，美国陆军医学院的学员正列队接种首针伤寒疫苗。美西战争时期，美国曾遭受过一次伤寒流行，造成许多美军士兵伤亡，为避免重蹈覆辙，美国军方在一战爆发前为所有士兵接种了伤寒疫苗，尽管这种疫苗是由德国和英国研发的。（美国国家医学图书馆供图）

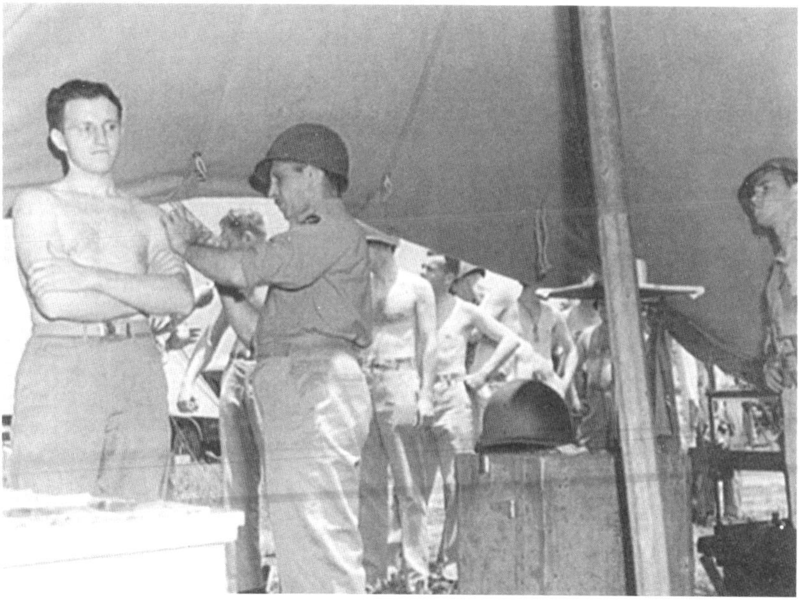

图 9　二战时期，士兵在帐篷中接种疫苗。（美国国会图书馆供图）

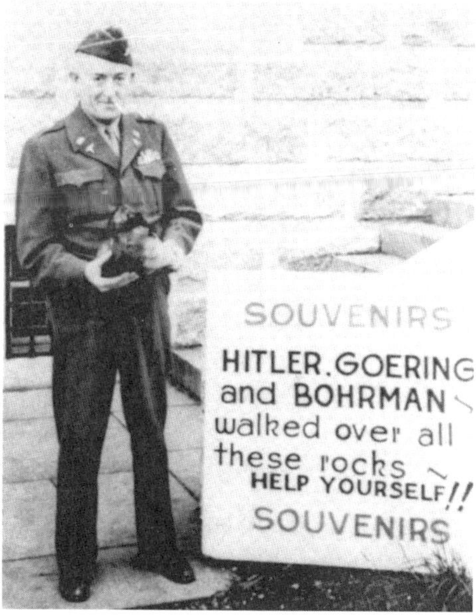
SOUVENIRS
HITLER. GOERING
and BOHRMAN
walked over all
these rocks
HELP YOURSELF!!
SOUVENIRS

图 10　詹姆斯·S. 西蒙斯将军在德国。作为军方预防医学服务部门的负责人，西蒙斯为二战后的疫苗接种运动构建了基本框架，他支持为士兵广泛接种疫苗，并成立军方流行病学委员会以监管病毒研究。西蒙斯还积极推广尚有瑕疵的黄热病疫苗，战后又试图游说创设国家卫生系统，只是未能如愿。（美国国家医学图书馆供图）

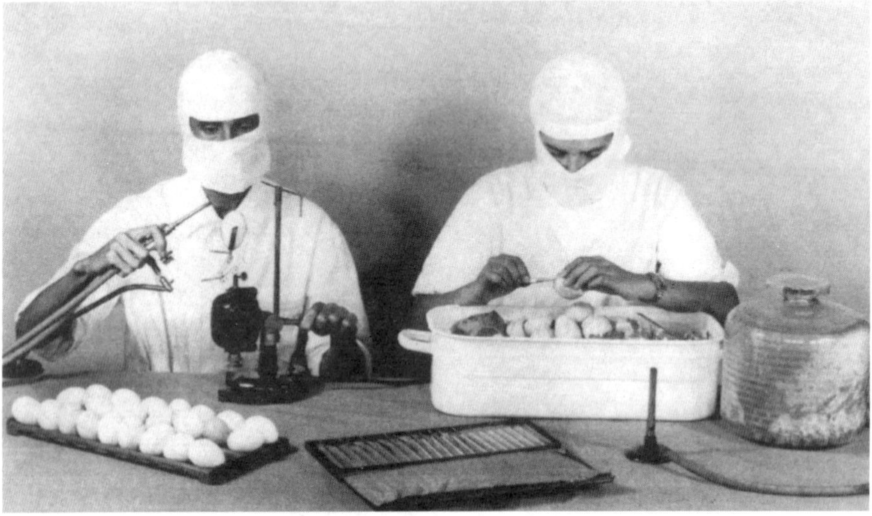

图 11　20 世纪 30 年代末至 40 年代初，洛克菲勒基金会派驻巴西的科学家不懈努力完善黄热病疫苗，因为他们将投放大量疫苗来抗击这种在巴西流行的地方病。威尔伯·索耶曾担任黄热病疫苗生产的负责人，但由于他的忽视，导致某些批次的疫苗被肝炎病毒污染，结果美国军方为此付出了惨痛代价。图中，左侧的技术员正用乙炔焊炬在无菌状态下打开蛋壳。右侧的技术员则将已被病毒感染的鸡胚移入广口瓶内进一步培养。随后这些鸡胚会被切碎、过滤，然后用于制备疫苗。（美国国家医学图书馆供图）

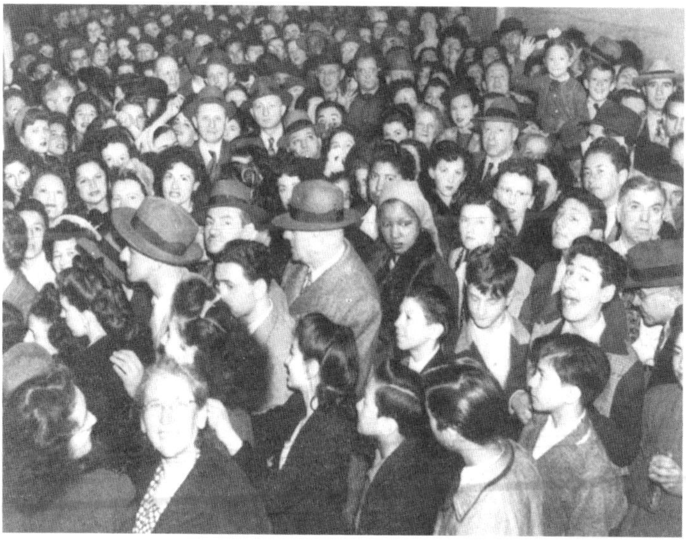

图 12　1947 年，纽约市出现天花病例后，600 万名民众在短短数周内便完成了天花疫苗接种。同时代的人都被这些“纽约客”的举动震惊了：他们在战后竟然还心甘情愿接种疫苗，更何况由疫苗引发的伤亡远远超过了天花本身。（Wide World Photos 供图）

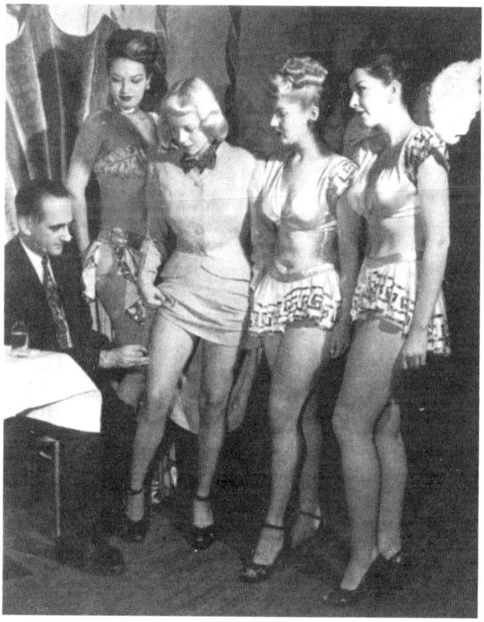

图 13　1947 年，在纽约演艺家比利·罗斯（Billy Rose）的“钻石马蹄夜总会”（Diamond Horseshoe）里，几名歌舞女郎正准备接种天花疫苗。（Wide World Photos 供图）

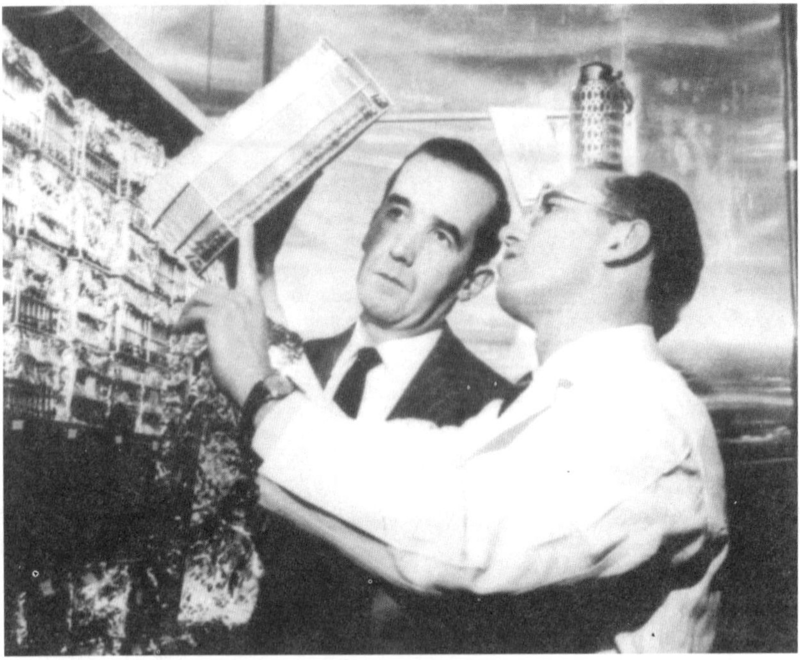

图 14　伟大的人道主义者乔纳斯·索尔克（右）和记者爱德华·R. 默罗（左），两人都在美国联邦调查局留有“案底”。1955 年，索尔克参加了默罗主持的“此刻请看”电视节目。默罗问他谁应该持有脊髓灰质炎疫苗的专利。索尔克答道：“我觉得应该是‘所有人’吧。没有谁独享疫苗的专利权。难道你能把太阳当作自己的专利吗？”索尔克此番言论倒是非常真诚。（美国畸形儿基金会供图）

图15　脊髓灰质炎患者。20世纪50年代后期，一名患有脊髓灰质炎的儿童在接受8个月的治疗之后，拄着拐杖首次返回原来的校舍。不幸的是，虽然当时索尔克疫苗已经上市了，但这名男孩并没有接种这种原本可以预防脊髓灰质炎的疫苗。（美国国会图书馆供图）

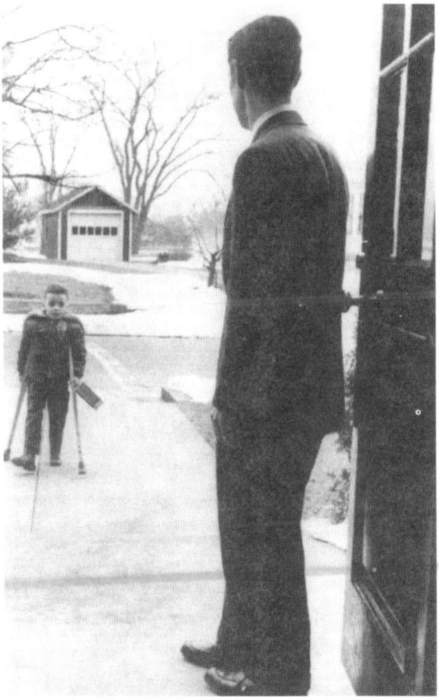

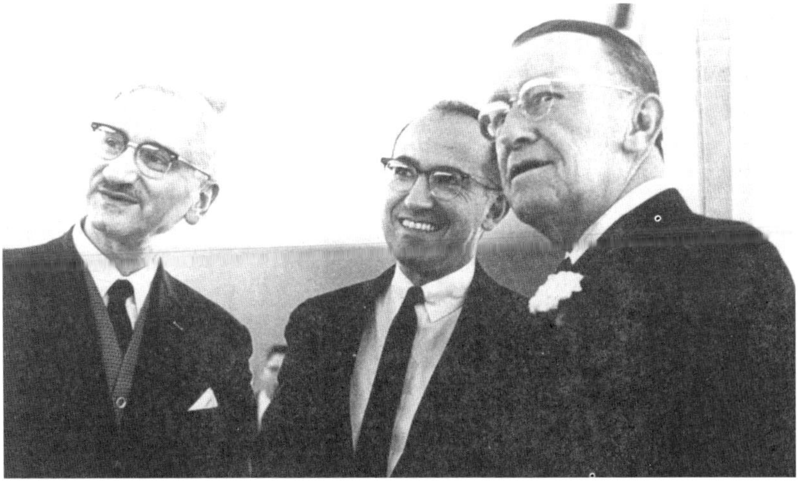

图16　1961年，艾伯特·萨宾（左）、乔纳斯·索尔克（中）和巴兹尔·奥康纳（右）在一场脊髓灰质炎会议上。虽然三人在镜头里看似其乐融融，但萨宾时常会与索尔克、奥康纳发生争执。德高望重的萨宾比索尔克略为年长些，有一次在一场国会听证会上，萨宾嘲笑索尔克经甲醛灭活的脊髓灰质炎疫苗根本无法与自己研发的口服疫苗相提并论，两者之间的差别就像“马车”与“赛车”一样。（美国畸形儿基金会供图）

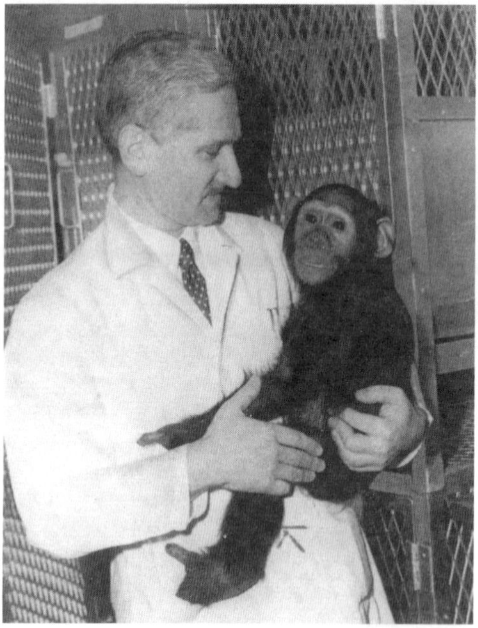

图 17　萨宾和一位真正的朋友在一起：萨宾怀抱的这只黑猩猩是 2 万只用于研制口服脊髓灰质炎疫苗实验中的一只，萨宾亲自为它注射了脊髓灰质炎病毒。萨宾的疫苗后来广受欢迎，累计用量高达数十亿剂，到 2007 年的时候，全世界的脊髓灰质炎差不多快被完全消灭了。（美国国会图书馆供图）

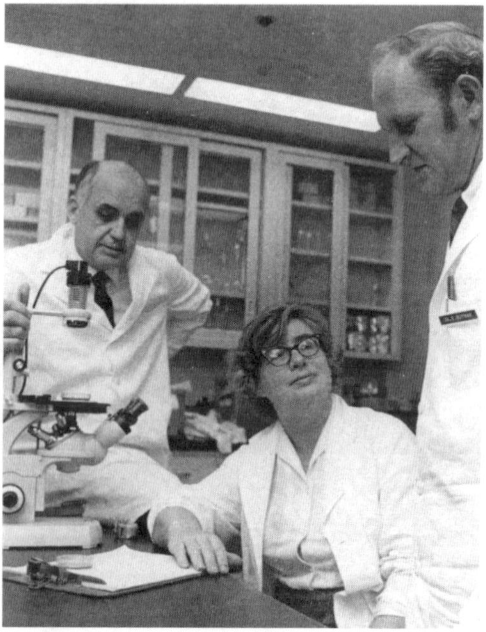

图 18　莫里斯·希勒曼（左）与默克制药公司的科学家贝弗莉·内夫（Beverly Neff）和尤金·拜纳克（Eugene Buynak）在一起；自 20 世纪 60 年代以来，他们携手合作，参与了后来在美国使用的大部分疫苗的研发工作。（默克制药公司供图）

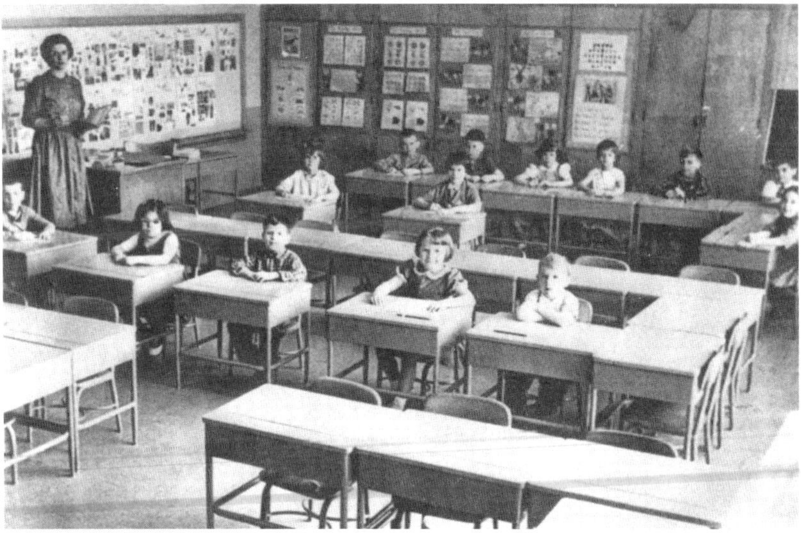

图 19　1964 年，克利夫兰市暴发了麻疹疫情，这间空了一半的教室预示着希勒曼研发的新型疫苗有了用武之地。（美国国会图书馆供图）

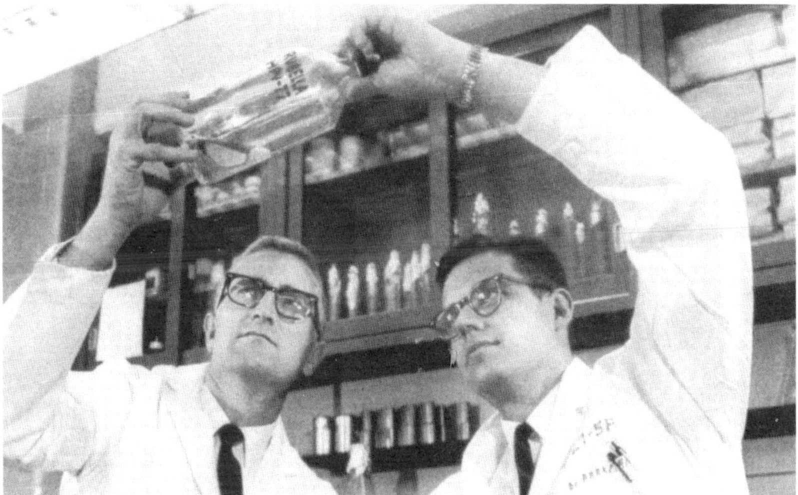

图 20　1967 年，美国国立卫生研究院疫苗监管部门的科学家哈里・迈耶（左）和保罗・帕克曼。迈耶和帕克曼研发的风疹疫苗后来由默克制药公司改进并销售。这种“官商合作”模式虽然招致了一些非议，公共卫生界却很高兴，因为从此有了预防下一场先天性风疹综合征暴发的方法。（美国国家医学图书馆供图）

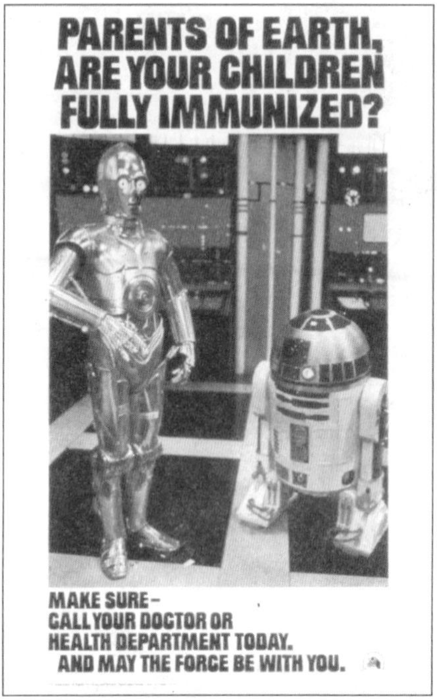
PARENTS OF EARTH,
ARE YOUR CHILDREN
FULLY IMMUNIZED?
MAKE SURE–
CALL YOUR DOCTOR OR
HEALTH DEPARTMENT TODAY.
AND MAY THE FORCE BE WITH YOU.

图 21　这是一张 1977 年的宣传海报，《星球大战》中的明星机器人出来现身说法，敦促家长及时为他们的婴幼儿接种疫苗。虽然进行了广泛的接种，但公共卫生官员仍然需要应对美国境内零星出现的麻疹疫情，这种局部流行的情况直到 1998 年才结束。（美国疾控中心供图）

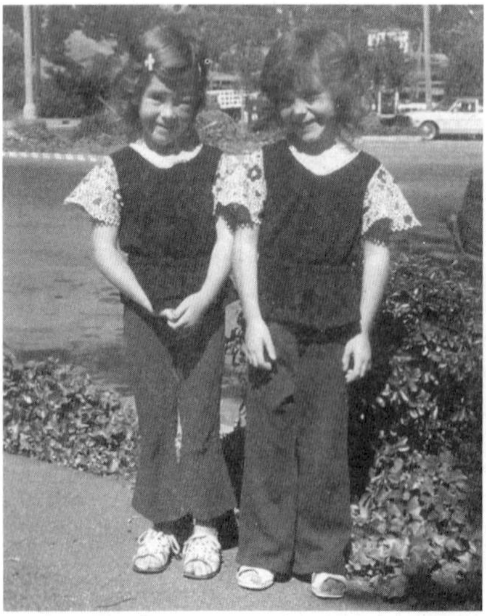

图 22　这是一对双胞胎姐妹，其中左边的姐姐有一只眼睛出现了肿胀，这是因为她无意间接触了妹妹接种疫苗的手臂，并被疫苗中所含的病毒感染。在广泛进行天花疫苗接种的年代，人们经常会产生这样的副作用。2002 年，人们在预防生物恐怖主义袭击的过程中重新关注起天花疫苗来，疫苗接种员们开始更为小心地保护接种伤口以防感染，不过，由于天花早已被消灭，这时的孩子们无须再接种这种疫苗。（加利福尼亚州卫生服务部供图）

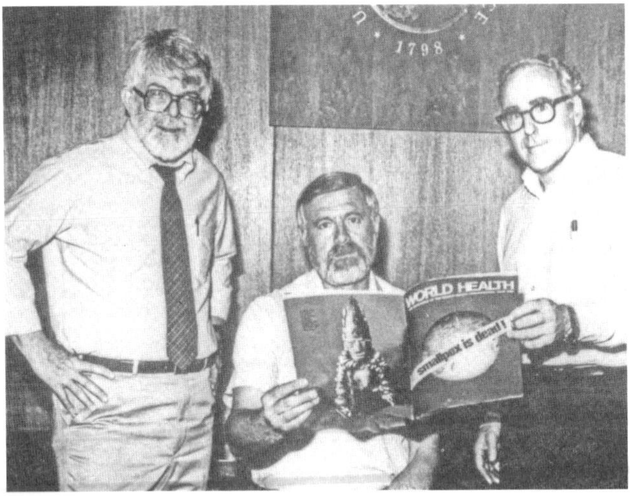

图 23　从右到左分别为迈克尔·莱恩（Michael Lane）、威廉·福奇和唐纳德·米勒（Donald Millar），这三位美国疾控中心的前主任曾致力于根除天花运动。他们手中正拿着一本宣告天花已于 1980 年被完全消灭的期刊。（美国疾控中心供图）

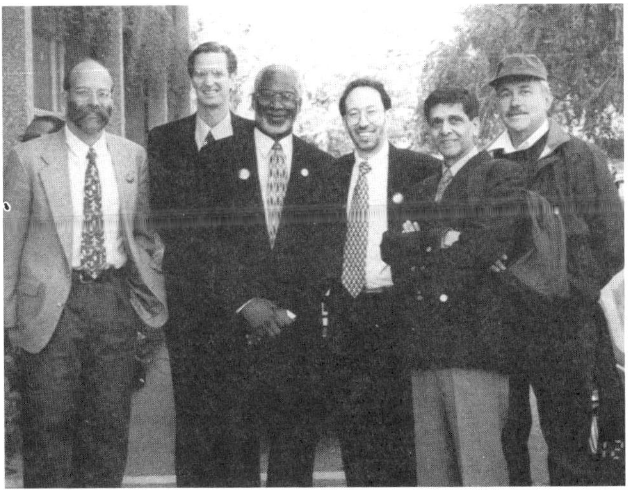

图 24　1996 年，沃尔特·奥伦斯坦（右三）与时任美国疾控中心主任之职的戴维·萨彻（左三）以及其他同事合影。奥伦斯坦在根除天花运动中得到了很好的历练。之后，他将领导国家免疫接种项目长达 15 年之久。（沃尔特·奥伦斯坦供图）

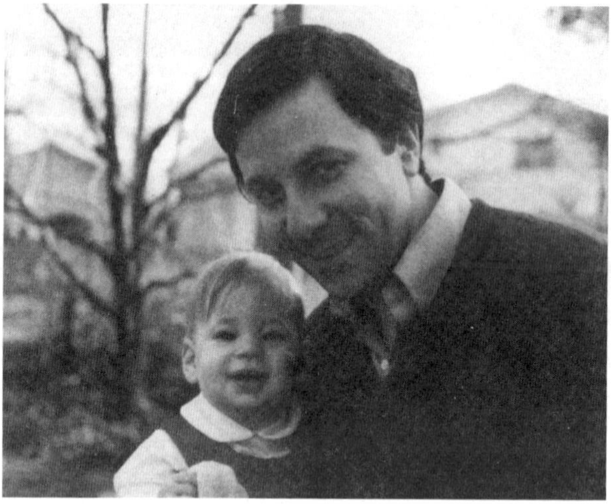

图 25　杰弗里・施瓦茨和他的女儿朱莉・米德赫斯特 - 施瓦茨。施瓦茨与其他家长坚信他们的孩子是百白破疫苗的受害者；1982 年，一档有关百白破疫苗的调查节目播出之后，他们组织起来要求对疫苗接种项目进行改革。朱莉是施瓦茨的第一个孩子，她在 3 岁时因癫痫发作而夭折。（杰弗里・施瓦茨供图）

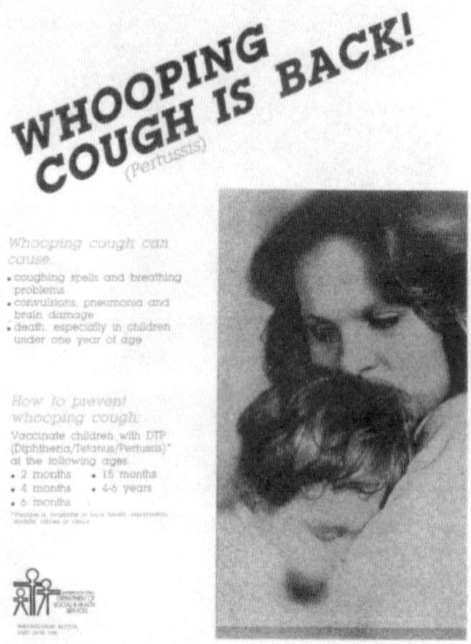

图 26　百日咳回来了！只是它真的离开过吗？由于疫苗的保护作用会逐年减弱，成年人即使患上百日咳也难以被确诊，因而这种细菌性疾病在全美仍有生存空间。进入 21 世纪后，检测手段更为多样、监测技术也得到改进，加上有一小部分未接种的儿童，所有这些因素联合作用，最终促使该病卷土重来。美国疾控中心因此敦促青少年和成年人再次进行接种。（美国国家医学图书馆供图）

图27　2005年，芭芭拉·洛·费希尔（右二）在华盛顿参加“团结的力量”（Power of One）集会游行。1982年，费希尔与杰弗里·施瓦茨、凯蒂·威廉斯和其他家长发起创立了“不满家长联盟”；她还与人合著了《百白破疫苗：黑暗的针剂》一书，书中所描述的多是众所周知的百日咳疫苗问题。费希尔和威廉斯后来把“不满家长联盟”更名为“国家疫苗信息中心”，并继续劝说人们强化对疫苗危害的研究。（本书作者供图）

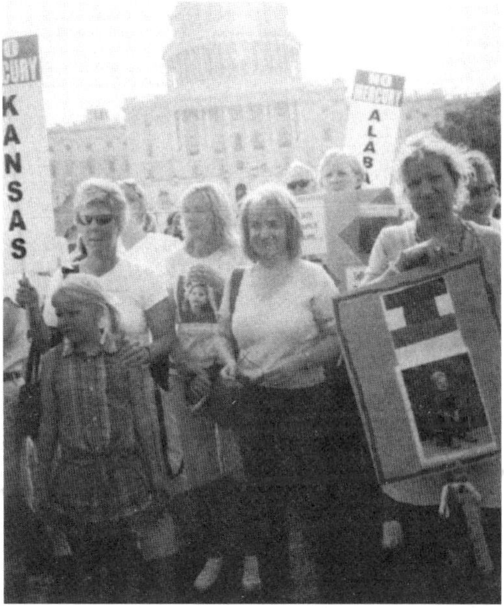
KANSAS

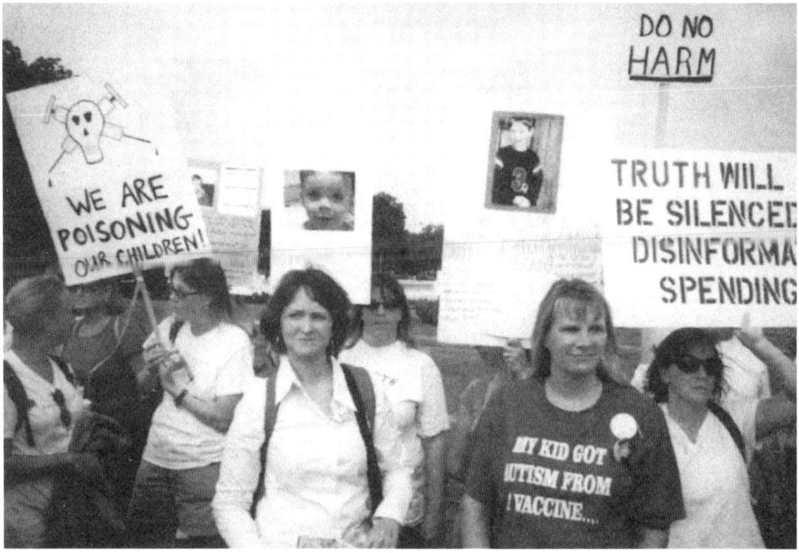
DO NO
HARM
WE ARE
POISONING
OUR CHILDREN!
TRUTH WILL
BE SILENCED
DISINFORMA
SPENDING
MY KID GOT
UTISM FROM
VACCINE...

图28　2005年，“团结的力量”集会在华盛顿举行时的场景。当年，一些家长参加了一场在国会大厦西草坪上举行的集会，她们要求政府承认含有硫柳汞（一种含汞防腐剂）的疫苗对他们患自闭症的孩子造成了伤害。成千上万名的家长已经提起诉讼，声称他们的孩子由于硫柳汞而出现左脑损伤。（本书作者供图）

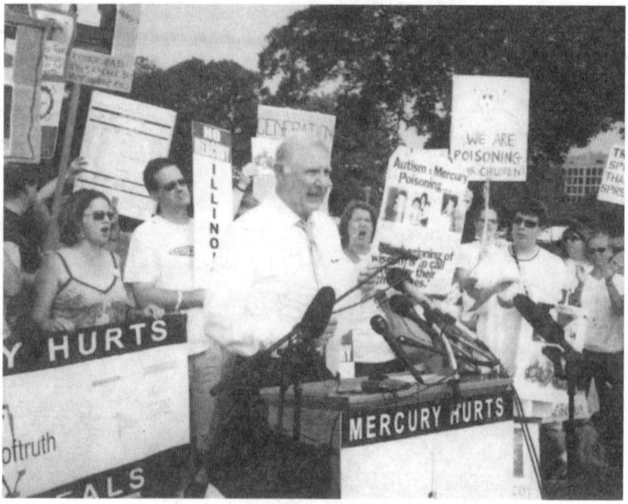

图 29　2005 年，国会议员丹·伯顿在华盛顿“团结的力量”集会上发言。从 1998 年到 2004 年，伯顿担任着政府改革委员会主席一职；疫苗批评者们非常幸运，因为有这样一位重要人物与他们持同样的立场。伯顿素来是替代医学的支持者和美国食品药品监督管理局的批评者。他视察过十多场关于疫苗导致各类疾病的听证会。2001 年，伯顿的外孙被诊断为患有自闭症，他将其归咎于疫苗。（本书作者供图）

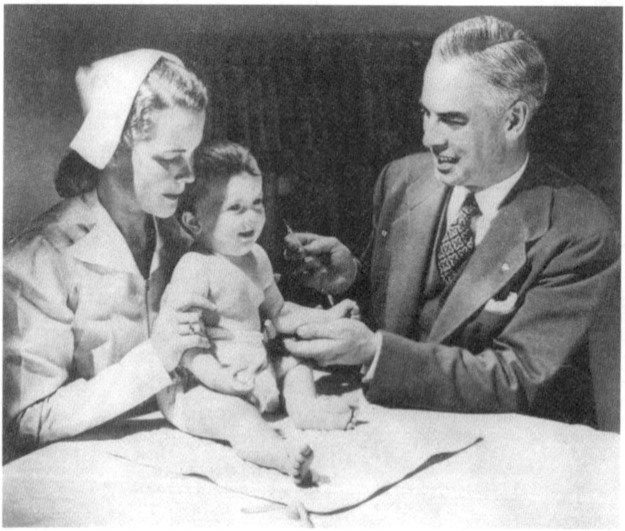

图 30　这是一张医学正处于“黄金时代”的照片（未标注日期），场面温馨。（美国国会图书馆供图）

新知文库

出版说明

在今天三联书店的前身——生活书店、读书出版社和新知书店的出版史上，介绍新知识和新观念的图书曾占有很大比重。熟悉三联的读者也都会记得，20世纪80年代后期，我们曾以“新知文库”的名义，出版过一批译介西方现代人文社会科学知识的图书。今年是生活·读书·新知三联书店恢复独立建制20周年，我们再次推出“新知文库”，正是为了接续这一传统。

近半个世纪以来，无论在自然科学方面，还是在人文社会科学方面，知识都在以前所未有的速度更新。涉及自然环境、社会文化等领域的新发现、新探索和新成果层出不穷，并以同样前所未有的深度和广度影响人类的社会和生活。了解这种知识成果的内容，思考其与我们生活的关系，固然是明了社会变迁趋势的必需，但更为重要的，乃是通过知识演进的背景和过程，领悟和体会隐藏其中的理性精神和科学规律。

“新知文库”拟选编一些介绍人文社会科学和自然科学新知识及其如何被发现和传播的图书，陆续出版。希望读者能在愉悦的阅读中获取新知，开阔视野，启迪思维，激发好奇心和想象力。

生活·讀書·新知三联书店

2006年3月

献给我的至爱

玛格丽特（Margaret）、艾萨克（Issac）和露西（Lucy）

&

同时献给我的父母

迪克·艾伦和芭芭拉·艾伦（Dick and Barbara Allen）

目 录

前言　疫苗接种与政治 1

上篇　缘　起

第一章　科顿·马瑟的天花疫苗试验 3
波士顿，1721 年暴发的天花疫情　6 / 土耳其人、黑人以及女性的命运　15

第二章　牛痘的奇特历史 25
牛痘疫苗传到新大陆　29 / 圣牛还是马蹄？　33 / “注射致病物质”　36 / 一切都回到奶牛　38 / 迈出疫苗监管的第一步　39 / 英国的反疫苗运动　45

第三章　疫苗大战：20 世纪之交的天花 51
肮脏的费城　54 / 我绝不会再让我的孩子接种疫苗　60 / 克利夫兰的实验　64 / 不满的家长聚集起来了　67 / 破伤风调查　74 / 对反抗者采用强硬手段　79 / 反疫苗运动起

死回生 83 / 瀑布城的“激进措施” 93

中篇 黄金时代

第四章 战争对婴儿有益 99
疫苗接种和现代医学 103 / 巴斯德的胜利 104 / 借助科学来抗击白喉 107 / 向野蛮和伤寒进军 116 / 二战时期的疫苗 122 / 疫苗或地狱：破伤风和斑疹伤寒 124 / 黄热病与黄疸危害 128 / “来自健康白种成年人的无菌血液” 137 / 疫苗史上“黑暗的一页” 138
第五章 美国人反击脊髓灰质炎的战斗 146
罗斯福的另一场战争 149 / 脊髓灰质炎：一个神秘的跛行者 153 / 脊髓灰质炎疫苗的试错 159 / 索尔克和以他名字命名的疫苗 167 / 索尔克的竞争对手 171 / 冲刺阶段 179 / 卡特和惠氏事件 188 / 萨宾抢尽风头 197 / 疫苗“破坏者” 201 / 脊髓灰质炎后遗症 206
第六章 抗击麻疹，重塑社会 208
拓展疫苗接种范围 222 / 腮腺炎、风疹和堕胎自由化 227 / 不再需要牛痘了 236 / 加强控制 239

下篇 争议

第七章 “百白破”与疫苗安全运动 247
是时候讨论疫苗安全性问题了 254 / 百日咳：微生物、疫苗与诉讼律师 264 / “桃子”及其“果汁” 273 / “给儿童不折不扣的正义” 276 / 终于，补偿计划通过了 286 / 关

于百白破疫苗的无休止争论 288

第八章 好心没好报 295

为孩子们接种疫苗 299 / 制定法律 303 / 新科技，新疫苗 307 / 为疫苗安全提供资金保障 318 / 不受欢迎的轮状病毒疫苗 320

第九章 宁愿感染百日咳的人 331

把疫苗视为精神污染物 337 / 顺势疗法、玫瑰十字会和受虐儿童 341 / 人智论：通往救赎之路的天花 347 / 西部的雅典 355 / 落基山脉西麓居民的生活 360 / 百日咳弥漫的国家 373

第十章 疫苗导致自闭症？ 378

久负盛名的疫苗学家的孤独 382 / 掉入“兔子洞”以及充满争议的里姆兰德 391 / 公共卫生沦为人民公敌 409 / 美国疾控中心的垮台 425

结语 我们最好的疫苗 431

监管过度？ 443 / 援助第三世界 446 / 一条未被选择的路 453

注释 456

致谢 518

审校后记 522

前　言　疫苗接种与政治

2002 年 12 月 21 日，时任美国总统的乔治 · W. 布什（George W. Bush）挽起了袖子，紧接着，他左臂的三角肌被一枚细小的双叉针戳了 15 下，从一头感染的小牛身上提取出来的牛痘病毒被注入他的肌肉里。这位美国全军统帅亲自接种疫苗，奠定了一项公共卫生运动的基石。在 2003 年秋天前，他要动员全美 1000 万名警察和医护人员接种天花疫苗，以便让整个国家进入随时可能遭受细菌武器恐怖袭击的备战状态。小布什强调，"我们相信一些对美国怀有敌意的政权可能拥有这种病毒"。他虽然没有具体点名是哪些国家，但其两名不愿透露姓名的高级助理明确提到了伊拉克。[1]

给总统接种疫苗是一项高度政治化的公共卫生举措，这一象征性行动意味着萨达姆 · 侯赛因（Saddam Hussein）的能量与计划不但真实，而且邪恶，足以赋予美国摧毁其政权的正当性。理论上，全世界最后的天花病毒样本只能紧锁在两个实验室的冰柜中，分藏于美国疾控中心（CDC）① 亚特兰大总部以及俄罗斯新西伯利亚（Novosibirsk）

① 其全称今为"美国疾病控制与预防中心"（Centers for Disease Control and Prevention, CDC）。本书作者有时采用"Centers for Disease Control"表达，有时使用简称"CDC"。在不引起歧义的前提下，为使叙述简洁，本书统一译作"美国疾控中心"。——译注

国家病毒学与生物技术研究中心。然而我们从叛逃者的口中得知，苏联人后来又秘密制造了20吨天花病毒物质，随着苏联的生化武器库散落在世界各处，加上后来苏联的经济危机和解体，很难不让人猜测会有那么一位愤世嫉俗的苏联流亡科学家，正在巴格达的一间生化实验室里把玩着天花病毒。[2]美国政府并没有搜集到任何证据，他们可能只是得到消息称萨达姆获取了天花病毒。但在那些狂躁的日子里，哪怕只是一个微小的声音说“这是真的”，都可以变成全民接种和奔赴战场的怪诞理由，这理由甚至没有论据支撑，只是通过循环论证得来的：如果我们都已经给总统接种了疫苗，那肯定就是萨达姆要动用天花病毒攻击我们了；如果萨达姆已经邪恶到了要发动细菌战的地步，那么，颠覆他就变成了当务之急；如果我们要进攻伊拉克，那他可能会借助细菌武器对付我们。这就是到了21世纪初叶，我们为何还要给总统接种一种早已消除殆尽了的传染病疫苗的理由。

美国人已经有30多年没有常规地接种过天花疫苗了，而且疫苗本身也无迭代更新。小布什总统被注射的那一针和1796年英国乡村医生爱德华·詹纳（Edward Jenner）发明的疫苗没什么区别。“牛痘”（vaccinia）是詹纳医生从奶牛身上找到的，谁知他的一针牛痘，竟然把拉丁文里的“牛”（vacca）字变了我们今天所说的“疫苗接种”（vaccination）一词的词根：为了纪念詹纳医生，一个世纪后，法国微生物学家路易·巴斯德（Louis Pasteur）把自己研制出来的狂犬病和禽霍乱“疫苗”称作“vaccines”。天花疫苗接种是史上最早成功的医学干预措施之一。得益于疫苗的普及，天花成了迄今被人类消灭的第一种也是唯一一种传染病。①冷战时期，为了追踪天花

① 1988年，第41届世界卫生大会发起了“全球消灭脊髓灰质炎行动”（Global Polio Eradication Initiative，GPEI）。2019年10月24日（这一天也是“世界脊髓灰质炎日”），世界卫生组织通过全球消灭脊髓灰质炎证实委员会（Global Commission for the Certification of Poliomyelitis Eradication，GCC）正式宣布：Ⅲ型脊髓灰质炎野生型病毒已在全球范围内被消灭。这意味着全球三种不同型别的脊髓灰质炎野生型病毒中，Ⅱ型和Ⅲ型已经被彻底清除，仅剩Ⅰ型还存在野生型毒株导致的病例。——译注

病毒，苏联和美国政府之间进行过一次罕见的合作：他们通过世界卫生组织（WHO），指挥数千名医护工作者在天花病毒活跃的区域给了它致命的一击。1980年，天花被正式认定已遭斩草除根，那是医学史上最光辉的一页。人们进而怀着更高远的理想，向疟疾、脊髓灰质炎（小儿麻痹症）、麻疹和乙肝宣战。

当年许多与天花病毒战斗在遥远的非洲部落和印度乡间的医生，如今已经占据美国政府公共卫生部门的要职，其中一些为美国疾控中心专家顾问团的成员，主要在免疫方法方面提供建议，2002年，白宫要求他们决定该如何推行天花疫苗接种。公共卫生管理部门为此深为苦恼。涉及伊拉克持有天花病毒武器的证据少之又少。美国达特茅斯地区的儿科医生约翰·莫德林（John Modlin）当时主持专家顾问团，他虽然听取了中央情报局（CIA）的一次汇报，但后来仍公开表示，他所得到的情报并不比已被《华盛顿邮报》披露的信息量大。[3]在那个阶段，一些政府官员意识到，疫苗的接种一直以来都依赖于军事和其他社会动员。历史经验表明，没有恐惧的胁迫，便很难说服人们给自己注射疫苗。总统周围的不少顾问，包括副总统迪克·切尼（Dick Cheney）和他的幕僚长、绰号“滑板车”的欧文·利比（Irwin Libby），以及为小布什“富有同情心的保守主义”哲学著书立说的马文·奥莱斯基（Marvin Olasky），看上去好像都在幸灾乐祸地盼着天花的再次暴发，以便支撑他们的观点。关于天花的威胁，奥莱斯基在他为《华盛顿时报》撰写的一篇专栏文章中批评了美国疾控中心以及世界卫生组织在根除天花战役中的“无知”。奥莱斯基写道：“正是因为自由主义思想主导着欧美文化，我们停止了天花疫苗的接种，为此，我们今天比以往两百年的任何时间都更加不堪一击。”[4]大部分医生乃至专家都是自由主义文化的拥趸，他们对向天花开战持怀疑态度。据一位知情者透露，白宫不得不采取“拳打脚踢”的方式，逼迫美国疾控中心专家顾问团支持这项计划。另一位熟悉内情的人士把专家顾问团称作“胆小的绵羊”，他们在无法恰当评估风险的茫然中投了票，以

8比1的结果通过了一项议案，建议50万名医护工作者、警官、消防员于2003年1月前接种天花疫苗，另外1000万人在夏天结束前完成注射。来自宾夕法尼亚大学的儿童免疫学家保罗·奥菲特（Paul Offit），则投了唯一的反对票。

这场自命不凡的疫苗接种运动开展还不到一年，麻烦就从四面八方浮出了水面。州、县级的地方公共卫生官员抱怨接种所牵扯的代价高昂，而且政府还需要背负疫苗副作用的风险，他们中的不少人提出应该把时间和金钱花在鼓励人们注射流感疫苗上，至少流感是个能看得见、摸得着的杀手。当局对全球性流感的危害没有给予足够重视，直到3年后，随着飓风“卡特里娜”（Katrina）和“丽塔”（Rita）的肆虐，才最终迫使他们重新评估自然灾害暴发的概率及其对政治所产生的影响。护士工会和很多医院的工作人员都拒绝接受天花疫苗接种，他们决定承袭6000名华盛顿和纽约邮政分拣工创下的先例：2001年10月发生了携带炭疽杆菌信件的恐怖袭击，然而在那之后，邮政系统的工人却拒绝接受注射防御性疫苗。因为他们从媒体报道中了解到，五角大楼自1998年起给军队注射的炭疽疫苗产生了诸多危险的副作用，一些退伍军人称炭疽疫苗导致他们自身免疫系统和神经官能紊乱。同比而言，邮政工人宁愿承担在抗生素失效情况下的小概率炭疽杆菌感染风险。

在这个犹犹豫豫地为一场可能降临的细菌战恐怖袭击展开动员的国家，天花疫苗接种被完全卷入了政治纠葛。不仅如此，我们很快将会看到，整体而言，正常的疫苗接种活动也被裹挟进来了。恢复天花疫苗接种的倡议让我们留意到公共卫生这一概念已经被赋予了更深的含义，我们得以审视这个概念在近半个世纪是如何演变的。在不那么久远的过去，曾经有一段时间，美国人心存感激地看到乔纳斯·索尔克（Jonas Salk）研制的著名疫苗成功击垮了脊髓灰质炎，他们都曾渴望得到接种的机会。然而迈入新千禧年后，拒绝疫苗的人绝不仅仅是护士和邮政分拣工。很多婴幼儿的父母亲也开始相信疫苗接种不再是人生不可或缺的一部分，不再是成长的必由之路，而是一种甚至与他们的独立人格、知情同意权、可接受的风险有冲突的医学手段。

自儿子 1996 年出生后不久，我对疫苗接种便充满了好奇，得知先前的百日咳疫苗已经被一种更安全的新品取替时，身为一位家长，我不免有些惊讶：难道在这世界上还有一种疫苗是危险的，甚至到了需要被替换的地步？说真的，那个时候我连百日咳是什么都搞不清楚，我只是觉得，疫苗应该像母乳一样安全可靠。这可能也是为什么此前我的记者嗅觉一直没能被激发出来的原因。我在关注全细胞百日咳疫苗的时候才幡然醒悟，原来整体上疫苗接种风险仍属一个没有完结的争论。渐渐地，我给《新共和》(*The New Republic*)、《华盛顿邮报杂志》(*The Washington Post Magazine*)、《纽约时报杂志》(*The New York Times Magazine* ）和《沙龙》(*Salon* ）等媒体撰写了一系列稿件，分析为什么我们的孩子为了预防一些特定的疾病需要接受疫苗以及为何一些人又对此持反对态度，这时，我发现最好的途径就是去挖掘和了解疫苗的历史。

疫苗是什么？在这本书里，我所指的疫苗是一种医学制品，人们通过它将病原微生物的整体或部分输入人体，以期激发免疫机能，这样，在这种微生物通过自然途径进攻并感染人体之前，人体内就已经产生可以抗击这一毒素的自我保护能力。疫苗的工作原理是通过刺激人体免疫系统产生抗体和免疫细胞对病原体进行重新组织，以准备在毒素侵入人体时对其发起反击。从科学角度而言，疫苗最初纯粹是经验医学的产物，而后得益于人类对病菌、免疫系统的了解不断深入，对它们的操控能力持续提升，从而使疫苗的研发逐渐成了一种科技。不过，必须清晰地认识到，疫苗虽然可以保护个体，但是它很难完全保护所有接种的个体，此外有一部分人无法有效接种。因此，在把疫苗推向全社会的过程中，文化认同和科技革新二者缺一不可。与抗癌特效药、哮喘喷雾剂和胰岛素注射不同的是，疫苗更多的功用在于预防而非有目的地攻击一种已经存在的疾病；然而它又和这些药物类似，因为疫苗可能会一定程度伤害到人体。医生和公共卫生官员必须尝试引导公众正确看待传染病的危害，使他们勇于承受注射疫苗连带而来的少许风险，以便防控后续可能袭来的疾病，即便此类疾病现在还不会对人构成威胁。无论疫苗有多么重要的使命，成功推广的关键在于管理者是否具有足够的权威。因此，疫苗抗击疾病的历史，也是一部政府部门以行政手段强制民众接种以及民众对此如何应对的历史。

在美国，疫苗接种是每个社会个体首先就得履行的一项国家义务；如果没有被接种，或者没有合法的免接种证明，一个孩子甚至连幼儿园都进不了。虽然对于大多数人而言疫苗是安全的，但它从没有摆脱过争议。久而久之，疫苗逐渐成为它自身成功的牺牲品：再也没有小孩子像过去那样，他们的生命从降生的那一天起就面临着各种恶性传染病的威胁，这些传染病已经被疫苗遏制了，但与此同时，另外一些儿童疾病却被越来越多的人关注到，如自闭症、幼年型糖尿病、注意缺陷多动障碍（ADHD）、哮喘等，而且这些疾病的流行呈现增长态势。根据《美国医学学会杂志》（*Journal of the American Medical Association*，*JAMA*）最近的一项调查显示，在美国，有 1/4 的家长对是否让孩子接受疫苗接种表示犹豫。[5] 疫苗的社会史抑或说人们对疫苗的应用和认可历程，与疫苗的科技发展史并非总是同步的。当疫苗比以往任何时间都更加安全有效的时候，人们却对是否进行接种越发难以抉择了。

美国疫苗史上最初的 200 年间，接种只是用来抵御天花。进入 20 世纪以来，特别是二战后，研发的速度提高了，疫苗战胜了大量的疾病。尽管仍存在不少问题，人们对医学科研潜力的乐观情绪使战后一段时间成为疫苗被民众接受的黄金期。直到 20 世纪 70 年代，当众多疫苗能够预防的疾病被击溃后，人们对疫苗的焦虑才渐露端倪：首先有人称疫苗接种并不必要并且危险，有可能导致大脑损伤；之后又有人推测疫苗助长了慢性疾病的发生。虽然公开让自己的孩子回避接种的美国父母只是很少一部分，但是近30年来的反对风潮的确让我们感到疫苗接种的危机已经降临。这其中，互联网为家长们获取信息提供了便利，制药公司为背负连带责任而担忧，政府一方面希望精减公共医疗开支，另一方面不得不面对细菌战的挑战。所有这些，使本已喧嚣的辩论更加刺耳。到了2006年，即便各类新型病毒肆虐，如西尼罗病毒、SARS（“非典”）病毒、艾滋病病毒和禽流感病毒，然而对于给儿童进行免疫接种这件事，人们仿佛又回到了百年前犹疑不决的状况。

疫苗的研发虽然有了长足的进步，公共卫生部门还是学会要谨慎行事，在疫苗的使用过程中，他们的部署变得越来越周密严格。2003年，天花疫苗的推广就被要求伴随着一系列警告提示。一些老医生对1942年发生的一场疫苗接种事故印象深刻，军方在进行黄热病疫苗接种时，受污染的疫苗意外造成了30万名军人被乙肝病毒感染，其中100多人死亡。这次事故中的一位感染者是公共卫生部门的医生哈罗德·欣曼（Harold Hinman），当时他正准备前往萨尔瓦多共和国。这位医生的儿子艾伦·欣曼（Alan Hinman）成为美国战后推动疫苗接种的一位主导人物，他得以扬名立万的成就之一便是创建了第一个疫苗安全监控系统。另外一些反思的呼声源于1976年发生的一次“猪流感”疫苗接种溃败事件，当时，为了预防一种可能暴发的流感，4000万美国人接种了疫苗，结果流感不仅没有如期而至，政府却花费了1亿美元赔偿因接种而导致自身免疫性疾病的受害者。还有一次教训发生在1947年，一名携带天花病毒的商人从墨西哥旅行到了曼哈顿后被发现，随即600万名纽约民众被要求接种疫苗。在这次大规模接种过程中，因天花疫苗而造成的伤亡比疾病本身更为致命。

2003年，公共卫生部门的负责人从这些惨痛的过往经验中吸取了教训。他们设立公众论坛，讨论天花疫苗的推广计划，把可能会遭受疫苗伤害的个体筛检出来，还建立了一套监控系统用以甄别疫苗所带来的不良反应。这一系列谨慎的措施没能使疫苗的推广取得成功，不过这可能并不是件坏事。医生和护士每天都在医院里面对着各种致命的病菌，他们不是轻易就能被忽悠的。截至 2005 年，只有不到 4 万人选择了接种天花疫苗。看来小布什政府歪曲了事实，通过操控公众的恐慌以达到自己的目标。就好像美国军队最终没能在伊拉克找到大规模杀伤性武器从而使得民众对战争的必要性和巨额的战争经费产生怀疑一样，美国疾控中心的天花疫苗接种要求使其自身的公信力遭到了巨大的打击。非常明显，就连美国疾控中心的主要成员也不信服他们所背书的政策。该中心没有办法对千万人疫苗接种推广政策提供任何有效的论证，它遭遇了有史以来的首次信任危机。很多在政府卫生部门工作的专业人士认为，这次疫苗推广行动并不是在冷静的分析和判断后做出的，它真正的目的是通过激起公众的恐慌，促成对战争的全民共识。从这个角度看，这次行动摧毁了美国历次疫苗推广计划所必须依赖的社会契约。

当我给自己的孩子注射疫苗预防破伤风时，我只是在保护我女儿一个人，因为破伤风杆菌生长在泥土里，躲藏在脏指甲缝中，并不在孩子中间传染。但是当我为女儿接种抵御麻疹、脊髓灰质炎、百日咳、水痘、腮腺炎、脑膜炎、肝炎、白喉和肺炎疫苗的时候，我就不再只是保护她一个人，而是在铲除这些病菌生存的空间，从而缩小它们可能对一个失去了免疫力的孩子或没有接种过疫苗的成年人发动攻击的机会。公共卫生事业的存在意味着社会个体完全独善其身是不可能实现的，在某些时刻，个人责任不得不向公共卫生的发展让步，我们必须相互依存与照料，这是我们的社会契约。

这本书里，我在讲述疫苗接种历程的同时，也力求基于可以了解到的事实真相做出公正分析。我不是一位科学家，也非一名经历过疫苗副作用的患者（虽然以上两者在书中我都会提到）。我既不是一个像俄勒冈州的乔治·米德（George Mead）那样的家长，因孩子罹患自闭症而强烈反对接种；也不是一个像疫苗学家保罗·奥菲特那样的人物，他因坚信疫苗能挽救世界从而积极倡导接种。我尽力与公共卫生界一些名流的立场划清界限，他们生硬地认为批评疫苗就等于背信弃义和无知。是的，科学家都信奉眼见为实，然而就连最优秀的科学家也会自以为是，更相信自己实验室里产生出来的结果。

不过，我的确把一些主观色彩带进了这本书。首先，我对病菌以及治疗它们的医生心怀敬畏，但绝不极端，特别是当我的孩子们才四岁和一岁半的时候，我几乎被突如其来的化脓性链球菌置于死地，医生挽救了我的生命。其次，我出生在辛辛那提的一个中产阶级犹太家庭，不少亲友本身就是儿科医生或其他专科的大夫，至少大家都对医生这个职业敬重有加。我还曾有一个既是护士也是瑜伽爱好者的姐姐，她对替代医学或非常规疗法的执着时常让家里的其他成员倍感挑战、烦恼甚至愤怒。2003 年，我姐姐因为乳腺癌去世了，直到今天，我的内心仍不能摆脱一个问题的纠缠：姐姐的这些信仰在她临终前究竟是帮了她还是害了她？姐姐曾把自己的健康问题归咎于环境的毒素和年幼时“有毒”的成长经历。每当我听到患儿的家长愤怒地控诉“疫苗机器”造成的苦痛时，我不禁会想，这些怒火正是家长们应对遭罪的孩子所带给他们折磨时的宣泄。毕竟，愤怒不会平白无故地出现。它可以诱发或转移绝望，无论其对象和目标是否错位了。

我和怀疑疫苗的家长们的交流让我对公共卫生的哲学基础有了进一步的理解。总体而言，科学家们或者说崇尚科学的思想家们与我们大多数人对风险的理解都不一样。他们习惯于把一个问题简化、分解为多个可以解决的变量。为此，当疫苗的研发者或公共卫生领域的专家看到一种每年都会暴发且造成伤亡的疾病时，而且当他了解到某种疫苗具有预防这种疾病的潜能时，便会斩钉截铁地相信我们每个人都应该注射这种疫苗，只要它们给人带来副作用的概率不高，生产成本够低，保险公司愿意买单；只要它们不会抵消其他疫苗带来的功效；而且，只要它们对疫苗接种清单及日程安排不会造成太过烦琐的负担。这是实用主义最基本的思维逻辑。然而，其他人的判断标准会更烦杂、纠结、自相矛盾，甚至更情绪化。

与科学家或崇尚科学的人士的思维方式不同，我们这些普通人很难避免把主观感受视为普世的真理。如果我们的孩子被疫苗的副作用伤害到了，我们就倾向于相信所有其他家长也会认为疫苗对各自的孩子造成了伤害。我们中的绝大多数都会本能地对服用药物有抗拒心理，除非我们相信服药是绝对必需的。与科学家不同，我们这些普通人不会按照人口比例去量化风险的概率，即便是对于那些完全不顾自身利益的人，这样的做法也太没有人情味了。相反，我们会问自己，干吗费事儿去接种疫苗呢？这事儿对我有什么利弊？就拿幼儿的接种举例来说，家长会自问，孩子长得好好的，况且疫苗带来的后果谁也没有绝对的把握，为什么要冒险呢？无论我们要预防恐怖主义还是要推广疫苗接种，我们都必须清晰地理解，普罗大众对风险的判断方法各不相同。这种理解不可或缺。如果有一天，所有的社会决策都必须经由一堆储存在电脑中的公式推导出来，那将确实可悲。然而，基于方程式的推演又不可避免，因为任何希望参与和影响社会决策的人，都必须对其论点的科学依据负责。

本书论述的是防治传染病的预防性疫苗。基于篇幅和主题统一考虑，本书没有过多地探讨新兴的治疗性疫苗，后者旨在激活免疫系统，以便更好地抗击癌症、哮喘、糖尿病、可卡因成瘾等病症。总体来说，当我谈及疫苗时，我主要指的是激活主动免疫的物质，即意味着它们能刺激患者的免疫系统产生抗体，并训练免疫细胞使其识别特定病毒、细菌或寄生菌。我也将论及为机体提供被动免疫的物质，如伽马球蛋白、丙种球蛋白或血清。这些针对特定病菌的治疗性物质、抗体，取自人或动物的血液，而后被注射或灌输至患者体内。在一些历史情境中，被动免疫原也会被用于大规模的疾病预防。例如，在 20 世纪早期，儿童会被注射从马血中提取的白喉抗毒素，以保护他们免于家庭或社区中流行的细菌的攻击。在现代医疗中，严重感染的住院患者可能会接受伽马球蛋白的静脉输注，这种治疗手段本质上比先前采用的马血清方式更为复杂和安全。

本书写作之际，许多研制流程复杂的新生代疫苗尚处于测试阶段。

但一般而言，本书所讨论的用于防治细菌、病毒乃至寄生虫的疫苗，大致可以被归为以下几类。

- 活病毒疫苗（*Live-virus vaccines*）：这一类包括预防天花、麻疹、腮腺炎、风疹疫苗以及口服脊髓灰质炎疫苗。通过动物组织培养，或者经由目前常用的基因操作，活病毒疫苗的病毒已经被“减毒”改良，以便使其不足以致病但仍可以模拟感染反应来激活免疫力。某些新研发的针对轮状病毒、登革热或其他疾病的活病毒疫苗为病毒嵌合体；科学家们首先以特定的病毒基因骨架为载体，然后通过嵌入其他病毒的基因进行重组。
- 灭活病毒疫苗（*Killed-virus vaccines*）：索尔克脊髓灰质炎疫苗（Salk polio vaccine）以及大多数流感疫苗均属此类。灭活病毒疫苗的病毒经高温消毒或福尔马林等化学物质处理后已被杀灭。
- 活细菌疫苗（*Live-bacteria vaccines*）：其中最知名的例子就是已使用数十年的卡介苗（BCG），对防控结核病有一定效用。为了研制卡介苗，结核杆菌从奶牛中被分离出来，并经过不断地培养、迭代驯化，使其在不致病的前提下具有激活免疫力的效用。近年来，用于防治肺结核等结核病和伤寒的转基因活细菌疫苗正在研发中。
- 灭活细菌疫苗（*Killed-bacteria vaccines*）：此类疫苗包括早先的百日咳疫苗、霍乱疫苗和伤寒疫苗。它们都由培养后经化学药品灭活处理的细菌制成，其中多数被认为质量堪忧，以至于在飞速发展的疫苗界被逐步淘汰，取而代之的通常是细菌亚基疫苗。
- 细菌亚基疫苗（*Bacterial subunit vaccines*）：美国当前使用的多数疫苗均属亚基疫苗。它们由细菌蛋白和糖类以多种方式合成。从细菌中提取的化学性质已发生改变的毒素，被用来研制普通白喉疫苗和破伤风疫苗；百日咳疫苗则由特定的百日咳蛋白纯化而得。多聚糖疫苗以及某些伤寒、嗜血杆菌和肺炎疫苗，由提纯后的细菌细胞壁成分制备而成。细菌蛋白和细胞壁多聚糖成分经化学融合后，被用于开发新的乙型流感嗜血杆菌（Hib）脑膜炎疫苗和肺炎球菌疫苗。

无论疫苗是“病毒性的”“细菌性的”，抑或“活的”“灭活的”，作为一项公共卫生举措的接种活动要想获得成功，取决于以下三个方面的支撑：第一，公众必须相信疫苗的研制与接种都是安全且有价值的；第二，制造商能够从疫苗生产中获利；第三，政府与公共卫生专家等要进行多方协商，以确保更好地实现全民健康目标。但正如你将在本书中所见到的那样，上述三方面中的每一项都不尽如人意。

上篇——缘起

第一章

科顿·马瑟的天花疫苗试验

祈祷吧，父亲！祈求上帝保佑我们，因为我们已接种过了。

——弗朗西斯·博斯科恩（Frances Boscawen），1755[1]

“天花造成的惨痛灾害正在城中蔓延。”这句话曾令北美波士顿居民心惊胆战。1721年5月26日，当科顿·马瑟（Cotton Mather）牧师在日记中写下这句话时，他的内心或许交织着恐惧和兴奋。正如往常一样，天花自大洋彼岸传入波士顿殖民地。马瑟透过船街（Ship Street）上毗邻海港的自家房窗，可以看到停泊于长码头（Long Wharf）的英国皇家海军舰艇“海马号”（*HMS Seahorse*），该船在结束英属加勒比海的航行后，于4月21日驶过波士顿港奇观岛（Spectacle Island）上的检疫站。“海马号”上发现了感染天花的奴隶，对于拥有12000人口的波士顿而言，天花成了一个挥之不去的梦魇。

虔诚的信徒认为罹患天花是上帝的神圣判罚，它提供一次让人悔过赎罪的机会。从实用角度而言，应对天花最好是“避之唯恐不及”。不过，马瑟日记中随后的几句话显示出某些新迹象：“通过接种来预防天花的方法从未在美洲或我们的国家使用过，”他写道，“但是如果这种方法真的实施了，该有多少生命可以被拯救啊？我将向医师协会寻求支持，并且把一些情况告知他们。”历史选择了马瑟把天花疫苗引入美国，尽管他引发的变革有朝一日将摧毁他素来敬畏上帝的信仰之塔。[2]

马瑟拥有多重身份：他是一位牧师、政治家、传道者，也是一位多次痛失爱子的父亲和几度丧偶的鳏夫。马瑟幽默、活泼，即便面对宗教上的对手也是如此，他称得上是新英格兰最有趣的人。但有的时候，马瑟会诅咒他的敌对者永世受罚。

不过大多数波士顿居民并不希望接受科顿·马瑟的救助。马瑟家世显赫，他的祖父理查德·马瑟（Richard Mather）是马萨诸塞殖民地清教传布的奠基者，父亲英克里斯·马瑟（Increase Mather）则是一位知名作家、政治家，曾担任哈佛大学校长，晚年饱受抑郁症折磨。科顿·马瑟时年 58 岁，他的信徒不断流失，因为人们已厌倦了他持续而愚昧的政治鼓动、他对政敌雷霆般的谴责、他那陷入躁郁症的妻子以及他自怜自伤的布道。民众也无法原谅马瑟对 1692 年塞勒姆（Salem）猎巫案①的支持态度，虽然出于政治考量，最终他还是转为谴责该事件。在小城波士顿，人们翻着白眼冷观马瑟和他可怕的接种倡议。马瑟变成了一个兼具悲喜色彩的人物。

尽管马瑟对愤怒之神的绝对权威坚信不疑，但他无疑是同时代最博学、最富科学精神的人物之一，他是英国皇家学会会员，该学会会长即为艾萨克·牛顿爵士（Sir Isaac Newton）。马瑟的藏书当时位居北美之首，总计约 8000 册；他也是北美最高产的作家，受好奇心和虚荣心驱使，先后创作了 400 种作品。马瑟倡议推行天花疫苗接种的动力，或许正源于他的政治抱负、救赎意愿和纯粹的求知欲。

从马瑟早期的作品可以看出，他冷酷地坚信天花是上帝对人类

---

① 塞勒姆猎巫案：17 世纪末，北美马萨诸塞塞勒姆镇中有儿童出现意识混乱、抽搐痉挛等癫狂症状。马瑟作为“新英格兰最有学问的人”，认为这是“魔鬼的邪恶力量附体”后的表现，并将其归咎于“女巫施法”。他的类似言论加剧了民众对巫术的恐慌，人们出于自保心理，开始指控他人行巫。受指控者需接受法庭的审判。审判中，连梦境和幻象这样的荒诞证据都会被法官采信。虽然马瑟等人也曾抨击这种以宗教幻觉为证据的审判，但猎巫案在 1692 年仍致使多人被误判有罪，甚至遭受了绞刑。——译注

的惩罚。马瑟看到天花宛如“一位手持火剑的天使”降临波士顿，按照当时流行的观点，造成这一景象的原因在于一粒“先天的种子”（innate seed）自人体内萌芽，进而与神秘的空气发生反应，同时在不断变动的环境中被“点燃”。天花是文明的固有特征。在马瑟看来，天花展现了人类的罪孽本质。在一本有关17世纪医学的论著《毕士达天使》（*The Angel of Bethesda*）中，马瑟写到，当“罪孽的火光”“点燃”你体内的天花“种子”后，唯一的解脱方式是向令人敬畏的天国俯首祷告，并且做好最坏的打算，“你已经中毒，你那颗中毒后的邪恶之心已背离了永生的上帝……现在，所有遍布皮肤的流水脓疱，不过是你充满过错的人生的象征。主啊，求你悲怜我吧，从头到脚我已体无完肤，只剩满身腐溃的脓疮”[3]。马瑟对于上帝的惩罚有着坚定的信念，同时对天花灾难心醉神迷，但不可否认，在把医疗创新引入北美这方面，马瑟将比他的合作者贡献更大。正是马瑟扭转了“天花来自天意”这一令人绝望的观念。

在推行疫苗接种的头一个世纪里，相较于疗效而言，关于应否采用疫苗来防治疾病的伦理问题遭受了更多的质疑。在各种医学干预中，疫苗接种尤其容易受到有罪指控。例如，没有宗教禁令明确反对医生采用放血疗法，或者使用大剂量的汞、镉、硫黄等有毒矿物进行治疗。这些仅仅是防治疾病的手段。但如果进行疫苗接种的话，故意使自己感染轻微病症以获得免疫力，进而逃避“天谴”，那么这将成为一场骇人的精神冒险，是一种极端傲慢的行为，也有违希波克拉底誓言（Hippocratic Oath）中“不造成伤害”这一根本初衷。

正如人们所熟知的那样，接种或者说人痘接种的流程，先得从患者身上的脓疱中提取病毒，然后借助小刀或其他锐器，将其置入受种者的皮肤里。直到1800年，“疫苗”一词才被英格兰普利茅斯（Plymouth）的医生理查德·邓宁（Richard Dunning）定义，用以描述其朋友爱德华·詹纳的发明，后者发现生长于奶牛中的病毒能够帮助人们防治天花。尽管许多历史记录都将首次成功接种牛痘的荣誉归于詹纳，但是，在此 1000 多年前，亚洲某些地区就已进行过人痘接种。在医学术语中，人痘接种既是疫苗接种的一种形式，也是维系公共卫生的一种手段。

1721 年波士顿城里的天花流行，在医学和公共卫生发展史上具有划时代的意义，它也掀开了世俗社会与神圣权威相互争斗的新篇章。讽刺的是，当医学界强烈反对接种时，马瑟和他的宗教同道动用了教会势力来促成科学创新。一段时期后，马瑟倡行的天花疫苗接种推进了医学科学发展，同时增强了人们对疾病防治的信心。医学干预能够治病救人并延长生命，这将逐渐改变人类的看法，重新审视自身在世界中的地位。马瑟曾热诚宣扬的“疾病即罪孽”的宗教信仰，同样将受到削弱。

波士顿，1721 年暴发的天花疫情

我们现在很难想象，在马瑟所处的时代，上帝令人敬畏的权力是不容置疑的，与此同时，我们所深爱的人随时会被来去匆匆的神秘疾病夺去生命。疾病如同一场精神之旅，带来被动的体验。病势魔幻般地降临于大伙身上。死亡是件很普遍的事情，孩子的夭折尤其如此，人们在失去亲人的痛苦中变得勇敢，或者因不胜悲痛而陷入疯癫。马瑟本人就曾失去 13 个孩子。“逝去的孩子如同破碎的水罐或枯萎的花朵一样”，他曾如此哀悼。马瑟严厉的父亲曾告诫道：“爱愈深，痛愈切”，然而对马瑟来说，“孩子的去世意味着撕心裂肺的伤悲”。

在接种之前，天花的流行可能提供了证明上帝神迹的绝佳机会，但这并不意味着波士顿民众放弃了拯救自己的努力。尽管 150 年前，人们并不了解现代意义上的病菌致病学说，但天花早已在欧洲肆虐多时，人们也发现它可以人传人。虽然人们尚不清楚天花的致病机理，但已经认识到，检疫隔离、远离疫区和上次感染是避免天花扩散的有效策略。17 世纪时，英国知名医生托马斯·西德纳姆

（Thomas Sydenham）提出了一种很有影响力的观点，即当“流行构成”（epidemic constitution）的要素适宜时，传染病便会复发，他所说的“流行构成”，当时只是被模糊地界定为气候与其他环境条件的结合。到 1721 年的时候，大约一半的波士顿居民已经对天花病毒具有免疫力，因为上一次天花流行于 1702 年。当马瑟在日记中记录即将暴发的灾难时，约有 1000 名波士顿市民正打点行装，准备前往乡下避难，这些人在有条件逃离的居民中无疑占据了相当高的比例。马瑟向医师协会提请推行人痘接种的设想没能实现。马瑟写给医师的信件适得其反，医生们以为这位古怪又刚愎自用的牧师在筹划着什么阴谋，反倒促使他们反对他的计划。波士顿的很多工匠、商人和其他从业者似乎并不待见马瑟，他们对他自我鼓吹的政治活动一点儿都不耐烦。基于这种憎恶情绪，加上人们震惊于马瑟所提议的创新疗法，大规模抗议活动爆发了。尽管如此，马瑟依然说服自己教会中一位名叫扎布迪尔·博伊尔斯顿（Zabdiel Boylston）的医师给患者接种天花。1721 年 6 月 26 日，博伊尔斯顿用牙签和鹅毛笔对 3 名患者进行了接种，他们分别是医生 6 岁的儿子汤米（Tommy）、他的奴隶杰克（Jack）以及杰克两岁半大的儿子杰基（Jackie）。当时，博伊尔斯顿的妻子和其他年幼的孩子们都已经乘船到乡下避难去了。[4] 显然是在位于布鲁克林（Brookline）的简朴房舍里，博伊尔斯顿实施了手术，其中汤米在接种后第 7 天开始出现天花病症。汤米持续 3 天发烧，令博伊尔斯顿“备受煎熬”，好在汤米和另两名受试者都很快康复，“他们已经病得不重了”。[5]

随后，博伊尔斯顿在他位于码头广场（Dock Square）的办公室里进行了大部分人痘接种。码头广场原来毗邻波士顿港口中心，后来被改建为山姆·亚当斯花园（Sam Adams Park），其位置就在法纳尔厅（Faneuil Hall）旁。秋去春来，天花持续蔓延。其间，博伊尔斯顿共接种了 248 位患者。第一批受种者多为马瑟的家属、牧师同事以及他的忠实拥趸。看到自己的孩子和奴隶们接种后都平安无事，一家之主们对此非常满意。好消息传出仅仅数月之后，人痘接种受到精英阶层欢迎，几位哈佛大学的学生进行了接种。天花最严重的时候，患者全身会布满疖疮。博伊尔斯顿用柳叶刀刺破脓疱，挤出脓液，收集起来装入加塞密封的玻璃瓶内。给新的患者接种时，他在受种者手臂或者腿上划开一道切口，然后将此前搜集好的脓液轻擦涂抹于上，以便充分吸收。接种后，患者们将待在黑暗的房间里卧床休养，在那里他们会经历发烧的可怕考验直至逐渐康复。亲朋好友探视受种者时，会以那个年代"永远颂扬上帝"的方式相互致意。难怪，对于经历过天花流行的人（也就是大多数成年人）来说，这种故意感染致死性疾病的行为是一件讨厌的、恐怖的事情。即使对于受过良好教育的波士顿人而言，在缺乏证据的情况下要相信接种能成功防治天花，这也是一件关乎信念的事情。可能只有像马瑟那样自以为是的人才有勇气推广人痘接种。

当年7月17日，博伊尔斯顿致函《新英格兰公报》（*New England Gazette*），首次公开了他所进行的人痘接种。在4天后举办的一次会议上，全城与会的12名医生投票表决，全部要求博伊尔斯顿停止接种。一位从法国移民而来的外科医生劳伦斯·达侯德（Laurence Dalhonde）宣称人痘接种不安全，1696年在意大利克雷莫纳（Cremona）海员身上的尝试就已证实此举会造成死亡或重伤。博伊尔斯顿邀请其他医生前去探访被他接种过的7名患者，但均遭到拒绝。波士顿的市政官员同样命令博伊尔斯顿中止活动，但他没有理会，反而在马瑟及其同事的保护下继续接种。当天花席卷波士顿时，比起疾病本身，博伊尔斯顿的接种给人们带来了更大的痛苦。"随着寡妇不断增多"，波士顿"一片愁云惨雾，宛如充斥着烈火与黑暗的地狱，它正被一个说谎的幽灵所掌控"，马瑟写道。[6]"被蒙蔽的"城镇居民以"魔鬼般的暴怒"回应博伊尔斯顿的接种，他们咆哮、抱怨、咒骂这"有悖于天意的邪恶发明"。[7]马瑟虽然最近才"改信"接受人痘接种这项新奇的活动，但他自以为知道反对者的背后主使是谁，"那就是因被骗取了一场死亡盛宴而陷入狂怒的魔鬼”。

虽然本杰明·富兰克林（Benjamin Franklin）后来成了费城人痘接种的拥护者，但当时16岁的他在哥哥詹姆斯主办的《新英格兰新闻报》（*New England Courant*）上发表了多篇攻击接种的文章。富兰克林兄弟致力谋求在马萨诸塞实行更多的经济自治，他们反对马瑟等神职人员，因为后者与当局以及英国王室关系紧密。

随着公众恐惧情绪的加剧，博伊尔斯顿认为自己暴露于光天化日之下性命堪忧，一度只能秘密开展工作，只要能找到任何一处安全的地方，他就不会停止给患者接种。城里的医生和商人借助印刷出版的报纸和小册子，对马瑟和博伊尔斯顿进行了连篇累牍的抨击，市政官员同样不遗余力予以助攻。其中许多文献，如今被保存在美国国家医学图书馆（National Library of Medicine）；查阅这些小册子时，熟悉当代疫苗争议的学生不禁会产生一种认同感。有关医疗手段益处与风险的争论背后，潜藏着政治敌意、职业竞争与危险、优柔寡断所带来不安以及对死亡的恐惧。

颇为反讽的是，波士顿的医生主导了这场针对马瑟的有组织的反对活动，他们中许多人都受过高水平的专业训练，威廉·道格拉斯（William Douglass）这位傲慢的苏格兰人更是位居核心。与此同时，虽然公理会的牧师们早已习惯把愤怒、残忍的上帝挂在嘴边，但他们发现，自己所捍卫的人痘接种是为了拯救生命，此举只有温和、慈爱的神才会给予支持。“我们站在一旁看着博伊尔斯顿实施危险的手术，他的柔和、勇气和医术使我们感到自己不足以赞颂其价值和伟大的上帝”，牧师们在一封给《新英格兰新闻报》的信中如是写道。至于1715年移民波士顿的道格拉斯，他的一位苏格兰同伴几年后给出了评价，“这个人有学问，但热衷于批判、中伤他人”[8]。北美殖民地当时大多数医生是经学徒制训练后取得执业资格的，然而道格拉斯与他们不同，他曾在三所欧洲医学院学习，是波士顿唯一一位拥有医学博士学位的移民医生。鉴于18世纪早期医学教育的粗制滥造，道格拉斯的科班背景可能并不能赋予他精湛的医术，但确实使他具备了“权威人士”的光环。随后数年内，人痘接种一直在继续，当1730年波士顿再度暴发天花时，道格拉斯本人也成了接种的主要施行者。道格拉斯当初攻击马瑟和博伊尔斯顿，无非是为了保住其职业地位，他认为自己的权威不可侵犯。

从欧洲移民波士顿后，道格拉斯曾把他带来的书刊借给马瑟，试图以此结交对方。实际上，马瑟正是从道格拉斯借给他的英国皇家学会出版的《哲学汇刊》(*Philosophical Transactions*)副本上发现了第一篇人痘接种的报道。[9]获悉马瑟尝试进行人痘接种的灵感恰恰源于自己出借的杂志后，道格拉斯愤怒地要求马瑟归还。对于浅薄的涉猎者来说，这些文章无非是“古董收藏家的消遣”而已，他曾这样写道。它们毫无医学价值，这些文献如果被马瑟和博伊尔斯顿利用，就如同“把危险的刀子递给蠢货”[10]。

在波士顿当局要求停止人痘接种后，许多神职人员对于接种也曾群起攻之，但没过几天，原本支持道格拉斯的牧师纷纷转而虔诚地力挺博伊尔斯顿，此情此景把道格拉斯激怒了。在道格拉斯看来，此举无异于不称职的牧师们在未经授权的情况下，对民事事务横插一杠、多管闲事。他确信这些牧师是如此外行，以至于要是换在文明发达的欧洲，此类倒戈情况根本就不可能发生。“无知的庸医”博伊尔斯顿在没有得到当局允许的情况下“轻率粗心”地接种天花，牧师们则在他们的专业领域之外，对这把“切石头的刀”(对外科医生的蔑称)“夸夸其谈，鼓噪不已”。[11]依据英国本土的(不存在于其殖民地)医学等级秩序，外科医生的级别要比道格拉斯这样的内科医生低许多。人痘接种就是以马瑟为代表的清教徒牧师的一种“痴心妄想”，道格拉斯写道，“他一时兴起，受到蛊惑”，趁天花流行之时，“逮住机会拿他的邻居来试验”。[12]

道格拉斯激发出了马瑟自命不凡的骄傲，他开始享受争议给他带来的孤立和洗礼。当一枚燃烧弹从窗户扔进他的房屋后，他竟然感到歇斯底里般的高兴。[13]那枚并没有燃爆的炸弹上附了一张纸条，上面写道："马瑟，你这狗东西，天杀的，我要用这个炸弹给你接种。"终其一生，马瑟悲观地相信每一次牙痛、胸痛和发热都是厄运将至的预兆，而这枚燃烧弹刷新了他的个人形象。[14]"他在即将到来的殉难面前展现出不可名状的愉悦。"[15]在马瑟看来，"仅仅因为自己挽救了将死之人的生命"而成为被攻击的目标，这的确是一件令人兴奋的事情。

抛开一切政治阴谋不论，身为内科医生的道格拉斯在当时强烈反对人痘接种，实质上有其道理。作为阻止天花传播的方式之一，接种并没有被验证过，并且可能导致其他疾病在患者间流传。马瑟相信周遭存在无形的天花病毒，就如同他认为"不可见的世界里充满奇迹"一样，正是后者使塞勒姆镇的小孩受到了魔法侵袭。此外，由于受种者没有被妥善隔离，他们照样在城里自由活动，为此，道格拉斯警告称，这些人对社会已构成威胁。"如果一个人故意向城里投放炸弹，难道他不应该受死吗？"他质问道，"同理，如果一个人故意将致死性传染病传播到健康的区域，他带来的危害不是更大吗？"[16]

各方对于人痘接种的不同反应为未来的疫苗怀疑论者定下了基调。比如，是否接种的分歧曾引发北美第一次关于医学统计学的论争。1726年，博伊尔斯顿发表了记录文章，罗列出他进行的248次人痘接种经过，这无疑是最早的系列长篇病例报告之一。博伊尔斯顿报告称，在这些接种的患者中，有6例死亡，占比约3%。相比之下，5980位"以自然方式"感染天花的城镇居民中有844人死亡，占比达14%，这项"死亡课税"太残酷了。这些早期的病历记录遭到了最早的科学造假指控。关于此事，道格拉斯在他1730年出版的作品中指控博伊尔斯顿瞒报了死伤病例，并且漏掉了一些人痘接种患者。[17]他写道："博伊尔斯顿大概隐藏了二三十位患者的病历，他们中的许多人毫无疑问此时正沉默地躺在坟墓里。"[18]这种质疑之声当时一定遍及了整片北美殖民地，因为1753年波士顿再度暴发天花后，本杰明·富兰克林描述了一个"严格、公正的"调查团负责统计天花的发病率和死亡率；调查组成员除了来自城市各个区的巡警外，还包括支持或反对人痘接种的代表；他们挨家挨户搜集信息，把“自然感染”天花或因接种致病的人都记录在册。

从博伊尔斯顿关于人痘接种的记录来看，接种似乎比常规的自然感染更为安全。但是，无论他们做出怎样的风险与收益换算，波士顿人总体上依然不愿接种。拿孩子、配偶或自己的生命去冒险，故意感染天花这种致死性疾病，即便知道长期生存几率将由此提升，但这种选择又将使人作何感想？可以肯定的是，在那个时代，任何的医疗手段都存在危险。大量放血可以说是 18 世纪最前沿的医疗技术——医生用柳叶刀割开静脉，引流出一些血液，认为这样就可以除去“邪恶的体液”。另外一些流行的疗法包括水银通便、锑发汗、吐根催吐或用其他肮脏的调和物来催吐。小小的蓝色水银药丸可能会让你腹泻，不受控制地流涎，让每颗牙齿都松动，但所有这些都是治疗的代价。然而，从没有一个健康的人会把故意染病的方式当作一种预防措施。

批评者也质疑人痘接种可能会诱发隐匿的慢性健康问题，这一点同样被后来的反疫苗人士不断论及。“两三年后，你才会看出这邪恶的行为所带来的可怕影响……你将会看到受种者们身上会发生什么”，批评者扬言。在马瑟时代，这种信条折射出人们对从死神中夺命的新疗法的深度恐惧。“尽管接种的成功无可置疑，但它在北美普通民众间的推广似乎并不如预期，”富兰克林写道，“人们对接种的合法性有强烈的道德顾虑，如果有一位亲属表示反对，家长们就会犹豫不前，担心一旦发生灾难性后果，就会永远遭受责备。”[19]

1721 年 11 月 2 日，亚当·温思罗普（Adam Winthrop）在写给自己儿子的信中明确提及“良心上的不安”这一议题；温思罗普时为马萨诸塞殖民地的地主和议会议员，曾在塞勒姆猎巫案中担任法官，判处“女巫”绞刑；他的儿子此时在波士顿，正纠结于是否要接种。温斯罗普写到，接种就像是去试探命运，看看上帝会以自然感染天花的方式还是接种的方式杀掉你。他警告儿子，将希望寄托于接种看起来是在“向他人而非上帝寻求庇护”。如果因自然感染天花而死亡，这将是上帝的安排，尽管充满悲伤但至少无怨无悔，至少可以认为自己“是接受了上帝的旨意”。温思罗普告诫儿子，如果选择接种，他最终将面对自作自受的后果。“我的孩子或许死于上帝的天意，也可能死于我的所作所为，相比之下，后者会使我在葬礼上更为悲痛。”温思罗普写道。[20]

博伊尔斯顿的邻居威廉·科珀牧师（Rev. William Copper）尝试撰写小册子来回应人们的质疑，小册子题为《致乡下友人的一封信——人们因道德顾虑或宗教考量而往往反对人痘接种这种新方法，我对此试图答疑解惑》。科珀的助攻是对人痘接种的一种精神说教，读起来有点像美国疾控中心网站上的问答页面。两者的不同之处在于，科珀主要给予道德慰藉，而非解决具体的健康问题。逐渐地，科珀舒缓了虔诚的教徒对人痘接种的忧虑。针对“在我还健康时就让自己生病有违戒律”的论调，科珀辩解称，“任何一个头脑正常的人都不会将疾病无端招致自己身上”，但是“以守护健康、拯救生命为目的而使自己染病，无疑是适宜且合理的”。对于“接种是否会造成对上帝的不信任”问题，科珀回答，接种使“天花之火”在手臂而非肺中“燃烧”，这是无害的，“这样的‘燃烧’并不猛烈，因此也不会太危险”。科珀总结道，没错，天花的确是上帝的作品，但如果上帝“给我们指明了摆脱绝境和毁灭的方法，我们难道不应该至少是怀着崇拜和感激之情接受这份馈赠吗”？[21]

一些研究美国殖民时代的学者认为，马瑟鼓吹人痘接种是一种投机取巧，他的主要目的在于重新攫取因盲目支持塞勒姆猎巫案而失去的政治资本。[22]但是，对于马瑟而言，即便人痘接种算得上是一次政治机遇，它也带来了特殊而切实的重负。如果天花疫情继续加重，那么他原本希望在波士顿建造“山巅之城”（City on the Hill）的愿景将付诸东流。

同样的不幸也发生在马瑟的个人生活中。马瑟的第一个孩子阿比盖尔（Abigail）在5个月大的时候死于惊厥。6年后，他的第一个儿子出生4天后莫名其妙地死了。马瑟其他的孩子大多因发热、蠕虫、腹泻和先天缺陷等原因夭折。两个刚学步的女儿跌入壁炉被烧死，第三个女儿不小心用蜡烛烧死了自己。1702年，当天花流行时，马瑟至少有两个小孩被感染，但都活了下来。1713年，当马瑟正忙于撰写、修订有关麻疹的论著时，麻疹席卷了全家，夺去了他第二任妻子以及3个孩子的生命。1721年天花肆虐之际，马瑟的女儿阿比盖尔（与之前两个死去的女孩同名）正遭受妊娠痛苦，最终被折磨致死。他的另一个女儿汉娜（Hannah）也生病了，他姐姐家里还有人感染了天花。他的儿子英克里斯对信仰上帝毫无兴趣，喜欢空想、瞎逛，终日与脾气粗暴的学生为伍。马瑟在日记中写道："这个时代充满了难以形容的苦痛。"[23] 马瑟将未来的希望寄托在了他最小的儿子塞缪尔（Samuel）身上；塞缪尔也即塞米（Sammy），时年16岁，是哈佛大学的一名学生。当年8月，马瑟迎来了他人生中的关键时刻：因为塞米所在哈佛大学的女保洁员染上了天花，他只好回家，并且强烈要求进行接种；马瑟不得不做出抉择。日记记录了马瑟激烈的思想斗争，他的决定兼有情感色彩和政治意味，因为如果塞米死于人痘接种，那将使他的名誉遭受沉重打击。大儿子英克里斯最终说服马瑟秘密地让塞米接种，这是一个幸运的决定。塞米差一点就死于天花，当然他很可能在接种前就已感染了病毒，但是他最终活了下来，而且没有留下任何永久性的损伤。[24]

马瑟或许认为人痘接种是上帝施加给殖民者的一种审判，幸存者则是审判结果的特殊标志。[25] 正如罪人可以通过祈祷来迎接他的造物主一样，他也可以选择通过接种接受天花的考验。对罪人来说，接种无异于痛苦且危险的火刑，自己被推入恐怖的体验中，是死是活完全取决于上帝的旨意。这样的危险也使得"幸存"看上去如同神迹。人们渴望活下去，最终很多人会选择接种。

土耳其人、黑人以及女性的命运

马瑟非常喜欢观察自然现象，也热衷于搜集“新奇的事物”。每隔一段时间，他就会给英国皇家学会写信，描述自己的发现。马瑟喜欢涉猎人体学理论，年轻时曾学过医，那时他因有口吃的毛病而担心不会被授予牧师职位。相对于“自然”感染而言，他想用比较复杂的理论来解释为何接种会使天花的危害性降低。马瑟在他的波士顿流行病记录中写道：“当一个人‘吸入’天花时，这种‘毒气’会直接进入心肺和肠道”；他颇有先见之明地把这些“毒气”称为“微生物”，这与后来的微生物理论不谋而合。“一旦‘敌人’攻入大本营中心……如果它们在与患者搏斗后最终能完全将其击败的话，这些侵入者想必具有很强的杀伤力。但进行人痘接种时，病毒“只是抵达‘卫城’的外围，与中心相距甚远，‘敌人’即便造成一些破坏，但患者的元气依然保存完好，可以持续地进行英勇搏斗”。[26] 依据马瑟的推理，人体四肢的皮肤就如同“卫城的外围工事”，显然，外部感染促使人体免疫系统及时产生抗体，以便病毒在攻击人体主要脏器前就进行有效反击。

马瑟对外来文化充满好奇，这显得他比自己的对手更为开明。18世纪以前，西方人对接种的了解程度，无非是将其视为一种富有异国情调的民间习俗，这种活常由东方或非洲的女巫医来操作，因此遭到道格拉斯这样的假内行和种族主义者抵触。马瑟虽然在种族问题上并没有什么高见，但他认为接种起源于哪并不足以构成排斥它的理据。他指出，咖啡、烟草和丝绸也来自异族。英国皇家学会主办的《哲学汇刊》于1713年和1716年分别发表了两篇关于人痘接种的文章；在阅读这两篇文章之前，马瑟就已经从一位生于利比亚的奴隶即阿尼西姆斯（Onesimus）那里听说过人痘接种。1706年，阿尼西姆斯被人当作礼物送给了马瑟；马瑟希望阿尼西姆斯能照顾自己生病的孩子，于是问他是否得过天花。“得过，但也算没得过”，马瑟这样引述阿尼西姆斯的回答。阿尼西姆斯给马瑟展示了他童年时在故乡接种留下的疤痕。阿尼西姆斯后来因为行为不端而被马瑟转卖，“他是一个非常聪明的人”，马瑟回忆称。在读过那两篇发表于《哲学汇刊》的文章之后，马瑟对城里的奴隶进行了非正式的调查，结果发现其中有6人曾在非洲接种过天花。他们讲的故事可以互相印证，马瑟说。“他们像傻瓜那样把自己的故事讲得越是直白、破碎、笨拙，在那些明智的人看来反倒越觉得可信。”[27]

道格拉斯毫不掩饰地仇视黑人，这与马瑟屈尊俯就的态度形成鲜明对比。“黑人是世界上最虚伪的骗子，迄今为止，他们曾在自己国家接种的陈述绝不可信。”道格拉斯反驳道。[28]现代的记载证实，那些讲述接种故事的奴隶既不是骗子也非傻瓜；事实上，他们描述的接种方法在非洲部分地区被沿用至20世纪70年代。即使马瑟对他们的“轻信”带有私心，但这也展现了他真挚的好奇心和开阔的胸襟。马瑟的这种精神在英国支持接种的人那里得到了呼应，与北美殖民地一样，英国的人痘接种活动不断取得进展。

在英国，玛丽·沃特利·蒙塔古夫人（Lady Mary Wortley Montagu）这位非常现代的女性奠定了人痘接种的文化基础，她是位杰出的女学者，她那律师出身的丈夫担任过驻奥斯曼土耳其公使。1718年，蒙塔古夫人让6岁的儿子爱德华在君士坦丁堡接种；正是在君士坦丁堡，她曾看到年长的希腊妇女成功地实施人痘接种；而3年前，她本人差点被天花折磨致死，并且从此毁容，失去了娇好的面容。

回到英国后，蒙塔古夫人就她在土耳其的发现开展了广泛的讨论。1721年，天花侵袭伦敦，这比波士顿疫情暴发要早1个月；同年4月21日，蒙塔古夫人请宫廷外科医师查尔斯·梅特兰（Charles Maitland）给自己两岁半的女儿玛丽接种。马瑟肯定对此次人痘接种一无所知；假设知情的话，这或许会阻止他给波士顿人接种，因为蒙塔古夫人与马瑟身处对立的政治阵营。蒙塔古夫人水性杨花、生活奢靡，也不把当权者放在眼里，她和马瑟仅有的共同点就是他们都具备客观思考的能力。从土耳其接种过程中，蒙塔古夫人看到了光明与希望，而其他人只担心危险与黑暗。为了保证妻妾的美丽和健康，奥斯曼土耳其人拥护接种。从北高加索地区（North Caucasas）诱拐来的切尔克斯（Circassian）小女孩都曾接种，其中那些没有留下疤痕的幸存女孩会被纳为富人的女眷。最终，接种在土耳其被视为一种普通的保健措施，“人们把它看得像我们喝水一样轻松”，蒙塔古夫人写信给朋友说。蒙塔古夫人是卡罗琳公主（Princess Caroline）的闺密，又嫁入豪门，这种社会关系使得她提倡的接种在英国上流社会很有市场，即使森德兰伯爵（Earl of Sunderland）的儿子于1722年因接种死亡后也没受过多影响。蒙塔古夫人对人痘接种的兴趣激励了一些皇家医生进行尝试，并发表论文证实此法的可行。从一开始，英国几位著名的医生就拥护人痘接种，其中包括英国皇家学会会长汉斯·斯隆（Hans Sloane），与此同时，主要的神职人员却强烈谴责接种。可见，英国与波士顿对于人痘接种的情形恰恰相反。

蒙塔古夫人憎恶医生，一想到人痘接种全由他们掌控便会气得发抖。她在君士坦丁堡看到的接种过程其实非常简单。“老妇人带着一个装满‘优质天花物质’的小容器，询问患者想要割开哪根静脉，”她在1717年给朋友的信中写道，“开了一个切口后，她们把针头沾满的‘天花脓汁’尽可能多地注入血管。”[29]其他同时代的记录显示，人痘接种有时只需用脓痂刮擦受种者的皮肤就行了。这样做关键是不必开很大的切口，接种前后也不需要其他药物辅助。蒙塔古夫人讨厌流血，反感医生给的药品，记恨医生没能在她感染天花时保住自己的容颜。[30]在18世纪早期，那些天花患者非常不幸，他们要么被医生要求裹着厚厚的毛毯关在闷热的密闭房里，要么就包着潮湿的床单受困于窗户打开的屋子中，即便冬天也如此。当时人们认为，由此导致的发汗或寒战能够尽可能地促使患者排出“致病物质”以期保命，而这些“致病物”就是患者体内与生俱来的“天花种子”。

给蒙塔古夫人的女儿玛丽接种后，聚集在蒙塔古夫人府邸的医生们对这位女主人非常愤怒，因为她老是担心医生有可能会伤害到女儿。[31] 随着人痘接种在英国上流社会日益普及，蒙塔古夫人逐步主动地淡出了人们的视线，因为明显没有人会听取一位女子推行异族简单易行疗法的建议。蒙塔古夫人在当时惨遭唾弃，威廉·瓦格斯塔夫（William Wagstaffe）医生将人痘接种贬斥为“无知妇女的蠢行”，还猜测这是由敌人策划的“旨在故意削减英国人口的伎俩”。即便如此，在写给友人的信函中，或是以“土耳其商人”为笔名发表文章时，蒙塔古夫人都表达了她对人痘接种趋势的忧虑。“我已在英国协助推广人痘接种，”她写道，“因为此事重大，不能仅由医生主导。接种时不能任由医生把‘悲惨的深长刀伤’强加给患者。”[32]

然而，在人痘接种过程中，医生会毫不迟疑地动用他们手头的危险药品。就像马瑟将接种视作上帝神圣的审判一样，英国的医生认为有必要为患者接受考验做好各项“准备”。没过多久，人痘接种就变成了长达 3 周的痛苦折磨，包括放血、通便、排汗、特殊饮食等疗程，医生们也借此赚得盆满钵满。博伊尔斯顿记载称，他只是用柳叶刀给开一个豌豆大小的创口进行接种。但是，切开皮肤大放血的治疗手段在当时的医疗思维中根深蒂固，医生们认为治病无非就是平衡血液、黏液、黄胆汁和黑胆汁 4 种体液，为此，他们常常给患者开刀，使一种或多种体液得以流出。在 17—18 世纪时，医生甚至还引入了一些加速体液流出的有毒物。例如，汞可以诱导流涎和腹泻，锑可以导致发汗，而硫黄可以抑制汞和锑的副作用。人痘接种前，英美顶级的医生都提倡用上述或类似化学物质、草药对病人事先进行精心“准备”。为蒙塔古夫人治疗天花的主治医师理查德·米德（Ricard Mead）曾写道：“接种是有益健康的，借此机会，医生可以在必要时对病人放血，柔和地净化体液，使随之而来的发热不那么猛烈。”[33] 当时的医生并不清楚接种激发免疫系统的机理，想当然地认为其全部要义便是利用现有技术给受种者做足准备。

来自苏格兰的亚当·汤姆森医生（Dr. Adam Thomson）早年在爱丁堡完成了医学训练，他将基于通便的人痘接种方法引入美国。汤姆森 1748 年移居费城，此前在马里兰生活多年，他创造了疗程为两周的“冷却疗法”，包括清淡饮食、使用锑汞混合药物、放血和通便。[34] 汤姆森自述，他的疗法受到荷兰医生赫尔曼·布尔哈弗（Hermann Boerhaave）的启发，后者认为汞有可能杀灭天花这种“微生物”。汤姆森疗法的体系化可能得益于本杰明·拉什（Benjamin Rush）医生的影响。拉什生于费城，却在爱丁堡接受医学训练，后来在宾夕法尼亚大学创立了美国第一所医学院，他推崇稳健的苏格兰式医学教育。拉什将大多数疾病归因于当时所谓的“高血压”，即体内血量过多。1793 年费城黄热病大流行时，他试图以当时可选的方法展开治疗，却发现这些方法过于低效和可怕。与“老乡”威廉·道格拉斯一样，拉什也想把全世界的“蒙塔古夫人”和“马瑟们”取而代之。当“几乎所有会使用柳叶刀的人”都已在实施接种时，拉什发现越来越多的受种者竟然没有因手术而死掉，他对此颇感惊讶。话题回到汤姆森，他不愿意透露自己疗法的准确配方，宣称一旦配方落入医术不精的无知者手中，就会有名誉扫地的风险。[35] 这种附加的神秘感令人振奋，于是汤姆森的追随者大力宣扬他的成功，虽然这种“成功”可能并无真凭实据。

汤姆森的配方不久流传了出来，其中第一剂药品包括 1.3 克氯化亚汞和 3 克令人反胃的粉状物，后者由锑与酒石混合而成。同样的剂量连续使用 4 天。1767 年前后，汞和锑仍被临床使用，只不过用量都不大，但医生们对汤姆森的配量非常震惊。“他的神经纤维可能比《圣经》中的巨兽贝希摩斯（Behemoth）还粗大，他必定心如铁石，谁会冒险尝试这样的治疗呢？”一位评论家写道。[36] 如此大剂量的氯化亚汞足以令患者大量流涎、牙齿脱落，尽管大部分汞在渗入血液、损伤大脑之前会通过晨便排出。

1757 年，一种损伤较小的接种方式酝酿成熟；英国外科医师罗伯特·萨顿（Robert Sutton）和他的儿子丹尼尔（Daniel）开始推广一种更为廉价、简单的人痘接种；仅仅过了 8 年，他们就在全世界建立了拥有 200 名执业者的接种机构。萨顿父子为人谦逊，他们成功的秘诀就是尽量减少排便和呕吐。他们摒弃了柳叶刀而改用细针，刺破皮肤种痘的动作是如此轻微，“以至于患者都感觉不到针尖的触碰”[37]。换句话说，萨顿父子复归了土耳其简约的接种方法，没有华而不实的操作。音乐和讲故事也成为整个治疗方案的一部分。在萨顿父子接种的地方，他们以每年 200 英镑的高薪聘请罗伯特·霍尔顿主教（Rt. Rev. Robert Houlton）为躺在床上休养的发烧患者布道。

在北美殖民地，萨顿父子简便的接种方法过了很久才流行起来。美国独立战争爆发前，费城一直是殖民地人痘接种的中心，药物辅助和放血疗法依然大行其道，当地的接种模式产生了广泛的影响。接种意味着连续 3 周内，每天都得催吐、通便、排汗和发热。波士顿 12 岁的男孩彼得·撒切尔（Peter Thatcher）于 1764 年 4 月 14 日星期六开始接种，他描述了自己所经历的痛苦折腾：“周日早上服用一剂药粉后上吐下泻 9 次……周一上午吃了两片药后 2 次……周二用药后上吐下泻 10 次……周四服药后呕吐 5 次、拉稀 1 次……到下一个周六（4 月 21 日），又腹泻 4 次、呕吐 1 次；早上感觉非常难受，直到 10 点才能爬起来；我今天出了一点痘，夜里因口腔溃疡而喝了一杯含有硫黄的牛奶。”及至 5 月 2 日周三时，已经快到接种后的第 3 周了，撒切尔怀着忏悔的心情康复了。“感谢仁慈的上帝，使我得以熬过这曾致千万人死亡的天花病……我的罪孽很多、很深重，希望这一次全部都被洗刷干净。”[38]

同样在 1764 年，扎布迪尔·博伊尔斯顿的外甥、后来担任美国总统的约翰·亚当斯（John Adams），在写给未婚妻阿比盖尔·史密斯（Abigail Smith）的信中描述了自己接种的遭遇：“很长一段时间里完全尝不出任何味道；经历了两次严重的呕吐和一次痛苦的腹泻，服用了 4 片含汞、20 片含锑的药剂；被关在房屋里长达 3 周……”充满折磨的接种过程中，亚当斯受够了牛奶和汞，“我的每一颗牙都变得如此松动，相信只要用手指抠一下就能让它们脱落。医生们正是让我以这样的方式来战胜天花，接种后我的症状非常轻微；但同时他们宣告我晚年或许不能正常说话或吃东西了；总之，医生让我陷入了与我的好友华盛顿一样满口烂牙的境地，但华盛顿的不幸是年轻时用牙咬核桃造成的。”[39]

美国独立战争期间，由于天花疫情危及驻扎于魁北克城外的革命军，总司令乔治·华盛顿不得不对他的军队进行大规模接种，使他们得到与英国军队同等的免疫保护。这一命令下达之前，接种在许多殖民地都是被禁止的；除了费城以外，其他地区很少有人种痘；不同的人对费城的观感也不一致，这里既是天花的“地狱”，也可以说是“圣地”。在新组建的联邦中，只有宾夕法尼亚不限制人们接种。你可以骑行入城进行接种，然后任意漫步街头，直到病得站不起来为止。殖民时期的弗吉尼亚，接种同样属于非法，所以托马斯·杰斐逊（Thomas Jefferson）于1766年特地从威廉斯堡外的住地来到费城接种。1776年，华盛顿夫人玛莎（Martha Washington）和印第安酋长利特尔·特特尔（Indian Chief Little Turtle）也都完成接种。本杰明·富兰克林4岁的儿子弗朗西斯（Francis）于1736年死于天花，10年后，他两岁半的女儿萨拉（Sarah）进行了接种。

尽管有上述知名人士做榜样，大多数地区的人却不欢迎甚至害怕人痘接种。1768年，在弗吉尼亚的诺福克郡（Norfolk），当一群反对独立的商人决定给自己和一些新奴隶接种时，支持独立的暴民们在这些商人接种的种植园里作乱。患者被逐出房子后，不得不冒着雷雨前往镇上的天花医院躲避。托马斯·杰斐逊承担起为接种员和受种者进行法律辩护的责任，但住处的一场火灾烧毁了他的案件记录，本次事件也未曾进入庭审流程，最终不了了之。[40]

即使在费城，人痘接种也曾一度被叫停。1774年，虽然天花肆虐，但费城当局不愿隔离已接种的市民，因此参加第一次大陆会议的代表拒绝进城，人痘接种最终只得暂停，不过很快又重新开始。1776年，第二次大陆会议期间，罗德岛殖民地总督塞缪尔·沃德（Samuel

Ward）感染天花死亡。[41] 亚当斯和其他开国元勋曾催促沃德进行接种，但没有起到效果。[42] 当亚当斯正在费城忙于建国事务之际，天花蔓延至波士顿，他的妻子阿比盖尔为此决定给自己和3个孩子接种，尝试3次后终于成功。当年7月18日，阿比盖尔一边等待着接种症状的出现，一边在波士顿州议会大厦前参加了庆祝《独立宣言》发表的集会。[43]

显然，从个人角度看，选择接种是明智的，这对费城、波士顿居民或其他城市那些无可避免会交叉感染的人而言尤其如此，但接种也并非总是有益于公共卫生。患者如果在接种两周之内没有被严格隔离的话，那么他们有可能将天花传染给其他未感染过天花的人。当局有时会出于公共利益考虑缩紧接种政策，有时又会鼓励接种。在费城和波士顿，接种逐渐普及起来，虽然两地的处理方式不甚一致。

费城作为东海岸的海港城市和交通中转站，移民者和游客源源不断，这种人口流动使得天花的控制非常困难，尽管人们为此付出了很多努力，百年间该城先后暴发了10次天花疫情。[44] 但是，1760年以后，天花已不再是主要的死因了，费城的城镇人口死亡率百年来首次出现下降。而在信奉清教的波士顿，公共卫生官员们要比他们的贵格会（Quaker）会友严谨得多。经历马瑟与道格拉斯的较量之后，波士顿只有在天花流行时期，民众接种才允许普遍进行，其他时候通常都是被禁止的。经过一个世纪的演变，这种非正式规则逐渐形成了一种惯例：如果上报天花病例的家庭尚不足20个，那么接种是被禁止的，以免天花通过接种传播。[45] 政府要员会派人把守在天花患者的家外，以确保他们被严格隔离。但如果超过20个家庭遭到天花侵袭，那么这就可以算作一次天花流行了，于是政府会鼓励所有易感人群想办法进行接种。[46] 富兰克林记录了1753年波士顿天花流行的情况，“传染在未选择接种的人群中更为迅速，结果几个月之后疫病就已席卷全城，很快销声匿迹，只给城镇带来短暂的商贸中断。”[47] 纵观18世纪，在波士顿由接种引起的天花病例持续增长：1721年，只有2%的天花由接种引发；到 1730 年已增长至 10%。及至 1778 年，在 2243 例天花感染者中只有 59 人（占比约为 3%）是死亡病例，这一年几乎所有的天花都是由接种引起的。波士顿最后 3 次的天花大流行均没有造成总体死亡率的上升。

在此期间，波士顿疫苗接种的社会生态有所改变。马瑟时代，有钱人积极推进接种，贫穷的人却持抵触、害怕态度，他们也无力承担费用。18 世纪末，波士顿的商人们一般选择私下给家人接种，而反对大规模地公开接种，因为这会造成城镇商贸活动的停滞，哪怕只是暂时的。[48] 后来他们的观念有了很大转变。最关键的原因是，不同于费城居民，波士顿居民愿意为公共利益约束自己的行为，这种社群意识塑造了他们对待天花的态度。这一点非常值得骄傲。本杰明·沃特豪斯（Benjamin Waterhouse）医生是后来将詹纳发明的牛痘接种术引入美国的人，他曾写道："为了保全性命、抗击恐怖的天花疫情，新英格兰人心甘情愿地接受限制，放弃部分自由。作为世界上最民主的国家，在这一点上，他们比任何君主专制国家做得还要好。"[49]

既然花钱接种天花已成为生命中不可避免的事情，富人们便想方设法让这一过程变得更加愉悦。威廉·阿斯平沃尔（William Aspinwall）在布鲁克林市开办了一家大型接种医院，受种者在此可以观看杂耍和小丑表演。当患者感到康复得较好的时候，他们还能到室外欣赏军乐演出。发热卧床的患者则可以参与歌唱类活动，他们的亲朋好友也允许进入病区探视，除非他们被认定有传染性。住院 3 周后，当患者准备回家时，他们连同自己的随身衣物都将接受硫黄液的冲刷泡洗。这一流程原本令人苦不堪言，不过在这家医院已被替代为舒适的灌肠和蒸汽浴，患者能够想象自己仿佛正享受着欧式疗养胜地的服务。

当爱德华·詹纳的牛痘接种术被引入美国时，传统的接种方式已相当高效和安全。一位殖民地时期的费城学者写道："一个世纪以来，天花曾被人们视为恐怖的灾难、'长满斑点的怪物'，接种却将其变成了受到千家万户欢迎的‘客人’。”[50]虽然学者们对18世纪天花的发病率和死亡率是否下降还存在争议，但不可否认的是，接种确实推动了英国人口的增长。1681年，英国的人口为490万，1731年时达520万，1771年又增长到640万，1801年增至870万。[51]而美国的人口也从1730年的62.9万增长至1800年的530万，但其中原因多种多样、错综复杂，不能简单地归功于接种的影响。[52]

18世纪末，担忧天花的人都知道接种是风险与机遇共存的。在伦敦、巴黎这样的大城市，接种大众化几乎不可能，因为人口流动性强，居民生活贫困，以及民众对公共卫生集权式管制的抵触。但是，当天花出现时，为更多人创造接种机会的努力从未停止。为了接种穷人，人们建立了接种医院和慈善团体。“全民接种”一般是指天花流行时的大规模接种，鉴于这只是特殊时期的权宜之计，其意义存在争议且收效甚微。

18世纪70年代末，几位英国医生提议建立全民接种协会（Society for General Inoculation），旨在为穷人提供免费接种，该协会即是英国国民医疗保健系统（National Health Service）的前身。慈善家约翰·海加思（John Haygarth）为该组织在切斯特市的创设做出了很大贡献，他提出，总体来说接种会损害穷人的利益。富人们为家人接种后就对抗击天花漠不关心了。[53]海加思还认为英国推行全民接种的时机已成熟。“在传染病播散的危险面前，没有人会反对全民接种，因为这将使每个人都不易感染，可以有效地阻断扩散”，他在1793年的一篇论作中写道，“接种可能不像现在人们想象的那样危险，每年的接种案例很多，有些还是秘密进行的”[54]。换句话说，海加思提议全世界模仿波士顿的范例，建立一个平等的公共卫生系统，至少在应对天花时应该如此。他相信，如果这一目标真的达成，天花完全有可能被根除。他的梦想的确实现了，只是还需再等上漫长的200年。

第二章

牛痘的奇特历史

微生物猎人跌跌撞撞地大步前进，却并非基于任何完美的行动逻辑，为此，我可能会把他们事迹写得怪诞离奇。

——保罗·德·克吕夫（Paul De Kruif），

《微生物猎人传》（*Microbe Hunters*）

对于大多数受过教育的人来说，疫苗接种的历史并非始于马瑟和蒙塔古夫人，而是滥觞于爱德华·詹纳，一位来自英格兰西南部格洛斯特郡（Gloucestershire）的乡村医生，他从奶牛身上发现了一种近乎无害的病毒，可以使人免受天花的侵袭。相较于人痘接种，詹纳的牛痘疫苗更安全可靠，效力也更加持久，而且它仍是目前唯一一种已被弃用的疫苗，因为到1980年的时候，世界卫生组织宣布天花已被人类消灭。在近150年间，天花疫苗曾是唯一一种被常规应用的疫苗，它拯救了千万人的生命。但是到了2002年，当许多人陷于对生物恐怖主义的狂热臆想时，围绕人痘接种产生的论战标志着牛痘疫苗重新回归人们的视野；在牛痘非凡而神秘的生命历程中，这仅仅是最新的一次剧情反转，牛痘也是天花疫苗中最有效的成分。

概言之，詹纳的成就主要如下：乡村有传言称，人如果感染了奶牛身上的牛痘，会出现轻微的不适病症，但此后便能保护人体免遭天花的感染，正是詹纳通过实验印证了这一传说。詹纳用了数年时间来检验上述理念，发表了他的研究发现，进而成为世界著名人物之一。将牛痘接种术带给我们的詹纳，是一位典型的英国人，他看似执着于在乡村行医，更多时候却是待在家里研究动物。

詹纳生于格洛斯特郡内伯克利（Berkeley）一个牧师家庭，在家中 9 个孩子里排行第八，自 5 岁父母过世后便由哥哥抚养长大；孩童时期，他喜欢漫步于故乡的原野间。1763 年，14 岁的詹纳来到南格洛斯特郡小镇奇平索德伯里（Chipping Sodbury），成为当地外科医生丹尼尔·勒德洛（Daniel Ludlow）的学徒。1770 年，当詹纳在勒德洛的诊所与一名挤奶女工调情时，他第一次产生了牛痘接种的想法。人痘接种是当时外科医生主要的收入来源之一，詹纳惊讶于这个女孩从未寻求过接种方面的帮助。可能更令他惊讶的是，这名挤奶女工声称她早就有了牛痘的保护。詹纳后来得知的民间传说也支持了挤奶女工的信念。牛痘并不是一种常见病，但挤奶女工们更加易感。并且，据说挤奶工是可以保护女孩白皙皮肤的为数不多的职业之一。如果在牛棚从事挤奶工作之初女工就能成功避免感染天花的话，那么终其一生，她都有可能不让自己的皮肤留下任何瘢痕。甚至有一首乡村歌谣证明了这一点：

> 你要去哪里，我的漂亮姑娘？
> 我正要去给奶牛挤奶呢，先生。她搭腔。
> 你父亲是干什么的，我的漂亮姑娘？
> 我的父亲是一个农夫。她搭腔。
> 你有什么财富呀，我的漂亮姑娘？
> 我的脸蛋就是财富。她搭腔。[1]

詹纳后来受训于德高望重的伦敦外科医生约翰·亨特（John Hunter），亨特是库克船长（Captain Cook）的好友。1771 年，库克船长率领“奋进号”（*Endeavour*）从南太平洋归来后，詹纳把探险队从各岛屿搜集而来的自然、历史物品分门别类整理好，为此，他获得了与库克船长一同重返太平洋的邀约。但是詹纳一再拒绝了。亨特也给詹纳提供了合伙的机会，在伦敦既污秽而又充满魅力的街市上共同执业，同样被婉拒。詹纳选择了返回家乡与自己亲爱的哥哥一起生活，与他那些杂乱的化石藏品、解剖标本和论文为伴。[2]

按照当时的标准，在伯克利行医，詹纳可以说是完全胜任的，并且，他会向那些远道而来求医问药的病人收取更低廉的费用。詹纳看上去略为矮胖，但衣冠楚楚。被请往病人家出诊时，他身着饰有黄色纽扣的蓝外套，脚穿油光锃亮的马靴，手里握着银柄鞭子。空闲时，詹纳的情趣爱好也与一名乡绅相称，他搜集标本，记录对自然的观察并且开展研究。他培育形体巨大的黄瓜，摆弄热气球，并且于1789年跻身为英国皇家学会的会员，这主要归功于他非凡地发现杜鹃对其他鸟类具有“鸠占鹊巢”式的掠夺行为。

詹纳田园牧歌式的生活并非他发明疫苗的偶然因素。事实上，正是他兼具经验主义者和自然之子的双重身份，才使这个著名的发现成为可能。因为早年的个人遭遇，詹纳对人痘接种充满憎恶，若不是基于这种情结，他的研究兴趣可能会更专注于人体血液的效用上，而不是民俗中传说的牛痘之于预防天花的价值。8岁那年，詹纳被哥哥送往一间谷仓，在那里他和很多其他孩子以及成年人一起完成了人痘接种。那是一段悲惨的经历。一段对詹纳所受折磨的记录写道：“接种准备过程持续了6个星期。他被放血以判断血液是否正常；他被反复导泻直到身体消瘦且虚弱；他吃着十分粗劣的食物……还被要求喝一种规定的饮品以净化血液。一顿操作猛如虎，被当作牲畜一般对待后，詹纳被安置到一个通常用于接种的马厩里，和其他受种者待在一起，陷入可怕的病痛中。”[3]类似的创伤记忆让詹纳对某些声响有着病态的敏感，在充满恶意且腐臭的喧嚣中，这些声音深深印刻在了他发热的脑海里。“一把勺子、刀叉掉落在碟子上可怕的嘭嘭声，每次都给我的大脑带来致命一击”，詹纳在1821年回忆称。[4]

1778年，伯克利又暴发了天花疫情，詹纳对挤奶女工能防疫的传说更为痴迷了。事实上，由于经常向自己遇到的医生和农夫询问有关牛痘的问题，詹纳已经有些令人厌烦了。牛痘过于少见，詹纳无法统计大量样本，但他的笔记本上逐渐记录下许多奇闻逸事。那时，医生开展实验还不需要伦理委员会（Institutional Review Boards）核准。为了验证自己的理论，到1796年，詹纳给曾经感染牛痘的农民接种人痘的人数已超过15名。根据他的记录，其中没有一人感染天花。1796年5月，詹纳进入了他划时代研究的收官阶段。在此之前，他仅仅被动地观察过牛痘的健康效应；现在，他决定有意地传播疾病——从一个挤奶女工到一名儿童，再由这名儿童传到其他人。幸运的是，挤奶女工萨拉·内尔姆斯（Sarah Nelmes）被詹纳家附近农场的奶牛感染了牛痘。1796年5月14日，利用一管鹅毛笔和一把柳叶刀，詹纳在一个名叫詹姆斯·菲普斯（James Phipps）的男孩手臂上划开了两个小切口，并涂上提取自萨拉脓疮内的液体，这种液体即后来为人们所熟知的牛痘淋巴。几天后，菲普斯产生了牛痘的症状——关节红肿，接种处出现红色溃疡，伴有发烧和腹股沟、四肢酸痛；“令人烦恼的症状”，詹纳后来如此记录，但相较于天花，这些症状简直微不足道。7月1日，詹纳用一把从未沾染过牛痘液体的柳叶刀给菲普斯进行了接种，并等待了一周以便观察是否有症状出现。结果什么也没有发生，显然，牛痘已经赋予了菲普斯免疫力，足以应对更为可怕的天花感染。

1798年3月，牛痘在伯克利再次出现。5岁男孩威廉·萨默斯（William Summers）的接种物源于一头被感染的奶牛的乳头部位；随后，从萨默斯身上搜集而来的脓疮汁浆又被用于新的病人，依此类推，一直进行了五代接种，詹纳11个月大的儿子罗伯特也在这批受种者中。随着这一系列工作的完成，且每个被接种的儿童都获得了免疫保护，詹纳已准备好发表他的论文了。尽管初稿被英国皇家学会拒绝，但詹纳有关牛痘疫苗的论作仍轰动一时，他的成果题为《种痘的成因及其效果调查：对一种被称为牛痘的疾病的研究，该病发现于英格兰西部某些市县尤其是格洛斯特郡》。①[5] 詹纳写道："已被牛痘感染过的人可以永远免遭天花侵害，这一特性使得牛痘病毒极其非凡；无论是暴露于天花造成的恶臭中，还是将引起天花的物质注入皮肤，都不会再引起感染。"詹纳热切渴望他的技术可以替代原有的人痘接种："我还未发现因种痘造成的致命影响……并且显而易见，牛痘这种疾病可以使人体处于完美防护天花感染的状态中，难道我们不能由此推导得出应当采用一种较目前方式更为可取的新型接种模式吗？"

亨利·克莱因（Henry Cline）是伦敦首位开展牛痘接种的外科医生，他在 1798 年 8 月致函詹纳："我认为利用牛痘病毒来取代天花，这绝对是医学界从未有过的最伟大的进步。"[6] 至 1801 年，欧洲已有近 10 万人接种了牛痘。牛痘疫苗在世界上迅速被推广开来，10 年内就有数百万人进行了接种。1803 年，皇家詹纳学会（Royal Jennerian Society）得以建立，以支持牛痘接种；詹纳的半身塑像被安放于英国皇家艺术院（Royal Academy）；俄国女皇化用牛痘疫苗的拉丁文，将首个接种牛痘的俄国儿童命名为"瓦奇诺夫"（Vaccinof）。1805 年，当拿破仑指挥军队与英国正进行恶战之际，他甚至答应詹纳的请求，立即释放了两名俘虏；据说拿破仑收到詹纳的信后表示："啊，詹纳，对他而言，我是没有什么能拒绝的。"那时，这位皇帝的军队同样已受到牛痘疫苗的保护。[7]

牛痘疫苗传到新大陆

美国是最早接触到牛痘疫苗的国家之一，其引进者为哈佛大学首

---

① 原题为："*An Inquiry Into the Causes and Effects of the Variolae Vaccinae*，*A Disease Discovered in Some of the Western Counties of England*，*Particularly Gloucestershire*，*and Known by the Name of The Cow Pox*"。在原书后面部分章节中，作者有时将其简写作"*An Inquiry*"或"*Inquiry*"，本书对应采取其简称《调查》。——译注

位药学教授本杰明·沃特豪斯。沃特豪斯又是通过他的朋友、伦敦著名的内科医师约翰·莱特索姆（John Lettsom）获得牛痘的。其他美国医生也在检验各自从英国联系人那里获得的样品，但沃特豪斯抓住了先机：1800 年 7 月 8 日，沃特豪斯给儿子丹尼尔接种了牛痘疫苗，不久，一颗肿大发炎的脓疱出现在了接种部位。

在给其他几名家人接种后，8 月 2 日，沃特豪斯说服威廉·阿斯平沃尔在后者位于布鲁克林的医院里给所有病人都进行种痘。测试成功了。看上去，沃特豪斯貌似美国牛痘疫苗的推广者，但由于他的贪婪和无能，他这种自封的角色作用被损害了。在今日疯狂攫取专利的生物医学界看来，沃特豪斯酿成的第一项大错可能只是自然而然的行为：他尽量设法开出高价，以便把手头掌握的牛痘资源出售给其他有需要的医生。1800 年 9 月，沃特豪斯向新罕布什尔州朴次茅斯市的莱曼·斯波尔丁医生（Dr. Lyman Spalding）发出了一份提议，明确提出他要获得牛痘供给的专有权，另外还得抽取斯波尔丁接种收入的四分之一作为回报。随着其他医生在英国找到了自己的供应者，短短几个月之后，沃特豪斯的垄断就被打破。美国没有天然的牛痘，随着时间的推移，这种缺乏带来了愈发严重的后果。

由于制备疫苗的牛痘供不应求，嗅觉灵敏的商人开始伪造产品进行非法交易，农夫和孩子们则利用他们的脓疱相互接种。人们接种了假冒和不合格的牛痘淋巴后并不能帮助他们抵抗天花，随着这一情形越来越严重，牛痘也愈发陷入恶名。“当被骗者徒然地认为自己能够免受天花的攻击时，他假想的安全正将其生命带入岌岌可危的境地”，牛痘疫苗也广受质疑或遭“蔑视”，沃特豪斯如此写道。[8] 其中最惨痛的教训发生在马萨诸塞州的马布尔黑德（Marblehead），当地在一次牛痘接种后经历了灾难性的天花暴发。1800 年 10 月 2 日，以利沙·斯托里医生（Dr. Elisha Story）给女儿进行了接种，接种的“病毒”是由他从事航海业的儿子带回来的，提取自一位在伦敦接种的水手手臂上的脓疱。两周后，女儿出现了症状，斯托里医生认为这是因为接种了牛痘所致，实际上感染的却是天花。与此同时，沃特豪斯仍向斯托里供应受到污染或已失效的疫苗。此次天花流行最终致使1000人感染，其中68人死亡。

后来，还因托马斯·杰斐逊总统的施行与推广，牛痘疫苗在美国的声誉才得以挽回。1800年至1801年年初，没有一位波士顿医师成功保存了他们的牛痘，好在到1801年3月有了新的供给。沃特豪斯几乎立刻将部分“病毒”送给了杰斐逊，请求他把它们播散出去。杰斐逊收到的最初三批牛痘疫苗都是失效的。当年8月，沃特豪斯参照杰斐逊的说明，设计出了新的盛放容器，并成功地将一份有活力的牛痘疫苗运抵杰斐逊所居住的蒙蒂塞洛庄园（Monticello）。在那里，杰斐逊迅速接种了30人，其中包括莫希干（Mohican）部族的最后一名成员。他还将这批牛痘疫苗分发给了南部城镇以及北部费城的医生们。在费城，约翰·雷德蒙·考克斯医生（Dr. John Redmond Coxe）于1801年11月开始了牛痘疫苗接种。

让我们把视野重新投回波士顿。沃特豪斯仍难以说服人们相信他的疫苗的价值。11月1日，阿斯平沃尔在当地报纸上刊登广告，宣称在他医院接种牛痘的6名患者中，已有5人在随后的人痘接种环节染病。最终，波士顿的卫生部门为沃特豪斯安排了具有决定性的实验。1802年8月16日，19名年轻的志愿者在当地卫生局的办公室内接种牛痘，然后被隔离于港口的诺德尔岛（Noddle's Island），并在岛上接种了天花病毒。2组对照组受试者也进行了人痘接种，以便证明天花的活性。最终所有接种牛痘疫苗的青年人都未感染天花，这个成功的实验结果连同11名医生的支持声明一并于12月发表。沃特豪斯在一份波士顿报纸上发表文章，题为《医疗行业的新生事物》，借以宣扬詹纳的发现。诺德尔岛实验证实了詹纳牛痘疫苗的效用。沃特豪斯写道：“这种新的接种术将在马萨诸塞州永久地确定下来。”[9]

詹纳做了一个实验，验证了一种假说，并且全世界怀着感恩之情接受了牛痘接种这种方法。但问题在于，无论詹纳还是其他任何人都不能真正理解牛痘究竟是什么。多年来，牛痘的神秘感日益加深：它在接种过程中被逐渐转化，它在成千上万的人体间传递，它翻山越岭、跨越重洋被运送到各地，它被储存于不能完美控制其突变和毒力的容器中，最终以“牛痘”的名字为世人所熟知。人们在药房进行接种，利用柳叶刀、鹅毛笔、象牙针、黄油刀甚至肮脏的指甲，通过擦涂、挤压、割破皮肤和揉捏按摩的方式，把从人手臂或奶牛身上提取的牛痘淋巴渗入皮肤。含有牛痘的接种物被放置在石头上作干燥处理，被保存在细小的玻璃管中，它们被人用土豆勺从牛肚皮上刮下来或从痘疮中挤出后，装入带有塞子的瓶罐中密闭保存。如果患者足够幸运，接种的牛痘生效后，会造成难看但很小的疮口，并且经历一场小病后疮口便会愈合，他们从此能够获得抵抗天花的终身免疫力。

但是，天花疫苗接种往往岔路横生。有时，接种过程根本不会给你留下任何痕迹，因为牛痘病毒已经全部死亡失去效力，或者你的免疫系统没有对病毒产生应答。有时，你不会留下一个小疤痕，而是发烧、手臂剧痛发红，肿胀如大腿，这些症状让你一连两个星期都无法工作。有时，由于受链球菌、葡萄球菌、梅毒、破伤风或结核杆菌的污染，牛痘接种还可能致命。如果免疫系统脆弱，即使单纯的牛痘病毒也足以让人致死。儿童在接种后有时会出现休克或抽搐情形。对于人体而言，天花疫苗以及随之所附带的免疫物都是陌生的。接种疫苗虽属人为、有违自然方式，但这是一种进步。

詹纳的发明领先于时代。牛痘接种的到来包装着各种不足为信的医学知识。正如一个个病例所示，牛痘接种是一种经验主义的行为。由于缺乏对疫苗抗病原理的认知，当时的医学无法为其失败提供安全保障。正如放血疗法、全程用汞的治疗方案损害了人痘接种一样，进行牛痘接种时，只能依靠牛棚中简陋的设备和沾满细菌的柳叶刀。除了将一群受种者暴露于感染天花的危险中，没有其他方法可以用于检测牛痘疫苗的效用。

同样地，没有合法的资格委员会去检测疫苗或者监控疫苗的使用。

直至今日，分子生物学家仍然不确定詹纳的疫苗究竟是什么。诚然，挤奶女工接触到奶牛乳头上的一些溃疡后，相应地获得了避免感染天花的防护保障。但是，那些奶牛身上的溃疡究竟因何而生，它们所具备的预防意义在哪里，这些都已被人类与天花共舞的复杂历史所遮蔽。天花疫苗在被广为应用的大部分时期内，其实仍属一种经验性的疗法，往往只需一剂用药便能发生效力，确实有点不可思议。

圣牛还是马蹄？

詹纳1798年发表的调查性论文中配有许多插图，这些有关牛痘临床表现的图画源于不同作者之手。其中一幅尤其能引发关注。它描绘了挤奶女工内尔姆斯被疖疮损坏的手，这几个疮痕分布于手腕处、拇指与食指间的皮肉处以及食指的第一个关节上。她枯瘦而伸展的手指令人回忆起梵蒂冈西斯廷教堂（Sistine Chapel）穹顶上的壁画《创世记》，其中正有亚当伸出手指去触碰上帝之手的场景。它们也似乎暗示了牛痘疫苗神秘的起源。

牛痘接种代表着人类与病菌长达几个世纪的战争潮流发生了逆转。正如历史学家威廉·麦克尼尔（William McNeill）在他1977年出版的代表作《瘟疫与人》（*Plagues and Peoples*）一书中所述，在詹纳之前，文明的历史即是传染病的历史。在史前社会，病菌无法滋生，因为由它们引发的传染病在狭小而隔绝的群落中会将自身也消耗殆尽，《圣经》中的伊甸园就是体现。从天花、麻疹到结核病，这些都是曾肆虐千年且造成大量伤亡的传染性病菌，但它们相较于智人物种而言仍属新生事物。在后游牧时代，大多数病菌从动物传播到人身上，时至今日依然如此。当大量人口定居于城市并不断进行城际流动后，人类就成了这些病菌的理想宿主，传染病随之蔓延。

留意到由动物传播开来的病菌中有一种对人类有益后，爱德华·詹纳让剧情发生了奇异的反转。早在1756年，英国农民本杰明·杰斯廷（Benjamin Jesty）就已通过将一些奶牛的脓液刮到妻子的手臂来让她对天花产生免疫。在把富含民间智慧的知识进行系统整理和应用方面，詹纳算得上是首个生物技术学家。这的确是医学行业的新鲜事。几个世纪以来，病菌和人类社会共同进化。而现在，人类社会正在有意识地控制病菌的演变。人们后来认识到微生物有助于酿制啤酒、红酒，烘焙面包且帮助消化，但在此很久以前，詹纳就已让牛痘为人类服务了。

即便如此，詹纳对于牛痘的理解也不全面，且有一个渐变的过程。詹纳在他那具有里程碑意义的调查论文中认为，自己的发现逆转了病菌与文明的人类之间原有的“狩猎与被猎”秩序。他并没有全身心投入于对这一创见的研究中，而是如同绅士漫步般穿行其间，时不时停下来轻嗅一株鲜艳的玫瑰或蜡梅。詹纳在《调查》开篇写道：“大自然给人类设置好了既定的剧目，当他们偏离原来的轨迹时，这似乎表明周遭正遍布着疾病源。人类因为爱慕虚荣、贪图享乐，而和大量原本无意成为其同伴的动物相互熟悉了。”狗本是狼的后代，“现在却枕在妇人的膝上”。猫“同样被人驯养爱抚”，如同家畜回应主人一般。这些动物携带着疾病，其中一种尤其引起了詹纳的注意。踵炎症是马患的一种疾病，“它和天花具有如此强的相似性，我认为它很可能是天花的来源”。至此，詹纳似乎要开始探讨天花的起源议题，但他很快转向了一个相关却不同的推测。詹纳写到，尽管踵炎症从不会让骑手发病，但当马夫接触牛时，它会转化为牛痘。詹纳认为，在踵炎症演变成牛痘的过程中，其活性增强了：“因为马的脓疱很少影响到它的照料者，但挤奶女工挤奶时，却往往会被牛痘感染。”[10]

由于这些非凡的洞见，詹纳分析了家畜在疾病传播中所扮演的角色，他还引入了一个令人困惑的有关牛痘疫苗起源的推论。詹纳及其继承者们用于预防天花的病毒，最初可能源于奶牛、马甚至绵羊的感染，但如果该推论成立，那么原始的病毒现在早已灭绝了。DNA 研究显示，“牛痘病毒”（cowpox）、天花、“马痘”（horsepox）以及用于制备疫苗的“牛痘”（vaccinia）是4种各不相同且看似稳定的病毒。现在被科学家称为“牛痘”的疾病主要被野生啮齿类动物感染，有时可传播给猫，再由猫传染给人，尽管“从猫到人”的情形并不常见。“牛痘”在奶牛身上几乎已不可见。用于疫苗的“牛痘”也不同于“踵炎症”，如果它来源于“踵炎症”，我们就要懂得被兽医称作“马痘”的疾病。这就留下了两种悬而未决的可能：用于疫苗的“牛痘”要么是一种在野生环境中已灭绝的病毒，要么就是一种人造病毒。

第三种有趣的可能性已被人们争论多年：那就是詹纳在奶牛身上发现的病毒原本由一名挤奶女工将天花传给奶牛所致。有人推测，詹纳发现的“牛痘”可能产生于英格兰人数十年来的人痘接种过程中，这其实是一种已被大大减毒的天花病毒。是否有这样一种可能：一名挤奶女工接种人痘后，因为发痒而挠破了新长出的脓疱，并将脓汁揩擦到了奶牛的乳房部位，由此不经意地把天花病毒传播到了奶牛身上，进而扩散至整个奶牛群？1977年，英国医学人类学家彼得·拉泽（Peter Razze）在两本研究精深的书中提出了一个假说，即用作疫苗的牛痘仅仅是天花病毒的减毒类型。[11] 拉泽相信，萨顿父子在人痘接种中使用的病毒已经相对无害，因为经过成千上万人的传递后，病毒早已被减毒。他提到，历史上也有奶牛暴露于天花后产生牛痘的记载。由于牛痘不易被发现且难于保存，19世纪大多数接种物其实并非来自奶牛，而是从已经接种的人身上获取的脓液或干燥的结痂。在拉泽看来，大多数所谓“从手臂到手臂”的接种，可能都只是在传播温和的天花病毒而非“牛痘”。

尽管改良后的天花病毒可能曾偶尔被当作牛痘疫苗使用，但经遗传分析，拉泽所论牛痘起源于天花的观点站不住脚。[12] 英国微生物学家德里克·巴克斯比（Derrick Baxby）严谨地研究过这个问题，结果发现牛痘不同于任何一种天花，也不同于所有自然形成的痘病毒。[13] 牛痘可能是一种已经消失了的病毒的派生物，或者它可能是在人和牲畜间多次传播后，经由基因重组产生的。[14]

显然，随着时间的推移，源自格洛斯特郡奶牛的牛痘疫苗，距其初始状态已越来越远，如今要明确其成分几乎已不可能了。与其说牛痘疫苗是一种产品，不如说它是一个不断演化的过程。

人们之所以对詹纳的牛痘疫苗持怀疑态度，其来源的模糊无疑是诱因之一。詹纳刚将他的发明带给世界，一个新群体就跳出来表示反对，他们就是通常所说的“反对接种的人”或者说是“反疫苗人士”，这两词在本书中有时被交替使用。有别于其他任何医疗手段，牛痘接种将激起有组织的反对，乃至大规模的社会抵抗运动。

“注射致病物质”

詹纳所处时代，反对牛痘接种的主要人物可能是曾当过牧师的经济学家马尔萨斯（Malthus），他在有关人口过剩论的著述中阐述了自己的观点。在1806年出版的《人口论》（*Population*）一书中，马尔萨斯提出了反对牛痘接种的理由，他认为天花是“大自然已启用千年的用以控制人口增长的渠道之一，而且是效果极为显著的一条”[15]。保守的托利党政治家普遍反对资助强制性的牛痘接种，他们认为穷人不值得救济，也不愿意去提升穷人的生存机会，他们的吝啬正源于此。一个世纪后，一些美国优生学家基于相似的推理，反对能够抵抗天花、白喉和其他疾病的公共卫生运动，因为它们会保护过多“不合格”的儿童。[16]

另外，为反对牛痘接种作道德辩护则要么出于宗教因素，要么基于健康考虑，两者通常不易区分。牧师们宣称牛痘接种会妨碍上帝的精心部署，或质疑他的全知全能。此外，更多的现代教派则聚焦于《圣经》中明确反对玷污血液的禁令。专业接种人员、未接受过正式训练或非正统的医生，也加入反对牛痘疫苗的宗教争论中。约翰·伯奇（John Birch）是詹纳最早的反对者，身为威尔士亲王“杰出的外科医生”，他曾利用电流来“治疗”天花。另一名反对者为切尔西医院

（Chelsea Hospital）的内科医生本杰明·莫斯利（Benjamin Moseley），他曾在牙买加生活过几年，标榜自己是热带病领域的专家。

于是，牛痘接种被阴郁而荒谬的恐慌情绪所笼罩，其中夹杂着人们对未知的害怕，歇斯底里的厌恶以及对医生不信任的本能反应，随后两个世纪，这种恐慌氛围将在反疫苗接种运动中如影随形。詹姆斯·吉尔雷（James Gillray）于 1802 年创作的蚀刻版画《牛痘或者新接种术的奇妙效果》，充分展现了上述恐慌氛围。在这幅画中，一名戴着假发的医生平静地划开表情惊骇的患者的手臂，与此同时，奶牛正从此前的疫苗受害者身体里像发芽一般生长出来。

在 1806 年出版的一本书的卷首插画中，詹纳被描绘成带有尾巴和马蹄的形象，并且他正在向一头丑恶的怪物饲喂着满篮的婴儿。[17] 批评者经常诉诸虚假的简单逻辑。正如有人所说，牛痘接种是“将生病动物的致病物质注射到一名健康的儿童体内”。这怎么可能是一件好事呢？当牛痘接种被广泛应用后，接受的人仍遭到反对者的嘲笑。“人们从野兽身上提取毒素，然后用来玷污他们的子孙后代……它们与未来的普林尼们笔下那些难以令人置信的自然故事一样荒诞离奇”[18]，莫斯利写道。

当批评者肆意夸大牛痘疫苗的失败时，为维护牛痘接种术的合法性，詹纳及其支持者进行了激烈的辩护。詹纳于 1799 年出版了第一种有关牛痘接种的宣传册，[illegible]一驳斥了反对者的质疑，诸如牛痘接种有时根本没有效果，甚至还会传播天花或其他疾病。他写到，如果有人接种牛痘后而没能取得良好结果，唯一的原因只能去问“虚假的”技术。即便牛痘接种的拥护者也开始怀疑某些情况下重新接种是否必要时，詹纳仍然拒不让步。詹纳与反对者纠缠不休，他把莫斯利形容为“发疯的动物”，他不惜从 30000 英镑的议会奖金中拿出部分经费来，以便请人代笔发表攻击对手的文章。到 1800 年出版第三版《调查》时，詹纳宣告“少数人不自量力，试图贬损牛痘接种新方法，这些举措日益被人们所唾弃”。事实上，批评牛痘接种的大戏才刚刚上演。[19]

一切都回到奶牛

从较晚版本的《调查》中的一段文字可以看出，与选择性披露给大众的信息不同，詹纳其实观察过许多牛痘接种的失败案例。詹纳注意到，牛痘接种员获取淋巴液的时期至关重要：他们要在被感染的奶牛或人渗出近乎清亮的液体时取样，而非产生黄色脓液的阶段。如果是从人到人进行接种，则需要找到一名产生了成熟水疱的近期受种者。1807 年，詹纳致函亚历山大·马塞特（Alexander Marcet），传达了牛痘接种需要把握精准时机的看法；马塞特是一位生于瑞士的内科医生，他希望送一名女孩来接种牛痘。詹纳通知该女孩的母亲，“请于周四 12 时将这位年轻女士带到伦敦贝德福德广场（Bedford Place）”，他承诺“一个拥有最完美状态的痘疱的小家伙将准备去见她”。[20] 保证淋巴液鲜活的最好方式是它就摆在你面前。

经过数年乃至数十年的迭代更新，詹纳最初采用的牛痘病毒已大大弱化。一份记录显示，截至 1836 年，分布最广泛的病毒毒株已在 2000 人当中传递。[21] 当一个群体中不再有接种牛痘的人，获取牛痘疫苗的渠道也将随之流失。医生们有时会相互邮寄干燥的牛痘结痂或已干透的包扎过脓疱的纺线。几年前的一个午后，当我正坐在位于里士满的弗吉尼亚历史学会查阅美国内战时期的信件时，一片干燥的牛痘痂从一张折叠的纸间掉到了我的膝盖上。但这些风干物的效力无法得到可靠的维系。一些机构和团体依托周边的贫民区，以一定价格让一个个儿童接种，从而得以保障牛痘疫苗供给链条的长久持续。1803 年，西班牙国王命令 22 名孤儿登上开往新大陆的船，以便在航行过程中通过人与人连续传递的方式来确保牛痘病毒存活。[22] 沃特豪斯为美国首位引入牛痘疫苗的接种员，他借助付费方式让邻家孩子种痘，从而使他们成为制备疫苗的“生物仓库”。[23]

由于 19 世纪的大部分时期内微生物理论尚未得到证实，没有人知道疫苗中的活性成分究竟是什么，提纯因而也成了一件不可能完成的事情——谁能纯化出一种未知的成分呢？同时，也没有办法知道一种未受到监管的产品是真的疫苗，还是活性不足或是假冒的替代品。过期的疫苗有可能失效。不规范的操作过程也可能导致接种失败，比如医生在错误的阶段提取淋巴液，储存不当或时间过长，或者没能以恰当的方式植入患者的皮肤里。此外，操作本身也存在风险。19 世纪 60 年代，意大利里瓦尔塔（Rivalta）爆发了一桩广为人知的事件，63 名儿童在接种了提取自原受种者脓疱中的疫苗后，其中 44 人感染了梅毒，并且很多人死亡。[24] 有些孩子因为接受了被污染的疫苗物质，也常常出现手臂严重肿胀或脓毒症情形。

久而久之，关于如何正确地使用疫苗，专家们积累了丰富的经验性数据：比如疫苗的提取需在接种后第八九天时进行，不能过早也不要过晚；发热应持续 3 日，但不能更长；等等。但是，不同专家搜集的数据存在矛盾，且各自对接种的认知也存在较大偏差。一些专家认为，只有在受种者出现发热或手臂肿胀的情况下接种的疫苗才会有效。19 世纪 70 年代，一些沮丧的官员认为，疫苗的效果和影响变幻莫测，这与各地造成传染病流行的气候、环境等因素密切相关。

迈出疫苗监管的第一步

距詹纳发现牛痘接种能预防天花不久，人们便已着手探索确保疫苗来源可靠的方法，直到数十年后，这些努力才迎来真正的成功。自 1802 年起，詹姆斯·史密斯医生（Dr. James Smith）就在巴尔的摩开办了疫苗诊所；1812 年 3 月天花流行期间，他致函美国国会和马里兰州的立法机构，希望在传送疫苗方面得到官方的支持和帮助。国会批准了史密斯的部分请求，任命他为美国疫苗的代理人，同时授予他免费邮寄疫苗的特权。马里兰州当局承诺将发行彩票来为史密斯的疫苗项目筹款，但这笔款项最终被用于建造华盛顿纪念碑，也就是伫立在巴尔的摩市中心查尔斯街的那一座。1822 年，类似的疫苗监管交由各州负责，这一状况将持续至 1902 年。[25]

19 世纪上半叶，美国医生对疫苗的态度总体上是积极的，民众却缺乏热情。虽然天花徘徊于城市间，但大部分乡村地区没有遭受过大规模的病毒侵袭。例如，就像纽约布鲁克林防疫站医生约瑟夫・哈钦森（Dr. Joseph C. Hutchison）所悲叹的那样，1849 年至 1853 年，2396 名纽约人死于天花，其中 2/3 为 5 岁以下的儿童。哈钦森总结道，未接种疫苗是造成天花流行的主要原因，但他同时暗示，一些死亡和接种失败的案例可归咎于疫苗本身。哈钦森说，布鲁克林所使用的疫苗是“第 180 次从奶牛身上提取的”，却依然被人们认为鲜活、有效。这种疫苗已经被人为改良，其源头可追溯至英国：受朋友的朋友委托，英国布里斯托尔（Bristol）的一名医生以奶牛为中间媒介，将一些疗效好的“人源”疫苗转送到了美国。

19 世纪下半叶爆发了普法战争和美国内战，正是这两场战争使人们彻底意识到优质疫苗供应的必要性。正如之后的许多战争一样，普法战争期间，有的军队因系统地进行了接种而处于相对健康状态，各地招募来的民众则只有零星一些人受到疫苗保护，在救济这些军民的同时，疾病也被四处传播。这里有一个佐证：所有的德国应征士兵都至少接受过一次接种，而法国士兵没有强制要求接种。80 万名德军中，有 8463 人在战争期间感染天花，其中 459 人死亡，仅占患病者总数的 5.4%。法军总数超过了百万，其中 70 万人沦为俘虏，据报道，12.5 万余人在天花流行时被感染，其中 23500 人死亡，死亡率约 19%。这一数字有些接近法军对德作战而死亡的总数（28208 人）。

许多政府以上述统计为依据，要求制定或推行强制接种天花疫苗的法令。在英国，第一部强制接种的法律于 1840 年生效，到了 1871 年，修订的《疫苗接种法》（Vaccination Act）如虎添翼，因为其中明确规定，如果贫困家庭拒绝接种的话，当地的疫苗巡视员有权没收其财物。1874 年，德国通过立法，要求所有儿童 2 岁前完成天花接种，并在 12 岁左右进行补种。[26]

在美国，19 世纪 70 年代的天花流行同样造成城市居民大量死伤，但直到很久以后，当局才推进强制接种的做法。1827 年，波士顿成为美国第一个通过了强制接种法案的城市；马萨诸塞于 1855 年成为第一个强制推行接种的州。1860 年，纽约州允许当地学区拒绝接纳未接种的儿童入学，但纽约市以外的地区很少践行该法律。即使在曼哈顿，该法律的执行情况也参差不齐。学校官员固执地表示反对，因为未接种的儿童太多了，如果全把他们拒之门外，那就会导致生源匮乏。事实上，正是公共教育的普及，才使得强制接种法律得以有效传播。[27] 以手头现有的天花疫苗对军队强制接种，这通常是可行的，但美国民众会反对强制接种那些效果还不明确的疫苗。到 19 世纪末，随着与疫苗接种相关法案的不断完备和实施，有组织的反接种活动也此起彼伏。

与欧洲一样，美国解决优质天花疫苗短缺的措施就是创建疫苗农场；在那里，牛可以持续感染源自其他奶牛的新鲜病毒。要开启这一过程，疫苗供应商首先需要获取到天然的牛痘源，这种牛痘正是詹纳此前仔细研究过的类型。但实际上，世界上大部分地区的人对天花一无所知，天花在某些地区也很少暴发。1866 年，法国卢瓦尔河谷小镇博让西（Loire Valley town of Beaugency）一头奶牛身上被发现的牛痘最为知名。虽然法国储存的博让西病毒已在普法战争中被毁，但从有名的“牛痘牛”（*vacbe*）身上提取的淋巴液将遍及全世界，成为此后许多国家制备疫苗的病毒种，且沿用多年。纽约市政机构的防疫站成了美国首家获得博让西淋巴液的部门。[28] 1871 年冬天，随着医生们对疫苗的需求日益迫切，纽约市防疫站开始给牛犊接种博让西病毒；至 1872 年 1 月 15 日，已有 60 头小牛被“改造”成为“疫苗工厂”。

纽约市防疫站工作人员发现，博让西淋巴液的效力比不上从接种“人源”淋巴液的奶牛身上提取的新鲜疫苗，但前者依然有若干优点。首先，以博让西淋巴液种痘后，排除了感染梅毒的可能，因为奶牛不会感染梅毒。其次，一些医生认为，牛科病毒同时能产生更强的效果，这从患者手臂上的水疱持续得更久能够看出来。最后，动物接种有助于保障疫苗持续供应。“我们可以驯化小牛的任性与反复无常，却很难消除人类的偏见”，防疫站医生弗兰克·福斯特（Frank P. Foster）写道。[29]波士顿私人医生亨利·奥斯汀·马丁（Henry Austin Martin）同样认为以牛科动物来制备疫苗非常高效，他是该方法的推崇者之一。美国内战时期，马丁曾担任联邦官员，他亲见许多城镇和兵团被天花击垮，也对战时遭污染的无效疫苗充满愤慨，而那些被当作疫苗使用的物质，大多是以邮寄方式传送的人痘结痂。战争结束后，马丁投身于美国医学会（American Medical Association）推广疫苗接种的活动中，同时用自养的奶牛来制备疫苗。[30]本杰明·李（Benjamin Lee）曾是宾夕法尼亚州卫生局负责人，他于 1871 年在《费城医学时报》（*Philadelphia Medical Times*）中发声支持牛产疫苗，该周刊主要发表费城医学时讯、评论以及各种小道消息。1880 年至 1881 年，费城再度流行天花，患者在市立医院接受隔离和治疗；该院主任医生威廉·M. 韦尔奇（Dr. William M. Welch）却依然偏爱使用“新近获取的人痘结痂”来防治天花。

巴黎民众对提取自奶牛的疫苗信心十足，这种信赖程度超过了其他任何地方的公众。詹纳是法国人民怀有好感和爱戴之情的少数外国人士之一，他在 19 世纪法国的受欢迎程度，就如同 20 世纪美国的喜剧表演泰斗杰里·刘易斯（Jerry Lewis）一样，两人都曾风靡多时。法国微生物学家巴斯德为了表达对詹纳的崇高敬意，将他用于防治禽霍乱的发明和后来的减毒病毒混合物命名为“疫苗”，这也使得詹纳天才的发现深深地镌刻在了我们的语言中。法国的疫苗分配者开发了一个极其公开且直接的牛痘疫苗接种系统，其最大的特点就是完全透明。一旦得知某街区暴发天花，巴黎官方委派的牛痘接种员尚邦医生（Dr. Chambon）和圣伊夫·梅纳德医生（St. Yves Menard）就会用二轮马车迅速将一头感染了牛痘的奶牛运至现场。一旦达到玛莱（Marais）或者说贝尔维尔（Belleville）类似的受到疫情波及的街区时，在某公寓的庭院里或前方的街道上，他们便会设立疫苗接种站。这种场景将淳朴的乡村风貌和最前沿的科技进展奇异地融合在一起，吸引着整条街的小孩前来看热闹。

“有时，由于门房空间有限或者其他一些原因，用车运来的牛犊会在街上停留一段时间，一名看管者牵着牛绳，另一位助手则坐在折椅上，用夹钳和柳叶刀不停地从小牛的接种部位和腹部收集淋巴液”，一位英国医生这样记录下了他的见闻。“老老少少都涌上街头，饶有兴致地围观医护人员对民众实施接种，这种场面颇为壮观。”天花流行时，有的人可能会因为疫苗来源不明而反对接种，“但当他们眼见疫苗源就在眼前时，所有的疑虑都一扫而光了”。[31] 在巴黎民众看来，这些温和而干净的奶牛似乎是疫苗值得信赖的代言者。法国画报《小日报》（*Le Petit Journal*）1905 年刊发的一幅插图显示，一头毛茸茸的奶牛露出坦然、坚定的神情，此时，一名留有大胡须的技术员正从它剃过毛的乳头里拧出淋巴液，并将其放在柳叶刀上递给戴着高礼帽的医生们，以备接种。[32]

这一引人注目的行动在美国并未成为公众焦点，即便尚邦和梅纳德医生提取的病毒已被引入美国，据信这也是纽约卫生局某些至今仍在使用的疫苗株的源头。此外，美国用以制备疫苗的牛棚是以欧洲模式为参照建造的，其中包括私人农场和市立农场。纽约卫生局先是在纽约市莫特街 300 号建立了疫苗牛棚，及至 1886 年，在威廉·普鲁登医生（Dr. William Prudden）的主持下，又组建了美国首个细菌实验室。[33] 当奶牛生产的疫苗量超过纽约市的需求时，多余的疫苗就会被卖给其他城市或者是联邦政府。[34] 相应地，到 19 世纪末，细菌学家西奥博尔德·史密斯（Theobald Smith）在波士顿创设了一个生产疫苗和血清的实验室。费城本地不出产天花疫苗，而是依赖于多家大公司，偶尔也从纽约进货。

完全通过自然方式来制备疫苗很容易给人留下深刻的印记，按照今天的标准，早年的生产流程烦琐累赘、充满风险和不确定性。大多数原产地位于牲畜交易中心附近，以便就近将新生的牛犊进行隔离，同时连续几周用优质谷物和清洁水来饲养它们。如果这些牛犊看上去很健康，且经检测没有感染结核病后，才能被用于制备疫苗。牛痘接种员首先会把牛犊的两条腿绑在医院用来转运病人的轮床上，另两条腿则悬于空中。固定好牛犊后，人们将其腹部的毛剃刮掉一小块，然后在干净的皮肤上划开 12 道不会造成流血的浅小切口，疫苗病毒种随即被涂抹到这些伤口里。接种后的牛犊分别被关入狭窄的畜栏里，它们戴着口套以防止舔舐伤口，尾巴也被夹板夹住，以防止摇来晃去甩到伤口。为了进一步达到无菌效果，条件好的疫苗生产基地会配备一名马童，负责将每头牛犊排出的牛粪及时清理掉。[35] 10 天后，如果一切顺利的话，牛犊的下腹部会长出充满清亮液体的脓疱，这意味着这些含有病毒的淋巴液已经可以被“收割”了，通常只需借助普通的勺子重复擦刮便可完成搜集工作。

提取完淋巴液后，这些奶牛会被卖到屠宰场。在巴黎，每头奶牛可以卖到 100 法郎，疫苗研制机构会得到 30 法郎的补贴。有一项记录显示，柏林犹太社区的首席拉比愿意高价采购源自接种牛犊的牛肉，因为它们此前被喂养得很好。最终，当疫苗工业化生产在美国成为常态时，疫苗生产商将他们利用过后的奶牛转卖给牲畜养殖场，从中获取了大笔利润。[36]

虽然重新通过奶牛来制备疫苗的做法消除了一些关于疫苗的担忧，但民众仍有许多顾虑。19 世纪 90 年代，经过处理的淋巴液大多储存于带有塞子的广口瓶内，或者藏于象牙针管内，外裹金属箔，以便储存和运输。但即使在细菌学家有能力检验这些产品之前，人们其实非常清楚，储备的疫苗可能会失效或被污染，或兼而有之。在这样的条件下，公众通常会逃避疫苗接种，除非他们正遭受疫情的直接威胁。

消除上述顾虑的最大进展也源自欧洲。19 世纪 80 年代，德国罗伯特·科赫（Robert Koch）实验室的工作人员发现，以甘油储存淋巴液可以在病毒保持活性的情况下杀灭链球菌、破伤风和其他病原体。将病毒稀释于含甘油的溶剂中，也可以使其保存得更久，被运输到更远的地方。一头奶牛现在可以制备约6000支疫苗，而在没有甘油保存的情况下，每头奶牛只能生产200—300剂。至19世纪末，疫苗工厂遍及美国，其中大多销售经甘油处理的牛犊淋巴液。新型牛痘疫苗被称誉为既现代化又安全的产品，尽管我们后面将看到，这一发明本身暗藏着出人意料的后果。

英国的反疫苗运动

依据1871年版《疫苗接种法》，英国的穷人不得不服从接种命令，否则将面临罚款、没收财产或是被送入济贫院的惩罚。涉及强制接种的法律和争论把许多政治家、激进分子、作家、科学家卷入进来，它如同滚雪球一样，引发了有史以来对一项医学实践最大规模的抗议。为了回应1871年施行的法令，全国性的反疫苗接种联盟（Anti-Vaccination League）应运而生，其成员全属中产阶级人士，他们却频繁地发起颇受欢迎的反接种运动。19世纪后期，“从手臂到手臂”的跨人际接种方式在英国最为风行，家长要是不同意从他们的孩子身上采集淋巴液，将会面临高达20先令的罚款。政府委派的牛痘接种员通常以计件方式折算薪酬，为此被贴上了“婴儿捕手”的标签，在寻找受种者的过程中，抗议者会向他们投掷鸡蛋和烂水果。[37] 工薪族一想到自己孩子的血将与穷人的血混合在一起就极度痛苦。但他们时常感到别无选择，只能“用孩子的身体做交易”以保住工作。

1889年，英国皇家疫苗接种委员会（Royal Commission on Vaccination）创立，以检测、决定疫苗是否有安全有效，评估强制接种措施是否合理。该委员会的活动在西方医学史上具有重大意义。19世纪60年代，路易·巴斯德和罗伯特·科赫开创了细菌学，通过实验，他们分离出许多重要的病原体，取得了令人瞩目的成就。这些发现使人们相信，预防性的治疗措施将很快被推行。“分离毒株，减毒处理，疫苗接种”——这是巴斯德细菌学说知名的简化阐释，他的意思是人们只需努力地尝试对病原体作减毒处理，随后便将其用于制备救命的疫苗。1884 年，巴斯德治好了两名被患有狂犬病的狗咬成重伤的男孩，此举引起世界轰动。继人类首次成功研制出疫苗（即天花疫苗）之后，医生们和公共卫生官员们向世人宣告，人类抗击传染病的战役开启了新纪元。

但是，细菌学的进展暴露了天花疫苗的缺陷，使其处境尴尬。由奶牛接种而引发的两起口蹄疫疫情令这一问题更为凸显。1902 年，美国马萨诸塞州暴发了口蹄疫，致使政府下令杀掉 4316 头牲畜。1908 年暴发的疫情源头则可以追溯至马尔福德（Mulford）公司从日本进口的牛痘疫苗。美国帕克—戴维斯（Parke-Davis）制药公司先是以竞争对手马尔福德公司的疫苗接种了自养的奶牛，后将奶牛卖给牲畜养殖场，与其他牲畜混养在一起，最终造成疫情暴发。

政府试图将公共卫生监管纳入其不断扩张的权力中来，针对上述问题的改革亟待推进。20 世纪之交，公众开始要求保障清洁用水、纯净的空气和舒适的住宅，反疫苗接种者利用了这种情绪。他们一再强调，细菌存在于水中、空气中和街道上，只要将细菌消灭就无须进行疫苗接种。英国社会对疫苗是非曲直的争论泾渭分明。小说家赖德·哈格德（H. Rider Haggard）颇为流行的通俗小说《瑟恩医生》（*Doctor Therne*）题献给皇家詹纳学会，这部悲喜剧围绕反疫苗人士展开，嘲弄了反疫苗接种活动"一边倒"的情形。

这部小说讲述了瑟恩医生的故事，他作为小城里充满前途的年轻医生，受环境所迫加入了当地的反疫苗接种联盟，该联盟由一名好色的服装商及其患有抑郁症的妻子负责。通过各种投机取巧活动，瑟恩医生最终攫取了大量财富，并当选为议会议员。对于任何试图揭露反疫苗接种者阴谋的公共卫生官员而言，他们都会非常熟悉瑟恩医生充满夸张的描述。

我完全知道自己要陈述的主题是什么，哪些重点需要深思熟

> 虑，哪些地方又应该文过饰非，怎么去篡改统计数据、重新组织材料，使得它们自圆其说而不暴露任何破绽。完成一般性的论证后，我继续征引一些独特的案例，披露医生干的可怕勾当，不断强化这些闻所未闻的素材的感染力，这足以使得听众中的女士们潸然泪下。

人们把他的论调生吞活剥。瑟恩说："在这些从未见过天花病例的民众看来，他们推测医生们出于自己的利益，把整个族群都毒化了。为此，他们群情激愤，内心无比愤慨。"[38]

一场肆虐的天花，夺去了瑟恩爱女的生命，这是《瑟恩医生》的高潮情节。当晚，当瑟恩在反疫苗接种集会上发言连任竞选演讲时，他女儿的未婚夫登台了；这位未婚夫同样是一名医生，他其实是叙述者"我"年轻时充满理想主义精神的写照；未婚夫撕下瑟恩的衬衫，暴露了可耻的秘密，原来瑟恩身上有一道因新近接种疫苗而留下的痘疤。"谋杀自己孩子的凶手，"这位年轻医生咆哮道，"我要扯下你的虚伪面具！"瑟恩曾将自己的事业建立于"接种疫苗毫无价值"这种虚假言论之上，至此他露出了伪君子的本来面目。

尽管哈格德的书热情洋溢，但单凭小说无法抹去一个事实，那就是被污染的疫苗为逃避强制接种提供了绝佳理由。伦敦一些最优秀的作家不断抨击强制接种这一既定要求。艾尔弗雷德·拉塞尔·华莱士勋爵（Lord Alfred Russel Wallace）是一位博物学家，曾为进化论的提出做出过贡献，他发表的一系列论辩将成为此后数十年反疫苗接种言论的范本。[39]华莱士引导读者走向一条真假参半的道路，其中忽略掉了一部分与疫苗接种相关的基本原理。如果你在"行进"时多留意一下就会发现，道路尽头指向的其实是拒绝接种天花疫苗的选项。他从一种自相矛盾的健康哲学观开始破题。华莱士认为，医学专家夸大了天花的危害性，原本健康的人神秘地感染天花后，并不会出现严重反应。在华莱士看来，天花就像其他"肮脏的疾病"一样可能消失，前提是人们要治理好“被污染的空气和水、腐败的有机物、过度拥挤和其他一些不卫生的环境”。[40] 华莱士进而谈道，疫苗接种的失败被这样一个事实所掩盖，即公开委派的疫苗接种员并不在意受种者后续是否会患病。[41] 再者，当时的确没有开展接种疫苗群体与未接种者之间的对照实验。简言之，华莱士认为疫苗并不能保护患者免于天花感染，接种没有增强反倒是削弱他们的体质。若要证明此点，只需查验一下伦敦民众低劣的健康状况就行了；华莱士宣称伦敦尽管推行了广泛的接种活动，但当局刻意隐瞒了由天花疫苗造成的死亡和其他破坏性后果。[42] 他最后总结道，疫苗实际上会导致天花。在当局强制要求接种力度最大的地区，天花依然流行，这就是明证。爱尔兰的天花比苏格兰少，同比而言，爱尔兰人疫苗接种率并不高，苏格兰则属于英国接种较为普及的地区。早在 1873 年，莱斯特就废除了强制性的疫苗接种要求，依据 1894 年的统计数据，该市每 1 万人中仅有 1 例天花死亡病例，反观大量进行了疫苗接种的伯明翰，每 1 万人中有 63 人感染天花，其中 5 人死亡。

华莱士的观点颇为雄辩，但它们忽视了一些不愿面对的事实。在天花最严重的地区，疫苗接种当然会最为频繁，因为人们通常只有等到威胁降临的时候才愿意去接种。过度拥挤和总体卫生水平较差固然会导致天花的传播，扩大死伤面，但有一点值得注意：纵观 19 世纪，当其他传染病造成的死亡率上升时，天花的致死数反而下降了。虽然莱斯特在废除强制接种的情况下一时控制住了天花，但这仅仅是通过严格隔离和检疫才得以实现的。[43]

长期以来，华莱士都是那些反对疫苗接种的科学家的代表，这些标新立异者因颠覆了既定理论而声名鹊起，有人因此强烈认同反正统的观点。美国作家迈克尔·舍默（Michael Shermer）将此称作“异端人格”类型。华莱士也曾是招魂术和其他有争议学说的业余爱好者；他曾误入伪科学领域，在舍默看来，性格缺陷使得他有些走火入魔了。华莱士出生于一个有 9 个小孩的家庭，排行第八；他的父亲是一位名声不佳的小镇律师；华莱士早年干过多种营生，四处漂泊。他从未被达尔文所属的英国贵族阶层完全接纳。[44]在自己的研究领域与权威人士决裂之后，华莱士认为公共卫生事业中的专家学者同样都不值得信赖。

萧伯纳（George Bernard Shaw）是另一位知名的加入了反疫苗接种阵营的异见分子，而且他更加有的放矢，其批判力源于他指出了疫苗接种中真实存在的问题，医学界处于自我防御需要则拒绝承认这些问题。在讽刺剧《医生的两难选择》（*The Doctor's Dilemma*）的前言里，萧伯纳写下了他对疫苗接种问题的重要论述，该剧以他的朋友、第一支伤寒疫苗的发明者阿尔姆罗思·赖特（Almroth Wright）为原型。[45]萧伯纳公正地质疑了沿袭已久、尚未转变的医学科学，普通患者通过咨询水准一般的医生来确保自身健康。[46]医学仍然是“很不完美地从普通的巫术治疗中分化而来”，他写到，人们就诊时“仅仅遵循着老规矩：如果你不能就诊于自己所信任的医生，那也得相信其他医生的诊断”。[47]和许多其他英国人一样，萧伯纳对动物充满感伤之情。拿牲畜、野兽来做实验是残忍的，道义上站不住脚，“你可能没有折磨我的狗，你却有可能伤害了整个狗类”，很大程度上这也是在浪费时间，就如同“为了检验一种专利灭火器的效用而焚毁整座伦敦城一样”。他感到疫苗接种成了医生们极力维护的膜拜事物，尽管它本身存在许多瑕疵。“激进分子曾拥护‘用最后一名神父的肠子把最后一位国王绞杀’的暴力革命，将其奉作不可或缺的社会变革，如今他们又毫无怨言地用‘强制接种’来取代‘强制洗礼’”。与华莱士观点类似，萧伯纳认为疫苗接种支持者从公共卫生改革中“盗取了名声”，正是卫生条件的改善才使霍乱、伤寒、鼠疫的威胁减小，结核病的传染面也更为缩小。针对巴斯德的狂犬病疫苗，萧伯纳说，“虽然大多数受种患者都活了下来，但大多数被狗咬伤的人也都活了下来”。

1898年，英国议会依据皇家疫苗接种委员会的建议通过了一部法律，允许“坚定的反对者”可以不被强制进行疫苗接种。反疫苗接种联盟充分利用这一条款，挨家挨户地寻求反对者联名签字。英国的疫苗接种率从 1898 年的 80% 跌至 1914 年的 50%，到 1948 年则只有 18% 了。1948 年，英国政府不再强制要求民众进行疫苗接种。当天花再次暴发时，当局会给接触过患者的人接种，那些不愿接种的人则被隔离。此举产生了令人意想不到的结果。至 1960 年，死于疫苗副作用的英国人是死于天花人数的 4 倍。[48]

围绕是否强制接种展开了半个世纪的斗争后，英国政府与反疫苗接种者达成了和解，实则是向他们投降。而此时的美国，强制接种才刚刚开始，同样历经曲折。美国联邦政府没有制定统一的疫苗接种法案，但随着公共卫生运动的日益壮大，各州的相关法律变得更为严格，在许多城市，学生如果不接种疫苗就无法正常入学。以往，美国民众对免疫接种多是进行消极反抗，这些法律和行动刺激着他们采取更积极的抗争。公众越是抵制，新任公共卫生官员就越强硬地拥护疫苗。他们中较为明智的人意识到有必要改进天花疫苗。未知来源的疫苗不可靠，也无法保证安全。疫苗并非总是提供良好的保护。但是，医学界还没有强大的自省能力，他们一致固执地坚信：无论疫苗会带来怎样的危险和缺陷，人们都应该毫不迟疑地完成接种。公共卫生领域只有一种声音在不停地呼喊：“赶紧打疫苗！赶紧打疫苗！”

第三章

疫苗大战：20 世纪之交的天花

今天，玫瑰般可爱的乌鸦
笑靥如花，叫得欢快；
明日，面无血色婴儿在昏暗的屋里
不停哭号，呜呼哀哉；
他每根血管都已被我注入毒药
从头到脚，全身崩坏。

——亚历山大·霍普·休姆（Alexander Hope Hume）[1]

1901 年 11 月，美国东海岸的报纸刊发了令人不安的消息——破伤风暴发，这种极度折磨人的病又被称为“牙关紧闭症”。接种天花疫苗几周后，每 90 个或者更多的接种案例中，就有人会产生可怕的不良反应乃至死亡。《纽约时报》（*The New York Times*）的一篇报告曾描述过这一困境：“人们拒绝疫苗接种并不奇怪，”文中写道，“除非他们能得到明确保证，接种后不会引发副作用。当局为了保护大多数人而强制推行疫苗接种，他们也应当为每个守法的个体提供全方位的保护，以避免接种后可能出现的不良后果。”[2]

这是一项无可厚非的要求，但是医学界和公共卫生组织不具备为受种者提供全面保护的能力，或者是任何与之相关的医疗保障措施，更不用说是在1901年了。巴斯德时代，公共卫生学和细菌学逐渐兴起，在此后30多年间，詹纳的牛痘接种法一直是公认的医学信条。美国如今的“逃学法”明确规定儿童有受教育的权利和义务，同时要求他们必须展示身上因疫苗接种而留下的疤痕或者出示接种证明，否则将不允许入学。众所周知，天花具有极强的传染性和极高的致死率，只有通过接种疫苗才能进行预防。而面对破伤风、中毒性休克的暴发，以及手臂浮肿的严重感染者，或是偶尔出现的脑炎和湿疹病例，天花疫苗拥护者会变得哑口无言，因为这一切都是由接种造成的。但是，至少还有医生和科学家仍公开地奋战在一线。“知情同意”是人们在了解相应风险的前提下愿意尝试某些医疗操作，但这一观念得再过50年才普及起来。然而，一般民众通过权衡利弊，往往会尽其所能来规避风险。一项调查发现，美国城市和乡村的学龄前儿童疫苗接种率只有21%和7%。[3]

1901年秋季，随着天花疫情席卷全美，疫苗接种带来的问题达到白热化程度。两种完全不同种的天花病毒正在流行，这使得公共卫生支持者的工作更为复杂，也进一步削弱了疫苗接种的依据。在一些城镇，致死性极高的重型天花（*Variola major*）据称能使30%未接种疫苗的暴露者丧命。但有时在沿途的几个城镇甚至是某城镇的周边，它们被一种更为温和的轻型天花（*Variola minor*）侵袭，该病毒只能在成百上千的感染者中夺走1人的生命。[4]轻型天花造成的危害往往不会比水痘更大，该病毒此前在非洲和巴西较为常见，直到这时才在美国本土流行起来。

那个秋天，在大城市和其他主要的市镇，疫苗接种队按街区挨家挨户地给儿童和成年人接种。对于刚上一年级的六七岁儿童而言，这通常是他们人生中的首次疫苗接种。年龄大一些的孩子则多属补种，但如果他们此前曾成功逃避过接种的话，那也算是第一次。随后，一场恐怖的大流行出现了。数月间，很多生活在费城或周边的儿童在接种天花疫苗后病倒了，显然，这些疫苗被破伤风杆菌污染了。这场悲剧将在疫苗界引起骚动，也将为美国食品药品监督管理体系的建立奠定基础。

极具讽刺意味的是，这场危机爆发之际，19 世纪晚期以来细菌学研究正不断取得重大成就。人们不断在柏林、巴黎、伦敦、纽约和其他城市的实验室里取得新突破，这使得抗菌治疗指日可待。自 1894 年开始，从注射过白喉或破伤风杆菌的马血清中获得的抗体，已被用于治疗或预防疾病。逐渐发展的疫苗产业除了生产抗毒素外，也制备用于预防其他多种微生物感染的疫苗。但是这些产品的质量参差不齐。尽管实验室的突破促进了卫生学的发展，提升了公共卫生的形象和影响力，但是科学进步的速度仍然很慢，不足以把这些突破转变为德国犹太裔免疫学家保罗·埃尔利希（Paul Ehrlich）梦想的“灵丹妙药”，他希望可以控制所有的病原体以使其宿主免受伤害。疫苗生产者大肆宣扬他们的新产品，但是真正有效且安全的几乎没有，其中就包括了本应无菌的新型天花疫苗。

疫苗造成了死亡和伤残，市州官员、医学专家和制药主管就此相互指责、打嘴仗。1902 年 7 月，美国国会通过了《生物制品管制法》（*Biologics Control Act*），首次授权美国公共卫生与海军医院管理总署（U. S. Public Health and Marine Hospital Service）下属部门卫生实验室（Hygienic Laboratory），由其负责管控境内的疫苗和血清销售。[5] 4 年后，厄普顿·辛克莱（Upton Sinclair）揭露黑幕的经典小说《屠场》（*The Jungle*）出版，屠宰场卫生条件极差的状况引得全美上下一片哗然。1906 年，经改革者西奥多·罗斯福（Theodore Roosevelt）总统大肆宣传和推动，美国的《纯净食品药品法》（*Pure Food and Drug Act*）获得通过。相较而言，美国第一部药品监管法律却是在没有举行听证会的情况下通过的，公开的宣传也很少。[6] 国民对劣质疫苗的震惊不亚于对腐肉的恐惧，但是比起对注射到数百万儿童体内的疫苗的忧虑来，他们明显更为关注香肠等日用食品的质量。

当然，这种全民的冷漠也存在一些例外情形。早在 1899 年美国医学会的一次年会上，卫生局局长乔治·斯滕伯格（George Sternberg）就建议对疫苗进行细致的细菌学检查。但是当时没有法律来保证强制检测的落实。美国公共卫生署（Public Health Service）的约翰·F. 安德森（John F. Anderson）则称："1902 年之前，任何人都可以生产疫苗，给产品贴上防治病毒的标签后便能投入市场。"[7] 直到 1986 年，"国家疫苗伤害补偿计划"（National Vaccine Injury Compensation Program）确立了因疫苗而受到伤害的儿童申请政府赔偿的权利，疫苗接种的风险才引起足够重视。85 年前，正处于"进步时代"（Progressive- era）的政府不断要求父母既要搞好子女的教育，还得保护他们的健康，与此同时，当局也谨慎地开始要求确保儿童用品的安全。用红砖建造的卫生实验室坐落于波托马克（Potomac）河畔的小山丘上，毗邻如今的肯尼迪中心（Kennedy Center）。起初，政府部门委派的少数科学家工作量不大，他们只是例行对每家疫苗工厂进行年检，并定期查验药店出售的药品。疫苗生产是一个非常混乱的产业，其中费城尤其如此，作为美国早期制药产业的中心，费城也即将成为反疫苗接种运动的大本营。

肮脏的费城

1901 年，费城被最堕落的政治机构所管辖，当时美国各大城市都充斥着贪污腐败。[8] 在管理费城这座快速发展却又有着骇人死亡率的城市的同时，以约翰·阿什布里奇（John Ashbridge）为首的共和党人却在买卖选票、挪用公款，把源自各公共机构的财物销赃。在善于揭发丑闻的记者林肯·斯蒂芬斯（Lincoln Steffens）看来，这是费城最可耻之处。伤寒、结核和其他传染病带来数以千计的死亡，给费城笼罩上了中世纪的恐怖氛围。30 多年来，改革者早已指出直接从斯库尔基尔河（Schuylkill River）获取城市供水的风险，因为河流已被严重污染。但是建造过滤设施的资金直到 1909 年才到位，因为这向来是"大佬党”（共和党的别称）口中的肥肉。

费城的天花消除项目减少了贪污的机会，但是同样收效甚微。[9] 1865 年，整个城市被分为 10 个疫苗接种区，每个区都配有一名公共信息搜集者和一名疫苗接种员，每次成功接种后，他们可分别获得 25 美分和 50 美分的报酬。巡视员频繁地向没有进行疫苗接种的人罚款，但不能确定已接种过的人是否真正成功“种痘”。1871 年，全城名义上超过 5 万人接种了疫苗，但依然有 1879 人死于天花，另有 2285 人在 1872 年死亡。10 年后，另一场天花大流行夺去了 1758 个生命，但是直到 1895 年，宾夕法尼亚州的立法机构才禁止未接种疫苗的学生入学。

在纽约、芝加哥、波士顿、明尼阿波利斯和普罗维登斯，有欧洲教育背景的医生通过科普宣传，试图让城市变得更加卫生。例如，约翰·霍普金斯大学的威廉·亨利·韦尔奇（William H. Welch）、纽约的威廉·普鲁登以及弗莱克斯纳兄弟（Flexner brothers）、亚伯拉罕（Abraham）和西蒙（Simon）等人，他们从头开始对美国医学进行大刀阔斧的改革，将实验室技术整合应用到临床实践和医学教育中去。在曼哈顿，曾于 1892 年消除霍乱的威廉·帕克（William H. Park）和赫尔曼·比格斯（Herman M. Biggs）开始承担消除白喉的任务，他们还通过强制销售巴氏灭菌牛奶来防治伤寒和结核。公共卫生界当时处于一团糟的局面，随着城市规模的迅速壮大，努力控制混乱成为当务之急，因为数以千计未受监管的商贩正向弱势群体销售被污染的产品，这些弱势者因缺乏教育或必要的资金，根本无力去质疑供销商。因此，当局需要采取强硬的措施来清理街道，要求出售洁净的食物和饮品，以及让人们接种疫苗。

并非所有城市都能胜任这样的任务，费城就是其中之一。1870 年，费城的人口由 3 万增长到 67.4 万，1900 年达到了 130 万，有一种说法称，费城“最令人担忧的方面”不是无法忍受的混乱的卫生秩序，而是“缺少来自医生、工程师、教育家、牧师和商人的支持和愤慨”，这些人原本可以主导城市卫生条件的改善工作。[10] 消灭天花运动的领导者是一群名不见经传的人。其中包括威廉·韦尔奇，一位主管市立医院30多年的老医生。此韦尔奇与约翰·霍普金斯大学的威廉·亨利·韦尔奇没有任何关系，他的医院也声名狼藉。市立医院坐落于费城北部草莓庄园区利哈伊（Lehigh）大道第22号，这是一幢通风状况极差的木结构建筑，医疗条件简陋，院方任由病人出入而不监管。成千上万的人进入了令人毛骨悚然的传染病病房，其中数千人死亡，其他出院者又将疾病传播到各地。本杰明·李与韦尔奇搭档，一同推广疫苗接种；身为宾夕法尼亚州卫生局负责人，本杰明·李最值得称道的职业经历是他曾在美国内战时期担任整形外科医生。

费城作为新兴制药产业的中心，这里是美国三大疫苗生产商惠氏（Wyeth）、默克（Merck）和赛诺菲巴斯德（Sanofi-Pasteur）公司的发源地，它们都位于距市中心40英里的范围内。当年疫苗的生产、流通和管理条件却是那个时代“令人无法忍受的混乱卫生状态”的缩影。权威人士沃尔特·里德（Walter Reed）谴责疫苗生产厂家的清洁纯化证书并不可靠。里德曾经发现了黄热病的致病原因，对军队医疗进行改革，在51岁时死于阑尾炎。1895年，里德检查了来自6家最大疫苗生产厂家的针头，发现它们均含有致病菌菌落。[11] 这是相关行业人士都不想听到的新闻，尤其在疫情潜伏之际。及至1904年天花逐渐消失时，已经造成了费城5000人感染，其中900人死亡。尽管这是天花首次是以较温和的轻型毒株形式出现，但也同样使人惊慌失措。

轻型天花还有一些通俗的名字，如“抓疹”“痘疹”“雅司疹”等，一旦被人染上，其危害也不容小觑。它有时可以造成发热和面部损伤性出疹，尽管其概率少于常规的天花病毒。1896年，轻型天花首次在美国南部出现，当时人们甚至怀疑它不是天花病毒。人们错误地认为这种病是美国军队执行任务时从古巴或菲律宾带回来的，因而叫它“古巴疮”或“马尼拉疤”。但是美西战争（Spanish- American War）直到1898年才开始；佛罗里达州的彭萨科拉港（Pensacola）被认为是该病最有可能流行的桥头堡；早在1895年，来自南非、巴西的过往船只停驻于此之际就可能带来了病毒。这种新的疾病很容易传染，却很难被定期上报。疫情在人群中迅速蔓延，这使得曾遇到过数以千计天花病例的医生们困惑不已。

1898年，一个名为“汤姆叔叔小屋秀”（Uncle Tom's Cabin Show）的流动剧团将轻型天花病毒带到了俄亥俄州，该剧团当时正在美国西部地区进行年度巡演。演出团队中的一个成年人和两名儿童感染了，但医生最初称他们只是出水痘而已。这两名儿童的病情不太严重，其中扮演托普西（Topsy）的演员每晚照样登台表演，并且在县镇的集市上接触了大量观众。很快，这种病在6个小镇蔓延开来。5月，沃帕科内塔（Wapakoneta）突然出现首例感染患者，但是当地直到10月才宣布有疫情暴发。一位老医生感言，“假如现在传播的疾病真是天花的话，那么现行教材中所有关于天花的内容都将被改写”。[12]

韦尔奇可能是美国见过天花病例最多的医生了，他也惊讶于此次疫情的暴发。韦尔奇治疗的第一批患者是来自弗吉尼亚州的黑人劳工；他们把这种小病称为“大象之痒”，因为同伴中有一人早年担任过诺福克郡的马戏团杂工，曾伴着大象在草垛上睡觉。韦尔奇从未见过或听说过如此温和的天花疫情。“出疹之后，病人可以像往常一样开展工作。”他写道：“在出疹或疤痂脱落时，患者照样频繁受雇去采集棉花，以备出售；人们相信正是这些用于交易的棉花使疾病被传播到遥远的地区。这对我来说是一个重新审视天花病人的全新视角，没有接种过疫苗的黑人在出疹后的第8—10天就可以打棒球了。”通常，这些病人的病情都没有严重到需要被限制活动的程度，“但是另一方面，这使得他们继续与公众密切接触，比如去诊疗室，乘坐无轨电车和蒸汽车，在街道上散步和驾驶，等等。一年之内，韦尔奇医生诊治了128名病例，尽管其中只有17人此前进行过疫苗接种，但这次没有人因病致死。同比而言，当1871年费城暴发重型天花疫情时，2/3的未接种人群因感染而死亡。

费城的医生对这场疾病感到很困惑，担心这是一匹“特洛伊木马”。他们告诉记者，如果这是一种温和的热带天花，那么它在北部地区徘徊一段时间后肯定会卷土重来。事实上，轻型天花和重型天花一样，都是纯种的。由于这种病毒产生的病症较为温和，甚至都不能被诊断为天花，因而感染轻型天花的患者也很少被隔离，由此导致病毒传播更容易，轻型天花最终也比它的前几代更能适应环境。轻型毒株迅速成了占优势的一种天花类型。[13] 统计显示它带来的变化如下：1895 年，美国有 2826 例天花病例登记在册，其中 589 例死亡，约 21% 的死亡率，这在不热衷疫苗接种的人群中较为典型。[14] 从 1906 到 1912 年，每年大约有 2.2 万例感染，平均 230 例死亡，死亡率约为 1%。大多数死亡病例都发生在重型天花暴发的局部地区中。在某些只有轻型天花流行的地区，平均每 300 例感染中才会出现 1 例死亡。1911 年在北卡罗来纳州，官方记录的天花病例为 3294 例，却没有 1 例死亡。天花频发对美国来说是一种耻辱，但是天花中较为温和的类型可能会成为一种与疫苗一样可靠的免疫物质，保护人群今后免受重型天花的感染，虽然当时还没有人意识到这一点。最后，几种天花的毒株被分离出来并且被消灭，而轻型天花成了美国最主要的天花病毒。这种情况一直持续到 1949 年美国通报最后一例天花病例之时。[15]

然而，以前致命的天花病毒还是会偶尔出现，通常都是经由船只输入或从墨西哥边境侵入。韦尔奇和本杰明·李可能没能理解 1898 年流行的轻型天花的性质，但是他们做出了一个正确判断：即轻型天花的出现赋予公众一种虚幻的安全感。1900 年，费城只有 27 例天花，并且没有死亡病例；到当年年底，费城看似已经消灭了天花病毒。然而在 1901 年 1 月，费城西部出现了 1 名新的病例，之后超过 2 例，疫情开始迅速蔓延。这次却不再是温和的天花类型。一种毒力极强的病毒已由纽约港口偷偷潜入，之后的调查显示，这些病毒悄无声息地沿着新泽西州的铁路线传播，这条铁路线穿过了纽瓦克（Newark）、特伦顿（Trenton）和卡姆登（Camden）。[16] 到秋季时，疫情已遍布费城。10 月的第 1 周里，费城共新增感染 40 例，死亡 6 例。10 月 9

日，周三，报纸上报道了住在伦道夫街3752号的科伊尔（Coyle）一家的遭遇，男主人曾是费城—雷丁铁路公司（Philadelphia and Reading Railways）的一名火车制动员。这场天花夺去了这一家子中父亲、母亲、两岁幼儿以及幼女的生命，留下了5岁的约翰和4岁的乔治两兄弟在孤儿院中相依为命。接下来的一周里，全城新增感染60例，造成了极大的恐慌。约翰·温夫人（Mrs. John Wynn）和她的两个女儿试图匆忙逃离市区，以便避免被隔离到韦尔奇主管的市立医院里，结果却还是被抓回并送到了那儿。

在那个疾病流行的时代，天花带来的悲剧并没有什么特别的。就在温夫人为了自由而试图逃脱隔离的同一周，49名费城居民死于结核，10名儿童死于白喉，3名儿童死于猩红热，4名婴儿死于百日咳。不洁的牛奶和未经过滤处理的污水造成了巨大的损失，9人死于伤寒，另有14人因腹泻而死。在各地死亡频发的情况下，虚假的治疗手段猖獗横行，疫苗接种看似只是其中的一种。《美国费城新闻》（*Philadelphia News American*）上充斥着各类专利药物的广告，比如斯洛克姆医生（Dr. Slocum）的“健体剂”和金斯曼（F. W. Kinsman）的“祛湿水”，它们宣称能“有效解决肝肾问题”。托马斯·阿德金教授（Prof.Thomas F. Adkin）挂有所谓“内外科医师协会主席”的头衔，像他这样的医生，会购买整个版面来宣扬一种能战胜所有疾病的“神秘新疗法”。宾夕法尼亚州卫生局同样无所作为。本杰明·李严肃地背着手、满腹牢骚：“我是提醒过你们的”。本杰明·李称他曾请求得到更多的资金扶持，用于防治传染病，但是每个人都对他的先见之明不屑一顾，现在人们正在为此付出代价。他宣称：“天花本质上是一种容易在寒冷地区暴发的疾病，其病毒在高温下会丧失活力甚至无法存活。”[17] 一旦这种来自“西印度群岛的天花”到达美国境内，它就会缓慢变异，致死率随之稳步升高。本杰明·李说：“现在我们正处于一场天花大流行的威胁之中。”

本杰明·李希望普通大众都能进行疫苗接种，但是仅在小学生中普及接种也充满了挑战。从更大范围来看，宾夕法尼亚州立法机构于 1907 年和 1909 年通过了旨在取缔或限制强制接种的议案。在医生和制药公司的强大压力之下，仅仅通过管理者行使否决权，就能使该法案一直有效。即使完全免费，也只有很少比例的人自愿接种疫苗。无论在城镇还是在采矿营地和农场，疫苗接种的反对势力同样强大。1899 年秋天，在宾夕法尼亚州的格林维尔（Greenville），当地卫生局要求所有儿童接受疫苗接种，但是校方允许学生以个人身体不便的理由而拒绝接种。约 260 名小学生出具了不便接种疫苗的医学证明，占到校区人数的 1/3。[18] 人们对疫苗充满了害怕和厌恶之情，卫生巡视员成了很不受欢迎的人，招募工作困难重重。艾伦敦（Allentown）的巡视员莫里斯·考利医生（Dr. Morris Cawley）不由感慨："成为一名卫生工作者便是讨人嫌。"[19]

1901 年，人们对疫苗接种的反对之声越来越强烈。费城正处在一场致命的天花疫情之中，但这是一种人们习以为常的传染病。许多家长更加担心由于接种疫苗而染上其他致命的疾病。破伤风就有可能在短短几个小时内给孩子带来极度的痛苦，甚至让人丧命。

我绝不会再让我的孩子接种疫苗

11 月 11 日，《北美新闻报》（*North American*）报道了费城地区首例与疫苗相关的破伤风感染病例。16 岁的病人威廉·布劳尔（William Brower）接受了破伤风抗毒素的治疗，该抗毒素由巴斯德研究院（Pasteur Institute）费城分院从马身上制备得来。负责审查布劳尔病例的医生威廉·凯尔克纳（William I. Kelchner）在报告中说到，这名男孩于 10 月 22 日接种过天花疫苗，11 月 1 日感到不适，11 月 8 日发热至 40.5℃，伴有呼吸困难和角弓反张。尽管注射了抗毒素，但是预后仍不理想。"我绝不会再让我的孩子接种疫苗，"布劳尔夫人哀叹道，"去年春天，我儿被同一名医生接种过疫苗，当时卡姆登正处于天花疫情带来的恐慌之中。那次他没有被天花感染，所以既然现在天花频发，我又带他来接种疫苗。但就是这次，他没能躲过一劫。”《北美新闻报》不厚道地“补了一刀”：“事实上，这次接种几乎要了威廉的命。”[20]

医生怀疑是疫苗接种造成了威廉的不幸，但是他们的推理更多地基于情感维度而非逻辑论证。“我从不认为这场悲剧的罪魁祸首是疫苗”，凯尔克纳表示。“我相信疫苗接种是已发现的预防致命性疾病的最佳方式之一。我每天给人们接种疫苗，也希望能继续这样做下去。”事实上，给威廉接种疫苗的医生将致病原因归结于患者自身：“我上周日看望了威廉。他的手臂状况不太好，却并不比其他许多人差……破伤风杆菌进入机体的方式很多。活下来的孩子不会逢人就说‘看，我已接种了疫苗’，并且不会一天多次去揭开手臂上因接种而留下的创口。当然，接种后，孩子也难以时刻都保持创口的绝对干净。我知道疫苗接种本身不会产生破伤风杆菌。我也明白一旦感染破伤风就难以治愈。”威廉躺在二楼的床上静养着，由一名护士照顾。楼下，他的父母来回踱步，尽可能地阻止他们更小的孩子玩耍、吵闹，制造噪声。

在卡姆登，9 岁的爱德华・多尔蒂（Edward Dougherty）接种疫苗两周后死于破伤风感染。爱德华的祖母很悲伤地讲述了孙子生病的整个过程：有一段时期，爱德华的身体似乎开始好转，他甚至请求母亲带他去参加劳动节的游行。这次外出回来后，爱德华“吃了一顿丰盛的晚餐，整个晚上精神状态都很好。但上床没多久，爱德华便开始呼喊妈妈。他母亲看到儿子的状况急转直下。他正遭受极大的疼痛”。那一晚，爱德华去世了。布里斯托尔 11 岁的儿子约瑟夫・戈尔迪（Joseph Goldie）在哈内曼医院（Hahnemann Hospital）去世，尽管此前他已注射了破伤风抗毒素，一些抗毒素甚至是从他颅骨上打的“洞”里滴进去的。[21] 及至 11 月 14 日，费城周边地区至少发现了 6 例破伤风死亡患者，另有 2 名儿童未脱离生命危险。医生宣称 11 岁的托马斯・黑泽尔顿（Thomas Hazleton）之所以被破伤风感染，是因为他穿着的羊毛衫把伤口覆盖住了。托马斯的父母否认给小孩穿过羊毛衫，并且考虑通过法律途径起诉生产疫苗的公司。而就在 6 个月前，黑泽尔顿家里年仅 6 岁、聪明可爱的小女孩劳拉（Laura），竟然据称“是由跳绳引发的脑膜炎而致死”。

虽然医生们坚持认为不应该把死亡归咎于疫苗接种，卡姆登卫生局局长戴维斯医生（Dr. H. H. Davis）仍要求市里所有的医生在接种疫苗前对仪器进行仔细消毒，以免由于使用不洁器械而导致破伤风感染。整个卡姆登沉浸在恐惧之中。到 12 月，卡姆登 8000 名小学生中只有 5000 人接种了疫苗。孩子们被吓坏了，父母则宁愿把小孩留在家里，而不是送去上学。

在横跨特拉华河（Delaware）的费城，大约 4000 名家长提交了反对强制接种的请愿书，他们的小孩尚未接种疫苗。与此同时，医生们继续无视所有的证据，否认疫苗接种和破伤风感染之间有任何因果联系。宾夕法尼亚州卫生局的负责人本杰明·李认为涉及破伤风感染的报道“极可能是新闻媒体在夸大事态。报道宣称用于防治疾病的方法本身可能被证实是致死诱因之一，这实在太过糟糕，以致令人难以接受”。[22] 正因为哗众取宠式的报道令人生厌，本杰明·李拒绝接纳媒体的观点。

11 月 29 日，卡姆登卫生局宣布：疫苗经过检测，证实未被破伤风杆菌污染。由于“天气长期干燥且伴有狂风”，空气中含有破伤风杆菌，因此死亡主要“是由病人方面的疏忽”造成的。在没有异议的情况下，卫生局重新开始对小学生进行强制接种。同样的事情也在费城发生。12 月 3 日，费城卫生局发出了 50 万封致家长们的信，要求他们让自己的孩子接种疫苗。被雇用的 40 名医生遍布于宽街（Broad Street）和特拉华河之间的地区，给每位“愿意接种疫苗”的公民接种。[23]

12 月 15 日接受采访时，本杰明·李发出了警告：费城当年已有 127 人死于天花，另外 300 人被市立医院收治。“不服从疫苗接种的人和罪犯没有什么区别，”韦尔奇医生补充道，“因为他会威胁到社区里其他人的健康。”针对公众对破伤风感染的担忧，宾夕法尼亚州卫生局仅仅是授权在费城担任助理工作的细菌学家罗伯特·皮特菲尔德（Robert L. Pitfield）开展相关调查。皮特菲尔德也只是采集了 1902 年年初在当地药店上市的疫苗样品，然后将其注入豚鼠体内进行测试，结果发现它们都存活下来了。从皮特菲尔德的报告来看，没有证据表明他找到了大量可能被破伤风杆菌污染的疫苗。[24] 本杰明·李总结时则称皮特菲尔德的实验“显示出这些年来卫生局细菌学家检测疫苗样本质量的水准有了显著的提升。我们在任何情况下都没有找到除了牛痘以外的致病菌”。

那个冬季严重的天花疫情沿着东海岸线从波士顿一直扩散到费城，新奥尔良和其他城市也没能幸免。宾夕法尼亚州卫生局把每天新发天花病例的名字都报送给费城公共图书馆。[25] 如果这些患者中有借阅图书的人，他们归还的任何图书都需被焚毁。在离校过圣诞假期之前，宾夕法尼亚大学的所有学生必须提交疫苗接种证明。在卡姆登，疫苗接种活动的失败给天花在圣诞期间暴发制造了一个机会。60 名患者挤在一个临时的隔离医院里。天花肆虐于斯诺希尔（Snow Hill）的非裔美国人聚居区，那里的民众饥肠辘辘，因为富裕的白人陷入了疫情恐慌之中，进而解雇了他们的仆人和劳工。[26] 当年 5 月，重型天花袭来之际，波士顿采取了与 18 世纪应对天花疫情同样彻底的系列措施。截至 1901 年 12 月，波士顿报告了 504 例感染者和 72 例死亡病例。此时，超过 40 万民众已接种了疫苗，这一数字占到了全市人口总数的 2/3。[27] 充满热情的卫生局开始挨家挨户进行疫苗接种，以免漏过任何一个“从 1897 年 1 月 1 日起未成功接种疫苗”的人。拒绝接种疫苗的人将被处以 5 美元的罚款或 15 天的监禁。亨宁·雅各布森（Henning Jacobsen）牧师是一名反疫苗接种者，他拒绝接种疫苗，并控告马萨诸塞州政府。该案件后被最高法院受理，最终，公共卫生当局取得了压倒性胜利，强制接种也成为民众必须遵循的基本原则。[28]

哈佛医学院教授塞缪尔·霍姆斯·德金医生（Dr. Samuel Holmes Durgin）兼任波士顿卫生局主席职务；为了一劳永逸地消除反疫苗

接种者的质疑之声，德金医生邀请伊曼纽尔·法伊弗（Immanuel Pfeiffer）前往波士顿港盖洛普岛上的传染病隔离医院参观，后者是一名60岁的顺势疗法医师，向来反对疫苗接种，坚持认为天花不会人传人。1902年1月23日，法伊弗在主任医生保罗·卡森（Paul Carson）的陪同下参观了隔离医院，还被该医生建议去闻闻病人的呼吸。卡森等医生明确希望反疫苗接种者能亲自体验一下天花感染和治疗的过程，最后他们成功了。一个月后，法伊弗躺在贝德福德家里的床上进行"留观"，他病得很严重，身上长满了脓疮。

克利夫兰的实验

美国大城市克利夫兰于1901年圣诞节期间成功消除了重型天花，尽管6个月前该城大街小巷还充斥着病毒的侵扰。令东海岸公共卫生当局颇为尴尬的是，克利夫兰作为新兴的中西部大都会，在38万居民尚未接种疫苗的情况下取得了抗击疫情的成果。

1898年，天花悄悄潜入克利夫兰，那一年出现了48例感染，到1900年，又有993例感染。及至1901年春，底特律和布法罗面临着封城的凶兆。[29]在像克利夫兰这样主要以德国移民为主的城市，疫苗接种并不流行，移民们更喜欢顺势疗法，并且倾向于把政府强制进行疫苗接种的要求与普鲁士式的压迫相提并论。[30]1901年之际，克利夫兰民众对疫苗接种还习惯于三缄其口，但随后推行疫苗的举措尤其令人心生厌恶。克利夫兰市长汤姆·约翰逊（Tom Johnson）是一位以改革知名的民主党人，他在7月21日任用了新的公共卫生主任马丁·弗里德里希（Martin Friedrich）。弗里德里希从市长那里获得支持，准许他采用消毒和隔离措施来抗击天花，这场严重的疫情已经使1200人患病。当时，该市确诊了17例天花感染。一周后的7月29日，弗里德里希率领一支由40名医学生组成的团队开始了消毒工作，并且一直持续到了11月9日。弗里德里希是一位英俊、带有浓重口音的巴伐利亚移民，曾就读于西储医学院（Western Reserve Medical College），并在欧洲完成硕士学业后又回到了克利夫兰。到 8 月下旬，克利夫兰只有一小部分新增的天花病例，而且都是输入性感染患者，当年圣诞节来临时，克利夫兰没有新增的感染病例。

疫情过后，有的人会质疑这场天花传染没有简单地遵循它的自然进程。但是到了 1901 年 12 月，在一场面向克利夫兰医学会（Cleveland Medical Association）且广受关注的报告中，弗里德里希把防疫得力归功于自己采用了非同寻常的措施。作为一名经验丰富的疫苗接种员，弗里德里希说他已注意到接种变得越来越无效了。要么疫苗本身有问题或在运输过程中被污染了，要么就是医生接种时可能因扎针不够深而无法使疫苗真正注入体内。“在刚刚过去的 6 月份，我曾前往克利夫兰南部村庄纽堡（Newburg）调查，”弗里德里希描述道，“我遇到一群小孩在互相招呼对方：‘你接种疫苗了吗？你接种疫苗了吗？’我知道接种员当时正在校舍里，于是故意放慢了脚步来听听孩子们的议论。很快我就知道他们在忙着做什么了。街角杂货店的老板告诉他们中的一些人，为了防止接种后起疹子，必须清洗接种的手臂。”于是，刚一完成疫苗接种，孩子们就冲到水泵边去冲洗手臂，这样就把疫苗给洗掉了。

弗里德里希称，制造商为了应对无效疫苗的抱怨，会配发象牙针头来确保疫苗注射效果。“我在去年试过其中一种针头，确实好用，但受种者的手臂却变得非常糟糕！”在他接任公共卫生主任职务前接种的数百名儿童中，27% 的人都被严重感染。“一些手臂很明显地出现肿胀，甚至延续到腕关节，如银币般大小且约两倍厚度的结痂纷纷脱落，留下可怕的化脓创口，需要 6 周到 3 个月的时间才能愈合。”弗里德里希说道。其中 4 名儿童死于破伤风感染。弗里德里希的天花死伤报告戳穿了官方机构和疫苗公司虚伪的空话。当没有人能证明疫苗中存在破伤风杆菌的时候，便“没有人可以怀疑破伤风和疫苗之间存在某种联系。疫苗接种后化脓似乎为破伤风杆菌提供了生长的土壤”。

无论如何，克利夫兰市民对公共卫生部门的怀疑与日俱增，他们隐瞒病情、逃避隔离、拒绝巡视员检查，疫苗接种已经事与愿违，“所以，我放弃了”，弗里德里希总结道。[31]

相反，弗里德里希选派40名医学生组成工作组，前往发生过天花的街区进行全面消毒，他们使用熏蒸消毒器让房屋在数天内都不适合居住。他们对曾经有天花感染的居所及附近的房屋进行喷雾消毒，“住宅里的每间房、每个角落都不放过，尤其是已经储存起来的冬衣，上面可能有很多病菌”。弗里德里希要求救治天花患者的医院架设带刺的铁丝网，并且安排了两名守卫执勤，以确保所有感染者直到治愈后才准离开医院。暴发过天花的街区里的狗和猫同样被射杀。颇令人难受的是，有一次，他们从一名感染天花的小孩那里抢走了一只被事先藏起来的宠物狗。“距我们将天花感染源清除掉，一晃就过去6个多月了，”弗里德里希告诉医生们，“是甲醛消灭了致命之物。”[32]

弗里德里希演讲之后，医生们展开了讨论，他们明显不愿接受报告中提到的某些防疫措施。贝尔特医生（Dr. J. H. Belt）称，弗里德里希的反疫苗言论是在“给本来就反对疫苗接种的人提供帮助，只会令他们欢欣鼓舞”，这可能概括了当时很多医生的感受。在公共卫生斗争领域，这是一项很严重的指控。弗里德里希回应说，他知道疫苗可以消除天花，“如果我们能够得到可靠的病毒的话……但当我们只能使用那些充满致病菌的病毒来制备疫苗时，我不能也不愿支持这种做法”。克利夫兰3/4的医生据称都不同意弗里德里希放弃疫苗接种的主张，[33]尽管如此，但弗里德里希对于劣质疫苗不良反应的描述一定令他们中的许多人印象深刻：

> 一个人如果能坦然面对因疫苗接种而带来的悲惨遭遇，那么他必定具有铁石心肠。把疫苗这个潘多拉魔盒当作礼物送给一个幸福的家庭，两周后你将被重访时所看到的景象吓坏。届时他们迎接你的不再是笑脸而是咒骂。父亲因为手臂酸痛和溃烂而遭解

雇；每个孩子都因为病痛而哭泣，一见到你便发出尖叫；母亲狂躁不安，因为担心下周家人就可能要挨饿了，同时又害怕某个孩子会失去手臂乃至生命。你站在那儿，耳闻目睹着你一手造成的眼泪、哭喊、痛苦和不幸。谁如果能对此无动于衷，那他便不配称之为人。[34]

弗里德里希应对天花疫情的方法并不新颖。1873 年，英格兰莱斯特市公共卫生主任停止了强制接种的规定，并且轰轰烈烈地开展了卫生运动，该城由此成为反疫苗接种运动倡导者心目中的“宠儿”。但是无论莱斯特还是克利夫兰，它们得以战胜天花靠的都是严厉的隔离措施而非消毒，翌年春季天花还会卷土重来。在弗里德里希看来，一旦疫苗的供应能够合乎清洁的标准，他就重新支持大规模疫苗接种。实际上，甲醛气体对天花等病原体的杀灭作用微乎其微。尽管有时疾病可以通过毛毯等物品传播，但是直接通过病人的咳嗽传播更具传染力。耶鲁公共卫生专家温斯洛（W.-E. A. Winslow）几年后就此评论道：对房间和其中的物品进行消毒，无非是“向尚进入科学卫生时代的虚假神祇焚香祈求保佑而已”。[35] 但是反疫苗接种者在他们的宣讲中大肆鼓吹弗里德里希早期的成功，而忽略了他后来重新支持疫苗接种的事实。

不满的家长聚集起来了

和英国相比，有组织的反疫苗接种运动在美国兴起较晚。1879 年，英国反疫苗接种运动领袖威廉·特布（William Tebb）抵达纽约，继而创立了美国最早的反疫苗接种协会，但是他很快陷入了困境，因为顺势疗法的医师为了维护自身的医疗利益而不太愿意参与其中。[36] “对于毕业于‘正规学校’的医生而言，如果公开宣布反对疫苗接种”，那无异于“赌上自身的职业生涯来进行抵制”，一名早期的疫苗接种反对者曾这样写道。1882 年，动物保护协会的创建者亨利·伯格（Henry Bergh）

在广受欢迎的《北美评论》(*North American Review*)上发表了一篇强烈反对疫苗接种的文章，他在文中谴责巴斯德“仿照前辈詹纳的做法，使法国的牛羊遭受毒害；英格兰人詹纳声名狼藉，他在近一个世纪以前便开始给同胞接种源自患病动物的有毒黏液”。[37] 疫苗联盟为此找到伯格，并且迅速推选他担任主席，但是，或许觉得将两个运动联系起来有政治风险，一个星期之后，伯格未做出任何解释就辞职了。

尽管伯格胆怯，但是“反疫苗接种”与“动物保护”这两场运动之间有紧密的联系。动物权益是反疫苗接种运动者手中一个强有力的武器。杰西卡·亨德森(Jessica Henderson)既是马萨诸塞州反疫苗接种运动的领袖，也是该州反活体解剖协会的主席。1908年，全美反疫苗接种联盟成立大会在费城召开，动物保护的议题被再次提交讨论，亨德森和约瑟芬·雷丁(Josephine Redding)都是本次大会的代表，后者还是*Vogue*杂志动物保护专栏的编辑。[38] 在医学进展缓慢的时期，谴责动物实验最容易不过了，因为实验室研究的最终成果通常很难一下就看到。“活体解剖者为了某些或有用或无用的目的而进行解剖，这本身就是一件恐怖的事情，”切斯特顿(G. K. Chesterton)写道，“折磨动物是否道德姑且不论，但这至少是令人不快的事情。”[39]

19世纪80年代末以来，反疫苗接种联盟的领导权移交给了蒙塔古·莱韦森(Montague Leverson)，作为布鲁克林“折中学派”的一名医生，他声称目睹了由于疫苗接种而导致的梅毒传播。尽管莱韦森是一名激进的反疫苗人士，但他基本没能使联盟成员数量增多。1885年的注册证书中列出了15名受托人，他们中大多数为替代医学的医生或专利药品的供应商。[40] 到了1895年6月，反疫苗接种联盟致函卫生局，提议进行对照实验，其中5000名孩子是接种过疫苗的，另外5000名孩子则没有，然后每年都对这两组孩子进行健康检查。反疫苗接种联盟同时给教育局寄发了函件，呼吁停止强制接种，“直到实验结果……在你所在的城市或州里被确认”。没有人把这些建议当回事，但近年来倒被疫苗怀疑论者芭芭拉·洛·费希尔(Barbara Loe Fisher)反复提及。[41]

莱韦森提出了完善赔偿法案的新模式：如果接种疫苗后手臂出现的肿痛超过两周，或者“十天内患病而没能查出其他致病原因，那么，这就可以被视为决定性的证据，证明该病是由疫苗接种导致的”。在这些情况下，医生和疫苗生产者需要承担伤害赔偿和诉讼费用。但是这场活动几乎没有追随者，正如莱韦森在1898年8月提交的辞呈中所写到的那样，即便支持的人，相互之间也充满分歧和争论。人们没有意识到，当采用顺势疗法和桑拿来防治天花时，天花是“最温和和最安全”的。爱荷华州的银行家派恩（I. H. Piehn）接替了莱韦森，他6岁的女儿在接种疫苗后死亡。派恩强烈谴责这种医疗流程，并且不停地与爱荷华州的政府首脑、法官、律师、商人以及他所能遇到的任何人进行沟通。

鲁本·斯温伯恩·克莱默（Reuben Swinbourne Clymer）为派恩招募的新成员之一，他来自费城北部的巴克斯县（Bucks County），是当地神秘的玫瑰十字会（Rosicrucian Fraternity）的创立者。作为一名脊椎按摩师，克莱默认为疫苗接种导致了梅毒、结核、麻风感染，并且会使人的牙齿脱落。想到疫苗可能会污染血液进而给人造成致命威胁，这一点尤其令他如坐针毡，“无论一个人生活多么讲究卫生，或者一个人的血液多么纯净，一旦被迫接种疫苗，他的血液从此就会变得不纯净，他的健康就会被永远毁掉”[42]。

克莱默认为自然疾病都是各得其所的。“天花这位‘神秘的造访者’并非通过医疗技术就能防控或躲避，它是一场由不纯净的血液引发的危机，人们污秽的生活条件会使得血液遭受污染，比起斑疹伤寒的自然感染而言，天花防治起来更为棘手。”[43] 直到1966年去世前，克莱默都在不断地出版各种有关神秘主义的健康类、哲学类书籍。[44] 富有的克莱默自我标榜为预言家，他更喜欢静静地写书，把他的神秘主义信仰投注到喧嚣且充满乌合之众的反疫苗接种运动中去。

1898年8月，尚处于美西战争期间，派恩将成为反疫苗接种联盟终身会员的会费标准从1美元削减到25美分，但是此举并没能吸引到更多大众入会，尽管事实是“整支军队正在遭受疫苗的毒害”，并且“对小学生的谋杀又一次到来了”。[45] 这场运动的追随者很分散，但是一个全新的、更为专业的团体组织正逐渐成形。1898 年 9 月 8 日，8 岁大的维多利亚·菲尔德（Victoria Field）由于没有接种疫苗而被费城市中心的基斯通公立学校（Keystone Public School）拒绝入学，她的父亲查尔斯·菲尔德（Charles J. Field）是一名生于英国的反疫苗接种运动者。菲尔德向奥斯卡·比斯利（Oscar Beasley）寻求帮助，后者是一位富裕的律师，曾当选为费城市议员。奥斯卡·比斯利帮菲尔德提起了诉讼。虽然诉讼最终被州最高法院驳回，但是比斯利自己被疫苗接种的谬论说服了，并且参与到“支持或反对”疫苗的争论之中。比斯利加入了波特·科普（Poter F. Cope）的组织；波特·科普是费城一名大金融家最年轻的儿子；这位金融家称，自 1901 年第一个儿子出生后，他就对疫苗接种心存怀疑，当时他从一家旧书店找到了一本牛痘发现者詹纳写的书。[46]

1901 年至 1904 年天花肆虐之时，科普、比斯利、菲尔德和其他人向强制接种政策发起了猛烈反击。他们在费城市政厅、哈里斯堡州议会大厦进行游说和抗议，无论在哪里，只要是家长和校董们反对强制接种的地方，就会闪现他们的身影。科普是一个好争论的、沉迷于血统研究的业余记者和艺术品收藏者，有着牛虻般令人讨厌的个性。[47] 尽管家境富裕，科普作为一名反疫苗接种运动者似乎被其父母所左右，这场运动在 20 世纪早些年里慢慢陷入了资金短缺的窘况。但是该运动与政治之间的联系素来紧密。即便当天花在费城乃至整个州流行时，仍有许多政治家加入反疫苗接种运动，反对当局不正当的强制措施。显然，人们对生命安全的关切为这一运动推波助澜。

在费城，1901 年报道有 1159 例天花，其中 156 例死亡，13.4% 的致死率反映了轻症天花和传统天花病毒的混合感染。1902 年，重症天花在费城和邻近的特拉华暴发，从俄亥俄州蔓延过来的疫情夺去了匹兹堡 61 人的生命。该州的其他地区也报道了大量的天花感染病例，但是疫情相对温和：3388 例感染中 59 例死亡。[48] 一场常见的传染病袭击了位于费城西北部的奥本（Auburn）工业城。卫生巡视员哈尔贝施塔特（A. H. Halberstadt）在冬季视察了当地传染病院，发现居住者都很开心，只是对摇摇欲坠的房屋和用木材烤火来取暖颇为厌烦：

> 护士在门口遇到我，得知我的来访目的后，问我是否想见她的家人。我给出了肯定答复，她随即走向房门，示意一群看上去很快乐的人紧跟着出来了，年龄从 3 岁到 50 岁不等，有的人身上有结痂，有的人身上有记号，而很多人身上看不到患有天花的痕迹。我难以想象 29 名同住者都挤在一间房屋里，他们中包括护士、女仆和护理员，但是一名探访者带来的兴奋和新奇感令他们很高兴，我可以保证，这一幕我永远难以忘记。[49]

宾夕法尼亚州卫生局负责人本杰明·李在 1901 年的年度报告中鞭挞了立法机关，指责他们没有批准应急基金去应对天花，同时也抨击了没有接种疫苗的人。本杰明·李略感慰藉的是，天花疫情吓得立法机关不敢取消强制接种的法案："类似的错误尽管有时是出于善意和由爱管闲事的人造成的，但反疫苗接种者为了达到废除 1895 年强制接种法的目的，一如既往会向立法机关寄送很多歪曲的统计资料和冗长的请愿书。"好在本杰明·李也有"利好"消息：来自科罗拉多州的两个孩子把天花传到了宾夕法尼亚州首府哈里斯堡郊外的一个村庄，天花疫情不久后在该城出现，"这令立法者感到恐慌。集会成员保持了理智，他们意识到此刻试图去废除强制接种法案显然不合时宜，当然，强制接种条款……也未真正得到落实"[50]。

州卫生巡视员发现通常都是"本土的"美国人给疫苗接种设置了大量障碍。卫生局频繁收到来自市民的申诉和警告，宣称天花已在别处小镇居住的"无知外国人"中间暴发。但是，他们的调查"总是发现感染传播者不是肮脏的外国人，而是看上去文雅、光鲜的美国人。这个原因显而易见。外国人在幼年时几乎都在所属国接种过疫苗，而且他们中大多数人在踏足美国时又在美国法律的规定下进行过补种。这有力地证明了光靠改善日常卫生条件和保持个人清洁并不足以阻止天花的蔓延”[51]。

然而即使卫生局官员承认疫苗有问题，也只会更加鼓舞反疫苗接种运动。1903 年 7 月 16 日，传染病主任医生乔治 · 格罗夫（Dr. George Groff）指出，斯克兰顿（Scranton）附近的天花疫情很温和，许多医生将其诊断为水痘，并且问诊了 200 多例感染后，没有发现死亡病例。[52]但另一方面，使用疫苗的后果却很残酷。“通过近 30 年的实践，并且包括在西印度群岛的大型实验在内，我从没见过疫苗接种后会出现如此普遍的不良反应。”格罗夫写道，“实际上似乎所有接种后的手臂都发生了感染，其中有些还很吓人。人们总是提到，疫苗接种带来的后果比通常流行的天花更为严重……疫苗接种为此遭受重创，因为如果人们生病持续几天甚至数周……就不能期待这项极有价值、能够预防可怕疾病的手段会按其应有的方式得到推行。”

宾夕法尼亚州公共卫生官员当年召开了会议，许多人埋怨曾过于宣扬弗里德里希在克利夫兰开展防疫工作的成效。韦尔奇称，“弗里德里希通过使用福尔马林来消除天花，这给他带来了很大的荣誉”。“但从他的数据分析，很直观地说明……疫情是自行消退的。传染病不会永久持续。疫情在俄亥俄等州都相继终结。”[53]韦尔奇的推论是对的。1902 年 5 月，毒力极强的天花再度侵袭了克利夫兰，在接下来的一个月里，该城医生决定恢复疫苗接种，疫苗质量由弗里德里希新设的细菌学实验室把控。[54]大约 30 万克利夫兰人平稳有序地进行了疫苗接种，这显然得益于改革领导者们保障疫苗纯净且安全的有力举措。

然而在费城，市政官员真心认同弗里德里希的防疫经验。1902 年，市卫生局的消毒小组添置了 36 套辅助消毒器具，并且订购了 225 台甲醛熏蒸灭菌器，以期效仿克利夫兰来防治天花。[55]警员负责收集民众的消毒请求，工作人员用熏蒸灭菌器先后对 5541 所住宅内部进行了喷洒消毒，但这些住宅根本不曾发生过天花或者其他传染病！这场行动徒劳无功，但可能有一个例外，那就是为某些人贪污提供了机会。“那些中饱私囊的人，几乎都表现出了极高的满意度”，负责这项行动的医生写道。

1901 年至 1904 年间，天花的流行给公共卫生官员带来了沉重打击，他们的自尊心被继起的卫生改革再度激发出来。1901 年，宾夕法尼亚立法机构通过了法案，明令要求监管和完善市政的给排水系统，处罚对牛奶和果汁饮品掺假的人，禁止近亲结婚，不准面包店雇用童工，检验食品添加剂安全，妥善处置患病牲畜，等等。不过，当公共卫生的领导者投身于消除白喉和伤寒的斗争中时，被认为已经消灭的古老天花又像幽灵一样敲响了人们的大门。1902 年，市立医院收治了 3392 名天花患者，创下了最高纪录。该院主任医生韦尔奇在年度报告中指出，他不得不给刚入院的猩红热病人接种疫苗，因为在极度拥挤的医院里，这些病人紧挨着天花患者的病床。即使韦尔奇个性粗犷，但是在简陋的环境中给病人接种仍令他感到厌恶，“这对于正在遭受急性病折磨的人而言极不公平”[56]。那一年，费城共有 292 人死于天花，2845 人死于结核，2976 人因“肺炎”病亡，435 人死于白喉，588 人死于伤寒，143 人死于猩红热。近 6000 具尸体被草草地掩埋在内城的乱葬岗中，而拥挤的人群又与这些散乱的坟墓比邻而居。[57]

1903 年，一名有名无实的改革派市长约翰·韦弗（John Weaver）被选举出来，接替了声名狼藉的阿什布里奇。曾被一个上校警官管理的费城市卫生局，由爱德华·马丁医生（Dr. Edward Martin）进行了重组，但改革力度并不大。一年前，美国公共卫生与海军医院管理总署已开始对疫苗进行管控。改革悬而未决，但马丁似乎决意将其推行下去。他要求下属每周进行汇报，对文书工作的要求也很严格。费城的伤害和天花感染率高，马丁立即着手调查这些可耻情况的成因。他沿着斯库尔基尔河（Schuylkill River）和起自雷丁的运河进行实地巡视、勘验，发现它们都已沦为各种垃圾的倾倒场所。

马丁指出，为了探明疫苗的效价，在过去 6 个月里，费城疫苗接种团队共进行了207024次接种，而传染病仍在持续蔓延。他对所有“主要品牌”的疫苗进行了实验，发现“在一些产品中，50次疫苗接种后只有5次成功的”。[58] 韦尔奇主管的市立医院成了“疾病传播的源头”，马丁补充道，因为被感染的病人离开医院时不会受到任何人阻拦，他们通常搭乘有轨电车前往最近的小客栈投宿。马丁重新任命了医院的主任，把韦尔奇降职为门诊医生。声名狼藉的费城市立医院于1909年关闭，费城田径运动会结束后，医院所在地被征集，用于修建夏伊布公园（Shibe Park）。

破伤风调查

本杰明·李在进行1902年的年末汇报时，用了一页篇幅来总结整个州的破伤风“致死调查”情况。当疫苗制造商和当局撇清自己在这场疫情灾难中的罪责时，一位有欧洲教育背景的年轻细菌学家约瑟夫·麦克法兰医生（Joseph McFarland）却开始了他的私下调查。身为一名颇有声望的科学家，麦克法兰于1894年为马尔福德公司制备了美国最早的一批商用白喉抗毒血清。1900年前后，他离开马尔福德公司，然后在费城的内外科综合医学院（Medico- Chirurgical College）担任细菌学课程教职，并且兼任马尔福德公司竞争对手帕克—戴维斯制药公司的顾问。麦克法兰帮助帕克—戴维斯制药公司生产破伤风抗毒血清，当他试图用自己研制的血清来挽救感染者的生命时，他敏锐地意识到了天花疫苗所存在的问题。

对麦克法兰来说，最具毁灭性的证据来自费城医院（Philadelphia Hospital）。医院里的一次天花暴发迫使医生给所有的4500名病人接种疫苗。但是医院里原来存有的疫苗数量不够，精神科病房为此使用了许多新产的疫苗。短短几周之内，精神科病房里5名不幸的人死于破伤风感染，而其他11人同样出现了症状，最终通过注射麦克法兰“加大剂量的抗毒素”才得以活命。这段插曲促使麦克法兰采取行动，他检查了近期发生的其他 84 例疫苗接种后感染破伤风的病例。[59] 据麦克法兰报告，他明确了其中 40 例病例所用疫苗的来源，并将其代称为“E”，正是该制造商制备的疫苗造成了医院破伤风的暴发。这批产品也是克利夫兰、卡姆登、大西洋城和费城其他几个地区因破伤风感染致死的罪魁祸首。当时的人认为将疫苗里的病毒保存在甘油里是最安全的，这可借助象牙针管、针头或其他试管来储备。但是麦克法兰并不这样看。无论是把疫苗保存在针头或小管的甘油中，还是以干燥的形式储藏，来自制造商的疫苗都诱发了破伤风感染。麦克法兰称：“这种疫苗储运模式让我做出推论，即破伤风杆菌可能原本就包含在疫苗的病毒中，并随着疫苗的接种而广为传播。”

麦克法兰说到，这次疫情暴发“似乎具有最重要的意义”。单拿卡姆登镇的死亡病例来说事，“就已为媒体提供了足够多的编辑素材和评论主题……以至于他们毫不犹豫地开始了对疫苗接种的持续攻击”。麦克法兰并不认同当时医疗界明哲保身式的做法，他们“明智地”将破伤风疫情归因于二次感染或者天气条件等因素。至于将疫情归咎于“无知”和“肮脏的孩子”的言论，在麦克法兰看来也属无稽之谈，因为他发现接种疫苗后，许多人都会“额外照料”自身的创口，当然即便如此，仍有人难逃一劫，其中一名受害者是克利夫兰一位医生已经成年的妹妹，而他们都是“文雅和有教养的人”。

最终，麦克法兰和其他的调查者认为，1890 年开始的往疫苗里添加甘油的做法给生产者和顾客产造成了“疫苗很安全”的错觉。1901 年至 1904 年天花流行，对疫苗的强烈需求促使疫苗生产商走“捷径”。他们匆忙地把产品推向市场，此前根本没让新制备的牛痘疫苗在甘油里保存足够长的时间，更何况甘油历来是一种效用“微弱”的杀菌剂。[60] 一名疫苗生产者谈及，“制造商听闻甘油可以杀死细菌后，他们便开始销售那些收集起来的用于制备疫苗的不洁原料，纯粹依赖甘油来保存它们”[61]。即便是所谓极度“绿色”的疫苗，其中也藏有破伤风杆菌的孢子，[62] 卫生实验室最终可以在疫苗制造商出售的用来保护接种伤口愈合的亚麻布上检测到孢子。[63]破伤风杆菌通常只需要一周就可以孵化出来，然而大部分的破伤风死亡病例都发生在天花疫苗接种后的第三周。据麦克法兰猜测，疫苗中的细菌一直保持着休眠状态，“直到疫苗接种伤口开始修复之后才复苏”，这种情形通常发生在疫苗接种后的第八天或第九天，这就给破伤风杆菌的生存提供了坏死的组织，使其很容易滋长。

麦克法兰尽管进行了卓有成效的调查取证工作，但是他并没有向公众揭露“E”的真实身份。麦克法兰执教费城内外科综合医学院时发表的论文证实了当时许多人的猜想，即“E”代指的就是他的前东家马尔福德公司。疫苗业充满残酷的争斗，麦克法兰可能早就预感到，他的调查会激起恶意的反控，尤其在马尔福德公司和亚历山大公司（H. M. Alexander）之间，后者位于宾夕法尼亚州的玛丽埃塔（Marietta）。亚历山大医生生长于一个富裕的农场家庭，作为宾夕法尼亚州第一支商用疫苗的制造者，他的公司在1893年芝加哥世界博览会（World's Fair）上获得过最高荣誉。马尔福德早年则是一名兜售药品的流动商贩，发迹之后，他曾试图并购亚历山大公司，但遭受挫败，继而他开始了充满竞争的疫苗农场经营。[64]

与麦克法兰合作的时候，上述两家公司互相指控对方应就疫苗接种造成的灾难负责，并且都非常震惊地表示，“鉴于整个接种过程期间通常不会采取额外的护理”，为何此前没有出现如此多的破伤风感染。两家公司都怂恿麦克法兰保持沉默，期待他“由衷地认同疫苗业的价值和好处”。[65]面对指控，马尔福德公司甚至与冷酷的公关公司联手，发起了赤裸裸的恐吓。“鉴于整个国家正遭遇天花的威胁”，麦克法兰把疫苗接种和破伤风感染联系起来，“这样的言论既轻率又愚蠢”。他必须“克服偏向任何医生或主顾一方的倾向，进而相信疫苗与最近几次暴发的破伤风感染根本无关……我们的每一滴疫苗都被检测过，没有遭受任何细菌的污染。医学界权威人士一致认定，疫苗接种后感染破伤风纯粹是由患者的无知和疏忽造成的”。这封厚颜无耻的信件连同一份由卡姆登卫生局出具的证明报告复印件，被大肆寄给所有医生和购买该公司产品的药剂师。[66]

企图掩盖真相的不仅仅是卫生局和制药公司，私人医生乃至一些治疗过破伤风感染患者的大夫，都在尽力避免事态张扬。一位辛辛那提的医生收治过一名富有的患者，但对方在疫苗接种后死于破伤风感染，由此他遭到了帕克—戴维斯制药公司发起的质询（此举明显是想抹黑其竞争对手马尔福德公司）。作为回应，这名医生说服帕克—戴维斯制药公司“不要关注该案件。挑动是非只会损害整个疫苗业……我们的报纸和新闻媒体见多识广，足以明智地压制任何与疫苗接种相关的报道。不要再提及这件事。一切到此为止”。一位审查该案件的律师谴责了辛辛那提医生们这种隐瞒案件信息的所谓“共济会精神”[67]。

破伤风感染造成的死亡还只是不洁疫苗所带来令人沮丧的景象中的一部分。亚历山大公司的一则广告宣称，人们展开了一项调查，该研究主要缘于芝加哥遭遇天花后，出现了大量由疫苗接种引发严重后果的病例；结果表明，只有亚历山大公司制备的疫苗没有“化脓性细菌”和“腐生细菌”。[68] 与此同时，帕克—戴维斯制药公司进行宣传时吹嘘道：“我们是唯一可以做到以下事项的经销商：其一，能够从生理学方面检测疫苗活性；其二，能够对疫苗进行细菌学测试，从而确保其不被任何微生物污染。”麦克法兰的调查显示，精明的人完全可以借用科学的名义来认定疫苗的好坏。但是多半情况下，在医疗资源、勇气乃至理念等方面，当时的公共卫生管理者都难以与医生、制药商展开较量。1906 年，卫生实验室强化了监管职能，要求每支疫苗都得先经过破伤风杆菌和其他细菌的检测才能上市，但当时无法真正强制执行这项要求。[69]

少数人意识到了强制疫苗接种的矛盾，并且采取措施去应对它。作为罗得岛州一名主要的公共卫生官员，查尔斯・蔡平（Charles Chapin）着手推动该州降低疫苗接种的要求。[70]“在一个社区可行的政策到了另一个社区就可能受阻”，他于 1907 年表示。蔡平认为，“强制接种疫苗的规定在德国是一件好事”，因为德国有高效的官僚机构和顺从的公民，但是“在英格兰，类似的规定就根本行不通。同样，在罗得岛州首府普罗维登斯，我们无法做这样的事，贸然去尝试简直愚蠢至极”。[71] 在马萨诸塞州，细菌学家西奥博尔德·史密斯认为，只有官方严格监督淋巴液的制备过程，疫苗的保护作用才能得到保障，1903年他所管理的实验室开始生产天花疫苗。[72] 美国密歇根、得克萨斯、伊利诺斯等州也开始通过实验室来制备天花疫苗。但是绝大多数的公共卫生界都忽略了麦克法兰的调查；麦克法兰曾积极地同反疫苗接种者展开论争，几年后，他逐渐淡出公众视野。[73]

新获授权的卫生实验室不惜调动自身有限的能力去清除冒牌企业和伪劣疫苗。最初的检查浪潮致使几家公司即刻停止了疫苗业务，正如一名实验室科学家所言，“因为它们不符合当下的无菌要求和实验室管理标准”。8 家公司被许可继续生产疫苗：其中就有马尔福德公司，该公司先后与夏普（Sharpe）、默沙东（Dohme）和默克（Merck）合并；此外包括亚历山大公司，该公司于 1942 年被惠氏接管；理查德·思力（Richard Slee）旗下的波科诺实验室（Pocono Laboratories）位于宾夕法尼亚州的斯威夫特沃特（Swiftwater），该机构在此后一百多年间，先后被并入美林公司（Merrill-National）、索尔克研究所（Salk Institute）、康诺特公司（Connaught）、安万特—巴斯德公司（Aventis-Pasteur），后者现为赛诺菲巴斯德公司。其他拥有疫苗许可经营权的制药商为帕克—戴维斯制药公司和密歇根州的弗雷德里克·斯特恩斯公司（Frederick Stearns）、位于马里兰州贝塞斯达（Bethesda）的国家疫苗机构（National Vaccine Establishment）、位于密尔沃基市（Milwaukee）的液体疫苗研究所（Fluid Vaccine）和旧金山的卡特解析实验室（Cutter Analytic Laboratories）。包括纽约卫生局在内的其他机构，均都被要求修正质量标准，才能重新开始疫苗生产。联邦科学家调查发现，及至 1904 年，疫苗中的细菌污染较之以往明显减少了。

1902 年至 1915 年，200 万美国人接种了天花疫苗，卫生实验室对其中大量产品进行检测后却并没有发现破伤风杆菌。[74]但是正如一位疫苗批评者所说："破伤风杆菌来自病毒还是患者本身，这对受害者而言难道有差别吗？"无论如何，免除疫苗接种在破伤风感染中的责任，就等同于"赦免刺杀加菲尔德（Garfield）总统和麦金利（McKinley）总统的罪行，我们当然可以说，当病菌不是被'注射'到身体内，而是由于患者的疏忽才使病菌从接种的伤口进入时，致命的败血症就无须被列在谋杀罪行的布告上了"[75]。

当科技条件不够完备时，政府和疫苗业界却致力于战胜各种"不可能"，以期生产出无菌的疫苗产品，这种情况下，疫苗管理的进展将会变得缓慢。但是，同比于农业部对食品生产者的限制要求，至少从原则上来说，名义上隶属于财政部的卫生实验室所制定的管理条例更为严苛。疫苗公司紧抓这些条文不放，声称疫苗价格之所以远远高出欧洲那些官方运营机构对医生的收费，自然有其合法性。心存疑虑的联邦政府监管者提出要自产疫苗和白喉血清，但是制药公司进行了有力的抵制，使得有助于创建政府疫苗制备设施的法律无法出台。[76]为应对是否进行过勾结、哄抬价格的调查，疫苗制造商采取了先发制人的策略，他们以更低的价格将疫苗和抗毒素血清分销给各州公共卫生机构，然后再卖给穷人。而这些物资通常品质低劣，或属过期产品。[77]

对反抗者采用强硬手段

1904年，宾夕法尼亚州卫生局颁布了自己的疫苗管理条例，承诺每年都将视察所有的疫苗农场，并且发布详细的指导方针。[78]这些举措对反疫苗接种运动几乎没有效果。虽然疫苗变得越来越安全，但反对者依然抵制当局为执行疫苗接种而采用的铁腕措施，这在有色人种和移民群体中表现得尤为明显。强迫进行疫苗接种的场景随处可见。1899年，在美国医学会举办的一次会议上，来自圣路易斯的细菌学家雷沃德医生（Dr. Ravold）吹嘘他已经进行过的疫苗接种活动。当一名非裔美国人被确诊感染了天花后，卫生部为市里所有黑人男性接种了疫苗，同时尽可能多地给他们所能搜捕到的女人接种。为此，他们"夜袭了廉价的酒吧等低档、肮脏的场所，那些黑人劳工就睡在地板上"，并且一次性地强行给这些人接种疫苗。雷沃德表示，卫生部只有通过这些高压手段，才能消除流行于黑人中的疾病。[79]

20 世纪早期，美国以及得克萨斯州的卫生官员对试图进入美国的墨西哥公民显示出同样的傲慢态度。边境官员得到指示，任何人如果不能展示最近因接种而留下的疤痕或拿出患过天花的证据，都必须进行疫苗接种。由于天花留下的疤痕并非总是清晰可见，因而基本原则是先接种再问讯。这项政策激怒了墨西哥人，因为此举暗示着他们不够现代或干净，但实际上他们的接种效果比美国人更好。1932 年，墨西哥奥运代表团的成员在前往洛杉矶准备参加当年夏季奥运会的途中，于美墨边境城市埃尔巴索（El Paso）被迫接种疫苗。当愤怒的墨西哥人威胁将对美国人实行相同的隔离政策时，美国领事官员一想到"高贵的美国女士"可能会被墨西哥士兵推搡着去接种就感到震惊不已。[80]

针对移民的大规模强制接种在费城很常见。1903 年，一位目击者看见医生和警察用警车押送着数以百计的波兰籍、意大利籍和非裔劳工，他们都在生活用水过滤系统中工作。这些雇工原来的任务是帮助费城建造有助于防治伤寒和其他肠道疾病的基础设施，但他们突然发现自己被强迫加入了根除天花的运动。当看见一名医生带着背包逐渐走近时，一群正在草地中央享用午餐的意大利人突然跳起来夺路而逃。有人原想藏身于 40 英寸宽的水管里，结果被猛地拽出来，紧接着被人在脚跟上注射了疫苗。[81]

公共卫生的反应包含优生学的要素。在 20 世纪最初的几年里，公共卫生署不仅负责保障公民的总体健康，还要检查外国人的传染病和遗传病。其工作与许多美国优生学家的信念相符，他们认为个人保健和环境卫生缓解了"物竞天择"的严苛程度，一些脆弱的人和生物得以存活下来。例如，人种改良基金会（Race Betterment Foundation）之类的团体会把遗传问题与卫生防护工作结合起来，而那些倡议"淘汰低劣人口"的优生学家也经常获得公共卫生官员的支持。1915年至1918年间，芝加哥外科医生哈里·海瑟顿（Harry Haiselden）至少同意终结了6名被诊断为患有脊柱裂和脑积水的婴孩的生命，但他赢得了纽约细菌学家威廉·帕克、美国食品药品监督管理局（U.S. Food and Drug Administration，FDA）创始人哈维·威利（Harvey Wiley）和其他重要人物的支持。在公共卫生术语中，遗传病和传染病是彼此关联的。历史学家马丁·佩尼克（Martin Pernick）写道，细菌和胚质都能让疾病繁殖生长。"血液作为古老的遗传象征，也被认为是感染的媒介。"1924年，国会对移民进行种族限制，他们采用了早期用于防治传染病的措施。最高法院在裁定"巴克诉贝尔案"（*Buck v. Bell*）时（即臭名昭著地允许对所谓"智障而无用的人"实施绝育手术），极大地吸取了"雅各布森诉马萨诸塞州案"（*Jacobson v. Massachusetts*）的经验，后者于1905年做出判决，支持强制进行疫苗接种。

亨宁·雅各布森（Henning Jacobson）质疑了剑桥卫生局于1902年通过的疫苗接种条例以及马萨诸塞州的强制疫苗接种法。身为瑞典福音信义会的一名牧师，雅各布森声称他的家人曾被疫苗伤害过，因而拒绝接种和缴纳5美元的罚款。雅各布森辩解称，县、镇乃至州一级的法律与"每个自由人固有的天赋权利"相冲突，因为自由人原本都可以按他自认为最好的方式来照顾身体和保持健康。但是美国最高法院裁定：如果各州不能强制要求接种疫苗以保护个体健康的话，那么当传染病流行时，各州依然可以强令推行接种，以便维系公众的安全。最高法院同时宣称，不能采取简单粗暴的方式强迫任何人接种疫苗。"巴克诉贝尔案"使得法官奥利弗·温德尔·霍姆斯（Oliver Wendell Holmes）说出了那句声名狼藉的话，"三代弱智已经足够了"；在此案中，霍姆斯援引雅各布森的先例来作结："支撑强制性疫苗接种的道理如此明显，足以令切除输卵管而使人绝育的举措相形见绌。"霍姆斯发现，无论是绝育还是疫苗接种，预防疾病都要好过处理疾病所造成的后果，社会的总体福祉也比个体的选择重要得多。此外，最高法院发现，如果疫苗接种的劝服工作做得不到位，国家权力会使人采用逼迫服从的手段。在此情况下，公共卫生和优生学都把目光投向了旨在“最后解决”的方案来根除传染性和遗传性疾病。[82]

聪明的反疫苗接种者注意到“进步时代”公共卫生领域所展现出来的偏狭特征。激进分子罗拉·利特尔（Lora Little）写到，当许多一本正经且有几分虔诚的人开始清理社会和世界的时候，与之相比，连瓷器店的公牛都算得上是温顺且有益的动物了。“‘要求立即改革的先生’（Mr. Sudden Reformer）在他的同胞中看见一些不喜欢的事情。那很可能是应遭谴责的事情。许多罪恶存在于所有阶层的生活和习惯中。‘要求立即改革的先生’自身可能对这些事并不感到内疚，所以他深深地厌恶它们。细想之下，他让自己变得狂怒。他想立即着手抑制、铲除、消灭、根绝这种罪恶。”[83]

艺术家和知识分子也倾向于质疑疫苗接种，因为接种总是会带来意想不到的后果。1915 年，纽约市插画家约翰尼·格鲁埃尔（Johnny Grueulle）的女儿玛塞拉（Marcella Gruelle）在学校进行了疫苗接种，此前校方未获得其父母许可，结果她接种后很快出现瘫痪症状并最终死亡。格鲁埃尔坚信是疫苗接种夺走了女儿的生命，尽管医疗记录显示是由于心脏缺陷所致。他在女儿生病期间为她制作了一个特殊的碎布玩偶，这个松软的娃娃的头发由红色细线做成。格鲁埃尔把它叫作“蓬发安”（Raggedy Ann）。这个玩偶和它瘫软的四肢，成了因疫苗接种而受害的儿童的象征符号，玛塞拉的形象也被格鲁埃尔融进后续创作的“蓬发安”插画故事中，并且担任女主角。[84]《生活》（*Life*）杂志的编辑约翰·米切尔（John Mitchell）强烈反对疫苗接种，他在杂志上发表了一篇祈祷文，大意是：“我们孩子将来一出生就可能已经对一些疾病具有免疫力，因为我们已经把这些疾病的毒素和血清注射到他们的血液中去了，亲爱的主啊，尤其是天花，为了达到设想的预防效果，这种古老、无用、危险、肮脏的接种活动正像仪式一样被不断执行。”[85]

就连疫苗生产厂家的工人对接种也存有疑惑。1915 年 12 月下旬，马尔福德公司的 3 名雇员前往费城的办公室拜访了反疫苗接种者波特·科普，询问他是否可以帮他们保住工作，如果他们拒绝再次接种的话。据这 3 人描述，对疫苗接种的强烈敌意正盛行于公司的 1800 名雇员中。公司的出纳扬言，他将主动放弃职位而非服从公司的接种安排。因为自从上次接种疫苗后，他的手臂就没有痊愈过。[86]

反疫苗运动起死回生

尽管疫苗接种不受欢迎，且直到 1906 年，反疫苗接种运动才真正遇上了一位“金主”。百万富翁约翰·皮特凯恩（John Pitcarirn）生于苏格兰，主要经营石油和钢铁业，他白手起家，蓄着又厚又长的白胡须，这使他看起来有点像消化不良的肯德基创始人桑德斯上校（Colonel Sanders）。1846 年，正值少年的皮特凯恩移居匹兹堡，随后在铁路部门打拼，一步步晋升。在人生的“高光”时刻，皮特凯恩受命负责押运火车，确保把林肯顺利地从哈里斯堡（Harrisburg）送达费城，以便参加 1861 年的总统就职典礼。皮特凯恩起初涉足石油行业，后来最终在他的“匹兹堡平版玻璃制造公司”（Pittsburgh Plate Glass Co.）基础上缔造了一个商业帝国；该公司主要生产油漆和玻璃制品，雇员达 7000 人，1915 年公司资本已达 2270 万美元。不同于洛克菲勒（Rockefeller）或是卡内基（Carnegie）家族那样拥有野心勃勃的社会愿景，皮特凯恩仅仅是一位后起且吝啬的强盗式资本家，他把大部分的资源集中在布林埃莎（Bryn Athyn），并在费城东北部创设信奉斯维登堡派（Swedenborgian）① 的教会和社区。在那个年代，虽然一些模糊

① 基督教新教教派之一，信奉瑞典神学家、通灵论者、科学家伊曼纽尔·斯维登堡（Emanuel Swedenborg，1688—1772）的思想，宣称灵魂的拯救需要兼顾对上帝的信仰和个人的善德。——译注

的反疫苗接种思想就像母亲的乳汁一样容易获得，但皮特凯恩的反疫苗接种热情主要源自他的家族和出身。1885 年，皮特凯恩的长子雷蒙德（Raymond）还只是一名婴孩，但他在接种疫苗后，显然遭受了败血症的折磨。[87]

斯维登堡派是兴起于 19 世纪初的一种神秘主义教派，他们相信身体的肮脏同样会在灵魂中留下污点，因此教会的牧师很容易就会把疫苗接种与罪恶联系起来。[88] 波茨牧师（Rev. J. F. Potts）说，接种疫苗仅仅是针对天花的权宜之计，这正是医学上的精神骗术。"精神庸医会说，过来，我会让你安全。我将保护你远离邪恶。在一瞬间、用一句话，仅需在你的道德皮肤之下刺一针，伟大的戏法就完成了。但是这种精神欺骗都对我们无效！我们不相信它！只有天国的律令和神的旨意才能让我们活下去，除此之外我们不相信任何拯救。"波茨称疫苗就和天花疮毒一样，是恶魔的排泄物，而给儿童接种的行为只不过是将地狱的污秽腐败物注入无辜的生命中罢了。[89]

许多先前的顺势疗法医师转变成了斯维登堡主义者，反之亦然。美国最早的顺势疗法医学院创设于宾夕法尼亚州的艾伦敦。[90] 皮特凯恩随身携带着一个钱包大小的"工具包"，里面装有各类萃取物，所以他可以将其混合调制成顺势疗法药物，以备治疗各种疾病。皮特凯恩怀疑疫苗对抗疾病的功效，但真正使他感到厌恶的是疫苗接种会把杂质带入血液的观念。皮特凯恩深信人的精神和身体是不可割裂的有机整体，这种观念与突飞猛进的工业化时代的人生观背道而驰，这某种程度上是他所信仰的教派的特质，但它们也具备一定的生命力，足以影响到 19 世纪的部分知识分子。皮特凯恩在许多论坛上发表他的观点，并最终与科普一起受邀加入一个由 5 名成员组成的委员会，他们于 1913 年代表宾夕法尼亚州评估了疫苗的安全性和有效性。皮特凯恩曾写道："一个人经过多次疫苗接种后，即便确实有可能获得免疫力，假如他在这些接种过程中没有死亡的话，但是谁会羡慕他的血液状况呢？因为他是通过败血症来实现'免疫'的。"[91]

因为自己社区中的一场事故，皮特凯恩被卷入了反疫苗接种的争论中来。1906 年 1 月，一名接种过疫苗的布林埃莎学院教师从加拿大度假归来，继而生病并出现了感染轻型天花的症状。主治医师将病例报告给了州卫生局，州卫生局要求隔离所有拒绝接种疫苗的人。查尔斯·史密斯（Charles S. Smith）本是一位未接种过疫苗的布林埃莎居民，他的生意在费城，为此他接到警告：如果执意要乘坐有轨电车入城的话，他将被起诉。最终，115 名社区成员进行了疫苗接种，其余 171 人则依然拒绝。在皮特凯恩看来，这段插曲向世人证明了强制疫苗接种是完全错误的方法。[92] 天花首先出现在一名已接种过疫苗的女性身上，并在大部分未接种疫苗的群体中仅仅传染给了其他 3 人。这些病例中没有 1 人出现过病危情况，但是疫苗却造成了手臂肿胀、呕吐等症状。更重要的是，费城公共卫生当局使用恐吓和要挟的手段，迫使信教的民众接受与其信仰相违背的医学实践。这样做时，他们其实是在给可怕的敌人“递刀”。波特·科普总是留意着为反疫苗接种运动招募潜在的“新兵”和“事业骨干”，他读了 2 月 18 日《公众纪录报》（*Public Ledger*）上“威胁要起诉史密斯”的报道后，立即给后者写了一封信。史密斯与皮特凯恩会面后，标志着他的正式加盟。到 1916 年去世时，皮特凯恩先后给反疫苗接种运动捐赠了近 10 万美元，此外还有一笔 1 万美元的资助。他的儿子雷蒙德和哈罗德（著名的航空工程师）继续通过总部设在纽约的公民医疗咨询局（Citizens Medical Reference Bureau）来赞助反疫苗接种运动，且持续至 20 世纪 40 年代。

约翰·皮特凯恩加入反疫苗接种运动的时候，美国最主要的病毒类型是轻型天花。1906 年，记录在册的 15223 例病例中，只有 90 例是致命的。费城仅报告了 8 例天花病例且没有死亡病例，但在同年，该城 10000 人感染了伤寒，其中超过 1000 人死亡，一场麻疹流行也使得 344 人病故。天花本身开始看似不比预防它的措施更具杀伤力。1906 年 5 月 16 日，皮特凯恩赞助了一场在费城进行的公开集会，大约 300 人参与。科普以播放幻灯片的形式展示了有关疫苗接种的恐怖历史。皮特凯恩邀请持有反对观点的人发表演讲，站起来挑战科普的是他的一位老校友、内外科综合医学院的麦克法兰医生。麦克法兰先向科普表达了敬意，但随即嘲讽后者的无知以及对医学领域的侵犯。麦克法兰还否认破伤风感染会经常发生在接种疫苗之后，尽管科普在会上并没有提及破伤风。[93] 麦克法兰比反疫苗接种者做了更多有关疫苗危害性的调查，但即便如此，他也不愿意做出任何让步。

有了皮特凯恩的资金支持，科普、菲尔德和比斯利于 1906 年 9 月创立了宾夕法尼亚反疫苗接种联盟（Anti- Vaccination League of Pennsylvania），恰好赶上了一场声势浩大的反疫苗接种活动。这场抗议发生在伊利（Erie），家长们让 4000 名孩子从公立学校退学来避免接种疫苗。看到反疫苗接种者们可能成为潜在的竞选票源，共和党的州长候选人埃德温·斯图尔特（Edwin Stuart）当月在匹兹堡的一家旅馆约见了科普和皮特凯恩，并向他们承诺，一旦他当选，将会给他们举办一场公平的听证会。[94] 自从科普、比斯利扮起代理人角色后，皮特凯恩又张罗组织了一个新的全国性反疫苗接种协会。6 月，科普向皮特凯恩递交了一份以全美废奴协会（American Anti- Slavery Society）的相关文件为蓝本的原则性宣言，以及一份呼吁把更多支持者组织起来并开展游说活动的行动纲领。他们也列了一份对手名单，其中包括马尔福德公司实验室的主管威廉·埃尔金医生（Dr. William L. Elgin）和一名民主党的州议会候选人。

斯图尔特最终当选为州长，但事实证明，新州长令科普和皮特凯恩大失所望。1907 年，科普和皮特凯恩成功地游说议员赞成一份反强制疫苗接种的法案，当众议院以 133 比 9 的表决、参议院以 27 比 11 的得票通过这份法案后，斯图尔特却否决了该案。大概是由于受到制药工业的影响，两年之后，斯图尔特又否决了一份类似的法案。

在自己州内发起抗议活动失败后，费城的反疫苗接种者们下决心创立一个全国性的联盟。1908 年 10 月，他们在费城的格里菲斯会堂

（Griffith Hall）举办了成立大会，吸引了大约50位知名的反疫苗接种者参加。他们中包括反活体解剖者、记者、州议员、顺势疗法医师、理疗师、自己小孩因接种疫苗而产生不良反应的家长以及反对疫苗产生厂商和州法律的律师。著名的废奴领袖的儿子威廉·劳埃德·加里森（William Lloyd Garrison），携同雅各布森牧师一起参加了会议。居住在密歇根州巴特尔克里克市（Battle Creek）的贝尔纳·迈克法登（Bernarr Macfadden）同样赴会，他是《身体文化》（*Physical Culture*）杂志的编辑；作为一本前卫、非主流的健康类期刊，该杂志主要刊登养生休闲相关文章，涉及温泉疗养、灌肠、举重以及由杂志赞助商兜售的秘方等内容。迈克法登还常把自己的名字拼写为“贝尔纳纳”（Bernarrr），这读起来多么具有男子汉气概啊！出席大会的还包括霍奇（J.W. Hodge），他的父亲约翰·霍奇（John Hodge）靠出售一种名为“商务漱口剂”（Merchant's Gargling Oil）的产品发家致富，该试剂由氨、肥皂、碘酒、苯和原油等原料混合加工而成。年轻的霍奇则把尼亚加拉瀑布城（Niagara Falls）变成了一座反疫苗接种的堡垒。

顺势疗法医师鲁道夫·斯特劳布（Rudolph Straube）这时站了出来，并邀请宾夕法尼亚州的卫生专员“一同起居，我们中间还躺着一名天花患者。我敢打赌，仅需凭借正常的健康状况，我就能比你身上因接种疫苗而留下的伤疤更能抵御天花”。在考虑把“强制”一词加到社团的名字中去之后，参加会议的人组建了美国反疫苗接种联盟（Anti-Vaccination League of America）。他们宣称，联盟的主要目标旨在让以下原则广为普及，即“健康是自然界防治疾病最好的卫士，因此任何州都没有权利要求任何人损害自己的健康”。他们也愿意借助教育手段和自助措施，一步步废除带有压制性质的医疗法案，并且缓和以牺牲个人自由来扩大公费医疗范围的势头。

历史学家保罗·斯塔尔（Paul Starr）指出，总的来看，“替代医学体系”无非是在毫无创意地改写过往时代的流行观点。许多涉及天花的反疫苗接种观点都可以归为此类。疫苗接种的批评者们由于通常不能接受病菌理论，转而赞成以前的许多观念。迈克法登征引17世纪医生西德纳姆的观点，认为天花是很容易治愈的，并且只有那些穿很多衣服、不经常洗澡、吃得不健康以及很少锻炼的人才有可能感染。”疫苗会“引发”天花，因为它会削弱一个人“抵抗内在炎症的元气”。霍奇的论点主要来自英国生物学家阿尔弗雷德·拉塞尔·华莱士，后者宣称“疫苗没有用，过时且有碍健康”。疫苗的源头尚未明晰，它只会削弱免疫系统。反疫苗接种者强调个体责任和对自己身体的掌控。他们认为健康的人不会感染天花，“因为完美健康的状态……可以抵抗和击退所有致病因素的进攻”。但这实际上是一种循环论证，因为患病本身就已证明一个人处于不完美的健康状态。

反疫苗接种者受到反叛精神的鼓舞，这是一种认为自己正确且不受法律约束的感觉。一名反疫苗接种者在大会上宣称：“如今的医疗把戏已篡夺了旧时代由教父占据的位置。当代的医生正在攫取曾经由科顿·马瑟牧师和托尔克马达（Torquenmada）教士所掌控的强大权力，并且现在的法庭和过去一样，乐于把我们的命运交付给这些暴君，就看他们是否慈悲为怀了。”[95]

这场新兴运动最具魅力的代言人当数罗拉·利特尔。作为积极反对医疗机构的活跃分子，利特尔是那种“琼斯夫人”（Mother Jones）式的人物，她推广天然健康的食品和自然疗法，抨击使用白糖和谴责白人男性医师从业，而这些到后来都变得流行且时髦。[96]在很多方面，利特尔都称得上是现今反疫苗接种者和替代疗法积极分子的楷模。她生于美国中西部的某地，一生中大部分时间里都遭受疾病和贫穷的困扰，这从她曾向皮特凯恩乞求现金资助可以看出。利特尔四处旅行，煽动反对州立卫生项目的活动。20世纪20年代，一位学者追随利特尔来到加利福尼亚州的伯克利，在那里她停止了奔走的步伐。与本杰明·拉什医生一样，利特尔拒绝接受“针对特定疾病的专科诊断，因为她认为治疗各类疾病时的总体原则都是相同的”。[97]

1896年，利特尔39岁之际，她仅仅7个月大的儿子肯尼思

（Kenneth）夭折了，这刺激了她从此不断进行“战斗”。肯尼思死于麻疹和白喉，但利特尔却将其归因于天花疫苗接种。利特尔标新立异，将自己的观点与完全反对新技术和新方法的“卢德哲学”（Luddite philosophy）区分开来；依据卢德哲学观，疫苗接种仅仅是生产机械化和政府管制所导致的诸多健康问题中的一种。利特尔的观点则属经典的偏执狂式的批判。她盼望创建一个国家级的公共卫生机构，由其负责统一管理疫苗接种、抗毒素、抗鼠疫血清以及其他接种活动，以便能解除校方和个人在接种过程中的所担负的全责。利特尔在1908年反疫苗接种联盟成立大会召开之前致函皮特凯恩时提到，我们所需要的是成立“一个全国性的健康保卫联盟。否则，即使我们在疫苗接种问题上获胜，也会发现束缚了自己的手脚，将继续受制于其他程式化的医学手段，就像詹纳早年采用的肮脏且迷信的牛痘一样”。1911年，利特尔到达俄勒冈州波特兰市后，在当地报纸上为她所能提供的服务刊登了一条广告，内容就像你如今在本地健康食品店里常看到的传单一样，上面写着：“成为自己的医生。”“管理自己的身体机器。因为在照料自己身体方面你可以做得比其他任何人都好。”[98]

利特尔是一名不屈不挠的活动家。1918年，她在北达科他州试图说服军人拒绝接种疫苗时，因言行违背了《反间谍法》（*Espionage Act*）而遭逮捕。利特尔在北达科他州、明尼苏达州和芝加哥领导了反对强制接种疫苗的运动，并且大获成功；1916年，她在俄勒冈州发起全州范围的废除强制接种疫苗运动，获得了9.9万张选票，仅以374票之差而没能获得多数通过。利特尔也写作并出版了多本小册子，例如《婴儿和医疗机器》（*The Baby and the Medical Machine*），其中讲述了一位邻居的遭遇：该邻居到访纽约期间，因为刚学会走路的两岁儿子罹患麻疹，为此母子不得不分离。这个小男孩先是与一名护士连同其他25个孩子一起被隔离检查，但最终死亡。像这样残忍而又令人心碎的故事在当时很常见，并不一定与天花疫苗有关，但对于利特尔来说，它们并没有差别。她写到，在类似纽约这样的城市中，“早已不存在私人医生了。每位大夫都变成了医疗机器中的一个齿轮。一旦这架机器将你抓住，你就无法逃脱，你被拽入其中，饱受磨难”。

随着利特尔上述论调的传播以及轻型天花的流行，强制推行疫苗接种的政策被成功地阻击了。在反疫苗接种联盟成立一周年之际，富有的布鲁克林激进分子查尔斯·希金斯（Charles Higgins）在美国各地向疫苗接种法的地位发起了进攻。美国当时大约 2/3 的州没有强制性的疫苗接种法律。西弗吉尼亚州和犹他州颁布法律来禁止采取强制接种，境内摩门教会对疫苗接种也持怀疑态度。希金斯报告说，在大部分有过强制性疫苗接种法的州，请求废除这些法律的上诉已提交到州最高法院，“雅各布森诉马萨诸塞州案”的官司更是打到了美国最高法院。但大部分案例中，“上级法院维持了各州的法律，尽管这并非出于疫苗接种的益处考量，而只是因为州有权力制定法律”。[99] 到了 1908 年 4 月，伊利诺伊州最高法院依然宣布，学校拒绝接收未接种疫苗的儿童入学是违法的，此外，加利福尼亚州、明尼苏达州、威斯康星州和印第安纳州均不再强制要求接种疫苗。在纽约，虽然法律上规定得强制接种，但具体执行则依赖于当地的卫生委员会，而这些委员会普遍不愿意惹恼校方，因为校方对于强制接种往往也深感厌恶。1915 年的一项调查显示，面对公众的反对姿态，几乎没有卫生官员敢去推行强制接种或采取隔离检疫措施。在肯塔基州，只有不到一半的人接种过疫苗，一些县的接种率甚至低于 10%。[100]

为了宣扬反疫苗接种事业，皮特凯恩于 1910 年安排《女性居家杂志》（*Ladies' Home Journal*）刊发有利于自身和反对疫苗接种的文章。其中有一篇出自皮特凯恩的手笔，其他的都由杰伊·弗兰克·尚贝格医生（Dr. Jay Frank Schamberg）所写。作为一名传染病专家，尚贝格医生后来接替韦尔奇掌管费城市立医院。皮特凯恩和尚伯格一同为宾夕法尼亚州疫苗接种委员会效劳，两人的关系很好，并且依据当时的标准来看，他们的观点颇显温和。当然同比而言，尚伯格更具说服力，尽管受托于美国医学会旗下的医学研究防卫会，常需为疫苗接种进行辩护，但与大多数医生不同，他声称接种疫苗并非总是有效的。尚伯格承认接种需要承担一定风险，也赞同皮特凯恩所认为的强制性疫苗接种法律在很大程度上会适得其反。他说，“人们对强制措施有一种与生俱来的反感”。但尚伯格强调，已有的证据并没有令反对者回心转意，即使一个世纪之后陈腐的观念仍将继续存在。尚伯格写道：“疫苗接种的反对者首先突出他们对强制措施的厌恶，随后试图去证明接种疫苗并不能保证人们免遭天花感染，最后认定疫苗是有害的。疫苗的反对者……总是在寻找有助于自己发起进攻的‘弹药’。他们不放过任何因接种疫苗后发生的意外事故，对支持疫苗有功效的证据则一直固执地视而不见。”[101]

皮特凯恩在《女性居家杂志》这本全美知名的期刊上就疫苗接种议题与尚贝格进行了讨论，尽管如此，他自己的商业帝国仍面临着一个更为直接并且不那么理论化的疫苗接种问题。1910 年秋天，一场重型天花在密歇根州暴发，病源临近皮特凯恩名下的两家甜菜工厂所在地。虽然该州卫生部门强化了疫苗接种的要求，但当年 11 月 21 日，皮特凯恩致函具体负责经营奥沃索糖厂（Owosso Sugar Co.）的查尔斯·布朗（Charles W. Brown），敦促他不必动员雇工去接种疫苗，当然也并不刻意禁止。皮特凯恩写道：“疫苗接种很可能造成相当多的疾病，这样就会干扰工厂的正常运转。”布朗表示，尽管他本人原则上认同皮特凯恩的建议，但是当地卫生局已发出警告，称一旦工厂出现天花病例就要被关停，因为疫情已造成 40 人感染死亡。皮特凯恩当时委托科普代笔拟了回函：“天花疫苗与其说具有预防作用，不如说它们很可能是引发这场传染疫情的元凶；如果工厂里没有出现天花感染病例，密歇根州的法律并不要求奥沃索市的工人都得接种疫苗。”布朗回复道：“虽然我本人并不信任疫苗接种的效果，但一旦工厂停止运营的话，那么价值数千美元的甜菜可能将会烂在地里。在商言商，我认为如果与卫生当局对着干，这对我们来说无疑是不明智的。”布朗重申：“即便挑战隔离检疫的做法可能最终将获得成功，但我确信在法律条文生效前，甜菜原料可能早就腐烂掉了。”[102]那年秋天，密歇根州感染天花的373人中至少有86人死亡。值得庆幸的是，奥沃索市、皮特凯恩和查尔斯·布朗都逃过一劫，这次疫情流行没有波及他们的工厂。

接下来的几年，科普的团队忙于搜集有关疫苗危害的证据，并将其提交给宾夕法尼亚州疫苗接种委员会。这些积极分子深入费城的贫困社区和郊外进行采访调查，记录整理由天花疫苗造成的伤亡情况，然后把材料编成一份长达183页的病历表册，逼真地描绘了一幅工薪阶层的遭遇。其中记述了医生和警察会在午夜时分夺门而入、突袭搜查没有接种疫苗的人；一些人因接种而不得不截肢，失去了腿，还有那些夭折的婴孩；一名7岁的儿童为了能够上学接种了疫苗，结果感染了致命的破伤风；一些接种员和医学监督员并不称职，他们腐败堕落；有的工人想尽办法逃避接种，只因不想由于胳膊的溃疡和疼痛而丢掉工作。[103]另外一份报告讲述了市疫苗接种小组的凯恩斯医生（Dr. A.A.Cairns）带队搜查的情形：他们突袭了“实验室山”附近街区的一处出租屋，然后给约翰·麦克法兰（John McFarland）的两个孩子强制接种疫苗。麦克法兰（与约瑟夫·麦克法兰医生没有关系）本人则逃走了，并且撂下一句话，“我永远不会让你们为我注射那些腐烂的东西”。他在一个朋友那里躲了几天，有一个零售店店主会送来食物。“杰克在哪里？”接种员询问麦克法兰的妻子。“他出去了。”她答道。“杰克是一名社会主义者吧？”一位医生又问。“是的。”医生听后称：“那我们会找到他，并且把他培养成为一名优秀的社会主义者。”另据一名工人描述，他在寄宿的公寓里被惊醒和强制接种疫苗，3个月内这样的事情已经第3次在他身上发生。

宾夕法尼亚州疫苗接种委员会1913年发布了报告，委员们以3比2的优势支持继续推行接种疫苗活动，但科普和皮特凯恩对此持反对意见。尽管反疫苗接种运动依旧获得了公众的大量同情和支持，但是到了20世纪一二十年代，公共卫生机构得到了更多的尊重。一战的爆发使得公众意识到：爱国主义与公共卫生是连接在一起的，如果不遵守政府的命令，后果将十分严重。虽然很多地方没有采取措施进行疫苗接种，但雅各布森案件的裁定使州政府当局应对流行病时能采取更加务实的策略。

瀑布城的“激进措施”

在纽约西北部地区，疫苗接种很不常见，因为那儿的肖托夸湖和温泉疗养是乌托邦式生活方式和非传统医师们的天堂。主要的反疫苗接种者霍奇声称，他对疫苗接种的排斥始于1882年，那时他正在纽约州西部城市洛克波特（Lockport）行医，一场天花疫情席卷了该地区。霍奇说，在为大约3200人接种疫苗之后，他遇到了各种各样的天花感染病例，其中一些患者……原本应受到疫苗的有效保护。此外，父母也断言实际上是疫苗接种导致了天花。“这次难忘的事件之后，我再没有接种过任何一名受害者。”[104] 霍奇随后定居于尼亚加拉瀑布城，他的反疫苗接种宣传很快赢得了该城教育委员会、检察官以及两家报社的支持。据纽约州代理卫生专员林斯利·威廉斯（Linsly R. Williams）描述，1914年天花流行于尼亚加拉瀑布城这个拥有3.2万人的繁华之地时，过去20年间，人们发现该城中没有进行过一例疫苗接种。

1912年4月，尼亚加拉瀑布城出现了首例天花病例，但直到1913年12月14日，在布法罗、尼亚加拉瀑布城和加拿大安大略省当局威胁将要采取封城措施后，当地卫生官员埃德·吉利克（Ed Gillick）才向纽约州卫生局寻求帮助。1914年1月3日，州卫生局向当地“有影响的公民”和厂商发送了一封信件，敦促他们说服雇员进行疫苗接种。但此举几乎没有起到作用，有一家工厂出现了天花疫情，管理者只是让雇员选择免费疫苗接种或是两周没有工资的临时解雇，值得注意的是，97名雇员中只有7人进行了疫苗接种。虽然霍奇关于疫苗接种危害性的言论肯定是被夸大了的，但尼亚加拉瀑布城的这次疫情暴发显然属轻型天花。报道显示，该城550名病例中，只有时年55岁、身体虚弱的病人菲利普·瓦格纳（Phillip Wagner）死亡。毫无疑问，当当局没能关注、检测人群中的其他危险时，霍奇所秉承的信条已深入人心，特别是重视环境卫生和倡导健康的生活方式。白喉、麻疹、儿童腹泻和结核在尼亚加拉瀑布城依旧很常见，并且对于工人阶级而言，职业危害远远超过了天花的威胁。在此次天花疫情流行高峰的5周时间内，一名在铸铁厂工作的15岁男孩，由于机器将一块炽热的金属误抛入他的左眼而致死，2名男子遭火车碾压，另外有1名刀具厂的工人跌入了滚烫的热水池中。

天花从尼亚加拉瀑布城传播到其他6个县，致使托纳万达（Tonawanda）、维拉诺瓦（Villenova）和东荷兰（East Holland）等地疫情流行。支持强制性疫苗接种的浪潮和反疫苗接种的煽动席卷了该地区，与此同时，成千上万的家长让他们的孩子从学校退学。虽然疫情仍在扩展，但吉利克反复向公众保证天花已不再流行，不过他最终还是放下了架子，1月23日，他告诉记者是反疫苗接种者造成了这场传染病。吉利克说，城里接种过疫苗的人占比不超过10%，就连那些名流也很难接受。[105]

一周之前，纽约市过去22年来主要的“微生物斗士”赫尔曼·比格斯被任命为州卫生专员。比格斯立即着手降低尼亚加拉瀑布城的“繁荣”程度，1月28日，他在发给该城卫生官员的公函中命令采取“激进的措施”；比格斯大声疾呼，必须不惜一切代价保护州内其他民众的安全，使他们免于遭受任何地方性社区因采取愚蠢行为而造成严重后果的影响。他要求实施严格的隔离检疫，不允许未接种疫苗的人出入公共场所，并且印发题为“天花正肆虐尼亚加拉瀑布城”的公告。比格斯警告尼亚加拉瀑布城的民众，除非他们迅速遵守他的规定，否则，这些通告将会被贴在纽约中央火车站的所有火车上。

尼亚加拉瀑布城的人觉得比格斯不过是想吓唬吓唬他们，但显然并非如此。一周后，比格斯又寄送了一封新的函件，要求该城卫生官员对所有病例进行隔离，必要时可以采取强制手段。任何有天花暴露史的人，如果拒绝接种疫苗的话，都将被隔离观察 16 天，隔离时间从最近的一次接触算起。2 月 18 日，市长携一个商业代表团赶赴纽约州首府奥尔巴尼（Albany），“吐槽”这次天花流行期间有关该城的负面宣传。比格斯对他们的控诉不予理睬。他说：“我一直在执行并且准备继续贯彻的政策，无非是对部门所做事项进行完整的通报，如果你们那里出现了天花疫情，那么就应当承认并且让其他人知晓。隐瞒只会自欺欺人，并且会把其他人置于潜在的危险中。”商人代表团则称隔离措施会对当地商业造成不利影响，但比格斯表示，尼亚加拉瀑布城的商业与自己无关，他的任务只是控制天花疫情。[106]

商人们在比格斯那里碰了“钉子”，他们返回尼亚加拉瀑布城后便给该城官员施压，要求进行疫苗接种。[107] 比格斯的要求激起了全市造纸业、铝业及其他产业工人的愤怒。大约 500 名工人在一个会堂进行了集会，霍奇就坐在台上，他们声称强制性的疫苗接种对工人来说不公平，“尤其考虑到许多雇员每天都要高强度地处理有毒物质，以至于接种疫苗将危害他们的生命安全”。[108] 市长威廉·劳克林（William Laughlin）是霍奇的支持者，他此时正经历一场政治麻烦，因涉嫌收受建筑商和妓院老板的行贿而被州政府调查、质询，受此影响，反疫苗接种者所援引案例的说服力被削弱了。该城最后一名天花患者于 4 月 28 日从隔离区被释放。霍奇还不得不痛苦地面对尸检，因为他认为有 3 名儿童在这次天花疫情中死于疫苗接种，并分别列出了死者的姓名。

相对温和的天花类型继续在美国肆虐，但人们通常尽可能地拖延到最后一刻，才会让自己的孩子接种疫苗。1928 年至 1931 年间，美国进行了一项调查，涉及 9000 个家庭，结果显示 26% 的 5 岁儿童接种了疫苗。但到 7 岁时，接种率跳升至 59%，因为这时许多学校都要求学生入学前得先接种疫苗。[109] 在接种要求被更严格执行的城市，5 岁儿童和 7 岁儿童的接种率分别为 37% 和 75%。1921 年，美国出现了最后一次天花大流行，此次疫情混入了国外输入的重型天花，结果导致 102787 人感染，其中 563 人死亡。[110] 随着一些城市和州禁止强制性的接种，到 20 世纪 20 年代，反对天花疫苗的呼声更多了。[111] 1926 年，在一次成功地阻止市民进行接种疫苗的尝试中，一伙由市议员和一名退役的陆军中尉领导的武装暴徒将卫生人员驱赶出了特拉华州乔治敦市。[112] 由疫苗接种引发的暴乱时有所闻。

但是比格斯在尼亚加拉瀑布城的成功举措预示了事情未来的发展方向。20 世纪 30 年代，当几场针对糖尿病、破伤风、白喉和结核等疾病的抗疫运动取得胜利之后，现代医学获得了之前从未享有过的合法性。虽然疫苗接种率仍然相对较低，但是疫苗技术的进步逐步增强了人们对安全接种的信心。[113] 轻型天花可能使得许多未接种疫苗的人获得了对病毒的免疫力。广泛进行了疫苗接种的美军击败了海外的敌人，公共卫生当局成功地将他们的健康运动与国家的胜利和进步联系起来，这时，公众慢慢地不再支持和同情反疫苗接种者。《纽约时报》在尼亚加拉瀑布城暴发天花疫情后发表评论："眼下美国正处于传染病的极端危险之中，然而就是在这种时刻，反疫苗接种者仍在散布对社会有害的异端邪说，并且对根本不存在的威胁发出虚假的警告。"[114]"他们宣称疫苗接种后的可怕后果是如此之小，以至于完全可以被忽略。"这在当时仍属不太成熟的观点，但数十年后，它将成为普遍的认知。

中篇 —— 黄金时代

第四章

战争对婴儿有益

每天有成千上万的人被屠杀，交战双方逐渐意识到新生命是国家的宝贵财富，因为他们长大后可以逐渐接替那些已被残忍杀害的成年人。

——萨拉·约瑟芬·贝克（Sara Josephine Baker）[1]

我不确定自己死后是否会进天堂，所以现在就指望着疫苗能救我一命了。

——利昂 A. 福克斯少将（Maj. Gen. Leon A. Fox）

1947 年 4 月里，连续 21 天纽约街道上都挤满了人，他们在警察局、医生办公室和公共卫生诊所外排着长队。在这 3 周时间内，超过 600 万纽约人接种了天花疫苗，该城完成了有史以来规模最大的一次疫苗接种活动。这都是因为人们对天花疫情的恐慌，毕竟上一次天花致死事件发生在 35 年前。天花早就不再经常性地威胁曼哈顿了，它倒像是一个在祖父辈口耳相传的传说中披着伪装的可怕怪物，依然能让人们在春天里也感到阵阵寒意。然而，当纽约当局要求疫苗接种时，公众选择了接受。

尤金·拉巴尔（Eugene LaBar）是位来自缅因州的地毯进口商

人，曾在墨西哥生活过6年，他从墨西哥城乘坐巴士返回美国时突然发病了，当他于3月1日到达纽约市中心时，他伴有发热、大量皮疹、剧烈头痛等病症。拉巴尔于3月10日在威拉德·帕克传染病医院（Willard Parker Hospital for Infectious Diseases）去世，在此之前他被误诊为药物反应、卡-梅综合征乃至支气管肺炎。几天后，病房的一位清洁工出现皮疹，纽约大学一位年轻的传染病研究专家索尔·克鲁格曼（Saul Krugman）受邀前来调查。克鲁格曼是洛克菲勒研究所知名病毒学家艾伯特·萨宾（Albert Sabin）的外甥，他很快得出了"天花"的诊断。[2] 显微镜检分析证实了拉巴尔死于天花，尽管从他手臂上可见两处疫苗接种的疤痕，并且较近的一次接种距他病亡还不到一年。

拉巴尔带来的天花病毒还导致26岁的孕妇卡门·阿科斯塔（Carmen Acosta）感染死亡，她是清洁工伊斯梅尔·阿科斯塔（Ismael Acosta）的妻子。另有9人发病，其中包括一位修女和一名婴儿。等到位于华盛顿的美国陆军医学院实验室（U.S. Army Medical School Laboratory）的约瑟夫·斯马德尔医生（Dr. Joseph Smadel）做出最后确诊判断时，与拉巴尔有过接触的人都已被隔离观察并接种疫苗，除了最初的12名病人外，疫情不太可能继续蔓延了。这次天花病毒传至第三代便被终结，也就是从拉巴尔的接触者再到其他个别接触者。可怕的传染性仅限于想象中，拉巴尔感染的天花并没有传染给那些与他聊天、共享食物的乘客，要知道途经墨西哥的蒙特雷市（Monterrey）、拉雷多（Laredo），再到美国的达拉斯、圣路易斯、辛辛那提、匹兹堡，巴士整整走了一周才抵达纽约。

尽管这次天花疫情规模很小，它对纽约官员和民众的影响却颇为深远。纽约市卫生专员伊斯雷尔·温斯坦（Israel Wenstein）最初声明应接种30万人，但经过知名病毒学家汤姆·里弗斯（Tom Rivers）的劝说，纽约卫生部门改口宣称要在4月份让所有市民都接种疫苗；里弗斯既在洛克菲勒医院担任主任职务，也是纽约市卫生局的成员。那时，天花的传播链条事实上已被切断。然而，市长奥德怀尔（O'Dwyer）的新闻发布会结束后数小时内，人们已经在 5 个行政区的街道上排起了长队，军方、厂商正火速将医药公司制备的疫苗运往各城镇，并在全市范围内分发。通过广播、传单和报纸，纽约当局不断向民众宣传“疫苗接种，安全可靠”。民防志愿者组织（Civilian Defense Volunteer Organization）的成员多达 17.5 万人，他们在战时曾负责监视可疑的外国人，并为士兵的遗孀提供生活物资，如今则挨家挨户鼓励市民接种疫苗。这回纽约人的团结一致帮了大忙。从高品位的《时代》周刊、《先驱报》（*Herald*）、《美国新闻》（*News American*）到小报《每日新闻》（*Daily News*）等，那时所有的报纸都没有刊发一句批评之语，甚至没有针对疫苗接种潜在风险的讨论。除了极个别特例，怀疑论者都三缄其口。[3] 整个接种运动均是自发进行的。

这样一种反应可能只会发生在一个仍处于军事化状态的国家。对于许多市民而言，他们要么根本没有听说过致死的天花，要么将其视为遥远的记忆。纽约最后一例天花死亡病例发生于 1912 年，最后一名患者出现于 1939 年。然而，纽约人以毅然决然的自我奉献精神支持抗击天花，就好像他们应征入伍参加对希特勒和裕仁天皇的斗争一样。一段时间内，警觉的市民似乎感到天花正从各处涌现。4 月 16 日晚，从百老汇传出一个谣言，宣称有人在西区 57 街的咖啡馆感染了天花。尽管这一消息随后被证伪，但仍使得“里奥小屋”（Rio Cabana）等市中心的一些俱乐部空空如也。凌晨 4 点半，夜猫子们都跑到市综合医院去接种疫苗，其中还包括歌星格洛丽亚·金（Gloria King）和她的 15 名伴唱女孩。翌日，对感染天花的恐慌达到顶峰，当天有 50 万人进行了疫苗接种。正如《每日新闻》所描述的那样，人人都参与其中，好让自己的“胳膊被针扎、痒一下”。

同比半个世纪前使用的产品，这次用于扑灭拉巴尔所引发的疫情的疫苗要更为卫生。但这些疫苗的制备仍是先从奶牛肚皮上刮取、搜集牛痘物质，然后保存于甘油罐里。虽然不会造成破伤风或其他严重的细菌感染，纽约市的疫苗推广运动还是导致了一系列伤亡事故。接种运动终止时，至少6人死于脑部炎症或通常的牛痘感染，可能还有100人伤害严重，包括脑炎和全身性皮疹，有些创伤持续终身。[4]事后来看，为600万人接种有点过度反应了，就好像用高射炮去打蚊子。原本只需对几百人接种疫苗并采取隔离措施应该就能阻止疫情暴发。这正是英国采取的策略，无论何时一旦发现天花"登陆"，他们都会如此处理，并且效果非常好。

然而这些"间接伤害"的故事在1947年根本不算什么大新闻。没有人抱怨。"奇怪的是纽约人一点也不在乎这些死亡"，里弗斯回忆道，他对这一结果也担有一定的责任。"甚至没人关注一下。纽约人似乎认为他们为了抗击天花必须接种疫苗，无论代价几何。"[5]

确实，天花暴发标志着美国人所栖居的微观世界正面临威胁，这也迫使他们采取行动来保护自己。有些战后观察家觉得，随着天花等疾病在美国本土减少，反倒有可能催生来自国外的传染风险。疾病是一架疾驰而去的飞机，陆军准将詹姆斯·史蒂文·西蒙斯（Brig. Gen. James Steven Simmons）表示，他在战时负责军方的预防医学项目，后来担任哈佛大学公共卫生学院的院长。若要抵御"席卷大西洋沿岸城市的臆想狂潮"，只需"在全美范围内开展一轮有效的疫苗接种"。[6]

纽约市民高效地响应了疫苗接种的号召，就像战争年代在没有肉品的日子里依然遵循灯火管制、黄油等食物配给一样，这主要得益于"道德规劝"和对疾病的恐惧，而非由于法律的强制。4月12日，伴随着对天花疫情的恐慌，200万名纽约人聚集在第五大道的人行道上，庆祝盛大的阅兵游行。尽管要为全市市民接种疫苗，纽约卫生部门并未推迟这一爱国运动，哪怕存在天花蔓延的风险。相较于市民的健康，当时有些更重要的事物被刻意宣扬和保护。对于纽约市民而言，参与游行和接种疫苗一样，都是不可推卸的责任。

政府借助高新科技领导民众不断走向胜利，对当局的信心使得民众的爱国精神高涨；这些尖端科技不仅包括原子弹、B-52轰炸机和M-1冲锋枪，同时也包括医疗技术。杀虫剂DDT在战后拯救了数百万受到斑疹伤寒和疟疾威胁的欧洲人和亚洲人。青霉素治愈了成千上万人。疫苗为我们的士兵提供卫生保障，使他们免受战时瘟疫的侵害，诸如伤寒病、破伤风、天花、霍乱、斑疹伤寒和鼠疫。不错，疫苗确实可能导致伤害，有时甚至还会引发其他疾病，但士兵们幸存下来了。从战场归来后，他们希望自己的孩子也能得到同样的保护。

纽约市民在 1947 年的行动成了美国公共卫生史上的转折点，其重要性从未被忽略。4 月 20 日，《纽约先驱论坛报》（*New York Herald-Tribune*）刊发的头版报道声称：公众已欣然认可疫苗接种，先前他们对此倒是避之唯恐不及；民众观念的转变归因于 1100 万名军人接种后所展现出来的优良免疫效果，他们让世人明白疫苗没有什么可怕的。援引一位官员的话来说，排队等待接种的人“与排队等待开饭的人并无差别”。以前，疫苗接种总是被断断续续地执行，但这种情形从此将一去不返。

疫苗接种和现代医学

新的服从精神一方面是军事化的结果，但另一方面也意味着不断进步的医学的公信力提升了。公众越是信赖医学，就表示他们对疫苗接种也越有信心，从而使疫苗市场得到拓展，而且疫苗被使用得越多，它们的效用会进一步改善。大众传媒出现以前，人们对疫苗的“污名化”很难去除，因此必须通过高压政策来创建疫苗市场。但 20 世纪之交费城卫生官员所仰仗的强制措施难以长期执行。校方并不想扮演警察的角色，尤其当他们希望留住学生时更是如此。不同于等级森严的地方，把不受待见的规定强加于基于信任关系维系的社区，结果甚至只会适得其反。这种“必须的”高压政策只有在军队中才能毫不犹豫地得到贯彻。

给士兵接种使他们产生免疫有两点明显的优势。首先，被局限在狭小营房内活动的士兵，给传染病的传播提供了绝佳的土壤。正如一战末期的“大流感”所示，军队不仅对传染病易感，还极易将疾病在人群间播散。让士兵接种并获得对传染病的免疫力，这对于任何一个想要保存战斗力和维持人口基数的国家来说都是必需的。其次，士兵服从命令，同时不会被容易焦虑、犹豫的父母干扰。战士一旦患病入院，他们对军队而言就没有价值了，所以他们会乖乖地排队进行接种，并且学会保持沉默，哪怕有的接种只是实验性的。[7]

20 世纪两场世界大战爆发的时间与疫苗接种技术取得成功的节点几乎同步。自 1911 年以来，美国军队强制接种伤寒疫苗；上百万人被强行接种，这为某些疫苗彰显自身效力树立了标杆。军队大规模的接种促使疫苗接种迅速成为美国国民的习惯。与此同时，由传染病造成的死亡率直线下降。医学和公共卫生也不断赢得名声和威望。20 世纪上半叶，因为传染病的发病率和死亡率大幅回落，人们对医学和疫苗的信心相应提升。19 世纪末 20 世纪初，白喉、猩红热、百日咳、天花等致命的传染病曾肆虐于美国的公寓和农场里，但到了 1945 年，这些疾病已不再经常侵害小孩继而造成悲剧了。尽管疫苗仅只是促成这种情况好转的部分原因，但它就像现代医学“弹药库”中的其他“武器”一样功不可没，其他的“武器”还包括抗生素、隔离措施、卫生设施以及通常更为优良的治疗和护理方法。

巴斯德的胜利

微生物学领域很多早期的开创性进展都发生在欧洲，讨论疫苗自然无法回避巴斯德在其中扮演的角色。巴斯德认为詹纳的牛痘疫苗是已经被“减毒弱化”的天花，它们经由奶牛迭代感染而获得。19 世纪 80 年代，巴斯德曾用生动的公开演示证明了细菌的存在，一举震惊世界，随后他向疫苗研发这一全新的领域发起了挑战。巴斯德开展此项研究可谓占尽天时地利人和：他有敏锐发现新事物的天赋，钻研着一些还不太完备的科学原理，谙熟公关之道，并且为之进行了大量繁重的工作。巴斯德所处的时代，即使是简单的科学实验也很难开展，这比如今困难多了。就像同辈人爱迪生（Edison）或是后起之秀艾伯特·萨宾一样，巴斯德是位不知疲倦的科学工作者，他通过缜密的思考和实验，比任何人都更懂得自己所从事的研究。有了这些“武装”，巴斯德不会被对手喋喋不休的常规质询干扰到自己的理论。这从他推翻“自然发生说”的观念可以得到很好的印证。就像每位中学生在生物课上学到的那样，巴斯德用一系列构造巧妙的曲颈瓶来展示他的“肉汤实验”，即当细菌被阻挡在无菌的肉汤外面时，肉汤内不会再有细菌生长。对手费利克斯·普歇（Felix Pouchet）认为巴斯德的观点并不可靠。不过，普歇做实验时所采用的“无菌肉汤”极有可能并非无菌的，而是含有类似炭疽或破伤风的芽孢，肉汤被加热杀菌时它们依然会保持休眠状态。但是巴斯德奚落普歇的实验操作不当，并且有自己在巴黎科学圈的影响力加持，这些不利的结果都被遮蔽了，直到它们能被人们以恰当的方式理解后才公开。[8]

继詹纳的牛痘疫苗之后，巴斯德因发明了针对鸡霍乱的疫苗从而赢得崇高的科学声望，鸡霍乱曾令法国的养禽业苦不堪言。禽霍乱疫苗的出现纯属意外。1879 年夏天，当巴斯德与家人在阿尔布瓦（Arbois）度假时，实验室助手并未遵照指示培养好一瓶细菌，他却发现微生物自然突变了。这些混合物能让鸡患病但不至于致命，病愈后的它们就产生了免疫力。[9] 巴斯德随后尝试减弱炭疽的毒性来制备一种羊用疫苗。他再次成功了，虽然这次是秘密地用重铬酸钾来做减毒处理，而非像往常那样借助空气的氧化作用。1882 年，在巴黎附近的普利堡（Pouilly le Fort），巴斯德演示了一组实验结果：他给 50 只绵羊注射了致命的病毒，25 只接种过疫苗的绵羊中有 24 只存活了下来，而其他 25 只未接种疫苗的对照组全部病亡。

巴斯德一生中最为知名的实验当数 1885 年他给阿尔萨斯（Alsatian）小学生约瑟夫·迈斯特（Joseph Meister）接种了狂犬病疫苗，这让世人意识到那些疯狂的科学家还是能做些有用的事情的。这个男孩被一头狂暴的狼咬得遍体鳞伤。情急之下，小孩的父母赶紧把他带到巴斯德处，那时巴斯德正在探索经由多只兔接种来减弱狂犬病毒毒性的方法，他先使兔子感染，然后把兔脑切成条状，在广口瓶中晾干，最后磨成粉末以便制备疫苗。迈斯特每天都得接种一份更为新鲜并且理论上更具毒力的兔脑粉末，这其实是一种逐步致敏的治疗流程。然而，人们无法证实迈斯特真的感染了狂犬病毒，因为由动物咬伤而使狂犬病传播的概率通常只有1/10。这名男孩最终幸存，他接种狂犬病疫苗的照片和故事成了世界性的热点话题。从俄罗斯、葡萄牙再到日本以及这之间的诸多国家，巴斯德都被誉为儿童的救星。

美国逐渐扩张的报业这时才如梦初醒，随即将关注点投向细菌学领域的变革，有关狂犬病疫苗的故事正好提供了一个强有力的抓手。1885 年 12 月 2 日，4 名纽瓦克市（Newark）的孩子被一条流浪狗咬伤。借助部分由报社筹得的资金，这些男童得以乘船赶往巴黎去接受新的疗法。美国媒体密集追踪他们的治疗进展，之后这 4 位幸存者在全美巡游，他们成了巴斯德的疫苗具有救死扶伤功效的鲜活证明。[10] 有些自作聪明的人则暗示，无论狗还是这些男孩都可能并未感染狂犬病毒。“若是被患狂犬病的狗咬伤，马上去巴黎吧！”美国 *Puck* 杂志 12 月 23 日那期的报道标题如此写道，其中一幅漫画描绘了一队穿着考究的绅士、淑女正在搭船准备前往法国。儿童与动物保护协会（Society for the Protection of Children and Animals）发布声明称，纽瓦克市那条流浪狗并没有狂犬病的症状，但数百条狗随后还是遭到不必要的屠杀。[11] 然而，美国人的这种常识判断完全无法与一项新成就的取得相提并论，那才是人类真正的希望。截至 1886 年 11 月，仅巴黎一城就有 2500 人接受了巴斯德的疗法。

狂犬病是由一种嗜神经细胞的病毒导致的疾病，较为罕见但又容易致死，患者时而处于怪异的沉默中，时而陷入疯癫，有时还会出现性亢奋状态，口吐白沫，甚至会去撕咬他人。相较于单调乏味的“杀手”如结核、疟疾和百日咳等，这种严重毁坏形象的疾病总是更令人惊恐、抓狂。通常所说的狂犬病疫苗，本身可能只是一种血清而不是疫苗。换言之，极有可能是兔脑中的抗体而非减弱了的病毒激发了机体的免疫力。在大多数西方国家，控制狂犬病的主要方式不是接种疫苗，而是靠诱捕患有狂犬病的狗和野生动物才得以实现。一些医生质疑巴斯德狂犬病疫苗的安全性和价值。然而，身为科学家和民族主义守护者的巴斯德在法国知识分子阶层享有崇高声誉，他被看作能够抗击德国竞争对手、来自柏林的罗伯特·科赫的人物，这令他几乎不容置疑。[12] 历史学家杰拉尔德·盖森（Gerald Geison）认为，巴斯德研制的疫苗成了医学科学领域争夺文化权力的一个焦点。所有批评巴斯德的人（或者那些批评疫苗接种以及拿动物做实验的人）均被归为蒙昧主义者。“在法国，你可以是无政府主义者、共产主义者，或是虚无主义者，但你绝不能是一名反巴斯德分子。”奥古斯特·吕托（August Lutaud）如是说。[13] 巴斯德被树立为民族英雄后，公共卫生领域便成了民族主义的靶子。在美国也发生着类似的情况。反疫苗接种者将会发现，他们也会同时向卫生事业和传统价值发起进攻。

借助科学来抗击白喉

征服白喉是疫苗接种在新时代里取得的第一场胜利，20 世纪之交的美国，这种疾病每年都会夺去成千上万儿童的生命。人们采用了多种策略来抗击白喉，其中包括细菌学手段、检疫隔离措施以及积极修补免疫系统和它附带产生的结果。1884 年，科赫实验室的科学家弗里德里希·洛夫勒（Friedrich Loefller）培养了白喉并将其转接到豚鼠身上。洛夫勒的同事卡尔·弗伦克尔（Karl Fraenkel）、埃米尔·冯·贝林（Emil von Behring）、北里柴三郎（Shibasaburo Kitasato）以及巴黎的埃米尔·鲁（Emile Roux）和亚历山大·耶尔森（Alexandre Yersin）继续进行了一系列新的实验，结果证实白喉毒素依次注入豚鼠、狗和马后，会在它们的血液中产生一种物质，适用于治疗其他物种所患的白喉。1894 年 9 月初，埃米尔·鲁的发现在布达佩斯举行的第八届国际卫生和人口统计学大会上引起轰动，他宣布他们研制的抗血清已将巴黎内克尔医院（Necker Hospital）病童的白喉死亡率从 56% 降至 24%。与会的医生听到这一成果后欢欣鼓舞，纷纷将自己帽子抛向空中以示庆祝。[14] 科学已经证明了它有能力减少致命性疾病的危害。

纽约细菌学实验室主任比格斯是 19 世纪 80 年代在欧洲学医的 3000 余名美国人中的一员，当埃米尔·鲁的演讲发布之际，他正在布达佩斯访友。比格斯立马意识到这项成果的重要性，于是给一年前聘请的医生威廉·帕克发了电报，让他即刻着手制备这种抗血清。美国第一家生产马抗毒素的工厂设在纽约东 72 街的兽医学院里，并于 1895 年 1 月制备出了首支抗毒素。尽管帕克生于一个富裕的家庭，是一位有抱负的耳鼻喉医生而非伟大的科学家，但他对不愧是一名机敏的公共卫生工程师和有毅力的活动家。[15] 帕克在纽约布利克街 42 号的出租公寓里租了两间地下室，在这里他先是设计出了能够有效检测白喉的拭子，继而组建了一个回收网络来搜集医生用过的试剂盒。一年内，他收集了 5611 个病例的拭子标本。随后，纽约市开展了一项旨在大幅降低白喉死亡率的运动：1894 年，每 10 万居民中有 150 人死于白喉；及至 1928 年，这一比例已降至 2.8/100000。[16]

抗毒素并不是药到病除的灵丹妙药。在白喉病例中，经常因给药太晚以至于根本无法起效，而且一度要以腰椎穿刺和鞘内注射方式给药，这样造成的伤害远大于治疗的益处。帕克和同事最令人震撼的发现还在于重症患者接种这种疫苗后，能够有效阻断疾病在其兄弟姐妹间传播。当他们采集了上千名儿童的咽拭子标本后，实验室工作人员发现纽约竟然存在大量无症状的白喉感染者，这些人自身不患病，却能将疾病传给他人。这一结论充满了争议。在帕克之前，很多重症的链球菌性喉炎及其他上呼吸道疾病都曾被误诊为白喉。[17] 但是如果依据洛夫勒的细菌实验来界定什么是“白喉”，抗毒素在有效降低疾病死亡率方面的统计数据就会变得非常好看。同样是使用抗毒素，携带白喉杆菌却无症状的感染者用药后，他们继续保持健康的概率会远远高于那些重症患者。“细菌测病”的方式取代了通常的“诊断技术”，这令许多杰出的医生大为光火，进而对抗毒素的价值心存疑虑。他们声称白喉的毒性时升时降，起伏不定，而就在埃米尔·鲁发布报告宣布已将白喉死亡率降至24%的1894年，一家英国医院的白喉死亡率也只有29%，但后者并未使用过抗毒素来治病。[18]然而，随着白喉死亡率的逐渐降低，没有人能否认帕克的诊断检测的有效性以及抗毒素治疗的积极作用。到1905年，纽约市的白喉死亡率已降至10%。帕克使用了更为纯化、强力的抗毒素，医生和公共卫生系统也可以更快地对白喉病例做出判断和应对。

与白喉的战斗开启了科学领域的一扇新门，即大量使用动物来进行实验和研发生物制品，甚至达到了工业化的程度。对白喉的调研导致人们后来专用“豚鼠”（guinea pig）这一术语来描述一种“实验对象”。洛夫勒于1884年发现，相较于小鼠和大鼠，豚鼠对白喉杆菌更为敏感，成千上万只产自安第斯山脉的可爱小豚鼠为此被运往欧洲的细菌实验室里，并且最终遭到屠杀。[19]众所周知，动物爱好者萧伯纳对巴斯德学说充满怀疑，他指出如果把人类当作这种实验的受试对象，“在愚蠢的人看来，小孩就如同活体解剖者眼里的豚鼠一般，只不过是重塑世界的试验品而已”。[20]自此，“豚鼠”一词被纳入英语词汇库，用以指代医学进步所带来的一种新的社会危机。

“豚鼠”并非这个开创性时代涌现出的唯一新词汇。20世纪初，当费城的麦克法兰和新卫生实验室的米尔顿·罗西瑙（Milton Rosenau）等科学家着手清除天花疫苗中的细菌污染时，维也纳的年轻科学家们也留意到免疫接种可能导致其他一些疾病。孩子们接种白喉抗毒素后就会产生这种综合征。为了制备抗毒素，马会被接种白喉毒素，并且用量逐步增加，直到它们产生出足够多的抗体以供采集。人们随后给马放血，分离出红细胞，留下含有抗体的纯净黄色血清，最后通过加热来杀死其他细菌。当然，血清中不仅含有白喉抗体。它们还夹杂着马接触过的其他病菌的抗体以及数以亿计的蛋白质，而人类的免疫系统能识别出这些“外来的”蛋白质。由于成千上万的人接种过此类疫苗物质，这使得不断发展中的免疫学又衍生出了新的分支，即对“过敏”（allergy）的研究。

当医师们给小孩子注射经过粗分离的马血清时，经常会发生过敏反应，尤其是孩子们可能在注射第二针时出现严重的全身过敏反应。“过敏”和“过敏反应”（anaphylaxis）都是20世纪才出现的新术语。科学家克莱门斯·冯·皮尔凯（Clemens von Pirquet）供职于维也纳大学儿童医院，1906年，他出版了专著《疫苗及其过敏反应的临床研究》，其中首次使用“过敏”一词来指代一些孩子对天花疫苗的反应。冯·皮尔凯指出，针对抗原刺激有两种不同的反应：“免疫”以及“改变了的反应性”（altered reactivity），后者也就是德语中的“过敏”（*allergie*）一词。1902年，法国科学家夏尔·里歇（Charles Richet）和保罗·波尔捷（Paul Portier）发明了术语“过敏反应”或者说“对抗治疗”（against therapy），他们发现只需一点点水母毒素就能使狗产生致命的炎症反应。注射第二针抗毒素后，有的孩子会立即出现皮疹和高热。冯·皮尔凯和他的年轻同事贝拉·席克（Bela Schick）将其称为“血清症”。他们对此进行了理论建构，认为第一针注射导致了抗体的合成，而这些抗体对第二针注射的马源蛋白又做出快速反应，以致出现全身性的症状。这些洞见勾勒出了过敏反应的基本框架。

冯·皮尔凯和贝拉·席克意识到有一种悖论现象在起作用。通常，机体对外来抗原的快速应答是益于健康的，因为这能阻止感染的发生。然而，除了虫叮蛇咬等情形外，机体如果对某类无害且很少在自然界中接触到的蛋白质产生这样的反应，那就有害健康了。[21] 古多尔医生（Dr. E. W. Goodall）在英国汉普斯特德（Hampstead）的西北热病医院（Northwest Fever Hospital）工作，他开展过一项当代最大规模的白喉抗毒素副作用研究，调查发现：40%的血清接种者都出现过皮疹、发热的反应；4%以上的人遭受过关节疼痛、呕吐等严重反应的折磨。[22]古多尔称，第二次反应总是比第一次厉害。

马萨诸塞州迈开了用科学抗击白喉的第二大步，1909年，该州时年40岁的西奥博尔德·史密斯医生[23]证实用白喉抗毒素和毒素的混合物可以对豚鼠起到保护作用。纯化的白喉毒素诱导机体产生免疫反应，而抗毒素通过被动免疫减弱机体对毒素的过敏反应。此外，贝拉·席克发现，只需在受试者皮下注射一滴白喉毒素，然后观察是否发生抗体介导的反应，就可以此来判断受试者的免疫状况。这两项研究成果相得益彰。席克还发现：尽管93%的新生儿携带着来自母亲的白喉抗体，但当他们长大到2—5岁时，其中63%的儿童已不再对白喉具备免疫力。截至1916年，帕克已经用席克的方法进行了12000次测试；到1918年，卫生部尝试对所有纽约儿童进行这项检测；经检测后但凡缺乏抗体的儿童，都将接种毒素—抗毒素混合疫苗。[24]

帕克和比格斯在纽约实验室所取得的系列成果成了细菌学变革进程中的一段缩影，它“极大提高了医护人员的职业地位以及强化了医生之于公共卫生事业的价值”，医学史家约翰·达菲（John Duffy）写道。[25]人们取得了抗击白喉的胜利，并且通过在诸多大城市推广过滤水和巴氏灭菌牛奶来消除伤寒，这使得全民医疗的合法性大大增强了，涉及儿童福利的覆盖面也更为广阔。[26]纽约《医疗记录》（*Medical Record*）的赫尔曼·巴鲁克医生（Dr. Hermann Baruch）写道：“最终，我们极有可能养育出一代新人类，他们逐渐会具备对所有急性传染病的免疫力。而这将极大地延长人类的寿命。”[27]改革者们建议把儿童死亡率视为“社区福利的试金石、人类文明的检验”，并将降低儿童的患病率当作“进步时代”政治上的一大光辉愿景。[28]1908年，萨拉·约瑟芬·贝克在纽约创立了儿童卫生部门；1911年，纽约开放了首批15个放心奶站。[29]

1921年颁布的《谢泼德—汤纳法案》（*Sheppard-Towner Act*）是“进步改革”的一个重要面相，它由联邦资金来扶持各州的妇幼保健服务。这些妇幼健康服务曾被认为是各个家庭的私事，然而1930年赫伯特·胡佛（Herbert Hoover）总统召开的针对儿童福利的白宫会议强化了国家干预的意义，类似地，1935年的《社会保障法案》（*Social Security Act*）则致力于推进一个扩大化的国家公共卫生项目。私人机构也逐渐深化了对公共卫生的参与度。洛克菲勒医学研究所于1901年成立，并且很快在世界同类机构中名列前茅。该机构内的科学家因发现了细菌和病毒的本质，以及在细胞生物学、生物化学和解剖学等方面做出的杰出贡献而陆续获得诺贝尔奖。洛克菲勒基金会旗下的国际卫生委员会（International Health Board）创设于1913年，致力于将基础医学研究成果转化为在美国及世界范围内抗击传染病的实际应用。[30]

这些成果吸引了公众的关注。1925年，雪橇犬将救命的毒素—抗毒素混合疫苗从阿拉斯加州的安克雷奇（Anchorage）运至白喉暴发地诺姆（Nome），那里的儿童正遭受病痛折磨。莱昂哈德·斯帕拉（Leonhard Seppala）这位曾在"艾迪塔罗德年度雪橇大赛"上扬名立万的挪威选手，翌年率领40只西伯利亚雪橇犬穿行48个州进行了巡展，其中包括他的领头狗"多哥"（Togo）。"巴尔图"（Balto）因领跑了去往诺姆的最后一程而赢得广泛赞誉，其肖像被拍入电影，中央公园里还有它的雕塑。斯帕拉和他的雪橇犬途经西雅图、堪萨斯城、代顿、底特律以及普罗维登斯，最终到达纽约，在麦迪逊广场花园，罗尔德·阿蒙森（Roald Amundsen）特意给"多哥"颁发了奖章。[31]

拯救孩子的行动成了名流的事业，大型慈善机构也希望投身进来。1927年，米尔班克基金会（Millbank Fund）捐出100万美元为纽约东部贫民区的儿童提供医疗保健，由他们资助开展的调查显示，235户家庭中仅有9户知道毒素—抗毒素混合疫苗。这一调查结果引起了政府的干预。当年至少8.2万名城市儿童接种了白喉疫苗。两年后，大都会人寿保险公司（Metropolitan Life Insurance Co.）资助并发动了一场全市范围的白喉疫苗接种"闪电战"。活动传单被夹在每月的水电费账单里，海报被张贴在商店的橱窗中，有关白喉预防委员会（Diphtheria Prevention Commission）行动的报道登在了36种报纸上，其中还包括外文报纸。[32] 孩子们佩戴着写有“我已进行过席克测试”的徽章，这可以说是公共卫生干预的早期宣传标志。1929年至1931年间，纽约市接种疫苗的儿童超过了50万人，那时该市已在接种“类毒素”（toxoid）这种真正意义上的白喉疫苗。到1936年，纽约感染白喉的比例已降至十万分之一以下。疫苗接种是完全自愿的。直到白喉基本被控制后，强制性疫苗接种活动才被启动。

诚然，抗击白喉及其他疾病的战斗并非一帆风顺。威廉·帕克是独一无二的人物，他在纽约坦曼尼协会（Tammany Hall）① 腐败透顶的背景下，依然能通过自己的声望、社会关系和财富来维系实验室的运行。帕克的大部分研究资金来自纽约大学医学院，他在那里从事细菌学教学工作。拥有了上述两个头衔，他就能够提供纽约大学教职和实验室研究员的双重岗位，借以吸引优秀的研究者到卫生部工作。其他城市因没有帕克这样的能人来为研究人员提供资金和声誉，公共卫生部门自然无法快速发展。费城公共卫生的领导者多是非常平庸的医生，例如威廉·韦尔奇就曾“充满恶意地”反对设立细菌实验室，显然因为担心这一行为会削弱他的影响力。约瑟夫·麦克法兰是那个时代费城最了解细菌学的医生，然而他表示“自己太忙了，所以没有兴趣”涉足公共卫生领域。[33]

抗击白喉运动的宣传和广泛影响也使得一批奸商动起了歪心思。公众相信借助疫苗这种灵丹妙药来防治传染病的时代已然降临，制药业正是利用了这点来谋利，一旦欧洲、日本以及美国的科学家发现各种需要被消灭病原微生物后，他们就粗制滥造大批疫苗、血清以及免疫相关物质。例如，要是你有机会看到夏普、默沙东公司在20世纪20年代后期的展示橱窗，[34] 你将会发现有以下样品：天花疫苗，白喉和破伤风抗毒素，肺炎球菌、链球菌和脑膜炎球菌血清，以及超过

① 该协会成立于1789年，最初为慈善机构，后为纽约市民主党的执行委员会，因操纵政治、参与腐败而饱受诟病，有时它也被用来代指腐败的政治组织。——译注

20种用灭活细菌制备的疫苗。然而微生物之间的相似性并不如这些早期疫苗制备者所预期和宣传的那么大，这些新产品中很少真正能发挥效用。肺炎尤其对血清治疗具有抗性。“如果注射及时的话”，血清对“部分Ⅰ型和Ⅱ型肺炎是有效的”，保罗·德·克吕夫写道。“然而事实证明，新的肺炎病原微生物会不断涌现，几乎难以穷尽，当医生尚在实验室外等待、以便被告知他们的患者究竟是感染了哪种微生物时，肺炎也许已经夺走了病人的生命。总之，肺炎死亡率并未下降。”[35]20世纪20年代，针对脊髓灰质炎的大量血清治疗也最终宣告失败。“真是活见鬼了，医生们用白喉抗毒素治好了白喉……所以他们觉得为什么疫苗就不能用来治疗病毒性疾病呢？”汤姆·里弗斯回忆道。“试图推广一种新的医学理念就好比要把一个完全陌生的人选为美国总统。这需要做很多工作。”[36]

虽然疫苗的胜利并非那么普遍，但传染病还是在逐渐减少，公共卫生通过一系列减少疾病的举措逐渐赢得声望。过滤水和巴氏灭菌牛奶击败了伤寒杆菌，因为它们只存活在被人类排泄物污染的物质里。[37]有时是一系列因素联合起作用，才使得疾病的死亡率降低。1937年发表于《美国医学会杂志》（*Journal of the American Medical Association*，*JAMA*）的一篇文章指出，在没有抗生素的20世纪30年代，马萨诸塞州的儿童因患麻疹造成的死亡率仅是20年代的1/30。[38]20世纪30年代，麻疹的传染性和流行性与此前无异，但也许它的毒力有所降低，也可能是孩子们的体格更健壮了，因为他们这时能获得更好的营养，结核和白喉感染率也下降了。此外，20世纪30年代中期出生率出现下降，这意味着兄弟姐妹间传染麻疹的几率相应减少。几十年后的研究将会发现，如果让一个小孩暴露在含有大量病毒的环境中，麻疹将是最为致命的一种感染，这是另一种形式的“接种效应”。随着青霉素于1942年后被广泛应用，麻疹死亡率进一步下降，相应地，肺炎并发症的发生概率同样降低了。[39]

20世纪早期，医学在美国的地位逐步提升，此前一些先行者的理想观念则遭唾弃，诸如任何人都可以主宰自身事务。诚然，反疫苗接种者罗拉·利特尔的理念仍有许多拥趸，她宣称要“做自己的医生。这是你的身体，你比任何人都更了解它”。法国和德国从君主制政体衍生出了强大的官僚机构，因而可以实行威权统治，美国政府则需要基于信任关系或通过法律的强制力才能逐渐建立起权威性。然而早在1911年，敏锐的观察者就发现人们已经对医学有了初步信任。明尼苏达大学校长乔治·埃德加·文森特（George Edgar Vincent）后来担任洛克菲勒基金会主席，他在当年的一次演讲中谈道，“民主的中心议题是将名誉和权威赋予精英阶层，并对他们开出的‘药方’保持敬畏”。[40]然而“用个人自由来判别什么是疑难杂症的倾向”成了美国式民主的一大缺陷，“逐渐地但不可避免地，我们会选出一批医学精英，并且相信他们的科学知识在不断丰富、医术不断进步”。

从1900年到1930年，美国国民的平均寿命由47岁增至60岁。其后的民意测验显示，美国人对医生的信任与尊敬程度超过任何其他职业，这颇出人意料！像帕克和比格斯这样的医生跻身名流行列，沃尔特·里德等则成了殉难者。[41]一些黄热病的研究者如洛克菲勒研究所的杰西·拉齐尔（Jesse Lazear）和野口英世（Hideyo Noguchi）献出了自己的生命，他们以实际行动树立起科学家作为勇敢探索者的英雄形象（就像那些勇往直前将疫苗运往诺姆的爱斯基摩犬一样）。此外，吉米·斯图尔特（Jimmy Stewart）在1934年的百老汇电影《黄热病》（*Yellow Jack*）中扮演了无畏的研究者兼受试者角色。1941年，美国公共卫生署共有17人因公殉职，他们生前感染了黄热病、伤寒、脊髓灰质炎和土拉菌病。

有了上述种种牺牲和进步，利特尔所秉承的通俗理念不再具有文化意义上的决定性。历史学家保罗·斯塔尔认为，“美国人有着淳朴的民主信念，已回归常识，因而很乐意接受科学思想和效率观念”。大众对实验室取得的种种成就留下了深刻印象，并意识到这些成果过于复杂、常人无法掌握，医生由此获得了新的文化权威性”[42]。当这种权威性未被授予并得到广泛认可的时候，那就需要强化它，这或许可以解释为何美国比其他任何国家具有更多的强制性疫苗接种要求。这是美国式的解决方案，即把政策强加给难以管控的国民，正如比格斯 1914 年在尼亚加拉瀑布城的作为。只能是政府而非个人“来制定共同目标，并且将其实现”，比格斯称。[43]

20 世纪上半叶的两场世界大战为政府权威与科学医学的联姻提供了机会，因为士兵的健康与其保卫国家的能力密切相关，军医的意见也就有了很大的权重。二战时，西蒙斯将军致力于推广疫苗接种，他曾表示：“如果伤寒像美西战争时那样在我们的军队里蔓延……那么等到新年的时候，这屋子里的所有人都会成为轴心国的战俘。”[44] 同一场演讲中，西蒙斯有时会把“伤寒”和“天花”混用。战后，西蒙斯还在推广他的理念，向重享和平的同胞敞开胸怀。他会说，如果没有健康，“美国将无法完成守护文明的新使命。一个国民体质虚弱的国家就好像患病之人，将无法在这个野蛮的世界中取得成功或保持领先”。维系健康不仅是公民的权利，这同样是一种义务。

向野蛮和伤寒进军

美国第一次主要的战时疫苗接种经验发生在独立战争时期，当时乔治·华盛顿统领着一支散兵游勇式的志愿兵，他们尚未获得对天花的免疫力。华盛顿最初抵制人痘接种，然而 1775 年历经魁北克、波士顿的战斗后，拥有良好接种效果的英军接连击退了因天花侵袭而战斗力锐减的大陆军。华盛顿及时改变了策略，1777 年以后，所有加入殖民地军队的将士都进行了接种，如果华盛顿当年能早些为军队接种天花疫苗，也许如今的加拿大也会被美国收入囊中。[45]

美国内战时期，北方联邦军的疫苗接种大多是依托“痂皮”来完成的，这些结痂物由专门的公司运送给卫生官员，通常附有采集时间、供给者姓名等证明信息，表面看上去都是源于健康接种过的孩子。军方要求每个州都给应征的兵团接种，但实际上很少执行。因为战前的疫苗接种较为落后，城市兵团中有很多早年生长于国外的士兵，他们在大战前已进行过较好的接种，西部边远地区的士兵则大多没有种痘。无论疫苗有什么样的缺点，它们在战争时期还是展现出了优良的功效。南方联盟一方没有接种的白人与黑人的战斗力不如接种过的士兵。[46]安提塔姆会战（Battle of Antietam）爆发时，天花侵袭了南方联军主力北弗吉尼亚军团，联军糟糕的接种状况立马成了一大软肋，这次流行造成 2500 名士兵感染，其中 1000 人死亡。由于优质的血清制品供给匮乏，南方联军的医生只得通过邮寄奴隶接种后生成的痂皮来互通有无；士兵们试图自行制备疫苗，然而后果严重。“假冒伪劣的疫苗物质”广为流传，据说这是由一名不值勤的军官从亚特兰大一名患有梅毒的卖淫者那里采购的，结果使得南方联军总司令李将军（General Lee）手下 5000 多名士兵不能参加钱瑟勒斯维尔战役（Battle of Chancellorsville）。[47]错误的医学操作还导致整个社群和军队抵制疫苗接种。[48]

在南北双方军队看来，天花的危害还在其次，因为同比而言，当时胃肠疾病流行，拥挤的帐篷里蔓延着呼吸道疾病，蚊子在传播疟疾，手术室中则充斥着大量坏疽。美西战争时期，外科手术技艺已得到极大提升，然而因人群聚集导致的疾病播散依然是严重的威胁。美国对古巴和菲律宾作战时，总共不到 250 人阵亡，然而驻扎在营地的 10.7 万美军中，1/5 的人感染了伤寒，其中 2192 人死亡。

美西战争结束之后，美国由于自感将更多地扮演殖民者的角色，为此积极将疫苗接种与占领政策结合起来。波多黎各 1899 年的一次天花流行使得当地 3000 人感染，美国军方于是迅速建立疫苗农场，并在 6 个月内为 80 万波多黎各人接种，以便防治天花。自 1899 年六七月份开始，修造巴拿马运河的工人以及数以百万计的菲律宾人均被强令要求接种疫苗。军事总督伦纳德·伍德将军（Gen. Leonard Wood）在古巴创设了强制接种制度，要求儿童在一岁生日前必须接种，[49]到卡斯特罗时代（Castro era）这一政策依然得到延续。[50]美西战争后，一份受军方委托的报告指出，伤寒之所以非常容易传播是因为营区糟糕的卫生条件，特别是未能设置恰当的公共厕所。[51]这一报告使西点军校的候补军官们多了一门基础医疗训练课程。该报告的作者为沃尔特·里德、维克多·沃恩（Victor Vaughan）和尼古拉斯·莎士比亚（Nicholas Shakespeare），他们还建议士兵接种伤寒疫苗，以防卫生改革运动失败。就在他们完成报告的时候，一种新的疫苗问世了。

首款伤寒疫苗的制备，先得在牛肉汤培养基中繁殖细菌，然后通过加热及苯酚灭活完成，发明者为德国的里夏德·普法伊费尔（Richard Pfeiffer）和英国的阿尔姆罗思·赖特。赖特生于1861年，他个性古怪，但凭借才华和在理论上的大胆探索而成为当时著名的科学家之一。博学多才的赖特在23岁时便已获得法律、现代文学以及医学专业的学位。据称一杯雪莉酒下肚后，他可以随意背诵出25万句诗中的任意一句。赖特还是一个经常愁眉不展的大块头，长着蒜头鼻和厚嘴唇，能言善辩；他厌恶女人、自大傲慢，无论对敌人还是朋友的观点都乐于批驳，这点颇为失策，他的朋友如萧伯纳等都热衷于辩论。赖特于19世纪80年代中期开始了他的细菌学研究，当时细菌学界分为体液免疫学派和细胞免疫学派两大阵营，前者认为免疫力源自血液（“体液”）中漂浮的微粒，这也是17世纪以来流行的观点，后者认为免疫模式是由于白细胞吞噬了入侵的细菌。赖特是第一个将两种免疫理论结合起来对待的人，然而他没能完全理解复杂的免疫系统，这让他多了个外号叫“差不多先生”（Sir Almost Right）。然而他在细菌学上还做出了其他贡献，比如研制伤寒疫苗。

1898年布尔战争（Boer War）时期，赖特在皇家军事学院担任病理学教授，他被委派对英国士兵进行伤寒疫苗效果检测。赖特并未耗费时间与高级军官们联络感情，他的这一大失误让我们学到了科学工作的又一条重要原则，那就是要充分与高层搞好关系。接种疫苗的士兵感染伤寒的概率低于大部分未接种者，然而，赖特选择志愿者的随意性以及记录的不严谨导致其结果遭到质疑。[52] 尽管一系列调查都发现赖特的疫苗在南非和印度殖民地能防治伤寒，军方还是拒绝将其推广。生物计量学和优生学之父卡尔·皮尔逊（Karl Pearson）攻击了赖特，认为他的数据有问题，疫苗接种还导致了严重的副作用。几十年后，随机临床试验证实，超过 1/5 的赖特疫苗接种者会在一天或更长时间内失去劳动能力。[53]1899 年 10 月，当时还只是一名年轻记者的温斯顿·丘吉尔（Winston Churchill）在他的战时采访中记录了疫苗接种后的经历："医生在沙龙中鼓吹疫苗的效果。第一次接种后，血清会产生保护作用；第二次接种则使人免于遭到疾病侵扰。他们引用完美的数据来支持实验结果。几乎所有人都被说服了。大家毫不犹豫接种了疫苗，第二天，我们看到憔悴的士兵们在甲板上爬行，极度不适、发着高烧。但是又过了一天，所有人都恢复了，并且获得了强大的免疫力。然而有些人，比如我自己，始终记得我们仍徘徊于病理学的门槛外，对其效用总是心存疑虑。" [54]

及至 1914 年，美国很多城市的卫生状况已得到改善。然而在一战时期，战壕中的士兵们又重新与各种病菌为伍，疾病、外伤、糟糕的营养以及压力等都能导致健康恶化。1914 年 9 月 28 日，赖特致函伦敦《泰晤士报》（*Times*）称："外出服役的军队从文明的卫生环境直接退回到可怕的荒蛮境地"。好在美国军方的决策者让赖特的伤寒疫苗发挥出了应有的价值。沃尔特·里德完成伤寒报告后回到古巴继续抗击黄热病，但维克多·沃恩和弗雷德里克·罗素少校（Maj. Frederick Russell）留在了华盛顿的陆军医学博物馆工作，以便完善赖特的疫苗。虽然罗素认为这种会带来较强反应的伤寒疫苗应当基于自愿原则进行接种；但是到了 1911 年，军方命令在得克萨斯州服役的一个师强制接种，他们毗邻墨西哥军队前哨阵地；一年后，所有入伍新兵都必须接种。[55] 这一策略非常成功。一战时期，美国 410 万军人中仅有 1500 人感染伤寒，其中 227 人死亡（虽然超过 3.5 万人因疫苗反应而患病，成为伤病员）。[56] 法军最初没有接种伤寒疫苗，结果战争爆发后 16 个月内就有1.2万例伤寒死亡病例。[57]

经全民动员后，美英两国把疫苗接种变成了一种爱国行动。1907年，英国通过了涉及“因道义或信仰而拒服兵役者”（conscientious objector）的法令，其中取消了强制接种疫苗的规定；一战爆发之初，反对疫苗接种者在军队中组织了针对伤寒疫苗的抵制活动。然而，政府采用一系列既遵循科学精神又符合道德规范的论证进行了有效的反击。世界上最知名的医生、来自加拿大的威廉·奥斯勒（William Osler）当时正在牛津访学，他于1914年受邀给一处集训营的将士进行演讲。奥斯勒做了题为《病菌与子弹》的报告：“从前行军靠体魄，现在打仗靠头脑。”他引用数据来说明伤寒疫苗的功效，同时强调如果部队不接种的话将面临的患病风险，继而督促官兵们做出正确的选择去接种疫苗。奥斯勒总结道：“将100万将士投入战场后，如果能防止他们感染伤寒，我们军队的战斗力将提升1/3”；“伤寒可以预防，它也必须被阻止，然而决定权在你们手里，我只是相信此举会对你们的国王和国家都有利。”[58]

此类演说达到了预期的效果，随着英国打败德国的决心不断增强，士兵们接种疫苗的意愿也更强烈。97%的士兵接种了疫苗，反疫苗接种者最终落败。在美国，反疫苗人士从最开始就没能形成气候，他们浅尝辄止，无非是想给自己的主张抹上一层爱国主义的色调。[59]

正如反疫苗接种者很快指出的那样，士兵和公众的伤寒患病率之所以迅速减少，主要原因在于卫生状况的改善。一些医生特别是德国的恩斯特·弗里德贝格尔（Ernst Friedberger）也认为疫苗只起了很小的作用，或者说根本无效，他提供的证据是其他肠道疾病的患病率在这段时间内甚至降低得比伤寒更快（普鲁士军队审查了弗里德贝格尔的论文）。[60]但是，对比接种的军队和未接种的农村人口的伤寒患病率后我们会发现，疫苗确实起到了一定的积极作用。1901年至1908年入伍的美国人中，伤寒患病率为5/1000到6/1000。这一患病率在1911年下降到1/1000以下，并且持续降低，即便在战争最激烈的时候也是如此。[61]

总之，美西战争时期灾难性的伤寒暴发使促使军方做出了正确的应对，尽管当时的疫苗效用有限，却也大放光彩。沃恩写道，“1898年入伍的军人几乎难以逃过感染伤寒这一劫”，“然而到1917年时，对于想摆脱伤寒的民众来说，再没有比军队更安全的地方了”。[62] 医学在战争中的胜利使得政府不再同情反疫苗接种者，1935年讨论《经济安全法案》（*Economic Security Act*）的国会听证会生动地展示了这一演变历程，该法案奠定了罗斯福新政（the New Deal）的基础，其中一项举措便是要给公共卫生署拨款800万美元。公民医疗咨询局（Citizens Medical Reference Bureau）的代表H. B. 安德森（H. B. Anderson）反对这一条款，他认为扶持公共卫生机构将会怂恿各州扩大强制性疫苗接种的覆盖面。安德森的观点并未引起共鸣。密歇根州的代表罗伊·O. 伍德拉夫（Roy O. Woodruff）早年以战士身份参加过美西战争，并且饱受伤寒折磨，他对伤寒疫苗赞不绝口，并且提及白喉抗毒素“曾将白喉的死亡率从73%降至2%……任何明智、理性的人看到这些数据时，怎么可能还会反对疫苗接种、反对预防疾病呢，反正我是无法理解的……如果你的观点在这个国家盛行，我们还将遭受天花、伤寒以及其他流行病的侵害，正是因为有了疫苗，这些疾病现在几乎完全消失了”。

从医学视角来看，一战确实算得上是非常成功的，当然，等到“大流感”横扫各军营时，公共卫生的拥护者也尝到了苦涩的滋味。甚至有人怀疑是新的疫苗导致士兵们对流感更加易感。[63] 从1918年9月到翌年夏天，4.3万名美国士兵因“大流感”去世，此外，美国本土多达50万人在此次疫情中死亡。报告称海军中40%的士兵被感染；陆军的感染率则为36%。一名医生在1919年写道：“如果再要谈起预防医学的胜利，我会被自己的狂言噎死。”[64] 尽管这次“大流感”是一大悲剧，但它还是有积极的一面。疫情使关心公共卫生事业的人充分认识到了研发和使用疫苗的重要性，无论他们是普通民众还是军人。

对医学信心的增强并未立马就使得民众增加对疫苗接种的需求。卡介苗（BCG）是一种经法国科学家改良牛型结核杆菌后制备的活菌苗，具有针对肺结核等结核病的免疫力，尽管它在世界大部分国家和地区被常规使用，却没能在美国流行起来。1929年至1930年，一批卡介苗在制备过程中使用了错误的菌株，最终导致德国吕贝克（Luebeck）的72名婴儿死亡。德国的这场疫苗灾难连同有关卡介苗持续有效性的争议，以及可能因疫苗源于法国而滋生出来的一些盲目爱国情愫，使得卡介苗在美国难以被推广开来。[65] 同样地，伤寒疫苗也没能在普通民众中广泛接种。[66] 伤寒疫苗有可能造成严重的不良反应，以及每隔三年就需补种，直到完成三次接种为止，这些都非常不切合实际，特别是对婴儿来说，因为婴儿总体上不太容易受到伤寒的侵害。[67] 清洁的水和牛奶效果更明显也更安全，还能除掉其他病菌。从1906年至1936年，在几乎没有接种伤寒疫苗的情况下，全美的伤寒死亡率依然降低了99%。到1942年，医学界达成了一种共识，即伤寒疫苗接种仅适合于生活在没有卫生用水的洪涝区或正值伤寒流行地区的人，要么就是准备前往此类地区的旅行者，此外也适用于慢性病患者或居住在收容所、养老院的人。截至1930年，7.5%的美国人接种过伤寒疫苗，但大多数为参加过一战的老兵。[68]

二战时期的疫苗

二战爆发后，美国军方开始招募医学界的精英来协助军队备战，其中包括应用各种现有的疫苗来保护士兵的人身安全。1940年12月，作为新成立的医疗部队中一颗冉冉升起的新星，当时担任中校的詹姆斯·西蒙斯起草了提案，以便推广一种抗击传染病的新方法。军方最大的担忧也是他们极力躲避的"子弹"，自然非流感莫属。当军方高层亟须流感疫苗时，致力于流感研究的科学家才刚刚开始理解因病毒不断突变带来的免疫学难题。单一一种疫苗无法应对流感的所有变异型，就像没有能预防肺炎的疫苗一样。然而科研经费已经到位，并且如过去常常看到的那样，政府高层坚定要求进行攻关，聪明而勤勉的下属们于是一面确保针对流感的科研经费充足，一面尽可能地让它们惠及其他富有成效的相关研究领域。美国军方抗击流感的行动最终将转化为对病毒的整体攻坚，并将在战后促成了对脊髓灰质炎及其他病毒性疾病的逐一击破。

1941 年 1 月，美国军医总监宣布创建流感及其他流行病调查控制委员会（Board for the Investigation and Control of Influenza and Other Epidemic Diseases），这是后来知名的武装部队流行病学委员会（Armed Forces Epidemiological Board）的前身。该委员会的宗旨是抗击各种疾病，开展有助于决定疫苗未来的重要研究，这不仅是为了服务军队，也是为了保障美国“婴儿潮时代”出生的孩童的健康。该委员会最初被设定为聚焦流行病学研究，然而实际上研究人员们在很多领域都进行了开创性的探索，例如研发新的疫苗，并创立了由军方资助民用医学研究的新模式。

整个疫苗项目的操盘者为西蒙斯，在副手斯坦诺普・贝恩 - 琼斯（Stanhope Bayne- Jones）眼里，他既是一位高效、敏感而又严酷的老板，也是一名“预防医学的传教士”。1943 年至 1944 年，为了考察军队情况和检验研究设施，西蒙斯奔走于各地，行程长达七万英里；他还是万尼瓦尔・布什（Vannevar Bush）主持的科学研究与发展办公室（Office of Scientific Research and Development）的军方代表，负责监管“曼哈顿计划”及很多其他的项目。[69] 西蒙斯到处“化缘”、寻求合作，洛克菲勒研究所、约翰・霍普金斯大学、耶鲁大学、哈佛大学、范德比尔特大学和宾夕法尼亚大学的首席医生及科学家纷纷加盟。校方为研究者们提供薪资和实验室，军方每年象征性地支付 20 美元顾问费，在此过程中，他们为军方—学术机构技术复合体的诞生描绘出了蓝图。二战后，西蒙斯担任哈佛大学公共卫生学院院长职务（这时他积极拥护公费医疗制度），他继续将预防医学与国家的需要相提并论，并且取得了新的成就。[70]

疾病预防的成效有着可靠的逻辑基础。尽管已经有了伤寒疫苗，卫生状况也在不断改善，但一战时期阵亡的112855名士兵中将近一半死于疾病（大多数为流感）而非战伤。如果军队能提高士兵的免疫力，他们的战斗力将更加强大。在军方的支持下，洛克菲勒基金会国际卫生部（International Health Division）在加利福尼亚州设置了流感情报中心。[71]洛克菲勒基金会的科学家如阿方斯·迪谢（Alphonse Duchez）、托马斯·弗朗西斯（Thomas Francis）和弗兰克·霍斯福尔（Frank Horsfall）虽然从事疫苗研发工作已长达20年，他们发现对流感了解得越多却越缺乏成功研制出疫苗的信心。流感有很多病毒株，感染或接种某种病毒株并不能使人对另一种病毒株产生保护作用。社会对流感疫苗的需求非常迫切。那个时期洛克菲勒方面收到了堆积如山的请求，希望防治流感的产品尽早上市，这些请求来自各州市的卫生部门、精神病院、监狱、大学、企业乃至已陷入绝望的个人。1940年，洛克菲勒基金会将50万剂流感疫苗运往英国，随后也为成千上万美国人提供了充足的疫苗，接种效果则不一而足。[72]

疫苗或地狱：破伤风和斑疹伤寒

无论是二战时的流感疫苗还是肺炎球菌疫苗都没有多少成效，它们甚至显得有些多余，因为那时并没有暴发疫情，即便如此，一些有效的疫苗还是陆续被研发出来了。已被减毒处理的破伤风毒素也即破伤风类毒素是其中的一大亮点，它与自1931年起在美国各城市广泛使用的白喉疫苗相仿。英国、加拿大和法国军方采纳了破伤风疫苗，1941年6月，经西蒙斯推动，美国军队也都要求强制接种破伤风疫苗。疫苗接种运动成果显著：从1941年12月7日到1945年1月1日，仅有12名军人罹患破伤风，其中1人为战伤所致。一战时期共报告了70例破伤风感染，这一数据当然很可能因漏报而低估了。据谍报人员调查发现，盟军发起诺曼底登陆行动期间，未接种疫苗的德军中有 80 例破伤风感染病例。[73] 防治鼠疫、脑膜炎和乙脑病毒的疫苗先后问世。反疫苗的激进分子也无法辩驳这些成果，[74] 虽然天花疫苗偶尔会给军方带来一些麻烦。1943 年，5260 名疫苗接种者因接种反应住院，当年 8 月，每 300 例接种者中就有 1 例会发生严重反应。[75]

斑疹伤寒是西蒙斯另一亟待攻克的目标。一战结束后，斑疹伤寒在欧洲夺走了 300 多万人的性命，这种感染是非常典型的战时及战后流行病。难民和前线的士兵很少换洗衣服，于是成为虱子惬意的宿主。携带斑疹伤寒病原体的体虱在适宜的温度下饱吸人血。宿主感染斑疹伤寒后，会出现发烧症状乃至最终死去，这时虱子会从皮肤上跳窜到衣物里，然后寻找下一个体温为 37℃的宿主。斑疹伤寒在墨西哥等贫困的拉美国家较为流行，它通常会导致儿童出现轻型感染症状。[76] 军队中的斑疹伤寒伤亡率居高不下，由此导致士气不振，疫苗研发再度引起人们的关注和兴趣，战争中的强国也想推进此类科研，所有这些因素最终促使大批科学家投身到斑疹伤寒疫苗的研发工作中来。

培养斑疹伤寒病原体的方法非常困难，由此产生了一些怪异且令人生厌的方式。斑疹伤寒属于立克次氏体（*Rickettsia*），这是一种尺寸极小的细菌，它们像病毒一样需要寄生在活细胞中才能生长繁殖。落基山斑疹热的病原体也是一种由扁虱传播的立克次氏体。对于大多数研究斑疹伤寒的科学家来说，唯一可行的病原体培养方法就是先要养虱子。假使手头已经有了一大批这种让人恶心的害虫，又该怎么接种斑疹伤寒病原体呢？每个国家的科学家都想出了自己的办法。俄罗斯人剥下人类遗体的皮肤加以烫洗，然后平铺到已被斑疹伤寒污染的血池上，这样皮肤上的虱子就会吸取其中的血液。德国占领波兰首都华沙后，在当地建造了实验室，德国人让集中营的囚徒流水线作业，以直肠给药的方式将含有斑疹伤寒病原体的培养液注入虱子体内。医生随后会把这些虱子解剖，取出它们的胃研磨、风干，以便制备疫苗。[77] 在北非，巴斯德研究所的研究者试图用跳蚤的排泄物来研发活疫苗。

洛克菲勒研究所的知名科学家汉斯·津瑟（Hans Zinsser）著有《老鼠、虱子与历史》（*Rats*, *Lice and History*）一书，他试图在琼脂培养基上制备疫苗；其他研究者则将斑疹伤寒病原体物质吹入小鼠的鼻孔，然后解剖出它们的肺脏加以磨碎备用。[78] 战后调查发现，二战时期纳粹德国和日本在战俘身上进行过斑疹伤寒疫苗实验，还故意让“对照组”的战俘感染。轴心国没能研制出有效的斑疹伤寒疫苗，纳粹在德国贝尔根 - 贝尔森（Bergen- Belsen）设有斑疹伤寒实验室，尽管有传闻称那里的战俘曾给纳粹党卫军（SS）注射过低效的疫苗，而给其他囚徒注射的才是有效的疫苗。[79]

恩斯特·威廉·古德帕斯丘医生（Dr. Ernest William Goodpasture）曾在洛克菲勒研究所受训，身为范德比尔特大学的一名科学家，他研制出了一种非常适用的培养基，从而不再需要用到虱子。1931 年，古德帕斯丘与同事爱丽丝（Alice）及尤金·伍德拉夫（Eugene Woodruff）发现，可以用消毒针头将病毒或立克次氏体注入鸡胚，然后将注射孔密封以防污染细菌进入。鸡胚的应用将促成第一支斑疹伤寒疫苗的成功研发，并且最终为麻疹疫苗、流感疫苗等重要疫苗的制备奠定了基础。在蒙大拿州汉密尔顿市的公共卫生署落基山实验室里，赫勒尔德·考克斯（Herald Cox）先用鸡胚孵育斑疹伤寒立克次氏体，然后用福尔马林和苯酚将其灭活。他需要大量鸡舍来供应鸡蛋，因为一个卵黄囊仅能制备出够两个人使用的疫苗，当然这种大规模生产也是出于军方战时的需求。[80] 截至 1942 年，派驻北非的美国士兵均例行接种了斑疹伤寒疫苗，最终，各战区的美国士兵都会进行疫苗注射。1942 年北非斑疹伤寒流行时，6 万名阿尔及利亚人致病死亡，而接种疫苗的 50 万美国士兵中仅 11 人感染，且没有人死亡。

考虑到斑疹伤寒疫苗在大规模试验前已得到广泛应用，该疫苗所取得的成就更显突出；就像其他战时疫苗一样，它们按现在的标准来看只能说尚属试验剂型。洛克菲勒基金会的科学家杰克·斯奈德（Jack Snyder）和弗雷德·索珀（Fred Soper）于 1940 年在西班牙开展了斑疹伤寒疫苗的临床试验，但因为两位科学家不幸感染斑疹伤寒并被驱逐出境，这项试验最终流产。[81]1943年，美国斑疹伤寒委员会（U.S.A. Typhus Commission）成立，其初衷是保护士兵免于遭受这种疾病的侵扰。由于斑疹伤寒疫苗已经很好地达到了预期效果，该委员会于是决定联手洛克菲勒基金会，一道致力于在普通民众间消除斑疹伤寒。这一努力所取得的成果分外显著：他们拯救了千万美国平民，也使得战后美军占领区的欧洲人对美国充满由衷的感激之情。

处在抗生素时代的风口浪尖，用于预防疾病的斑疹伤寒等疫苗仅是昙花一现，因为抗击斑疹伤寒的主要武器并非疫苗接种。相反，军队用颇具争议的化学药品DDT来直接杀死斑疹伤寒的传播媒介虱子。瑞士从事化学制药的嘉基公司（J. R. Geigy）① 合成了这种药粉，但美国农业部设在佛罗里达州的实验室发掘出了它的潜力。军队走遍欧洲，用喷雾枪将DDT粉末撒到成千上万欧洲人的袖子和内衣上；公共卫生学家随后也开展了他们发起的疾病清除行动。1943年12月，公共卫生学家首先在意大利南部那不勒斯（Naples）的一个山洞测试使用DDT粉末，几百名为躲避盟军轰炸的当地市民曾藏身于此，然而斑疹伤寒在他们中间暴发了；他们还把灭虱粉末带到了德国的达豪（Dachau）和贝尔根-贝尔森的集中营里，那儿已有数千名囚徒死于斑疹伤寒。

《星期六晚报》（*Saturday Evening Post*）报道了公共卫生学家在那不勒斯防治斑疹伤寒的胜利。[82] 只有2.7万名那不勒斯人在这项行动中接种了斑疹伤寒疫苗，但超过100万人接受了DDT粉末消毒喷撒。军方还试图为医生、护士、牧师、警察等接种，因为他们每天都得与这些携有虱子的那不勒斯人打交道。但包括军方人员在内的很多人都拒绝了。“平民不会像士兵那样轻易进行疫苗接种”，《星期六晚报》进行现场报道的记者写道。“反对疫苗接种的言论总是传播得更快。”人们

① 该公司为全球制药保健行业跨国集团诺华（Novartis）前身之一。——译注

更愿意接受 DDT 粉末喷撒。然而，军队还是会不遗余力地宣传疫苗。1944 年 5 月，美国斑疹伤寒委员会负责人利昂·福克斯少将在对美军进行演讲时表示："在那不勒斯进行的第二场战斗空前地证明了斑疹伤寒疫苗的价值。"没有美国士兵在那不勒斯感染斑疹伤寒，"要知道有很多盟军士兵都与那些漂亮的那不勒斯人有过亲密接触……要是没有疫苗的保护，到我这个年纪，我敢打赌很多人早就下地狱了"，福克斯最后总结道，"我不确定自己死后是否会进天堂，所以现在就指望着疫苗能救我一命了"。[83]

继用于防治斑疹伤寒后，DDT 被用来消灭肆虐于欧洲温热地区的按蚊，这些地区从此很少发生疟疾。1944 年 6 月 4 日，《纽约时报》发表评论文章称："战备药品中的特效药，现在自然应当加上 DDT。""DDT 的药效好得让人难以置信……如果 DDT 的传奇能够继续被证实，那么我们将不会再遭受虫媒疾病。"DDT 是战争中最为有效的武器之一，自从爱德华·詹纳发明牛痘接种以来，那些充分运用了 DDT 的军医所拯救的生命可能比任何人都多。直到 1962 年蕾切尔·卡森（Rachel Carson）出版了《寂静的春天》（*Silent Spring*）一书后，大众才意识到 DDT 的诸多负面效应。他们最终摒弃了这种强有力的杀虫剂，因为其残留物会进入食物链，使鹰等猛禽的蛋壳变得脆弱。①

黄热病与黄疸危害

正如诸多案例所示，进入工业化时代后，我们一看到某种技术的益处就轻率地大量投产使用，直到经历过惨痛的教训方才意识到它的弊病。然而我们越是依赖科技，我们就越可能遭遇更多难以预料的后

① DDT 因具有生物富集性，不仅对鸟类有害，在人体内积存到一定量时，同样会危及人的健康。自 1972 年以来，美国等许多国家纷纷宣布禁用 DDT，但也造成某些国家和地区的疟疾反弹。2006 年，世界卫生组织宣布允许非洲等国家和地区有限使用 DDT 来防治疟疾等疾病。——译注

果。这同样适用于 20 世纪的疫苗，总体来看它们发挥了积极的作用，但也存在一些瑕疵。正如 DDT 提供了一个微量化学物质在食物链中集结的典型教训，疫苗也时不时会在人类中播散疾病。某种意义上可以说，疫苗的发展历程见证了人类将异体物质注射入人体后可能发生的各种意外。疫苗被有组织地广泛应用后，使得大批接种者发生对马蛋白、凝胶和鸡蛋清的过敏反应。如果调配的疫苗受到污染或者针头未经仔细消毒即重复使用，它还使人们被细菌感染。疫苗接种与输血技术发展迅速，但对微小、不断进化的病毒的检测能力却远远落后，这种致命的耽搁导致了大量由注射引发的病毒感染事故。虽然乙肝和丙肝的全球流行已难以追溯其源头，但治疗过程中的血液制品共享，包括疫苗接种在内，绝对是其中的重要因素。

二战时期，战争有史以来首次成了一场大规模、冷酷而彻底的科技较量。轰炸机从太平洋中部的基地起飞，向几千英里以外的城市发起攻击。火箭从北海发射，然后落在英国考文垂（Coventry）普通民众的起居室里。数以百万计的受害者被火车直接运往“死亡工厂”的流水线上，惨遭毒气杀戮。就像武器弹药的攻击轨迹一样，细菌的传播路径远不是通常挨家挨户蔓延的那样了，也超出了从战壕、妓院到营地的常规范围。在人类战争史上，感到恐惧的统治阶层首度着手筹划生物战，进而发明了各种威力强大的生化武器。在此过程中，美国军方犯了一个悲剧性的错误，结果搬起石头砸了自己的脚。

1941 年，美国军方为所有军人订购了黄热病疫苗，并在短短数月间完成了接种，这一带有病菌的介体由此进入了数百万人的血液里。这批疫苗制备环节存在重大失误，珍珠港事件爆发仅两个月后，许多美国士兵就出现了黄疸症状，躺进了医务室。这些由美国最杰出的医学家研制的黄热病疫苗，后来被证实一部分被乙肝病毒污染了。这是一场本可被避免的灾难，然而因为自大、犹豫、缺乏有效的沟通以及恐惧似乎又使它的发生成为必然。人类总是犯着同样的错误，而这场悲剧再次给予人类惨痛的教训。

20 世纪初，黄热病在美国本土已不再流行，然而美国参战时依然需要对抗黄热病，所以洛克菲勒基金会国际卫生委员会也即后来的国际卫生部，数十年如一日地进行相关研究。从 1913 年创立到 1951 年解散，国际卫生委员会投入了最多的人力和财力来研究那些贫困地区无人关注的疾病，不仅有黄热病，还包括钩虫病、结核、疟疾以及伤寒。在探究防治黄热病的过程中，许多英雄人物甚至烈士纷纷脱颖而出。研究者们向这些疾病发起了伟大的进军，并且在美国乃至世界范围内赋予医学科学以无上的荣耀。

黄热病是一种可怕的疾病，它发病迅疾，常导致高热、黄疸、出血，患者甚至会呕吐黑色的血凝块。殖民时期，它仅在美国少数殖民地流行，因为传播黄热病的埃及伊蚊不会在寒冷的地带繁衍。然而北方部分城市还是不时会发生黄热病流行，因为夏季时一些带有病菌的蚊子会随船进港，从而令人致病。1793 年的一次黄热病流行导致大概 2000 名费城人死亡。美西战争时期，因为沃尔特·里德医生及其同事通过一系列严谨的实验证明了黄热病为蚊传疾病，军方于是首次开展了一场有效防治黄热病的卫生运动。蚊子作为黄热病病原体载体这件事并非显而易见，因为仅有几种蚊子会传播该病，而且只在埃及伊蚊叮咬患者后的 10 天至 14 天才可能发生感染。所以当你去医院看望患者时，即使被刚吸过患者血的蚊子叮咬也不会罹患此病。反倒是患者去世一周后，当你前去慰问其遗孀时，原本就留在患者屋子里的蚊子极有可能给你致命的一击。

这一秘密的发现是以杰西·拉齐尔和克拉拉·马斯（Clara Maas）的生命为代价的，两人生前都自愿参与了“里德实验”。当同事主动让蚊子叮咬以备开展实验的时候，里德本人被召回到华盛顿，并于 1902 年因阑尾炎去世，这倒让公众把他的死与他同事的牺牲联系起来。（数年后，一位医生回顾这些实验时感慨：“人们意识到，能够在伦理标准改变前解决这些问题是多么幸运啊。”）[84] 古巴的这些牺牲者还只是这种极具传染力的病毒对研究者发动反击的开端。在追踪黄热病的历程中，有 5 位知名学者去世，并且在国际卫生委员会的威尔伯·A. 索耶（Wilbur A. Sawyer）发明可用疫苗前，至少有 27 名科学家和实验室工作人员感染了黄热病。

20 世纪初期，美国陆军少校威廉·克劳福德·戈加斯（Maj. William Crawford Gorgas）受命主持了古巴和巴拿马的黄热病根除运动，从而使美国能够在古巴实行殖民统治，并且顺利开通巴拿马运河。1918 年，洛克菲勒基金会国际卫生委员会聘请戈加斯在全球范围内开展消灭黄热病的计划，此举与灭蚊和疫苗开发活动一同推进。洛克菲勒基金会发起的这场运动在当时可能是世上规模最大且针对特定疾病的一轮集中进攻。国际卫生委员会与来自其兄弟机构洛克菲勒医学研究所的病毒学家联手在南美和非洲建立了工作网，基本上在各城市中清除了黄热病，尽管人们最终发现该病可以无限地存活于丛林动物身上。

洛克菲勒研究机构的男士们（那时少有女士加入）大多勇往直前、雄心勃勃、富有理想主义情结，有时甚至略显傲慢。这些研究者为了大众的福祉而殚精竭虑地工作（其中也包括协助外国政府及公司开放清洁区以供招商引资之需），他们以浸信会教友般的狂热完成了使命，这也是洛克菲勒慈善事业的常用策略。黄热病疫苗是一项合作研发的成果，然而其中最积极的推动者非索耶莫属。他生于加利福尼亚州奥克兰，后来获得哈佛大学医学博士学位，1926 年开始投身抗击黄热病的科研中，并于 1935 年起主持国际卫生委员会工作。索耶在纽约市建立了黄热病实验室，此后一年多时间里，他和另外两位科学家完成了所有实验工作，包括喂养猴子、打扫兽笼并消毒处理、为死亡的动物做尸体剖检。他们刚开始并未雇用实验室助手，因为早些年在非洲工作时，索耶的 3 位同事就因黄热病致死，他不想再让人冒此风险。实验室位于洛克菲勒研究所的最顶层，打开窗户即可眺望流经曼哈顿与长岛间的东河。进入实验室前先得通过一系列门廊。一旦进入实验室，你会被要求将手一直藏在口袋里，以免造成污染。任何人都不允许触摸通向外厅的门把手，房门必须从外面打开。喂养在实验室里的猴子有时会出现牙龈出血症状。实验室工作人员则有可能被猴子吐唾沫乃至咬伤。有时猴子会逃跑，其中一只钻入电梯，逃往约克大道，最后在附近花卉医院的大厅被抓获。[85] 实验室工作人员满身飘散着消毒液和漂白剂的味道，以致与他们一同乘坐地铁的人都躲得远远的。索耶的同事包括托马斯·诺顿（Thomas Norton），他是一位极有天赋的实验室技术员，后来协助希拉里·科普罗夫斯基（Hilary Koprowski）研制出首款脊髓灰质炎口服疫苗。索耶的团队中，先后有 6 名研究人员罹患黄热病。

“那些罹患黄热病却最终痊愈的人希望承担更多研究工作，”索耶于 1949 年如是说，“他们因为感染而获得了免疫力，这样在进行研究时就可以避免再次受到侵害。”[86] 索耶从这些令人不快的事故中获得灵感，进而总结出了一套保护处理方案，那就是提取他本人以及其他从黄热病中康复的同事的血清，把它们与在鼠脑中培养的黄热病病毒进行调和。血清中含有抗体，可以抵消病毒的攻击，同时不会影响其免疫原性。这对黄热病研究者来说是极大的福音，现在他们终于能够得到防护了。但索耶的疫苗需要从每个病人身上提取至少一升血清，这对于大批量应用是不现实的。索耶试图用动物血清来替代人血清，但这又会导致过敏反应，或是使得疫苗的毒力过强，因为动物抗体有可能被机体迅速排出。[87]

没有病毒是稳定的，但黄热病病毒实在太容易发生变异了。制备大量疫苗的首个挑战就是培养病毒。1928 年，洛克菲勒的病毒学家约翰尼斯·鲍尔（Johannes Bauer）将一种名为“阿西比毒株”（Asibi strain）的黄热病病毒从非洲带到纽约，然后他与同事试图找到合适的实验动物。马克斯·泰勒（Max Theiler）、雷·劳埃德（Wray Lloyd）和休·史密斯（Hugh Smith）成功地在鼠脑内培养出了病毒，进而将其植入已去除头和脊髓的鸡胚中培养，最终筛选出毒力较弱的毒株，他们将其命名为“17D”。这种方式无疑成功了，因为筛选出了可以在神经组织含量较少的培养基中生长的病毒，也就相应降低了该病毒导致脑炎的可能性。泰勒的“D系列”疫苗最初还是会导致脑部炎症，但从第89次至第114次传代培养阶段，这些病毒均不会在猴脑内生长。产生这一变化的原因尚不清楚。一位科学家非常形象地表示：“人们唯一知道的就是也许因为某艘航行于东河上的拖船在恰当的时候鸣笛了。”这是疫苗史上的重要时刻，因为它创设了一种科学方法，即通过使用不同的培养基来迫使微生物进化并最终减弱其毒力。[88]

虽然黄热病疫苗还是会偶尔导致神经系统损伤，但对洛克菲勒研究所而言，第114次传代培养的病毒已经足够安全，完全可以用来制备效能稳定的疫苗，并且不需要用到人血清来辅助。国际卫生部开始在巴西大规模接种黄热病疫苗，并且许多科研机构都能免费获得该疫苗，它们中有伦敦的宝来惠康研究所（Burroughs Wellcome Institute）、巴黎的巴斯德研究所以及由洛克菲勒基金会和哥伦比亚当地政府共同运营的黄热病实验室。然而，黄热病疫苗并不是不含任何人血清。在病毒被注射到鸡胚内进行培养前，研究者会用少量人血清将其稀释。矛盾的是，加入了那些没有接触过黄热病的人的正常血清后会使得病毒灭活的进程减缓。于是那时的人们对在疫苗中加入人血清的操作颇感恐惧。南非细菌学家阿诺德·泰勒（Arnold Theiler）是马克斯·泰勒的父亲，他在20多年前就已通过实验证明，如果将马的血清注射到其他的马体内，有可能导致受试的马出现黄疸。果然，当洛克菲勒基金会开始分发黄热病疫苗后，各地报告的黄疸病例明显上升。1937年，伦敦的G. M. 芬德利（G. M. Findlay）和A. O. 麦卡勒姆（A. O. MacCalum）出版了第一份调查报告，他们发现4年内2200例黄热病疫苗接种者中出现了52例黄疸病人，他们在接种洛克菲勒基金会的疫苗后，于2—7个月发生了黄疸。截至1939年，英国共发现96例同类患者。

黄热病在巴西属地方性的流行病，截至1941年，洛克菲勒方面为130万名巴西人接种了疫苗。黄疸随即开始出现，截至1941年年初，共有近1000例患者，其中大约30人死亡。这是个非常可怕的问题。那时人们还难以区分甲肝和乙肝：甲肝通常因摄入被污染的食物而感染，一般是急性的；而乙肝或称血清肝炎，往往通过性和血液制品传播，在症状出现前可能会潜伏几周甚至数年之久，并且可能始终具有传染性。当时没有人意识到乙肝可以无声无息地导致肝硬化和肝癌。当然，很多黄热病研究者觉得黄疸已经非常棘手了，亟须为疫苗找到人血清的替代品。巴西的洛克菲勒基金会研究人员在研究这一问题时写道："很难保证未来的疫苗都不会导致肝病，然而如果能……避免使用人血清……那么对避免肝病发生还是有一定保障作用的。"[89]

弗雷德·索珀在巴西设有自己的基地，他负责运营洛克菲勒基金会在拉丁美洲的各项科研活动，并且相信黄热病防控主要应通过灭蚊来完成，黄疸问题加深了他对疫苗的不信任感。然而疫苗显然还是发挥了一定的作用，于是索珀从纽约的实验室订购了一批"17D"病毒种源，到 1940 年年末，巴西人决定重启疫苗制备研究。这一次，巴西团队没有在培养基中使用人血清，而是使用了未加工的蛋白作为稀释液。截至 1942 年年初，20 万接种者中没有出现一例黄疸患者。约翰·布尔（John Bugher）是洛克菲勒基金会在哥伦比亚的雇员，他发现了另一种提高疫苗安全性的方法。布尔提取了囚犯的血清，然后将其储存两个月，直到它们符合卫生状态为止。（不久之后，科学家们将会发现，长时间在室温环境下储存血液制品是灭活肝炎病毒的理想方式。）[90]

索耶去世后数年，同事责备他没能恰当处理好黄疸污染问题，这主要因为他的顽固和道德上的自以为是。索珀认为："索耶的缺陷在于他认为自己总是正确的。"索耶认定英国和巴西的疫苗问题出在那些国家的制备环节，他宁可怀疑外国的疫苗生产和接种水准也不考虑捐献者血样可能造成的影响。[91] 根据手头的科学证据不得不承认这个推论还算合乎情理，然而它确实是错误的。纽约实验室的研究者会把血清加热至 56℃，且持续至少一小时，这足以杀死任何当时已知的病毒。

此外，军方一直在施压让索耶尽快生产疫苗，而基于他的经验，相比感染肝炎他更担心因缺少了人血清而使疫苗效能不稳定的概率，因为这将会导致接种失败，甚至造成疫苗毒力的反弹。随着战争的临近，他做出了接种决定，并且坚定施行。一位同事后来提及，“索耶采取了科学的态度，即与黄热病疫苗问题相关的因果链只有在得到证实的情况下才能被认可，然而卫生官员总是不得不做出假设，那就是如果流行病学图景尚不明了的话，那么所有潜在的因素都应纳入进来考虑，除非它能完全肯定地被排除在外。”[92] 同事们事后反思时都认为，让索耶同时领导国际卫生部和黄热病实验室是错误的。尽管他的判断和其他人一样正确，但他不应该自己站出来既当“选手”又当“裁判”。

当洛克菲勒基金会的科学家致力于完善疫苗时，军方正积极备战。由西蒙斯领导的预防医学部门努力制备新疫苗，同时为军人接种现有疫苗。1940 年 10 月，美国国家研究委员会（National Research Council）所属的热带医学委员会建议给开赴拉丁美洲、加勒比地区以及非洲黄热病病区的部队都接种疫苗。几个月后，军医总监发布了正式的决议。假想的生物恐怖主义威胁是军队接种黄热病疫苗的一个原因，黄热病在之前的战争中没有起到太大作用，并且在大多数战区不为人所知。1934 年被派驻巴拿马期间，西蒙斯被一个挥之不去的意念深深困扰，那就是他感到如果有人刻意将携带黄热病病毒的蚊子重新引入运河区，当地将无法有效防治该病。乔治·默克（George Merck）身为一家制药公司的执行官，与西蒙斯一样担心美国会遭受生物恐怖主义的侵害，他在 1944 年为战争部长准备的报告中援引了西蒙斯的观点。[93]

西蒙斯的想法遭到了一些人的质疑。当时还只是少校的利昂·福克斯在西蒙斯手下服役，他于 1937 年将细菌战描述成子虚乌有的幻想故事，“这不过是一个伪科学家为惯于煽风点火的周日小报所拟的耸人听闻的标题”[94]。有趣的是，福克斯觉得炭疽倒属于例外，因为顽强的芽孢使得它们成为“适于发动战争的完美病原体”。人们的担忧主要聚焦于纳粹德国，因为他们有先进的细菌实验室。确实，1933 年，一个声名狼藉的纳粹分子欧根·哈根（Eugen Haagen）高高兴兴地回到了希特勒执政的纳粹德国，他此前曾与马克斯·泰勒一起在洛克菲勒研究所研究黄热病。（1952 年，哈根在法国受审，被指控为战犯，因为他曾用关押在集中营里的人进行实验。哈根被判罚 20 年苦役，但两年后即遭释放，随后他在海德堡大学重新开展研究工作。）

1939 年 2 月，人们对其他主要轴心国的活动更为警惕了，因为日本科学家内藤良一（Ryoichi Naito）与洛克菲勒实验室的一名工作人员接触，试图获得黄热病病毒，他声称只是用于日本的疫苗研发。另一位日本细菌学家则直接拜访了索耶；日方的这两次请求均立马报告给了华盛顿方面。这个月末又发生一起神秘事件，一位黄热病实验室的东欧裔技术员被一名带有美国口音的陌生男子约见。由于该技术员认为此人可能知道他在欧洲的亲戚的下落，于是决定与这名“代理人”会面；在一个雷雨天，就在洛克菲勒基金会的大门外，“代理人”钻进了技术员的汽车里。“代理人”出价 3000 美元试图购买黄热病病毒，但遭到技术员断然拒绝，这时，这名“代理人”猛地拔出车钥匙、跳下车，然后乘上他自己的新款别克轿车绝尘而去。[95]

这些事件使得西蒙斯更为确信，轴心国极可能会用黄热病病毒发起攻击，他慢慢地搜集与之相关的大量奇闻逸事来建构一个具有说服力的案例，从而使那些最初同样持怀疑态度的军方高层也能接受这一推测。[96] 西蒙斯的故事融入了一些杜撰的素材，其中包括一份可能是由当时一名不可靠的瑞士难民艾哈迈德·沙拉比（Ahmed Chalabi）伪造的报告，报告声称德国正在研发生化武器。这种急于要求进行疫苗接种背后的不可靠逻辑，与“9·11”事件爆发后公共卫生官员的言行颇为类似。生化恐怖主义威胁已经浮现，现在已不容忽视。这种凶兆难以被量化衡量，似乎也没办法洞察或评估其危险度。西蒙斯的副手贝恩 - 琼斯根据自己在战争年代的经验对生化恐怖主义威胁发表了评论，这在当时颇令人耳目一新，他认为“一切都非常有趣：为了引起足够的警示，你可能会希望威胁降临；但如果你真希望它到来，那又无疑非常愚蠢了”。[97]

生化恐怖主义威胁只是推进疫苗研发和制备的理由之一。英国人需要很多疫苗，因为 1940 年夏天苏丹暴发了黄热病，疫区靠近英军的军事基地，当年夏天就导致 1700 人死亡。[98] 在西蒙斯的严密监管下，军医总监将疫苗的适用范围拓展到所有在热带地区驻扎的军方人员，并且强调黄热病“可能会被引入之前没有遭受疾病侵害的地区……这有可能是敌方的有意行为”。由于士兵都不会提前知晓自己将会被派往哪里，因而所有人入伍后都要接种黄热病疫苗。[99]

“来自健康白种成年人的无菌血液”

1941 年 1 月，洛克菲勒基金会将首批疫苗提供给军方，接种工作于下个月陆续展开。与此同时，约翰尼斯·鲍尔与托马斯·泰纳保持着定期的通信往来，后者曾在洛克菲勒基金会担任研究员，现为约翰·霍普金斯大学病理学教授。泰纳承诺可以以 30 美元 /500 毫升的价格提供制备疫苗用的人血清。他最终从巴尔的摩 900 多名献血者那里采集了数百升人血清，大多数献血者此前都与约翰·霍普金斯医学中心有过联系。最初，泰纳会询问献血者是否得过肝炎，但从鲍尔那里得知所有血清都会被灭菌处理后，他就放弃了这个问题。泰纳曾致函鲍尔：“我假设你们所需要的是来自健康白种成年人的无菌血液。”[100] 从优生学角度来看，泰纳提供的血液无疑是巴尔的摩最棒的。采集来的血液会经过梅毒及细菌污染检测。但他们没有采取措施来避免血液混合，为此一批疫苗中可能含有多个人的血清，而同一个人的血清也可能出现在成百上千支疫苗中。

1941 年 12 月回家探亲之际，索珀警告了刚刚晋升为上将的西蒙斯，告知对方在巴西使用的黄热病疫苗已导致了黄疸和脑炎。尽管有各种保留意见，似乎“所有军方人员均需接种黄热病疫苗”，索珀在 12 月 22 日的日志中写道。4 天后，军医总监办公室要求 1100 万名美国军人必须接种疫苗。作为一项爱国服务行动，洛克菲勒基金会承诺将免费递送疫苗给军方。[101]

洛克菲勒研究所的研究员当时都非常了解疫苗在巴西使用后的情

况。泰勒认为索耶这是在玩火，并提出了警告。由于索耶是泰勒的上级，他不为所动。[102]

当年 12 月，索耶收到了索珀和福克斯有关巴西黄疸调查的最终报告，但他仅仅礼节性地回函表示感谢："（截至目前）在非洲和美国大量接种疫苗后均未发生黄疸，这表示当前预防污染的措施是有效的。我当然也希望如此，因为今年仅从我们实验室发出的疫苗就已超过 300 万支……如果我们能洞悉疫苗接种后引发黄疸的诱因，我们会更有安全感，非常感谢你和福克斯医生的持续努力。"[103]

因此，疫苗接种活动进展得更快了，对巴尔的摩人血清的需求也不断攀升。洛克菲勒研究所四层的实验室工作人员每周都连轴转，加班加点、日夜赶工。截至 1942 年 4 月，国际卫生部已为美国陆军部提供了 460 万支疫苗，还为英国政府调配了 180 万支疫苗。[104] 最初几个月里，这些疫苗似乎没有出现问题，不久大麻烦却突然来了。巴西暴发了黄疸，然而事后证明这还只是纽约将要大规模暴发黄疸的预演。[105]

疫苗史上"黑暗的一页"

自 1942 年 2 月下旬以来，加利福尼亚州的病患报告不断出现。该州及周边军事基地的将士们正整装待发，准备开赴亚洲作战，但许多人这时生病了，他们都表现出黄疸的典型症状——黄巩膜、黄皮肤、乏力、恶心、干呕、茶色尿以及陶土色便。最初人们担心这是黄热病病毒恢复毒力所致，也就是黄热病本身暴发了。军队医院的病床上为此架起了蚊帐。军方通知卡尔·弗里德里希·迈耶（Karl Friedrich Meyer）着手调查；迈耶是一位瑞士裔病毒学家，在旧金山主持乔治·威廉斯·胡珀研究所（George Williams Hooper Institute），他意志坚定、自视甚高，认为自己是洛克菲勒基金会那些从事研究的"小伙子们"在西海岸的竞争对手。迈耶曾经发明了一种消毒方法，使加利福尼亚州的罐头制造业免于肉毒杆菌中毒，他还发现了两种脑炎病毒，发表论文 800 多篇，单枪匹马地应对着各种公共卫生紧急事件。[106]

西蒙斯办公室致电迈耶，要求他前往莫哈韦沙漠（Mojave Desert）的维克托维尔陆军航空基地，去调查那里暴发的疫情，并称这次看上去像是钩端螺旋体病，即一种细菌性肝脏感染。西蒙斯根本没有提及黄热病疫苗。迈耶描述了后来发生的事情："我前往基地，提取了大量血样，在病区蹲守了两天，看到了更多病例。明显是黄疸暴发。"迈耶几年前曾经到过伦敦，看到过当地官员接种黄热病疫苗，芬德利医生随后还会给他们注射丙种球蛋白来预防肝炎。突然，一切豁然开朗。"一个晚上，我躺在行军床上，不断思索着整个事态的各种情况，伦敦的经历重新浮现在我的脑海。我不禁脱口而出：'天啊，对呀！基地的军人都是接种过黄热病疫苗的呀。'"[107]

第二天早上，迈耶请求查阅了档案记录，结果发现这批士兵来到加利福尼亚州前曾在纽约和新泽西接种过黄热病疫苗。而潜伏期"恰好处在 60 天到 90 天之间"，这与人们预想的病毒性肝炎感染周期相符。迈耶赶回旧金山，把芬德利探讨血清与黄疸关系的论文找了出来。与此同时，其他基地的医生纷纷打来电话反映情况。最初，所有出现黄疸的病例都和 141 批疫苗中的两批相关，分别为第 335 批和第 336 批。几个月后，陆续有 5 万名士兵因接种黄热病疫苗而入院治疗黄疸，其中约 100 人死亡。科学家们最终估算有 30 万名士兵接种了被污染的疫苗。无论美国境内还是世界其他战区，新兵们都被一种沉闷的恐慌笼罩着。太平洋战场上的美军刚刚从珍珠港事件中恢复过来，在澳大利亚就有 2400 多名士兵因肝炎入院接受治疗，夏威夷也有 2400 多名患者。约瑟夫・G. 史迪威中将（Lt. Gen. Joseph G. Stilwell）成功指挥缅甸大撤退时，他正与因疫苗接种而患上的肝炎抗争，最终于 1946 年死于肝癌。"我认为这一损失可能比任何袭击都更令陆军司令深感震惊"，贝恩 - 琼斯如是记录。[108]"现在许多人都病得很重，然而大量严重的问题迫在眉睫……一些飞行员强忍黄疸的折磨打赢了中途岛战役。"在北非，美军坦克部队的部分将士感染了乙肝，由隆美尔（Rommel）

率领的德国铁骑则感染了甲肝，双方都无心恋战，一度打成平局。[109]

美国部队因黄热病疫苗接种而饱受疾病折磨，10% 甚至更多的军人需要住院或卧床治疗。在伦敦，一名卫生官员报告称，士兵和军官就像苍蝇一般纷纷坠地。“即便在最好的情况下，整个部队的状况都非常糟糕……我想应该告诉你，从美国新近到来的美军到处散播消息，猜测导致这场肝炎流行的可能原因。英国卫生部门担心疾病的流行会殃及英国军队甚至平民。”如果士兵过早回到部队，他们通常会复发。有些官员提出建议，受影响的部队应采用高蛋白、高碳水化合物饮食。一位基地指挥官咨询迈耶，让病情较轻的飞行员进行飞行训练是否安全。“他们会坠机吗？”迈耶非常认真地考虑了这个问题。“我说：‘这很有可能，所以此事不如先缓一缓。’”[110]

因黄热病疫苗接种造成的黄疸型肝炎是二战期间唯一一次席卷美军的主要流行病。[111]很难评估这场感染对战争造成的影响，但它确实可能让解放欧洲的步伐略为延迟了。事态其实有可能会更糟。据说1942 年的时候，温斯顿·丘吉尔本来打算注射黄热病疫苗，而那批疫苗又恰巧是被污染了的，好在他因患感冒最终不了了之。鉴于丘吉尔的肝脏状况本来就不好，如果他真的接种了那针疫苗，世界历史都有可能发生改变。[112]1942 年 3 月 20 日，迈耶向军方流行病学委员会递交了一份记录，声称他认为黄疸的源头是黄热病疫苗。这次迈耶直接越过了西蒙斯，因为后者很难接受这一结果。鲍尔和索耶翌日抵达旧金山，入住圣弗朗西斯酒店。他们当晚与迈耶碰头，随后一起出发前往暴发疾病的军事基地考察。

加利福尼亚州当时尚属雨季，这是一次可怕的漫长公路之旅，也是一场跨越人类灾难的艰苦征途，而此次不幸事件的“肇事者”正是原本给人类带来福音的一小群人。这是一个正在备战的国家，大量士兵被船、飞机、卡车等运到全国乃至世界各地，以便对抗德国和日本这两个残酷的政权，出征在即，数以万计的人却因一家世界知名研究机构制备的疫苗而病倒了。对于迈耶来说，这次流行的原因从各个层面来看都显而易见。但索耶不愿承认。几位科学家奔波了两周，他们驾驶一辆军车从旧金山开到临近帕洛阿尔托（Palo Alto）的莫法特基地，然后到达加利福尼亚州的中央谷地（Central Valley），最后一路向南到达里弗赛德（Riverside）、奥德堡（Fort Ord）和圣迭戈（San Diego），然后乘火车回到伯克利，洛克菲勒研究所在当地公共卫生部门里设有办公室。3 月 23 日在斯托克顿市（Stockton），他们发现了 48 个病例。“我们获得了这样一种印象，似乎所有的人都在重复陈述同样的病症，那么造成这一后果的原因也应当相同。”鲍尔写道。[113] 距离巴斯托（Barstow）30 英里的莫哈维防空靶场驻扎着一个倒霉的营地，士兵们睡在沙漠帐篷里，兵团里 10% 的人病倒，少校都快被逼疯了。就连医务室也是人手短缺，军医同样染上了黄疸。这几位科学家每到一地，都会发现数以百计的新增病例，并搜集到大量资料文献。当索耶每天向华盛顿方面汇报进展时，他都会得到新的暴发消息，它们来自密苏里州的杰斐逊兵营、华盛顿特区外的贝尔沃堡、西点军校、路易斯安那州的波尔克堡。某种程度上可以说，所有这一切都是威尔伯·索耶一手酿成的苦果。

“一路上没有人谈起过黄热病疫苗。”迈耶说。他感到索耶的沉默非常怪异。“我们从 1913 年起就已相识，他之前对我一直都是敞开心扉的。”这一回，虽然“我们朝夕相处了一个月，并且他早就知道在巴西发生了什么……然而他一直保持沉默”。[114] 这一世界性灾难的重荷都压在索耶肩头。他们有一次发现了一名未接种疫苗却感染了肝炎的干事，索耶为此差点乐晕了。索耶深信这些他反复强调为“轻微症状”的黄疸是由平民带到基地的病毒所致。“逐渐地，证据越来越充分了”，他满怀希望地写信告诉自己的助手。[115] 如果索耶当时能及时、果断地中止黄热病疫苗接种，也许数以万计的感染死伤病例就能被避免了。

西蒙斯一直在积极推进黄热病疫苗接种项目，直至 4 月中旬他还相信这种疫苗“应该尽一切可能继续接种”。[116] 然而，自从与军方上级以及来自洛克菲勒研究所、美国公共卫生署、约翰·霍普金斯大学的顶尖科学家举行了一系列高规格会议后，西蒙斯被迫收回了自己的观点。1942年4月15日，西蒙斯在提交给军医总监的备忘录中建议暂停接种洛克菲勒研究所制备的疫苗。根据记录显示，当时尚存的疫苗还是继续接种了大概2个月。哈罗德·欣曼医生曾被派往萨尔瓦多首都圣萨尔瓦多的公共卫生署工作，4月20日，他在巴尔的摩海军医院接种了黄热病疫苗，但3个月后出现黄疸症状。欣曼的儿子艾伦后来成为美国疾控中心的首席疫苗接种官员。[117]

到了6月，古德纳（Goodner）与泰勒以从洛克菲勒研究所辞职相威胁，要求停止采用人血清来制备疫苗。[118]在讨论如何处置洛克菲勒疫苗期间，军方将目光投向了梅森·V. 哈格特（Dr. Mason V. Hargett），他是一个谦逊的肯塔基人，并在蒙大拿州公共卫生署新设的落基山实验室用泰勒的病毒株制备出了不含血清的疫苗。[119]该实验室在选址上考虑了安全问题——蒙大拿州的落基山山区没有可以传播黄热病的蚊子，从而避免了病毒从实验室莫名其妙流向外界的可能。索耶在用鸡胚孵育病毒前会借助人血清来确保疫苗的稳定性，与此同时，哈格特发现在强真空环境下冷冻干燥疫苗（用专业术语来说就是经“冻干”处理），并用干冰加以储存，疫苗便可以保持稳定。[120]1939年，哈格特拜访洛克菲勒研究所设在巴西的分部时注意到那儿的研究员深受黄疸困扰，为此他在1940年决定完全摒弃血清。“因接种黄热病疫苗而引发肝炎流行后，洛克菲勒方面立马决定转向制备无血清疫苗，”哈格特在1985年的访谈中回忆道，“但我不明白他们为什么之前不这样做。”

西蒙斯、迈耶和索耶等撰写了有关肝炎暴发的尸检报告，他们提及大多数病例均源自5批疫苗。7名巴尔的摩供血者有肝炎史，详细调查后锁定到其中两人身上。第一位为约翰·霍普金斯大学的内科医生约翰·富兰克林（John Franklin），时年26岁，1941年12月因黄疸住院，距离发病前不到一个月他曾为疫苗项目捐献了血清。富兰克林的血清至少和一批导致严重黄疸的疫苗相关。另一位捐献者为J. H. 莫里森（J. H. Morrison），他共捐献了250毫升、相当于一满杯咖啡量的血清，从1942年1月30日起分三次采血。令人难以置信的是，他的血清被用在了 8 批疫苗中，包括所有导致高黄疸发病率的批次。虽然有些肝炎可能是由其他献血者传播的，但莫里森的血清可能致使 30 万人感染，[121] 这也展示出乙肝病毒惊人的复制率。

最讽刺的是：莫里森是巴尔的摩红十字会献血项目的负责人。[122]

调查者们认为疫苗制备过程中对病毒的杀灭措施不够充分。这些血清按理说应该在 56℃的水中持续加热 1 小时，然而对制备技术的复查却发现它们只是被浸泡在 56℃的水中 1 小时而已。由于此前血清是冷藏保存的，它们被投入消毒水后，可能至少需要半个小时才能达到 56℃。[123] 之后的研究也显示，通过 56℃水平加热的方式来杀灭乙肝病毒，所需时间得超过 1 小时。

考虑到疫情“有可能被敌军利用”，以及这些令人不安的消息“会挫伤士气，尤其是对那些已经接种黄热病疫苗、整装待命的士兵而言”，因此与这一轮肝炎流行有关的报道一直被封锁到 7 月。[124] 7 月 24 日，战争部长亨利·斯廷森（Henry Stimson）在举行的记者招待会上论及了这一问题，但是媒体集体失声，而针对疫苗接种项目的批评之声往往会被扣上不爱国的帽子。军方的传单写道：“这种疾病不具有传染性，所以不会对公共卫生造成威胁。”[125]《芝加哥论坛报》（*Chicago Tribune*）曾发表评论，认为军方“应该为这次悲剧性的决策失误负责”，因为他们没能对疫苗进行充分的测试以确保其安全，而《美国医学会杂志》编辑、权威的莫里斯·菲什拜因（Morris Fishbein）猛烈抨击该报。[126] 在菲什拜因看来，当时已报告的 20585 例肝炎病例和 62 例死亡病例只不过是“微小的代价”，要知道黄热病导致的伤亡可能会更大。

此次黄疸流行并未过多影响那些应承担责任的人的职业生涯。西蒙斯在战后成为哈佛大学公共卫生学院的院长。他的助理贝恩 - 琼斯为军方撰写了有关黄热病疫苗接种来龙去脉的官方历史，然后回到耶鲁大学，开始研究生化武器。1944 年，65 岁的索耶从洛克菲勒基金会退休，随后担任联合国善后救济总署卫生主任职务。1951 年，当马克斯·泰勒因为他对黄热病疫苗和病毒培养的贡献而获得诺贝尔“生理学或医学奖”时，索耶深感震惊，认为自己的贡献并不亚于泰勒。在索珀看来，鉴于索耶为这场灾难“承担了大部分责任”，他理应分享发明黄热病疫苗的荣誉。[127]索耶在泰勒获奖一个月后便去世了。“这件事导致了我丈夫的死亡”，索耶的妻子马乔里（Marhorie）表示。[128]

作为本次事件的后续，一批来自美国国立卫生研究院（National Institutes of Health，NIH）和退伍军人管理局（Veterans Admin- istration）的医生开展了新的调查，他们以接种过受污染的黄热病疫苗的人为对象，分析了他们到20世纪80年代时的健康状况，结果颇令人欣慰，其中只有0.5%的人是肝炎病毒的长期携带者。一开始就被感染的幸存者的死亡率并不比其他退伍军人高，尽管他们罹患肝癌的风险同比略有上升。[129]这些感染者对其他人造成过什么样的影响，这类情况则从来没有被研究过。由输血导致的肝炎传播是战时的严重问题，二战刚结束之际，远征德国的13万名美军中，每周都会报告25至30例肝炎感染病例。曾参与过黄热病疫苗调查的罗斯·高尔德（Ross Gauld）写道：“相较于世界各地的其他群体而言，美国在欧洲的部队是此病（乙肝）高发的代表性人群。”[130]许多人由于输血、手术或是使用已被污染的针头而罹患肝炎，每年造成的死亡达数千人。[131]1970年，发表于《柳叶刀》上的一篇论文称，战后美国每年都有12万因输血而感染肝炎的病例。[132]

至于说到黄热病疫苗，截至1942年年底，哈格特的实验室快速制备了近400百万支不含血清的疫苗，这种产品的生产一直持续到1957年，之后政府让国家药品公司（National Drug Co.）接管了该疫苗的制备业务。[133]1100万战时接种黄热病疫苗的士兵中没有人罹患黄热病。也没有人借助黄热病来制造袭击事件。西蒙斯曾担心对手会利用带有病菌的蚊子发动生物战，这种情况并未发生。他的顾虑只是杞人忧天。

如果说这轮黄疸流行有什么正面影响的话，那大概就是它推动了对肝炎的科学研究，最终促成了甲肝疫苗和乙肝疫苗的问世。1942年，美国国立卫生研究院的科学家们被派遣去进行黄热病疫苗实验。在弗吉尼亚州林奇堡市侨民区，医生给190名智障者注射了不同类型、不同剂量的黄热病疫苗等物质，致使其中至少30人患病。还有一些测试在拒服兵役者、孤儿和联邦监狱的囚犯身上进行。这些检测的目的是找出导致感染的疫苗成分、所需剂量以及如何将血液制品中的病毒清除。这些实验为研发安全清洁的输血技术做出了极大贡献，但是其代价非常高昂。1952年9月，3名囚犯因黄疸去世后，庇护十二世（Pope Pius XII）就此发表了演讲，谴责科学家们在医学研究上越过了道德底线。同时，美国医学会开始仔细考虑建立自己的实验伦理标准；早在纽伦堡审判（Nuremberg trials）时，涉及医学伦理的议题就已被提交讨论。

美国公众对这次黄热病疫苗事件不太了解。就像我们于1947年4月在纽约看到的那样，即便全面披露其前因后果，也可能不对公众造成太大影响。总之，在二战中，预防医学是创造奇迹的科学。美西战争时期，平均每战死1人，相应会有13人因病去世；一战中，这一比例降至1比1。而二战期间在欧洲战区与纳粹作战时，每牺牲85人，对应只有1人病亡。这种成就前所未闻。[134]那些医学精英将他们强烈的使命感带入到和平年代。“战时实施军队卫生项目的主要目的就在于保存战斗力，而这些卫生项目随后还会对平民健康产生深远影响。”西蒙斯预言道。“战后，数以百万计的年轻战士回归平民生活，他们身体强健，因接种疫苗而对多种疾病具备了免疫力，还受过卫生学的基础训练。”超过10万名曾服役于陆军医务部门的卫生官回到各州，“他们拥有新的医学知识和研究兴趣。所有这些因素都会推进民用公共卫生事业的发展”。[135]

疫苗接种将是战后应对病毒的关键武器。冷战时期，公共卫生变得和军事需要同等重要，成了国家安全的一部分。战时在疫苗研制过程中做出巨大贡献的医生，战后继续担任公共卫生事业的负责人。疫苗制备技术是现成的，但还需要组织和法律保障，用药依从性有待提升，医学权威性也尚未完全树立。承载既往的辉煌，疫苗学已为下一个要攻克目标做好了准备，那就是清除脊髓灰质炎。

第五章

美国人反击脊髓灰质炎的战斗

逝者很快会被遗忘，伤残者与瘫痪者却会使每个注意到他们的人都深感罪恶和羞耻。这些患者不停地哭喊，希望得到救助，而这是逝者永远无法做到的。

——约翰·罗恩·威尔逊（John Rowan Wilson）

2004 年 4 月 26 日，空气中弥漫着暴风雨的气息，飘洒着樱桃树的花瓣和香气，70 人聚集在富兰克林·谢尔曼小学（Franklin Sherman Elementary School）的自助餐厅里。这是一栋由红砖砌成、形似单层蛋糕的建筑，位于弗吉尼亚州麦克莱恩市。该校校长马蒂·史密斯（Marty Smith）和 30 多名 12 岁大的孩子挤在前几排。后几排坐着的是 10 余名生于“婴儿潮时代”的白发老人，他们的衰老程度各不相同，其中一些人与电视节目中衣冠楚楚的医生形象非常类似。在铺有油布的地板一端的颁奖台上，站着金发蓝眼、迷人可爱的安娜·埃莉诺·罗斯福（Anna Eleanor Roosevelt），她是富兰克林·德拉诺·罗斯福（Franklin Delano Roosevelt）的孙女。在安娜一侧有一台黄色的“铁肺”，另一侧则是新生儿病房中用来放置小婴儿的暖箱。

脊髓灰质炎很久以前就从美国消失了，富有传奇色彩的慈善机构畸形儿基金会（March of Dimes）曾发起过消除这种疾病的征战，如今它已经将资助的重点转向预防早产的研究。但是4月26日这一天，畸形儿基金会举行了庆祝活动，以纪念索尔克疫苗实验的开展。50年前，富兰克林·谢尔曼小学一个班的二年级学生接种了这款新疫苗，由此标志着测试的正式开始。作为当地社区的家庭医生，理查德·马尔瓦尼（Richard Mulvaney）当年承担了注射任务，他和一些那天接种了疫苗的孩子一道出席此次庆祝会，以便分享他们的回忆。公众对于这次历史事件的关注度不大，到场的新闻媒体代表不多。只来了几位本地电视台的记者、一名《华盛顿邮报》都市版的通讯员以及其他几名同行，后者的报道即便第二天见报也不会出现在重要版面。这次庆祝活动没有脊髓灰质炎患者参加。脊髓灰质炎已经消失并被大众遗忘了，尽管美国尚有44万名患者还在跟自身的残疾奋战。

听安娜·罗斯福和这些头发花白的谢尔曼小学毕业生描述他们当年参与实验的经过，就好像从阁楼中捡出老旧的、沾满灰尘的军功章。虽然历经"大萧条"的考验，它们承载的理想仍毫发无损地保存了下来，是时候把这些记忆中的徽章取出来擦亮并别在胸前了。这些过来人信任政府，因为政府维护着国民的利益。其他任何机构都无法做到这一点。这一信念至今深深根植于富兰克林·谢尔曼小学。这听上去是个激进的观点，然而在1955年前后，公众非常轻易地接受了类似看法。罗斯福总统这位卓越的战时领袖，尽管自身罹患脊髓灰质炎，仍与成千上万美国人一道发起了反击，最终，美国成功研制的疫苗迅速消灭了这种令人恐怖的疾病。征服脊髓灰质炎是美国历史上的"高光时刻"，也将疫苗接种的成功推向了巅峰。

1954年参与索尔克脊髓灰质炎疫苗公开实验的孩子们与其说是"受试者"，不如说是"先驱者"。当然，如果依照当下的观点来看，这一实验与"知情同意"原则相违背，"知情同意"也不是对有可能造成接种伤害的一种委婉表达。家长自愿让孩子们参加测试，因为他们迫切希望采取防治脊髓灰质炎的保护措施，这既是为了自己的孩子，也是为了整个社群的安全。用安娜·罗斯福的话来说，"国家这时需要我们"。

到1955年的时候，政府及其委派的卫生专家为大众所做的贡献变得非常明显。儿童的生存率得到了极大提升，并使他们能够顺利地迈入老年，这得益于更好的营养和居住条件，更健康的卫生环境以及疫苗、抗生素、激素和其他药物的广泛应用。1920年，平均预期寿命为54岁，至1955年则增长到70岁。加利福尼亚州卫生局在1955年报告了42例白喉病例，其中2例死亡，同比而言，该州1924年的病例高达11万人，并且700例死亡。由于疫苗和抗生素的应用，过去5年间，全美因百日咳致死的总数仅为89人。肺结核从1920年的每10万人113例下降到1955年的9例。军方已在美国南部消除疟疾，二战后，总部设在亚特兰大市的疟疾控制机构改组为传染病防治中心，即现在的美国疾控中心，这也是世界首家官方运营的公共卫生机构。畅销书作者、历史学家约翰·达菲写道："身穿白大褂的医学研究者形象，已然成为全新的科学世界里一切高贵而美好事物的象征。"[1]

乔纳斯·索尔克的言行事迹堪称促成上述转变的一段缩影，他研制的疫苗使这一切成为可能，而且接受记者采访时他总是身着一件白色的实验外套现身。索尔克生于1914年10月28日，当时他们一家人住在纽约东哈勒姆（East Harlem）的一处廉租房里，地处第106街与麦迪逊大道交会的转角处，房子与曼哈顿上的小木屋并无二致。他的父亲丹尼尔·索尔克（Daniel Salk）是女式颈饰及衬衫的设计师。母亲多拉（Dora）将三个儿子都培养成了胸怀大志、兢兢业业的专业人士。索尔克一家所在的社区生活着许多代移民，他们原来的房屋很早前就被拆除了，改建成一座冠以乔治·华盛顿·卡弗（George Washington Carver）之名、可以容纳1200户住户的住宅综合体。索尔克虽然身为美国最优秀的科学名流，在他的出生地却没有留下任何门牌标志或纪念性标记，更别说追寻他早年的足迹了。索尔克最终定居于加利福尼亚州拉荷亚（La Jolla）的"世外桃源"，并于1995年去世。人们对索尔克满怀感激之情，他使每个美国人都得以接种疫苗，无论富有还是贫穷，从而摆脱对脊髓灰质炎的恐惧。

索尔克脊髓灰质炎疫苗是技术进步和社会工程的壮举，数以百计的科学家、技术员以及其他工作人员都参与其中。但是与秘密进行的“曼哈顿计划”或由刻板的军方技术官僚主导的“登月计划”不同，疫苗的问世得益于史无前例、最大规模地动员了平民加入进来。美国国家小儿麻痹症基金会（National Foundation for Infantile Paralysis）试图抗击脊髓灰质炎，为此给索尔克的科研工作提供了大部分的资金支持，而这一切都依托于 1 亿美国人的贡献，这也是科学技术、乐观主义与精诚合作共同发挥作用的产物。各项工作有序地推进离不开罗斯福总统这位核心人物，他早年饱受脊髓灰质炎的痛苦折磨，在自己寻医问药之际设立了防治该病的基金会，这位“轮椅上的总统”后来还领导美国渡过了“大萧条”并赢得二战的胜利。罗斯福总统非常清楚，美国的军工业发达，其力量和资源所形成的优势不但能打败纳粹和日本，还能保护那些战场上的美国将士以及使他们的后代免遭多种致命传染病的威胁，而自人类有史以来这些疾病就曾在军中肆虐。脊髓灰质炎疫苗由平和而极其理性的索尔克医生研制成功，这也称得上人类发起的一场技术战。

罗斯福的另一场战争

追溯脊髓灰质炎疫苗的历史自然绕不开罗斯福，他的形象自 1946 年即铸在了 10 美分的硬币上。一则被不断宣传的慈善广告将脊髓灰质炎卫生运动和“大萧条”关联起来，它的名称叫《兄弟，能不能给我一毛钱？》。国家调用技术资源来抗击脊髓灰质炎，然而，这一场集体战争的精神理想实则源于罗斯福自身的悲惨遭遇。

1921 年 8 月 10 日，显贵的罗斯福正和家人在缅因州海岸外的坎波贝洛岛（Campobello）度假，从午睡中醒来后，他感到双腿麻木。翌日，情况继续恶化，到第 3 天他已不能下床。两周后，罗斯福全身发热、瘫痪在床，医生为此诊断他患上了脊髓灰质炎。罗斯福时年39岁，早就过了初发脊髓灰质炎的年龄段。那时大多数病人都是3—5岁的孩童，病毒几乎不会侵袭9岁以上的人，事实上，近年来有些研究者认为罗斯福其实得的是格林-巴利综合征（Guillain-Barre Syndrome），这是一种自身免疫性疾病而非脊髓灰质炎。[2] 无论如何，这场大病对罗斯福的前途产生了致命影响。他由民主党一颗冉冉升起的新星变成了一个无法治愈的跛脚男人，要知道1年前，他担任过俄亥俄州州长詹姆斯·考克斯（James Cox）的总统竞选伙伴，虽然最终败给了共和党候选人沃伦·哈丁（Warren Harding）。

1924年，罗斯福听说了一处温泉疗养院，该地此后成为他康复之旅的一个标志性中心。温泉疗养院位于亚特兰大市南部一小时车程的松林里；罗斯福发现用富含矿物质的泉水洗澡并没有太多疗效，倒是在泉水中游泳以及泡温泉时与其他残疾男女打牌能增强体魄、舒缓心情。当地锻工为罗斯福打造了一副手闸，这样他就可以驾驶敞篷车在红土路上兜风了，他总会停下来和路人说说话，如黑人佃农、白人农夫和店主、从药房送来苏打水的药商等。[3] 这些谈话使他能更多地接触到平民百姓。病友们虽然因命运的不公而沦为身体遭到束缚的劣势者，但他们依然展现出了令人振奋的幽默感和感染力，这强化了罗斯福的信念，即相信美国可以用智慧、决心和团结来战胜一切困难。

无疑，罗斯福尝试了一切可能的治疗方案，如游泳、在降落伞伞带上做拉伸训练、用热毛巾擦身、进行理疗等，然而还是不能恢复行走能力。这种现实令人保持清醒，同时被政治化了。“他会有光明的前途。没有任何东西能使年轻的富兰克林蒙尘”，休·格雷戈里·加拉格尔（Hugh Gregory Gallagher）认为，他是罗斯福的传记作者，也是一名脊髓灰质炎患者。“他的一个儿子有一次说道：‘让我们面对这一点吧，我爸爸在得脊髓灰质炎之前是个花花公子。’生病后，他决心与这种疾病抗争，花了7年时间最终还是宣告失败！这对他来说非常具有教育意义，使他能对别人的困境更富有同情心。”

1926年，罗斯福买下温泉疗养院，就像他的其他商业冒险一样，他亏了不少钱。大批涌入的脊髓灰质炎患者挤走了高端的水疗客户。1928 年当选纽约州州长后，颇有贵族气派的罗斯福把这门生意交给他的新法律顾问巴兹尔·奥康纳（Basil O'Connor）打点，后者是一名来自马萨诸塞州的爱尔兰移民，精力充沛、衣冠楚楚，常常佩戴着单片眼镜。这是一次改变历史的托管。有位作家写道："如果不是因为罗斯福在购买温泉疗养院时所面临的财务压力，巴兹尔·奥康纳就难以有机会着手筹建需要大量募集资金的国家小儿麻痹症基金会。"[4] 罗斯福从来就不是一个优秀的生意人，但温泉疗养院确实在他心中占有重要地位，他后来在这里走到人生的终点。奥康纳的职业生涯从马萨诸塞州汤顿市（Taunton）的一名报童起步，但在 35 岁时已跻身百万富翁行列，并且成了华尔街律师，他将罗斯福的理念和愿景深深植入国家小儿麻痹症基金会这架运转顺畅的"募捐机器"中。

1932 年，罗斯福当选为美国总统，但就像加拉格尔描述的那样，"这位残疾者此刻要与一个蹩脚的政府携手应对不景气的经济"[5]。罗斯福向公众隐瞒了自己的伤疾程度，特别是掩盖了他必须通过辅助措施才能行走的事实，以及每天因为腿部和腹肌无力所遭遇的不适和痛苦。虽然罗斯福不谈论自己的病情，但他常会提及"脊髓灰质炎患者"（患者们的自称）所面临的种种困难，并不断向世人宣讲这些同病相怜的悲惨体验，期待大家都爱人如己。他援引脊髓灰质炎的例子教导美国人在战时要团结，因为大家都在为共同的事业奋斗。1944 年，当盟军正在意大利的安其奥（Anzio）与纳粹进行激战时，罗斯福最后一次在畸形儿基金会进行了一场广播演讲："慷慨的美国国民积极参与到抗击脊髓灰质炎的战斗中来，这是我们国家呈现出良好健康状况的一大标志。这是民主的行动。我们的民众团结起来，帮助那些残疾的人，保护年轻人的福利，传承善良这种不朽的品质，这些都是我们根本力量的体现……我们敌国的情况却一切大不相同！在德国和日本，一个人的价值仅仅取决于他们对于战争机器的直接作用。"[6]

美国当时正处"大萧条"时期，联邦资金也捉襟见肘。为此，奥康纳决定在罗斯福过生日之际，筹办一系列舞会来为抗击脊髓灰质炎事业筹款。他们租用了民主党名下的设施设备来排演生日舞会，并邀请上千名邮政局长出席，每位嘉宾都会由专门的联邦工作人员负责接待。首次生日舞会于 1934 年 1 月 30 日举行。“一同舞起来，让其他人重新站起来”，这句口号激励成千上万的人参加了全国各地举行的 6000 余场募捐舞会。据加拉格尔所言，“按罗斯福的设想，畸形儿基金会应该既是全国性的机构，也是邻里互助型组织”。“总统生日舞会上有大量电影明星亮相。但罗斯福展现出了卓越的领导能力，他使所有美国人觉得他们是休戚与共的。”首次舞会募捐超过 100 万美元，这大大超出了奥康纳的预期，以致他不知该如何处理，他和罗斯福随即设立了一个由 11 人组成的委员会来负责善款发放。委员会成员包括海军部长詹姆斯·福里斯特尔（James Forrestal）、前总统特迪·罗斯福（Teddy Roosevelt）的女儿爱丽丝·朗沃斯（Alice Longworth）以及公共卫生慈善家耶利米·米尔班克（Jeremiah Millbank）。委员会中唯一一个懂科研的是保罗·德·克吕夫，他曾在洛克菲勒研究所任职，作为一名狂热的细菌学家，他于 1926 年出版了畅销书《微生物猎人传》，该书曾激励新一代朝气蓬勃的年轻男女投身于医学科学事业，其中就有艾伯特·萨宾。

德·克吕夫建议将生日舞会筹集到的款项用于疫苗研究。“为何你要把所有钱都用来让残疾人士泡温泉？”他曾质问温泉疗养院经理阿瑟·卡彭特（Arthur Carpenter）。“为什么你不请求总统将部分钱用于预防脊髓灰质炎？”在经受过最新科研成果的洗礼后，德·克吕夫很愿意替总统出面来资助科学家。他利用自己在委员会的职权为科研项目谋福利，还给《读者文摘》（*Reader's Digest*）、《乡绅》（*Country Gentleman*）等大众媒体撰写动人心弦的散文，素材则来自科研进展和相关逸闻。[7]

20 世纪 30 年代后期，由生日舞会衍生的委员会被更名为美国国家小儿麻痹症基金会，其募捐强度更大了。1938 年 1 月 30 日，歌手埃迪·坎托（Eddie Cantor）发起了为罗斯福庆生、向他致敬的祝寿活动，结果给白宫募集到的资金超过26万美元。坎托曾是纽约坦曼尼协会的鼓吹手，他颇具创意地将“畸形儿基金会”（March of Dimes）的名称改为“时代进行曲”（March of Time），并为此拍摄了专题新闻片在影院放映。国家基金会[①]以全新的方法来调动媒体、维护公共关系和发动大批志愿者，由此使得相应机构运营开支巨大。奥康纳虽然不拿工资，然而他讲究排场，到纽约出差时便住在当时最豪华的沃尔多夫-阿斯托里亚（Waldorf-Astoria）酒店。奥康纳雇用的公共关系推手们很享受开销随意的待遇，他们也乐意把自己的推销技能贡献给募捐这一崇高的事业。1932年，好莱坞同样给罗斯福提供了支持，他们通过举办名人舞会、筹拍宣传电影等方式来筹款，例如拍摄了电影《残障者》（*The Crippler*），南希·戴维斯（Nancy Davis）在剧中饰演抗击脊髓灰质炎的基金会志愿者，她后来嫁给罗纳德·里根（Ronald Reagan）。“爵士乐之父”路易斯·阿姆斯特朗（Louis Armstrong）为脊髓灰质炎研究鼓与呼，吉米·斯图尔特（Jimmy Stewart）、米基·鲁尼（Mickey Rooney）和朱迪·嘉兰（Judy Garland）则参加广播节目。詹姆斯·卡格尼（James Cagney）和汉弗莱·博加特（Humphrey Bogart）在一场首播剧中扮演了募捐活动中的“硬汉”形象。好莱坞对脊髓灰质炎的反应并不是屈尊纡贵的，他们当中也有脊髓灰质炎的受害者，比如海伦·海斯（Helen Hayes）的女儿玛丽（Mary），19岁时即因脊髓灰质炎去世。

脊髓灰质炎：一个神秘的跛行者

脊髓灰质炎成为美国战后的医学焦点完全合乎情理，因为它是20

---

① 本书作者在指称“国家小儿麻痹症基金会”时，有时用其全称，有时简写为“国家基金会”（National Foundation）。考虑到两者并不容易混淆，为此，译文大体对应作者的使用习惯而保留了两种用法，暂未刻意寻求字面上的表达一致。——译注

世纪末期典型的疾病。脊髓灰质炎会对神经系统造成可怕的危险，侵害运动神经元，上流阶层人士与下层民众一样，都容易遭受这种突发性的杀伤，某种程度上这也是现代公共卫生环境改善后所引发的一种魔咒。脊髓灰质炎病毒感染人类的历史已有数千年了，已被风化的埃及墓石上就曾镌刻着跛脚的法老形象。但在19世纪以前，似乎没有太多人关注过这种疾病。据报道，美国于1894年在佛蒙特州首次暴发了脊髓灰质炎疫情。在这次流行前，脊髓灰质炎病毒很少大范围播散，因为它几乎无所不在，婴儿也总是暴露在这种环境里。母亲的抗体保护了婴儿，而且如果感染发生在婴儿期，婴儿显然能够通过免疫反应来避免最糟结果的出现，尽管这种免疫机制至今仍令人费解。婴孩一般最多只会遭受腹泻，并伴有头痛发生。脊髓灰质炎在美国城市的流行与洁净过滤水的普及同步，这一出人意料的结果是由于清洁用水的供给会使婴儿无法像以往那样经常性地接触到该病毒。随着时间的推移，人们虽然免于污水的困扰，然而脊髓灰质炎感染者的年龄越来越大。

脊髓灰质炎患者备受病痛折磨。病毒损毁了感染者的运动神经元，却使他们依然能够真切地感受疼痛，如同置身于充满惩罚的地狱一般。据罗斯福的传记作者加拉格尔回忆："这是一种灵魂出窍的体验。任何情况都会造成伤痛。"加拉格尔本人于1952年5月罹患脊髓灰质炎，他当时正在费城郊外的哈弗福德学院（Haverford College）求学。"我发现自己飘浮在身体上方。他们不能给我任何止痛药，因为止痛药会导致窒息。我仿佛坐在一个充满诱惑之物的洞穴边缘，俯视着饱受折磨的躯体。我在等待我的父母，而他们就站在雨幕中，我说：'非常感谢你们，你们是最棒的父母。'母亲随后说道：'向我保证，我们回来时你还会待在这里。''好的，我将尽力而为。'"[8]

1906年夏季流行的脊髓灰质炎陡然之间令美国民众关注起这种病来，不久前洛克菲勒医学研究所刚刚设立。作为洛克菲勒旗下的科学家及诺贝尔奖得主，卡尔·兰德施泰纳（Karl Landsteiner）于1908年证明脊髓灰质炎是一种"可以被过滤的病毒"（filtrable virus），这一术语给一种远小于细菌的传染性微生物赋名，而当时人们对“病毒是什么”这一问题还没有任何明确的认知。西蒙·弗莱克斯纳（Simon Flexner）不但主持创办了洛克菲勒医学研究所这一伟大的机构，还将脊髓灰质炎作为自己的研究议题，然而他这方面的成果不多。1916年，脊髓灰质炎在美国26个州暴发，致使2.7万人瘫痪、6000人死亡，其中包括2400名纽约人。如今的公共卫生官员已认识到病菌和尘土的区别，当时的公共卫生官员却被脊髓灰质炎的疫源搞昏了头，因为病毒实在是太微小了，以至于用显微镜观察也难以发现它们，关于病毒究竟能否称得上是一种生命仍存在广泛争议。有些人认为除了回归原来应对传染病的方式外别无他法。就像结核、伤寒乃至更早的天花一样，脊髓灰质炎也被人们认为是“肮脏”的疾病，由此造成的一系列不幸应该通过类似前几十年发起的卫生运动那样来抗击，早年的卫生运动都以清除污物和贫穷为己任。然而，贫困的黑人社区较富裕的白人社区更少罹患脊髓灰质炎，这一事实又被种族主义者解释为黑人在遗传上对该病更具免疫优势。[9]

城市卫生特派员采用了半个世纪前抗击霍乱的战术防治脊髓灰质炎，即大量烟熏消毒（纽约于1915年废止此法），用石灰水冲刷街道，迫使房主清理居所周边的垃圾等，但这些措施并没有阻止脊髓灰质炎的蔓延。宾夕法尼亚州的卫生官员们在边境设置了守卫，阻止纽约人特别是移民进入。[10]这成了一个围追堵截“嫌犯”的时刻。就像一个人在街灯下寻找钥匙，而不是在他掉落钥匙的暗巷里，公共卫生部门忙忙碌碌，却只是在做无用功。

从一战到二战时期，脊髓灰质炎肆虐于许多城市。虽然它的破坏力无法与曾经流行的几种传染病相提并论，但它变幻莫测的暴发更为让人害怕。在努力探究脊髓灰质炎医学秘密的进程中，大众曾把它看作“既反常又新潮”的某些现代生活的产物。[11]有人认为脊髓灰质炎与香蕉这种受到儿童欢迎的新式水果有关，因为香蕉上的苍蝇会传播病菌。有人确信脊髓灰质炎病原体会在新买的小麦粉和面包里生长，或者是由电场乃至汽车尾气产生的。一位忧虑的市民写信给洛克菲勒研究所时特别强调，纽约兴建摩天大楼时挖掘地基的行动搅活了病菌，这一说法倒是给英国医生西德纳姆涉及疾病与环境关系的“流行病构成”理论增添了新的光彩。还有人推测正是由于巴氏灭菌法的应用，把牛奶中原本可以保护小孩免受脊髓灰质炎侵害的有益物质也除掉了。[12]

最后一种假设是最接近事实的。某种意义上来说，并非污物本身而是缺乏与不洁的环境接触才导致脊髓灰质炎流行。因为公共卫生和居住条件的改善，纽约市的许多传染病如百日咳、麻疹、猩红热、结核、伤寒和婴儿腹泻都在大幅度减少，尽管脊髓灰质炎流行，该市1916年的总死亡率仍低于1915年。正如伤寒的传播主要发生于现代过滤方法被广泛应用之前类似，脊髓灰质炎的流行则主要出现于该方法被普及之后。并且随着时间的推移，脊髓灰质炎的传染态势更趋恶化。育龄期的女性没有接触过脊髓灰质炎病毒，所以没有保护性抗体从胎盘或母乳进入婴儿体内。当脊髓灰质炎确实出现时，它就会攻击脆弱之处。在一个家庭中，病毒颗粒通过共用浴缸、毛巾等洗浴用品相互传播扩散。感染脊髓灰质炎的200人中仅有1个人最终会发生不同程度的瘫痪；大部分人只有胃肠不适反应，或者发烧数天，甚至根本没有任何症状。所以，脊髓灰质炎的传播往往无声无息，像是一名隐形的侵入者。

脊髓灰质炎并不是战后美国的头号杀手。它甚至不是最大的微生物威胁。1952年暴发了美国历史上最糟糕的一次脊髓灰质炎疫情，共5.7万人患病，其中3145人死亡，并有大约2万人留下程度不一的终身残疾。相比之下，同一年美国有2.4万人死于结核，4.6万人死于肺炎和流感。20世纪初期，白喉、百日咳、猩红热甚至麻疹每年都会导致更多的死亡和伤残病例。但到了1952年，已经有了对抗流感、结核、肺炎和其他传染病的方法，多年积攒的经验就包括使用疫苗、抗生素和采取检疫隔离措施。人们只要谨遵医嘱、密切配合，通常都可以避免遭受这些疾病最糟糕结果。但是另一方面，脊髓灰质炎会随机地侵害穷人和富人、儿童与青壮年。这是一种“一点都不美国”的疾病，因为脊髓灰质炎并没有对那些生活干净、工作勤勉的人格外开恩。每隔一两年，它就会在夏季秘密流行起来，这无形中也削弱了民众对国家科技进步的认同感。20 世纪四五十年代，脊髓灰质炎病例成倍增加，国家基金会为此利用各种机会来宣传这些悲剧，以便使这种疾病始终处在公众的关注范围内。

当时也有针对脊髓灰质炎的治疗手段，然而它们就像疾病本身一样可怕。于 1929 年问世的“铁肺”拯救了无数人的生命，但它看上去就像是一副逼真的棺材，只是加剧了公众对脊髓灰质炎的恐惧。患者一动不动地仰躺着，身体放平，头部附在一个锡盒上。一个连接到机箱的气泵按照机械原理帮助患者进行呼吸，它可以根据患者的呼吸节律来改变内部气压。有些患者在“铁肺”中生活数月后就能自主呼吸了，然后依靠轮椅行动。还有人经“铁肺”辅助治疗一两年后死亡；甚至有人在“铁肺”中待了 15 年之久。“铁肺”使数代家长和孩子都深感恐惧。“你希望余生都在‘铁肺’中度过吗？”这句带有威胁意味的话成了家长的撒手锏，足以让孩子们乖乖洗手、刷牙、按时睡觉。因脊髓灰质炎致残的人充斥美国，人们对他们的厌恶情绪若隐若现。其他的流行病无论多么恐怖，最终会使感染者离开人世。大多数脊髓灰质炎患者却幸存了下来，“一瘸一拐地度过余生，时刻提醒其他人曾经发生过的悲惨遭遇”，英国医生约翰·R. 威尔逊写道。“逝者很快会被遗忘，伤残者与瘫痪者却会使每个注意到他们的人都深感罪恶和羞耻。这些患者不停地哭喊，希望得到救助，而这是逝者永远无法做到的。”[13]

“铁肺”中的生活困难而孤独，特别是对孩子来说，他们得与自己的父母分离，虽然那些和孩子分开的年轻父母也同样悲伤。护士定期将患者从“铁肺”中移出，给他们清洗、灌肠、喂食或从喉咙中吸痰。患者难以入眠，由于担心会抑制本来就微弱的呼吸，他们也不会被允许使用止痛药。凯瑟琳·布莱克（Kathryn Black）痛心地追忆过她母亲罹患脊髓灰质炎后的遭遇：“一到晚上，躺在‘铁肺’中的患者便被各种嘈杂的声响惊扰，其中有病友换气时的哗啦声，有护士在走廊上走动时橡胶鞋底碰出的吱吱声，以及看护者将静脉输液架从空荡荡的大厅推走时的咯咯声。当睡眠最终降临后，也许能睡两三个小时……无法安眠的灵魂只能强烈地进行自我折磨……没有人能告诉母亲她的痛苦何时能终止；没有人能控制这种创伤或赋予其意义，甚至除了‘脊髓灰质炎’这个词外，连到底是什么造成了这种受难的解释也给不出来……眼见年幼的孩子们愁眉不展、悲伤地围绕在身边，每到晚上还哭啼不已、为自己的身体担忧，母亲心里当时是多么难过啊。”[14]

医院一般会隔离脊髓灰质炎患者，并限制他们的访视时间，这加剧了病患及其家人的痛苦。父母希望孩子在医院住院治疗，然而每天只有一两个小时的看望时间。在感染的最初两周，院方甚至不允许任何拜访。把年幼的女儿乔安妮（Joanne）送往医院后，纽约人约瑟夫·贝特格（Joseph Boettjer）和妻子开车兜了几圈，然后找到一个他们认为女儿会被安置在那里的地方。“我们在楼后静静地坐了一会儿，其间听到一个孩子哭喊了好几次，‘我要妈妈’。我们几乎可以肯定那是乔安妮。多么令人心碎的一幕！如果我们不去那里可能会感觉好一些。”[15] 当时的报纸刊载过这样的画面：一群家长站在医院病房外的梯子上，不断地敲着玻璃，希望引起被困在病房内的孩子的注意。[16]

脊髓灰质炎不会影响患者的思考和意志，很多患者努力恢复正常生活。他们毫不讳言自己为“脊髓灰质炎患者”，并开展了残疾运动，希望社会能满足他们独立生活的愿望。很久以前，当这场运动还没被赋予更多政治意味的时候，许多脊髓灰质炎患者都按部就班地过着自己的生活，就像罗斯福那样。1949 年，卡尔·韦伊医生（Dr. Carl Weihl）在辛辛那提市开了一家儿科诊所，但脊髓灰质炎侵袭他所在的中产阶级犹太人社区。同一个街区内，韦伊以及至少其他 4 人感染。29 岁那年，韦伊进了“铁肺”，并在温泉疗养院调养一年后才能够坐上轮椅活动。韦伊的腿永久残废了，虽然他的左手可以完成拖拽等动作，但只剩右手能够自主活动。尽管行动不便，韦伊依然重新开始了工作，他管理着婴儿奶粉基金会（Babies Milk Fund），这是设在辛辛那提市“跨莱茵地区”的一家诊所，主要救助贫困的孩子。一位焊补匠帮韦伊改造了汽车，使他可以用手来控制刹车和油门。“他可以驾车到达任何地方，他用车带我去参观大学”，韦伊的儿子艾伯特回忆道，他是耶鲁大学医院的医生。身为一名临床医生，韦伊测试了数种疫苗，包括萨宾后来发明的口服脊髓灰质炎疫苗，以及礼来（Lilly）制药公司在20世纪60年代初期引进的首款百日咳疫苗。“他经常说，‘好吧，我不想成为残废。’那是我父亲的口头禅”，艾伯特·韦伊重复道，“‘我不想成为残废。’”[17]

脊髓灰质炎疫苗的试错

保罗·德·克吕夫的研究并不成功，虽然这不是他的错。因为那时的研究者没能选对用于实验的病毒，他们所秉持的感染理论也不正确。弗莱克斯纳试图在猴脑中养殖一种脊髓灰质炎病毒，正是他把德·克吕夫从洛克菲勒研究所解雇，最终使后者开启了写作生涯，以作家为业；1935年，彼得·奥利茨基（Peter Olitsky）和艾伯特·萨宾这两位洛克菲勒方面的科学家尝试在兔子身上培养弗莱克斯纳的MV株病毒，结果发现这种毒株只能在神经组织中生长。这些实验似乎支持了弗莱克斯纳的假设，即脊髓灰质炎病毒是沿嗅神经而非血液循环系统进行传播。为此，洛克菲勒方面花费了大量人力、物力来测试苦味酸和硫酸锌的效用，它们被喷进几千名孩子的鼻孔内，以便防止脊髓灰质炎病毒增殖。但这些化学制品除了毁掉孩子们的嗅觉外没有其他效果。人们后来才发现，洛克菲勒研究所的科学家使用了错误的脊髓灰质炎病毒株。弗莱克斯纳用来实验的猴子只能被MV株病毒感染。主管洛克菲勒医院的病毒学家汤姆·里弗斯表示，如果萨宾和奥利茨基尝试在其他组织内培养病毒株的话，比如肠道里生长的脊髓灰质炎病毒，“我们在制备疫苗上取得突破性进展的概率将会大许多，然而最终又多等了14年”。[18]

德·克吕夫很高兴看到弗莱克斯纳陷入焦虑状态，并决定把他掌管的资金投给那些不在乎洛克菲勒研究所实验成败且依然不懈进行疫苗攻关的科学家。细菌学家威廉·帕克是弗莱克斯纳的死对头，他全力支持纽约大学年轻的加拿大裔研究者莫里斯·布罗迪（Maurice Brodie），后者很有潜力研制出脊髓灰质炎疫苗。德·克吕夫相信布罗迪能攻克脊髓灰质炎，于是向帕克的实验室资助了6.5万美元，这是生日舞会委员会自1934年组建以来最大的一笔拨款，主要用于研发一款新的疫苗，制备该疫苗采用了含有脊髓灰质炎病毒的猴脑培养基，且经福尔马林灭活处理。此外，费城的皮肤病学家约翰·科尔默（John Kolmer）因一次失败的施救而“闻名全美”：他曾尝试用自配的“浴缸疫苗”（bathtub vaccine）来消除卡尔文·柯立芝（Calvin Coolidge）儿子的感染，结果证明无效，这种药物采集了活脊髓灰质炎病毒，并将它们置入蓖麻油和蓖麻蛋白中进行“减毒驯化”。上述两种疫苗均被媒体广为宣传，[19]却都折戟沉沙。大约两万名来自加利福尼亚州、北卡罗来纳州以及费城的儿童进行了接种测试。结果科尔默的疫苗令9个孩子死亡，而布罗迪的疫苗会导致过敏性脑炎。1935年11月，美国公共卫生学会（American Public Health Association）在圣路易斯市召开会议；里弗斯和美国公共卫生署的詹姆斯·P. 利克（James P. Leake）在会上宣布了这一坏消息；据说利克曾称科尔默为“凶手”，尽管他在官方文件中的言论看起来谨小慎微。[20]“天就要塌了，似乎所有人都急着表达自己的观点，”里弗斯回忆称，“最终，科尔默起立表态，‘先生们，这次我真恨不得钻到地缝里去。’”事后，科尔默继续在天普大学任教，直到1957年退休；帕克以年事已高为由隐退，他于1939年去世时声望犹在。布罗迪被贬职到底特律医院实验室，当年便去世了，年仅36岁。布罗迪的讣告声称他死于心脏病发作，然而很多同事都相信他是自杀的。[21]

这些早期疫苗实验的失败使得生日舞会委员会跌入低谷。到1936

年，它已濒临解散，然而奥康纳不想轻易认输。[22] 为了拯救委员会，他扩展了科学顾问委员会规模，吸纳里弗斯以及其他一些病毒学家和脊髓灰质炎专家加入。里弗斯考察了与脊髓灰质炎疫苗议题有关的所有历史，这位来自乔治亚州的老派医生素来直言不讳、地位举足轻重，他的科学论断受到业内人士广泛推崇。里弗斯的回忆录也是传染病专著中的经典。[23] 里弗斯到任后首先便否决了帕克的另一项资助申请，他非常享受做出这一决定的过程。“委员会需要我，因为我就是个粗人。”里弗斯颇为谦抑地说道。新的顾问委员会把资助重心转向了基础性的科研工作。1938 年，他们制定了新的资助项目，按优先级别排列，结果“制备优良疫苗”在 11 项清单中排名最后。顾问委员会希望该项目攻克的早期目标包括病毒是如何传播的、它们在哪里生长、是否对抗病毒治疗敏感等。逐渐地，除了具体的治疗措施之外，上述目标陆续都实现了。

尽管效果不佳，但科尔默和布罗迪的疫苗仍是抗击脊髓灰质炎战斗中的一座桥梁，它们试图连接起两个时代，前一个时代以巴斯德式的实用主义为标志，更强调采用自然的方式来灭菌消毒，后一个时代则以利用病毒来制备疫苗为表征，因为人们对疫苗生产工业已有更多的认知。战争时期，很多与防治脊髓灰质炎相关的名人都曾为美国的武装部队流行病学委员会效力。索尔克、萨宾和托马斯·弗朗西斯研究流感；泰勒、约翰·福克斯（John Fox）等主攻黄热病。约翰·恩德斯（John Enders）防治腮腺炎；约瑟夫·斯托克斯（Joseph Stokes）专注于麻疹；里弗斯和约瑟夫·斯马德尔研究斑疹伤寒。约瑟夫·梅尔尼克（Joseph Melnick）、戴维·博迪恩（David Bodian）、多萝西·霍斯特曼（Dorothy Horstmann）和约翰·保罗（John Paul）不断为脊髓灰质炎的基础研究进展添砖加瓦。在此期间，研究者们承受了巨大的风险，也曾犯过严重的错误，甚至一些人献出了生命。然而总体而言，就像诺曼底登陆一样，这是一项巨大的科研成就。这些年轻的科学家临危受命，负责保护军队免遭传染性病毒的侵害，在此过程中，他们逐渐掌握了更为稳妥的疫苗制备方法。

病毒疫苗研制的关键是找到合适的介质与培养基，进而能够改变病毒的性质并让它们生长。相比而言，细菌疫苗更容易制备。当你发现了一种恰当的介质，并培养出一批长势良好的菌群后，就可用福尔马林、苯酚或其他化学药剂将其灭活。这样你便得到了一支成分完整的灭活疫苗，例如百日咳或伤寒疫苗；或是含有部分成分的灭活疫苗，例如白喉或破伤风类毒素。但病毒不会在肉汤等液体培养基中生长。直到20世纪20年代，里弗斯以及洛克菲勒方面的其他科学家才发现病毒只能在细胞内生长，有时还必须是某类特定的细胞。很久以前，实用主义的病毒学家便洞察到了这种依存关系，且已经找到一些繁殖病毒的方法，甚至由此制备出疫苗，例如天花疫苗事实上是一种病毒疫苗。然而要制备一种新的病毒疫苗，前提是找到适合它们繁殖的介质，正如一位作家所言，如果想杀死一只兔子，你先得抓到它。[24]

研究者们从各种悲惨遭遇中积攒经验，设置了多种操作程序和原则，以便制备疫苗时避免引发灾难。黄热病和乙脑疫苗的制备者通过天花疫苗的悲剧学习到要为疫苗添加防腐剂；他们还发现在鼠脑中繁殖病毒必然会导致过敏性脑炎，这种疫苗会从动物的脑体中吸纳髓鞘碱性蛋白，进而引发人体免疫系统攻击自身的脑组织。白喉抗血清的副作用使研究者们留意到过敏反应和血清病。洛克菲勒研究所当年造成的黄疸灾难使明智的疫苗研究者避免使用人类血液成分来制备疫苗，尽管人们直到20世纪70年代才意识到肝炎病毒的存在。里弗斯总是担忧黄疸和过敏性脑炎的暴发风险。他严密监管着疫苗界、各类医学委员会的动态，通过洛克菲勒这一最佳平台不断宣扬自己的理念，这给疫苗研发者留下了深刻的印象。

1986年，默克制药公司推出了首款依托现代生物技术重组的乙肝疫苗，而此前所有常用的病毒疫苗均是由灭活或减毒后的原病毒制备的，一位作家形象地将选择“灭活”还是“减毒”的方式比作“要么勒死一只鹦鹉，要么就教它说话”。[25]研发灭活疫苗时，科学家会尝试寻找自然界中最有毒力的病毒株，然后探索一种灭活方式，使其既能保证激活良好的免疫反应又可以避免引发感染，索尔克就是这样做的。另一方面，如果目标是研制减毒活疫苗，就需要得到毒力较弱的病毒，但又不能弱到无法起效，这便是萨宾的策略。然而具体应该怎么做呢？答案是通过反复实验、不断试错来检验。你不断尝试，直到找到最适合病毒株生长的动物组织，然后就用它来繁殖。如果病毒株长势良好，你就在其他类型细胞中以传代的方式来减弱病毒的毒性，直到它适用于在儿童身上开展后续实验。泰勒和他的同事为此建立起各种操作原则。默克治疗性疫苗研究所（Merck Institute for Therapeutic Vaccines）的莫里斯·希勒曼（Maurice Hilleman）认为，这体现出了一种“理性经验主义”，[26] 但也需要“胆量和想象力”；相较于这种即兴式的随意评论，希勒曼本人的科学研究总是更为严谨、刻板。

“试错”的代名词是“进化”。无论是通过精细的DNA重组操作来进行制备，还是像18世纪的种痘者如苏特恩斯（Suttons）、阿斯平沃尔那样跌跌撞撞摸索着进行实验，堪称人类武器库的病毒疫苗都是人为进化的产物，尽管它们的问世有时是我们刻意为之，有时是在无意中发现的。不管詹纳所研制的疫苗源头在哪，以“从手臂到手臂”的方式种痘，或者以“从胳膊到奶牛再到胳膊”的方式接种，“牛痘”实际上演化成了一种病毒，并且它与自然界中所存在的形态几乎已毫无相似之处。崇拜詹纳的巴斯德成功地“驯化”了狂犬病病毒，他的方式是有意让病毒在兔脑内传代，从而实现减毒效果。只是当巴斯德制备出狂犬病疫苗时，他并没有意识到这种致病的微生物其实是一种病毒。战后，科学家发现自己能够利用进化手段来推动疫苗研发，但他们的技术就像自然演变一样，往往还得靠运气。科学进展有赖于随机发生的突变，但如果这些变化不被人及时注意到的话，那么它们与其他事物或现象一样仍然令人费解。将这一理念应用于疫苗研发，那就需将病毒移植到陌生的机体组织里，从而人为地迫使病毒发生演变，如果机缘巧合，最终就有可能得到对人类有用的毒株。在特定组织中对病毒进行连续传代，这意味着研究者先得将病毒种植在某种机体里，然后进行病毒收获、稀释、再次植入等操作，这一过程有时要重复几十次，完成这些程序后，也许会杀死病毒，也有可能增强或减弱病毒的毒力。当然，某些假设会引导科学家的行为和判断，但除了实验之外，没有其他方式能够最终验证结果。

鸡蛋曾被用于繁殖斑疹伤寒立克次氏体和黄热病病毒，但脊髓灰质炎病毒在鸡胚中长势不佳，至少不能达到商业化用量需求。脊髓灰质炎病毒确实可以在猴脑中生长，然而人们难以在活的猴子身上繁殖出大量的病毒，特别是在猴子被杀死前无法确认疫苗的稳定性。另一个潜在的宿主是小鼠，尽管用它们来繁殖病毒存在风险。与美国军方签署订购协议后，立达（Lederle）药厂、帕克-戴维斯制药公司和施贵宝（Squibb）制药公司纷纷在鼠脑内种植病毒，进而制备了数百万株乙脑疫苗；二战前后，驻扎在亚洲的美军士兵接种了这些疫苗。20世纪40年代中期，希勒曼供职于施贵宝制药公司，他被要求从头开始、30天内赶制出可行的乙脑疫苗。希勒曼前往公司的图书馆，翻出了萨宾于1943年发表在《美国医学会杂志》上的论文，[27] 然后开始乙脑疫苗研制工作。几天后，生产经理"取出一张小卡片和一支折断的铅笔，潦草地圈圈画画，然后说道，'很好，我们每支标价3美元'。"下一个问题是在哪里设置实验室。施贵宝公司决定动用一座畜棚。他们先用推车清理掉马粪，然后灌浇混凝土地板，这样头戴浴帽的女工就可以在水泥板上工作了，她们的主要任务是从小鼠身上提取疫苗物质。"我知道如何处置这些小鼠，恰当地捏住它们、拉拽头部、切开头皮。就这样，干得好！"希勒曼回忆道。"然后它们的头骨会爆开，这时你便用剪刀将脑体剥离出来，把它们投入韦氏搅拌机里。弗雷德·韦林（Fred Waring）发明这种机器原本是用来调制鸡尾酒的。病毒会从搅拌机中渗出，这些疫苗物质可用于防治乙脑感染。这确实了不起。只是看上去太恶心了。"[28]

军队为成千上万名士兵接种了乙脑疫苗。制备这些疫苗的科学家不会为士兵们感到难过，他们太清楚这些疫苗是如何搞出来的了。自1948年起，希勒曼在约瑟夫·斯马德尔手下开始了长达十年之久的工作，他们一同为沃尔特·里德主持的传染病部门效力。“我们接种黄热病疫苗后又接种了西部马脑炎病毒、东部马脑炎病毒疫苗。我们才是接种各种粗制滥造的疫苗的实验品。”希勒曼回忆称。

1947年的脊髓灰质炎疫情不算严重，然而1948年报道出来的病例超过了两万。这一年发生了“柏林空运”事件，苏联方面接管了波兰、捷克斯洛伐克和匈牙利。新闻媒体充斥着冷战边缘政策与核试验蘑菇云的报道。医学史家艾伦·勃兰特（Alan Brandt）认为，罗斯福罹患脊髓灰质炎这一客观事实，“只是把当时一种流行观点象征化了，即脊髓灰质炎是一种特定的美国弊病”。[29] 成立于1950年的军事空运局（Military Air Transport Service）将数百名脊髓灰质炎患者送往提供特定治疗的医院，还把“铁肺”等医疗器械运达疫情流行地区，这些措施使公众进一步意识到抗击脊髓灰质炎是一场需要全民参与的行动。[30]

在预防医学前线，那一年涌现出了新的曙光。经过匹兹堡大学的威廉·哈蒙德（William Hammond）和费城儿童医院的约瑟夫·斯托克斯等医学科学家的共同努力，他们研制出了丙种球蛋白；这是一种提纯的人血清，其中含有大量脊髓灰质炎抗体；它首次被用来保护接触过或将要接触脊髓灰质炎患者的易感人群。哈蒙德制备了足够保护5.5万名儿童的丙种球蛋白。奥康纳则在1951年投入1450万美元来垄断美国的抗体市场，然后他把这项事业移交给国防动员署（Office of Defense Mobilization），以便向面临脊髓灰质炎流行威胁的社区公共卫生官员免费分发抗体。[31] 问题是脊髓灰质炎总在症状出现前或丙种球蛋白需求产生前就已发生了播散。如果要找出一种必须依靠疫苗才能控制的疾病，脊髓灰质炎便是其中之一。

很多研究者进行了大量实验，最终促成了脊髓灰质炎疫苗的诞生。约翰·保罗在埃及和马耳他开展的研究证实了消化道最利于脊髓灰质炎病毒传播。约翰·保罗发现该病在贫困的国家和地区更容易传播，他在战后把证据带回耶鲁，这使科学家进一步掌握了脊髓灰质炎的流行病学特征。同时，约翰·霍普金斯大学的博迪恩和澳大利亚科学家麦克法兰·伯内特（McFarlane Burnett）断定，从免疫角度来看，至少存在三种不同类型的脊髓灰质炎病毒。[32]博迪恩和耶鲁的多萝西·霍斯特曼分别独立地提出用来防治脊髓灰质炎的抗体可以保护患者免于瘫痪，由此印证了脊髓灰质炎病毒会通过血液循环到达神经。

主持哈佛实验室的约翰·恩德斯取得了突破性进展，他是来自康涅狄格州的北方人，曾受雇于安泰（Aetna）保险公司。一战时期，恩德斯担任过飞行员教练。自妻子于1918年在“大流感”疫情中去世后，他潜心攻读了英国文学专业的研究生学位。一天晚上，恩德斯与一位室友结伴慕名参观了汉斯·津瑟的生物实验室，结果被深深吸引。与当时那些富有进取心的人不同，恩德斯绅士派头十足，个性略显古怪。他一般上午10点才到实验室，然后工作到晚上六七点，每当要检测一项重要实验的时候，还有点迷信地戴上自己的“幸运帽”。恩德斯会把脊髓灰质炎和麻疹的样本提供给任何需要的人，未花完的资助经费他也如数奉还。恩德斯尤其喜欢让实验室年轻的研究员去参加各类会议，在大会上展示重要的发现；他从不期待成为众人关注的焦点，并且由于一战时的经历而害怕乘坐飞机。[33]1954年，当诺贝尔奖委员会电话通知恩德斯获奖时，他坚持让两名年轻的助手即托马斯·韦勒（Thomas Weller）和弗雷德里克·罗宾斯（Frederick Robbins）分享这一荣誉。57岁的恩德斯经验丰富、成熟厚道：当时有人这样写道，“虽然他从未刻意尝试给任何人留下深刻印象，却深深地打动了同事们”。[34]萨姆·卡茨（Sam Katz）曾参与过如今仍在使用的麻疹疫苗研发工作，1954年时他还是恩德斯实验室的一名年轻研究人员；在卡茨眼里，“男神”恩德斯是“一位老派的人。他从不希望建造大型的实验室来显摆自己的队伍有多强大。他更愿意维持一个小团队，这样可以保证与每个人都有充分的交流。他每天都会到每个人桌前询问，‘有什么新进展吗？’受到这样的鞭策，你就会努力研究，因为你希望能有些新发现可以报告给他”。每年的办公室圣诞晚会都是在恩德斯家里举行。届时他会穿上天鹅绒男士便服亮相，当来宾们唱圣诞颂歌的时候，他就弹钢琴伴奏。恩德斯还会通过玩室内游戏或朗诵诗歌等活动来增进同事之间的情谊。[35]

恩德斯的主要科学成就面世于 1948 年，从此开启了脊髓灰质炎疫苗批量生产的大门。20 世纪 20 年代，科学家休（Hugh）和玛丽·梅特林（Mary Maitlin）开始在培养的组织中繁殖病毒，他们用化学物质为培养皿或试管中的活细胞提供养分，但这种方式很快就会导致细菌滋生。那时，青霉素和链霉素已经被发现，恩德斯于是用这两种药物来杀灭污染培养基的细菌，这样他可以维持病毒生长的时间长达 40 天。有一天，32 岁的韦勒将水痘病毒接种到平底锥形烧瓶里已被切成细粒的胎儿手臂组织中。韦勒身边还剩 4 个烧瓶，恩德斯于是随口建议他试试培养脊髓灰质炎病毒。韦勒将繁殖的病毒稀释并重新接种数次，均证实它们依然可以导致小鼠瘫痪。最终，恩德斯实验室的研究者甚至可以在无菌的肠壁碎片上繁殖脊髓灰质炎病毒。这一发现为病毒繁殖者们指明了前进的道路，正如瑞典病毒学家斯文·加德（Sven Gard）在诺贝尔奖颁奖典礼上致辞时所言，“它使世界各地病毒实验室的研究者开始了夜以继日的疯狂工作”。其中，乔纳斯·索尔克尤为勤勉。[36]

索尔克和以他名字命名的疫苗

1949 年，当恩德斯的实验室发布他们的研究成果时，国家基金会刚与索尔克签署合约，委托他来完成脊髓灰质炎疫苗研发进程中至关重要却单调乏味的一步。索尔克的实验室连同其他 4 所实验室负责筛选 100 种脊髓灰质炎病毒株，以便确认它们是否属于 3 种不同的免疫类型。如果这项研究支持“脊髓灰质炎病毒存在 3 种免疫类型”这一论点的话，那么科学家就将知道应该加入哪些成分来确保疫苗有效。索尔克将发现印证这个结论的捷径。

索尔克曾受教于世界顶级的流感研究专家托马斯·弗朗西斯，并于 1947 年成为匹兹堡大学的全职教授，那年他才 33 岁。虽然算不上是天才般的学生，然后索尔克从小展现出了冷静与踏实的特质，尤其喜欢动手操作。索尔克曾就读于汤森·哈里斯高级中学和纽约城市学院，19 岁考入纽约大学医学院，他在取得医学博士学位翌日便娶了富裕的史密斯家族中的一名女子，并虔诚地相信自己有能力完成崇高的事业。索尔克曾张开嗓门向世人宣告："善良的人"能够在"一个不被党派势力所裹挟"的环境中取得许多成就。在索尔克所处的实证主义世界里，科学是圣殿，而他是其中一位不那么虔诚的神父。某些场合索尔克会称自己是抗击疾病战场上的一名"步兵"。

在密歇根大学弗朗西斯手下工作时，索尔克制备了一种灭活的流感疫苗，给数百万美军接种。由于流感病毒株种类多并且容易变异，接种这批流感疫苗后所产生的结果好坏不一。即便如此，这项工作仍证实了灭活病毒疫苗的可用性，而那时大多数脊髓灰质炎专家都更倾向于制备活疫苗。1953 年，主导脊髓灰质炎研究工作的国家基金会投入超过 200 万美元，希望研究者们用活猴子来测定脊髓灰质炎的病毒类型，而当年联邦政府的资助仅为 7.5 万美元。[37] 猴子可能会被已知的三类脊髓灰质炎病毒中的某种所感染，假定其为 I 型病毒株。然后猴子会暴露在新的病毒环境中，这些病毒属于实验室正在检测的 100 种毒株中的某一种，如果毒株不能感染猴子，并被 I 型抗体中和，那这种毒株就会被归入 I 型毒株大类中。依此类推，这是非常烦琐、耗时的工作。

有了国家基金会的重视和资金扶持，索尔克便能着手组建一个专业团队了，他很快就招募到拜伦·贝内特（Byron Bennet），后者是一名喜欢喝酒的得克萨斯前陆军上校，曾在斯马德尔的实验室担任总技术员。年轻的微生物学家朱利叶斯·扬纳（Julius Youngner）曾在"曼哈顿计划”中研究铀的毒性，他被索尔克聘为高级研究助理。加上细菌学家詹姆斯·刘易斯（James Lewis）、动物学家埃尔茜·沃德（Elsie Ward）以及秘书洛兰·弗里德曼（Lorraine Friedman），他们构成了索尔克研究小组的核心圈子；其中秘书洛兰·弗里德曼是一名“个头高挑、性格平和的匹兹堡女孩”，在索尔克此后的职业生涯里，她一直追随左右。[38]病毒分型是份苦差事，而索尔克又非循规蹈矩的人。他不像其他科学家比如恩德斯那样按部就班、庄重严谨地开展工作。恩德斯会把未花掉的基金完璧归赵，索尔克却用得一干二净，然后索要更多。因为不久之后，他的科研工作几乎达到了工业化规模。

索尔克是个充满了紧迫感和理智的科学家，相比大大咧咧的萨宾、里弗斯而言，他更善言辞，对于自己的观点和判断又绝对自信。当自己的工作受到攻击时，索尔克会倍感痛苦，但他依然执着地朝既定目标迈进，埋头苦干，小心谨慎地探索新路，以应对脊髓灰质炎研究领域中那些世俗而又咄咄逼人的科学家。索尔克彬彬有礼，这掩饰了他那狂热的雄心和有些不近情理的抱负。早年供职于密歇根大学时，尽管自身地位不高，但索尔克仍无休止地纠缠着弗朗西斯，要求在两人合写的有关流感的论文中署上“第一作者”之名。他写给国家基金会官员的信函字斟句酌，通篇都是堪比犹太法典《塔木德》的措辞，而这无非为了要来更多金钱和物资支持。然而，依据扬纳的描述，索尔克这位“上司”在匹兹堡大学的表现并不光明磊落：他无视下属做出的种种贡献，尽管扬纳设计出了疫苗制备过程中的很多关键技术步骤，包括用猴肾细胞来繁殖病毒以及运用染色技术来区分被感染的细胞。“我主内，他主外”，扬纳说。索尔克接受采访拍照时总会套上白大褂。然而实验工作多是由他人完成的。[39]

推崇科学的公众为索尔克的形象着迷，尤其是他戴着眼镜、略显谢顶的造型，这也充分展现出这位科学家为抗击恐怖疾病而献身的时代精神。为了不显得自恃高人一等，索尔克通俗地将自己的疫苗比作食谱：“就像一位家庭主妇在准备新的甜点比如蛋糕时会用到的那种一样。她首先有了一个点子和一部分原料，然后进行实验，加点这个、减点那个，不断调整直到得到好的配方。在此过程中，她能推导出一些普适的规则。”有时，为了消除人们的疑虑，索尔克信誓旦旦做了保证，结果走向了一种美国式的狂妄自大，正如他宣称自己的疫苗“很安全，没有比这更安全的了”。

索尔克厌倦了国家基金会免疫委员会前辈们推荐的病毒分型方法，他找到了许多捷径，其中包括使用恩德斯的组织培养，从而可以更快、更高效地分型。恩德斯此前动用他的人脉资源、托医学院同事帮忙弄到人类胚胎组织，以便进行病毒培养，然而索尔克如果也想要批量繁殖病毒，由于能够获得的人类胚胎数量有限，单靠这种方法显然不现实。扬纳表示：“如果你现在仍觉得堕胎是有问题的，那不妨想想 20 世纪 50 年代早期的情况，当时在匹兹堡这就等同犯罪。”直到 20 世纪 50 年代末，索尔克觉得他已充分掌握了脊髓灰质炎病毒的种类和突变情况，这才决定着手制备疫苗。两年间，索尔克使里弗斯、斯马德尔、韦弗和奥康纳确信他已制成疫苗。然而索尔克没能赢得其他科学家的支持，其中包括诺贝尔奖得主温德尔·斯坦利（Wendell Stanley）、韦勒和恩德斯、斯托克斯、保罗和加德，以及竞争对手艾伯特·萨宾、希拉里·科普罗夫斯基和赫勒尔德·考克斯。他们觉得索尔克更像一名糕点师而不是科学家。

这种怀疑论调部分源于索尔克与资助者奥康纳的亲密关系，在洛克菲勒研究所、哈佛大学、约翰·霍普金斯大学和耶鲁大学的权威专家们看来，奥康纳不过是一位颇有影响力的暴发户而已。虽然奥康纳慷慨地资助了很多有潜力的科学家（其中超过 100 万美元给了索尔克的主要竞争对手萨宾），但到 1952 年，索尔克成了国家基金会关注的焦点。索尔克把奥康纳当作义父，没有儿子的奥康纳也将索尔克视如己出。两人的友谊开始于“玛丽皇后号”（Queen Mary）邮轮上，时值 1951 年，他们从丹麦首都哥本哈根返美；索尔克的魅力征服了奥康纳成年的女儿贝蒂安·卡尔弗（Bettyan Culver），当时她因酗酒还处于醒酒状态中。[40]第二天，在船上的游泳池里，索尔克和奥康纳就伦理和科学等议题进行了广泛的讨论，奥康纳发现索尔克并非只是一名年轻的技术员，还志向高远，关注民主、社会公平和人类的进步。美国联邦调查局也曾注意到了索尔克的理想主义倾向，为此差点想阻止他进入大学深造。[41]

批评者认为奥康纳是个腹语表演者，而索尔克就是配合他发声的木偶。如果按照当下一些疾病防治宣传组的标准，奥康纳那时的推广方式似乎很"Low"。然而国家基金会的职能确实发生了转化，它由一家曾经资助过很多脊髓灰质炎研究和治疗方法的组织变成一个旨在与成千上万名志愿者共同来测试索尔克疫苗效果的机构。索尔克从未否认他和奥康纳是相互利用的关系，但他觉得这并没问题。索尔克告诉一名传记作家："从科学和社会的角度看，奥康纳对人类具有非同一般的价值和意义。他将个人利益和社会利益完美地融为一体。他不会只顾自己，而是优先考虑满足其他人的需求。我尊重他的品质，但这与'受恩惠'无关。我们不会像那些给政客拉票的掮客一样互相给予对方便利。我们不过是努力在生物学领域完成本职工作而已。"对于奥康纳而言，即便他有时会不喜欢某些科学家，但只要对方的研究有价值，他依然会将基金会高达数百万美元的资助发放给他们；反之，如果对方的工作没有太大意义，哪怕是自己的好友，他照样不会给"一个子儿"。奥康纳说："我不知道乔纳斯怎么能够忍受那些职业上的污辱和谩骂，他向全世界展示了如何来消除导致瘫痪的脊髓灰质炎，有的人却觉得他可能有口臭或是犯下了重罪。"[42]

索尔克的竞争对手

索尔克因征服脊髓灰质炎而成了家喻户晓的人物，然而疫苗研发竞争的其他 3 位对手同样非常卓越。口服脊髓灰质炎疫苗研发"三剑客"中，考克斯是最出色的疫苗学家。他发现了 Q 热病，并为落基山斑疹热、猪瘟和斑疹伤寒设计了疫苗。但身为一名朴实的印第安纳人，受到抑郁症困扰的考克斯不像萨宾和科普罗夫斯基那么文雅、圆滑、雄心勃勃乃至冷酷，缺乏与他们一争高下的个性。而科普罗夫斯基医生不但是一位钢琴演奏家，不时也写些短篇小说，或给先锋音乐谱曲，他还豢养着凶猛的法国狼犬，这些狼犬经常会咬到客人甚至他自己的孩子，对于一个投入了大量时间精力来研制狂犬病疫苗的人而言，这样的宠物癖颇显怪异。自从 1939 年被纳粹驱逐出祖国波兰后，科普罗夫斯基前往巴西并受雇于洛克菲勒基金会，在约翰·福克斯领导下研究黄热病，之后向泰勒学习了病毒疫苗相关知识。但洛克菲勒基金会后来不想再雇用犹太流亡者，所以到 1944 年的时候，科普罗夫斯基只好前往位于纽约珀尔里弗的立达药厂就职，在考克斯手下工作。当时科普罗夫斯基只有 28 岁，但他很快就确立了自己的研究议题，只是到了 1957 年，最终与立达药厂不欢而散。

萨宾是上述 4 位科学家中最受世人尊敬也可能是最难缠的人。1921 年，时年 15 岁的萨宾与家人从波兰东部的比亚韦斯托克（Bialystock）移民美国，因为一位富有的叔叔赞助，他学习了牙科相关知识；他早年生活过的比亚韦斯托克市一度归乌克兰管辖，因而也可以算作是该国西部的城市。萨宾厌烦与牙齿打交道，花光学费后，他说服威廉·帕克让他加入纽约大学细菌学系。[43] 萨宾发表的第一篇论文与 1931 年脊髓灰质炎的流行有关，1934 年，他前往洛克菲勒研究所和奥利茨基一起工作。[44] 1939 年，萨宾转任辛辛那提大学，因为那里提供的薪资翻了一番，还给出了儿科副教授的教职。二战时期，他制备了乙脑疫苗和登革热疫苗。约翰·罗恩·威尔逊（John Rowan Wilson）描绘过萨宾的形象：他是一个“消瘦、坚韧、目光敏锐的人，头发灰白，面容像狐狸般狡猾，上唇留着一小撮胡须，有些像美国电影演员格劳乔·马克思（Groucho Marx）。正如格劳乔一样，他很聪明、严肃，做事有条不紊，极其高效”。[45] 萨宾也是一个争强好胜、自私和暴躁的人。萨宾 60 岁生日时，他的第一任妻子以头套塑料袋的方式自杀身亡。有一次，萨宾和女儿们大吵大闹之际，家里养的狗显然为了保护这些女孩而“加入了战斗”，它试图撕咬萨宾的裆部，结果被他挣脱，但还是顺口咬穿了萨宾的脚后跟。[46]

身为科学家，萨宾却是个“独行侠”，他会雇用助手来协助工作，但不久他们就会辞职，倒是从他实验室毕业的学生大多非常出色。例如乔尔·沃伦（Joel Warren）和安东·施瓦茨（Anton Schwarz）之后制备出麻疹疫苗；罗伯特·沙诺克（Robert Chanock）发现了呼吸道合胞病毒和诺瓦克病毒，还研发了很多疫苗，包括现在正在进行临床试验的西尼罗病毒疫苗。本·斯威特（Ben Sweet）在希勒曼实验室协助其他研究者发现了 SV-40 病毒，而埃德·比舍尔（Ed Buescher）分离出风疹病毒。一位病毒学家回忆称：“萨宾可以毁了你，他只需几句话就能让你一蹶不振。”[47] 召开脊髓灰质炎委员会会议就像是一场野蛮的交易，到处都充满了火药味。如果有人报告了自己的研究发现，里弗斯马上会跳起来进行指责批评，萨宾随之发起攻击，然后其他人不断插话，最终迫使“你只想找个地洞钻进去”。[48]

无论萨宾多么难缠，他的才华和他对人类的贡献无可争议。萨宾擅长写作，文风明白晓畅，他有惊人的记忆力，宣讲或评议论文时，能随口道出 20 年前做实验的记录，这令同事们颇为惊叹。据一份文献记载，萨宾在脊髓灰质炎研究期间一个人就接种了两万只供实验用的猴子，还对它们的健康状况进行了临床评估。[49] 他制备口服脊髓灰质炎疫苗的设想经受住了时间的检验。萨宾支持口服减毒活疫苗，因为它们可以让病毒在肠道中大量繁殖进而促使抗体迅速产生。萨宾希望全世界都能应用他的减毒活疫苗。世界卫生组织也在为实现这一目标而努力。

国家基金会免疫委员会每隔几个月便碰头一次，以便跟踪研究进展。然而有关疫苗的讨论并不多，或者仅局限于理论层面，直到 1951 年 3 月，在宾夕法尼亚州赫希（Hershey）召开的会议上，科普罗夫斯基投下了一枚炸弹；召集人奥康纳选择在这个小镇开会主要因为它便于与会专家交通中转，当然他自己也喜欢这里。午餐后，与会的科学家们都昏昏欲睡，这时，科普罗夫斯基报告了他的脊髓灰质炎疫苗试验，这是继科尔默、布罗迪疫苗研发惨遭失败之后最新取得的成果。科普罗夫斯基和实验室技术员诺顿将一种已被减毒的脊髓灰质炎病毒在磨碎的鼠脑中进行培养繁殖。他们自己先喝下了这些含病毒的灰白色糊状物，然后又将其喂给了 20 名小孩和两个大人，这些受试者都是加利福尼亚州索诺玛（Sonoma）的智障患者。其他与会的基金获得者顿时惊醒了。“这是什么，猴子吗？”弗朗西斯问索尔克。“不，是孩子！”索尔克嘀咕道。当时还坚信脊髓灰质炎不会通过血液传播的萨宾质问科普罗夫斯基：“为什么你要这么做？为什么？”[50]

科普罗夫斯基的大胆之处在于，他在一场将要持续数十年的疫苗战争中公开地发起了攻击。谁的疫苗最有效、最安全？谁是最聪明、最讲伦理的科学家？尽管脊髓灰质炎疫苗最终制备成功，但没有任何一位疫苗制备者能从这场纷争中全身而退，他们的名誉都受到不同程度的损害。在 1951 年的赫希会议上，里弗斯从道德层面反对研究者拿残疾儿童来做实验，这是洗刷不掉的耻辱，科普罗夫斯基的实验恰恰充满了伦理和科学问题。里弗斯后来表示：“一个成年人可以做他们想做的事情，同样的情境却不适用于有智力缺陷的孩子。这些孩子大多数没有父母，即使有也难以得到关爱。”[51] 里弗斯还觉得，患有精神障碍的孩子的大脑与正常的同龄人不同，他们更不适合去接受那些会影响神经系统的疾病测试，当代科学家一定会认同这一点的。科普罗夫斯基发表他的首篇与脊髓灰质炎疫苗实验有关的论文时，他把这些孩子称为“志愿者”，结果遭到《柳叶刀》的挖苦，“英语的丰富性就在于有的词意总在变化。例如‘志愿者’一词，我们将会在学术期刊中读到某项实验中有 20 只老鼠‘自告奋勇’愿意接种疫苗，此外还有 20 只‘主动’加入对照组”。[52] 这是科普罗夫斯基 60 多年职业生涯中所要经受的第一项争议。[53]

在赫希会议上宣读的另外两篇论文与索尔克的研究关联更密

切。约翰·霍普金斯大学的伊莎贝尔·摩根·芒廷（Isabel Morgan Mountain）和霍华德·豪（Howard Howe）用福尔马林灭活的脊髓灰质炎病毒分别接种给猴子和黑猩猩，这与索尔克研制疫苗的原理相同。两位科学家都认为还没到给孩子接种的时机，但实验已证实了灭活病毒疫苗的效力。索尔克喜欢说恩德斯已“扔出了橄榄球，而我接住了它，然后该奔往前场了”。尽管哈佛实验室的研究者恩德斯并不愿意自己去制备疫苗，但他认为索尔克越界了，因为索尔克已决定开始疫苗研制的长跑。索尔克的行动比科普罗夫斯基更为隐秘，但同样进展迅速，并且他从国家基金会获得了大量资源。

索尔克的实验室主管扬纳发现了用胰蛋白酶消化肾脏组织后培养脊髓灰质炎病毒的方法。以往，为了给脊髓灰质炎病毒分型，研究者曾从亚洲引进过 17500 只猴子，现在一只猴子的肾脏就能够制备 1000 余管病毒。不久，索尔克和扬纳繁殖了一升脊髓灰质炎病毒。选用猴肾作为测试及培养病毒的基质是一项重大突破。20 世纪 50 年代中期，每年人们都会在菲律宾和印度的丛林里网捕 10 万多只恒河猴，然后将它们关入笼子，用船运往各个病毒学实验室。一路上，这些猴子交叉感染各种传染病，当到达目的地时，它们不断尖叫，相互撕咬，并且常因染病而死亡。被用来实验的猴子会把自己的排泄物甩到照料并最终杀死它们的科学家和技术员身上。1931 年，帕克实验室的一位加拿大科学家威廉·布雷布纳（William Brebner）被猴子咬伤手部后死于瘫痪。萨宾从他朋友的大脑中培养出了该病毒，并取布雷布纳名字的首字母将其命名为“猴病毒 B”，以示纪念和尊重。[54]1949 年，索尔克读过萨宾的论文后，提交了申请，希望给每位与接触猴子的雇员都申请一笔 1 万美元的保单。然而该申请被拒绝了。[55] 礼来制药公司的科学家罗伯特·赫尔（Robert Hull）着手将他和其他公司发现的猴子身上携带的病毒进行分类。截至 1960 年，他已找到 40 种。[56]

1951 年 12 月，国家基金会免疫委员会召开会议，索尔克在会上陈述了开展疫苗接种的想法。1952 年 4 月 18 日，里弗斯预言一两年内就会有疫苗产生，同时警示大家必须谨慎研发。他说："我们正在从事非常重要的工作，除非大家妥善处理，否则就会酿成大祸。"[57] 到1952 年 6 月 12 日，索尔克疫苗接种测验在 D. T. 沃森残疾儿童之家（D.T. Watson Home for Crippled Children）进行，一位企业主管的儿子、时年 16 岁的威廉 · F. 柯克帕特里克（William F. Kirkpatrick）是首名受试者。里弗斯虽然对这场试验心存疑虑，但他似乎保留了自己的意见，这很大程度上是因为 D. T. 沃森残疾儿童之家的孩子都已经有抗体了，他们从小就暴露于脊髓灰质炎病毒中，如今再感染的风险不大。然而索尔克很好地总结了这些战战兢兢的科学家的感受："给孩子们接种脊髓灰质炎疫苗后，你两三个月内都会睡不好觉。"[58]

1953 年 1 月，国家基金会免疫委员会又在赫希召开了一次爆炸性的会议。[59] 里弗斯提醒与会的代表："小伙子们，现在注意抓牢各自的帽子，因为我们要丢枚'炸弹'给大家了。"这枚"炸弹"就是索尔克的报告，其中分析了 161 例成功接种不同脊髓灰质炎疫苗的情况，报告内容将在 3 月 28 日刊于《美国医学会杂志》。至此，即在第二次赫希会议上，有关脊髓灰质炎疫苗的战线已然泾渭分明。里弗斯、斯马德尔和其他几位前辈站到了索尔克一边，支持灭活疫苗，里弗斯还常常随口称索尔克为"那个年轻犹太人"。然而大部分投身疫苗研发的病毒学家都支持"聪明的犹太人"萨宾。尽管当时萨宾与索尔克得到的资助金额相当，然而他对国家基金会认可索尔克接种灭活疫苗的举措深感愤怒。萨宾把索尔克发表在《美国医学会杂志》上的那篇论文撕烂、扔掉，恩德斯如法炮制。两人都认为猴肾组织会导致自身免疫介导的器官损伤。在这场疫苗争论中，他们后面还会多次批评索尔克的疫苗。

对索尔克的攻击交织着专业上的轻视以及对科尔默、布罗迪疫苗悲剧重演的诸多担忧。里弗斯的工作重心是就科学和医学领域的问题积极寻求务实的解决方案，其他病毒学家同样为此耗费了大量心力。[60] 然而这条路上荆棘遍布。里弗斯和巴兹尔 · 奥康纳达成共识，是时候组建一个更高规格的委员会了。2 月 26 日，他们在沃尔多夫 - 阿斯托里亚酒店召集了满屋子的显要人物来讨论如何继续推动疫苗研发工作。索尔克是唯一受邀的脊髓灰质炎疫苗研究专家。然而在会议现场，索尔克突然谦逊起来，他告诉听众们："我不知道我们是否真的制备出了一种疫苗……我们只是研发了一款可以诱导人体产生抗体的制剂。"里弗斯则回应道："我觉得你已经搞出了疫苗，乔纳斯。"

当里弗斯向各方要人寻求支持以便推进大规模的疫苗接种测验时，索尔克意识到疫苗的研发将不再由他掌控了。"我感觉自己好像在同一群野马一起狂奔，同样会被抽打、鞭策。"他说。[61] 最终，索尔克出色地完成了工作。然而，索尔克在同行中的名声受到了损害，奥康纳还把他引到聚光灯下现身说法、推波助澜。3 月 26 日，索尔克参加了哥伦比亚广播公司（CBS）"科学家自述"节目。在一个半小时的访谈中，索尔克简要地描述了自己的实验室以及所进行的研究。从此索尔克成了名人，而他研制的疫苗也以其名字命名——索尔克疫苗（Salk vaccine）。索尔克会说他从没想过自己的工作可能竟会引起公众的强烈关注，另一位科学家却表示，"从没想过那才怪呢……乔纳斯那晚参加了节目录播，鞠躬答谢观众，然后一举成了世人心中的英雄，可谓得偿所愿"。[62] 索尔克的同事们都震惊了。科学家们普遍认为应通过发表论文或参加学术会议来彰显自己的成就。如果有谁绕过学界而直接向大众宣讲，那就坏了规矩、有损荣誉。

1953 年 4 月，索尔克为他的妻子和 3 个儿子接种了脊髓灰质炎疫苗，他们分别是唐娜（Donna）、9 岁的彼得（Peter）、6 岁的达雷尔（Darrell）和 3 岁的乔纳森（Jonathan）。国家基金会负责人哈里·韦弗（Harry Weaver）和哈特·范里佩尔（Hart van Riper）也陪同自己的孩子前往匹兹堡接受注射。5 月，索尔克继续给当地尚未产生抗体的小学生进行疫苗试验。他花了很多时间测算出用适宜的温度与福尔马林浓度来杀灭病毒，同时确保它们依然能诱导抗体的产生。最终，索尔克在灭活脊髓灰质炎病毒上探索出了他所谓的"安全界线”。索尔克发现，如果将 100 万病毒颗粒浸泡于按 1 份福尔马林兑 4000 份水的溶液中，6 天后便只剩 1 个病毒颗粒具有感染性。他将溶液又放置了 3 天，以便进一步确保没有活的脊髓灰质炎病毒留存其中。如果用图示来描述的话，时间、温度和病毒存活量之间的关系会重叠为一条直线，用化学术语来说就是符合一级反应动力学，因为活病毒在接触福尔马林后会逐渐消失。但瑞典病毒学家斯文·加德等人发现，按照索尔克的方法，直线末端会发生弯曲，这意味着病毒灭活的进程会随时间延长而减慢，而且得到索尔克所说的一周内就出现的结果其实至少需 12 周。加德和恩德斯认定索尔克疫苗中可能一直都含有活病毒。[63]

里弗斯、奥康纳和国家基金会的科学主任韦弗着手策划医学史上最大规模的现场疫苗接种测试。为了实现这一目标，他们把由经常争权夺利的一流科学家组成的免疫委员会打入“冷宫”，然后于 1953 年 5 月创立了疫苗咨询委员会（Vaccine Advisory Committee）。相比而言，疫苗咨询委员会的成员普遍更为年长、更显低调，也更赞成脊髓灰质炎疫苗接种。韦弗称：“我们设立了一个新的委员会来打破僵局。”从免疫委员会顺移加入新委员会的科学家包括斯马德尔，他曾追随里弗斯进行学习和开展研究，之后培养了高足希勒曼。斯马德尔是一位大胆的、以结果为导向的科学家，一旦锁定目标就会努力向前推进。其他的疫苗咨询委员会成员包括戴维·普赖斯（David Price），作为艾森豪威尔政府的代表，他对制备脊髓灰质炎疫苗非常感兴趣；还有诺曼·托平（Norman Topping）这位美国国立卫生研究院的微生物学家，他反对用减毒活疫苗来防控脊髓灰质炎。另一位杰出成员是约翰·霍普金斯的托马斯·特纳（Thomas Turner），他因研发黄热病疫苗而享有盛名。这些人负责监管索尔克疫苗的研发制备，并在必要的时候站出来为之辩护。

当脊髓灰质炎疫苗接种试验持续推进时，病毒研究界已经逐渐理解了“人类与病毒”这一共生系统的复杂多样性。正如希勒曼所言，海森伯（Heisenberg）不确定性原理[①]总是在这个领域里发挥作用。科学越进步，所取得的成就便越多，然而失败和隐患也更明显。置身科学巅峰，小心谨慎和野心勃勃的科学家往往势均力敌，他们可以分别被称为“实干家”和“怀疑论者”。这两种人都是社会需要的。公众希望科学能够造福人类，所以会激励那些有能力乃至略显狂躁的实干家担负起领导职责。但怀疑论者也在发挥作用，他们亲自出面或借助体制机构的力量来防止实干家们走得太快、太远。他们总在那里说：“我早就告诉过你‘别这么干’的。”

在脊髓灰质炎流行的年代，什么都不做所面临的风险要高于把事情搞砸所带来的危害。疫苗咨询委员会的设立给实干家们提供了一个机会。此外它还能做什么呢？有了疫苗，700 万美国人便不会因为治疗脊髓灰质炎而倾家荡产了，他们还可参加国家基金会组织的晚间集会活动，由此一批科学家得以持续数年淡定地测验公众身上的抗体效价。只是每年仍有数千名脊髓灰质炎患者出现；而国家小儿麻痹症基金会支持实干家，因为它的使命很单一，那就是妥善防治脊髓灰质炎。

冲刺阶段

1955 年，尽管教皇和美国医学会已着手探讨脊髓灰质炎疫苗接种测试的伦理问题，然而对研究者而言，那时仍是一段美好的时光。美国西海岸的微生物学家卡尔・迈耶非常怀念当年他从加利福尼亚监狱挑选实验对象时的轻松和愉快。他说：“在圣昆廷监狱，每个人至少在二战乃至朝鲜战争时期都希望能报效国家。当我需要 100 名志愿者时，有时甚至会多达 300 人跃跃欲试，所以我得以从中选择最适合的受试

---

① 1927 年，德国物理学家、现代量子力学奠基人之一维尔纳・海森伯（Werner Heisenberg，1901—1976）提出了事物固有的“不确定性原理”。根据该原理，人们不可能同时知道一个粒子的所有性质，比如测量粒子的位置时必然会干扰它的速度，且干扰的程度与位置测量的精度成反比。——译注

对象。”这些囚犯“不会大惊小怪……因此，我有时会测试一些含有非常非常强毒性的制剂”。1952 年，迈耶给 12 名囚犯注射疫苗后，导致“每个人高烧至 40℃甚至 40.5℃，他们感到分外痛苦，且这种反应持续了四五天”。但“我不需要为此付出代价，因为那些男孩都非常希望能为国家的福祉做些贡献。他们认为这样也可以给自己赎罪”。10 年后，迈耶发现圣昆廷的囚犯们不再热切去当志愿者了。“他们不想再生一次病，”迈耶感慨道，“这是一群被娇惯的人。”[64]

将近 200 万名美国孩童的家长签署了愿意参与索尔克疫苗测验的知情同意书，这标志着公众对科学权威的信任。进行现场试验时，父母们受邀前来鼓励自己的孩子要勇当“脊髓灰质炎疫苗接种先锋”。但是，在只写了一段话的知情同意书中，根本没有提到“试验性疫苗”这一字眼。测试结束后，有些地方的卫生局会“遗憾地告知”参与者，称他们接种的其实是安慰剂，但保证以后可以随时前来接种一支真正的疫苗。这样的表述其实不符合现在对任何一种试验性药物或疫苗“知情同意”的标准。

无论人们把索尔克视为英雄人物还是煽动家，90% 的美国人都知道 1954 年 5 月进行的疫苗接种测验，这一比例甚至超过了能够说出德怀特 · D. 艾森豪威尔总统全名的人。彼时，纽约知名的麦迪逊大道广告公司云集，这里的广告商不断向普罗大众散布胡言乱语式的文案，而索尔克本身就是其疫苗产品的天然代言人，如同现实版的基尔代尔医生（Dr. Kildare）[①] 一样。记者常称索尔克为“乔纳斯”，他展现出来的坦诚、友好和随和也深深打动了记者。《匹兹堡新闻》（*Pittsburgh Press*）的科学作家约翰 · 特洛安（John Troan）很早就拜访过索尔克，感觉他表面上似乎很不情愿公开宣传自己的疫苗。然而，当报道刊出

① 《基尔代尔医生》（又译作《基戴尔医生》《乔迪医生》），1961 年上映的美国电视剧，主要讲述了一名医学实习生逐步功成名就的戏剧性故事，由理查德 · 查伯兰（Richard Chamberlain）、雷蒙德 · 马西（Raymond Masse）等主演。——译注

后，索尔克特意给特洛安发了电报，称他“做得很棒”。科学家们很少会这样尊重报纸记者（当然通常许多记者也配不上这种尊重）。“他可以把布鲁克林大桥卖给我啊。”一位记者于1955年曾这样夸夸其谈。[65] 索尔克曾向记者们保证，“我们可以坦率地说，在所有已开展的疫苗接种测验中，人们接种的脊髓灰质炎疫苗是最安全、最不容置疑的”，类似言论并不会令记者感到他是狂妄自大。

公众希望脊髓灰质炎疫苗能发挥真正的效用。那是个糟糕的时代：冷战对峙达到了巅峰，美国随时准备着就中国台湾问题与中方开战，氢弹试验每隔几个月便会在太平洋上进行，民防系统也始终处于高级警戒状态。但脊髓灰质炎是真正的威胁。夏季到来后，每天会有约17名患者被急救车送到匹兹堡市立医院，医护人员们都恳求索尔克加快进程。患有脊髓灰质炎的妇女只能在“铁肺”中分娩。患病的高中运动员哭喊着不如开枪自杀算了。医生和护士也都精疲力竭。一名护士回忆称：“必须经过许多病房才能离开医院，其间将听到孩子们正在哭闹，或请求有人来代读信函，或希望给点水喝，要不就问自己为何不能动弹了，此时你根本不忍心甩手离去。周遭弥漫着悲伤、恐惧、无助和愤怒的氛围。”[66]

瘫痪性的脊髓灰质炎不会侵袭社区中的所有人，这一事实是该疫苗难以普及的缘由之一。相比而言，麻疹疫苗的效力只需对几百个孩子进行接种测试便能得到验证，因为麻疹在易感人群中会像野火一样迅速蔓延，从而使那些与患者直接或间接接触过的人几乎都出现明显的皮疹和高烧症状。而脊髓灰质炎的传播效率没这么高，主要因为不洗手感染，而且仅使部分人导致瘫痪。如此一来，研究者就需要招募成千上万的儿童进行试验才能保证结果可信，事实证明，唯有国家基金会才有这种能力完成这项任务。在测试的高峰阶段，国家基金会的试验吸纳了诸多人士参与，其中包括2万名医生和公共卫生官员、4万护士、1.4万校长、5万教师和22万志愿者。此外，基金会旗下的3000个分会共召集了25万多名全职志愿者，由他们来处理经IBM公司采集的1.4亿条信息。

然而，要是没有恰当的科学支撑，国家基金会所能调动的金钱、权力和志愿者都将没有意义，当公众乐观拥抱科学成果之际，大部分脊髓灰质炎研究者却更显谨慎。这些科学家非常担心与疫苗有关的问题，比如介质污染、毒性反弹以及病毒不断发生的各种突变。韦勒确信索尔克制备疫苗时所用到的猴肾细胞并不能事先检测出所有的活病毒。他发现这些细胞的敏感性仅为人类细胞的1/10。[67]韦勒将证据提交给国家基金会，但是没有收到任何反馈。萨宾和加州大学旧金山分校的儿科医生、病毒学家亨利·肯普（Henry Kempe）同样致函国家基金会，希望能中止疫苗接种测试，然而这些反对意见都被巴兹尔·奥康纳束之高阁。[68]

如果其他科学家极不情愿开展脊髓灰质炎疫苗接种测验，而又要确保各项试验结果能够获得认可，国家基金会只好说服索尔克的导师托马斯·弗朗西斯缩短在欧洲的休假，尽快返美主持疫苗接种试验。广受尊敬的弗朗西斯同意进行大规模的双盲测试，即一半的受试者只接种盐水安慰剂，并且无论受试还是研究者都不知道谁接种的是安慰剂。当时，这种测试方法的客观性只在英国开展的大规模链霉素试验中得到了验证。[69]索尔克反对双盲设计，他觉得所有孩子都应该接种疫苗，但他的意见被否决了。

1953年11月，奥康纳在新闻发布会上宣称测试将在几个月后启动。直到这时，政府才参与进来，联邦官员最初被试验设计吓了一跳。“那时美国国立卫生研究院还很落后”，首席助手詹姆斯·香农（James Shannon）后来表示，而且研究院的官员还受到了基金会成员及其拥护者的胁迫。然而公共卫生署“对基金会的管控既无须过严也不要‘放水’，就像他们监管其他制药企业一样”[70]。香农的原则是正确的，只是谁能阻挡这场试验呢？显然不会是秉持自由放任主义的艾森豪威尔政府。香农成功地要求将硫柳汞作为防腐剂加入疫苗中。索尔克则反对使用硫柳汞，因为它会抑制疫苗的效力，然而它也可以中和不小心加到疫苗里的活脊髓灰质炎病毒。[71] 美国国立卫生研究院主任希望每一批次疫苗都先在 350 只猴子身上进行测试，这会使试验进展拖延几个月；国家基金会同意将 11 个批次的疫苗合为一个系列产品，并且需要保证每一批次的测试均无活病毒后，整个系列的疫苗才可以被投放和分发。政府坚持测验时严格监管，颇为讽刺的是，到了脊髓灰质炎疫苗的批量生产环节，他们却允许制药商选用宽松许多的标准。

距离正式启动不到一个月的时候，索尔克疫苗接种试验遭遇到最后一次“减速缓冲”。1954 年 4 月 1 日，密歇根州渥太华县医学会声明将拒绝参加试验，其支持者中就包括保罗·德·克吕夫。德·克吕夫有一个绰号，即“脊髓灰质炎研究石器时代的大师”，他发现部分制药商制备的疫苗里含有活病毒。[72] 他把这一情况透露给了广播名人沃尔特·温切尔（Walter Winchell）。那天晚上，温切尔习惯性地与听众先打招呼：“晚上好，女士们、先生们，以及所有海外的美国同胞们！”随后，他对着话筒大声警告新的脊髓灰质炎疫苗“极可能它会要人的命”！受此影响，数千名密歇根州和明尼苏达州的儿童临时退出了试验。在布法罗和纽约市，卫生部门原本预计会有 5 万名参与者，然后最终只有 3 万人接种。[73] 华盛顿特区医学会（Medical Society of Washington, D.C.）本来应主持完成全美第一针接种的，结果同样取消活动，这也意味着他们不再支持接种测试。为此，畸形儿基金会不得不“越过”波托马克河，将“全美首针注射”这一历史性的机会留给了弗吉尼亚州的麦克莱恩市，当地是一片绿树成荫的新区，那里农场的孩子们常骑马跨过泥泞的建筑工地去上学，而那些新兴建筑都是为中央情报局的雇员和他们的家庭准备的。

4 月 26 日上午 9 时 35 分，现场试验拉开了序幕，兰迪·克尔（Randy Kerr）这位身穿格子短袖衬衣、面露微笑的小男孩成为美国第一位正式接种脊髓灰质炎疫苗的先锋。《华盛顿邮报》报道称：“美国终于用最新式的武器向导致残疾的脊髓灰质炎亮剑了。而首场战斗发生在一名 6 岁男孩身上。”富兰克林·谢尔曼小学的疫苗接种场景则是混乱的。孩子们不断发出尖叫甚至出现了晕倒情况，自助餐厅的地板上布满了粗粗的电视缆线，看上去像一窝蟒蛇。家长和老师围在周边观看，他们略显紧张但也很骄傲。盖尔·亚当斯·巴特（Gail Adams Batt）是当天接种疫苗的学生之一。当年早些时候，班上坐在她后面座位的小男孩再也没来过学校，因为他在某个周末感染了脊髓灰质炎病毒。没有人去探望那个小男孩，或是寄送“早日康复”的祝福卡片。8 岁的巴特觉得自己之所以被选中去接种疫苗，主要是因为她曾坐在这个男孩旁一同上课，而自从患病后他的座位就一直空着。巴特记得她不断给自己鼓劲：“不能哭，不能哭。”然而，排在巴特前面接种的男孩看到皮下注射针头后，“突然昏厥了，并重重地倒在地板上。这时我脑海中只有一个念头，那就是‘千万不要晕倒，千万不要晕倒’”。完成疫苗接种后，他们班的同学在医务室吃了巧克力圣代冰激凌。至于如何看温切尔的言论，巴特表示：“我妈妈说他是个反动分子！她让我去接种可能是为了羞辱他。”

脊髓灰质炎疫苗接种测试需做好多方的组织保障。例如在布法罗，当局每天给 50 平方英里（1 英里＝1.609 千米）内 50 所学校的孩子接种疫苗。他们要将堆积如山的表格进行归档，会议室里则放满了棉球、注射器和数以千计的盒子，每个盒子装有 6 个药水瓶，其中 3 个分别为 3 种型号的脊髓灰质炎疫苗，另外 3 瓶则都是充当安慰剂的生理盐水。每个瓶子标有特定编号，而参与接种工作的人都不知道这些代码的含义。据当地卫生官员、后来执教于加利福尼亚大学的沃伦·温克尔斯坦（Warren Winkelstein）回忆，前后共有 100 名护士和 1000 位志愿者参与到布法罗的疫苗接种测试中来，脊髓灰质炎疫苗接种流程此后也成为其他疫苗试验参照的标准。

奥康纳面临着疫苗供给的两难处境：如果脊髓灰质炎疫苗生效了，那么一旦试验结束，每个人都希望立即接种，这意味着生产商将不得不在测试阶段就制备好疫苗。然而没有公司愿意冒这个风险，毕竟如果试验失败就会造成数百万支无用疫苗的积压。为此，经过精打细算后，奥康纳决定孤注一掷：他花了 900 万美元来提前预订 2700 万支脊髓灰质炎疫苗。事后来看此举毫无必要，因为相比疫苗的效力而言，制药公司更关注的其实是巨大的需求。在疫苗测试前举行的一次会议上，各制药公司的董事长曾被问及，疫苗效果符合什么标准后他们才会愿意将其推向市场，结果估算只要达到 15%—25% 的有效率就行了。1957 年召开的美国国会听证会上，有证据表明制药公司批发给公共卫生署的疫苗，其价格要比国家基金会订购时的高出一倍。[74]

1954 年夏季前后，记者们似乎热衷于报道脊髓灰质炎的发病率低于往年的消息，但是该病的流行曲线本来就起起伏伏、时高时低，所以这并不意味着什么。当年冬季，各类数据图表更是满天飞；到 1955 年 4 月 12 日，世人的目光都聚焦于密歇根州安娜堡（Ann Arbor），因为弗朗西斯将要在这里发布脊髓灰质炎疫苗接种试验的结果；这一天恰好是罗斯福总统逝世 10 周年纪念日；奥康纳则发誓选择这一天宣布结果纯属巧合。这将是美国人值得庆祝的伟大日子，他们的帮助和参与使得疫苗最终得以顺利问世。然而这也是充满缺点和令人沮丧的一天，各种科学证据、喧嚣和难以解答的疑虑搅作一团。开幕当天，美国东海岸颇为反常地闷热，而艾克（Ike）率先向华盛顿的参议员发难了。国民所展现出来的活力、热情、对儿童的关爱等，使美国看上去熠熠生辉、前途光明，然而这些品质与浪费、轻率、混乱以及投机倒把等一同起暴露在了台面上。

500 名世界首屈一指的医学家在安娜堡的拉克姆厅静候弗朗西斯宣读报告；这一事件通过闭路电视转播到全美的影剧院，礼来制药公司承担了这笔为数不菲的转播费。与此同时，信差们正拿着已删除了弗朗西斯所有谨慎措辞的新闻通稿乘电梯上楼，他们刚现身便被从媒体室冲出的 150 余名记者团团围住，大家都试图争抢到新闻通稿。按国际新闻社记者杰克·盖格（Jack Geiger）的描述，受到惊吓的信差慌忙把材料扔给了这些“垃圾桶旁的饿狗”，此刻数百位科学家正在倾听弗朗西斯仔细地朗读他的报告。很多科学家抱怨自己成了“舞台道具”或是“橱窗装饰”。有些人还在回家的火车上喝醉了。密歇根大学通讯社发布消息欢呼：“疫苗起效了！”确实，疫苗被证实能够有效预防脊髓灰质炎，虽然复杂的试验设计某种程度让其结果看上去有点含混，因为疫苗接种试验包括两大部分，其中一部分接受双盲测试，另一部分则属“只供观察的对照组”，即当二年级的学生接种疫苗时三年级的学生并不接种。疫苗对瘫痪性脊髓灰质炎的预防有效率可达 90%（其中含硫柳汞防腐剂的疫苗有效率略低）。52 名孩子在试验过程中死亡或出现严重瘫痪，以致后者必须依靠“铁肺”度过余生。这些“铁肺”中的患者最终只有 2 人幸存，并且他们都接种过索尔克疫苗。

美国民众于东部标准时间上午 10 点准时收听了新闻。人们愉快地敲响教堂的大钟、点燃篝火或鸣起汽笛以示庆祝。600 名医生和其他相关人士聚集在布法罗的中心剧院，他们收听了礼来制药公司的广播后起立默默祈祷。当地脊髓灰质炎顾问委员会主席威廉·J. 奥尔医生（Dr. William J. Orr）表示：“这是我医学生涯中最重要的一天，也是医学史上的一个伟大时刻。”在费城以及美国其他地方，家长们把卫生部门的电话都打爆了，纷纷要求接种疫苗。

试验结果宣布后，国家基金会立马将脊髓灰质炎疫苗接种的指挥棒移交给了联邦政府。当天下午，美国国立卫生研究院生物控制实验室主任沃克曼（Workman）便在安娜堡一家酒店里召集了一个由 15 人组成的执照委员会。奥维塔·卡尔普·霍比（Oveta Culp Hobby）当时担任新组建的卫生教育和福利部（Department of Health, Education and Welfare, HEW）部长职务，他只给了执照委员会一个小时的决策时间。委员会成员恳求再增加了一个半小时，因为他们要评估多达 2000 页的数据资料。委员会成员一旦在许可证上全部签字，疫苗马上就会被运往各家药店。身为得克萨斯一名强硬的政客，霍比对委员会成员的延缓行为大为光火。“让他们快点，”一名职员无意中听到他发牢骚，“霍比夫人的妆都快化好了，他们还磨磨蹭蹭。”

虽然国家基金会为制药商们提供了一份 55 页的索尔克疫苗说明

书，但联邦政府的“最低要求”只有5页。在疫苗试验阶段，政府、索尔克和制造商分别测试过疫苗的效果并且达成共识，要求至少11个连续批次的疫苗都没有检测出活病毒后，该系列产品才可以被投放到市场。然而联邦执照委员会只要求“保证这些疫苗的灭活方法持续有效、可靠就行了。”[75] 换句话说，执照委员会只是在某个下午举行了短促的碰头后便批准了6种不同的脊髓灰质炎疫苗，并且没有任何一种与刚刚完成测试的疫苗相同。卡特、惠氏和皮特曼-摩尔（Pitman-Moore）这三家制药公司甚至根本没生产过供试验用的脊髓灰质炎疫苗。这一纸授权下去，简直使韦勒、肯普、萨宾等人预言过的灾难必然发生。

对于弗朗西斯、奥康纳、里弗斯和斯马德尔而言，4月12日依然是值得庆贺的一天。索尔克却一再强调，如果不添加硫柳汞作为防腐剂的话，他的疫苗就能达到“100%”的效力，这听上去更像是吃不着葡萄便说葡萄酸，也使得索尔克与同行的关系更显疏远。此外，索尔克再次忽略了向实验室的同事公开表达谢意，这个不合情理的错误使得扬纳等同事永远无法原谅他。里弗斯说：“索尔克应该闭嘴，然而他就是想出风头。”[76] 当索尔克成为媒体的宠儿时，同事同行则与他渐行渐远了。那天晚上，记者爱德华·R. 默罗（Edward R. Murrow）在“此刻请看”节目中采访了弗朗西斯和索尔克。默罗问谁应该持有脊髓灰质炎疫苗的专利。索尔克答道：“我觉得应该是‘所有人’吧。没有谁独享疫苗的专利权。难道你能把太阳当作自己的专利吗？”

这句经典引言最终证实了一些索尔克式的伪善。事实上，索尔克及其实验室所在的大学曾讨论过给脊髓灰质炎疫苗申请专利的事宜。然而，由于恩德斯的实验室早已在一些关键发现上领先了，并且博迪恩和霍斯特曼又在猿猴身上进行了灭活疫苗测试，为此，律师们觉得其实没有什么成果可以再值得申请专利的了。[77]

索尔克成了首位科学巨星。充满感激的美国人给他寄去数百万美元资金。从温尼伯（Winnipeg）寄来的致谢电报长达208英尺，上面留有超过7000个签名。得克萨斯州阿马里洛市送给索尔克一辆新车，这辆车后来被他卖掉，所得款项用来给阿马里洛的孩子们购买疫苗。索尔克拒绝给农耕机、汽车、婴儿产品做广告，也没有答应好莱坞方面想把他的人生故事改编为电影的5次邀约。纽约市设立了8项金额达3.5万美元的“乔纳斯·索尔克医学院奖学金”，并希望举行一次盛大的游行来向他致敬。索尔克拒绝了，然而他的父母迫于压力参加了一次由麦卡锡主义者组织的“忠诚日游行”。索尔克告诉每一个遇到的人：“我只想一个人待着，我只想回到实验室去。”但是事与愿违，艾森豪威尔总统首先在白宫接见了他。索尔克原本只需回一句“谢谢您，总统先生”表示答谢就行了，然而他最终宣读了一篇有5段话长的声明来感谢那些参与过疫苗研制的人，此举试图弥补他在安娜堡的过失。索尔克的儿子、正在读二年级的达雷尔则问艾森豪威尔总统，除了打高尔夫球外他平时还会做些什么。

索尔克曾荣获过克里斯奖、拉斯克奖和首枚杰出公民国会奖章。但他没能获得诺贝尔奖，也没有当选为美国国家科学院院士，倒是许多研究脊髓灰质炎、名气没他那么大的同行都顺利当选了。索尔克后来虽然写了几本厚厚的哲学论著，却未能再取得什么显著的科学成就，他把自己收到的礼金等用于资助一所坐落于太平洋某峭壁上的研究所，诺贝尔奖获得者弗朗西斯·克里克（Francis Crick）等研究者在那里进行前沿的脑科学研究。

卡特和惠氏事件

在奥维塔·卡尔普·霍比为脊髓灰质炎疫苗颁发许可证当天，扬纳飞往旧金山参加了一场科学会议。他在旅馆接到伯克利卡特实验室工作人员拉尔夫·霍利亨（Ralph Houlihan）打来的电话。早在索尔克疫苗接种测试结果发布前几个月，卡特公司就开始投资制备了部分疫苗。然而事情进展得并不顺利，霍利亨告诉扬纳。“原本设想所有病毒都已灭活，但我们还是能检测到活病毒。”扬纳跨过海湾大桥前去拜访了霍利亨。药厂简陋的生产设施令他深感震惊。减毒活疫苗和灭活病毒疫苗竟然一同储存于一间只铺了水泥的房间里。该公司的实验记录草率、粗心，生产计划毫无章法。扬纳后来回忆道：“他们看上去像是完全不知道自己在做什么。”[78] 回到匹兹堡后，扬纳告诉了索尔克他看到的情况，并询问是否需要给国家基金会或美国国立卫生研究院写信反映卡特公司的问题。索尔克保证会写信，然而按扬纳的说法，他最后根本没写，为此扬纳永远不能原谅自己。“我责备索尔克，但我其实应该归咎于自己。因为我没能及时跟进。”数年后，扬纳仍在谴责索尔克不作为，却没有得到对方的回应。“索尔克非常消极，他什么也没说，就好像早已把这一切都忘了。”

4 月 25 日，距离索尔克受到总统接见 3 天后，坏消息从芝加哥以及爱达荷、加利福尼亚接踵而至。公共卫生官员对于他们通过什么方式以及从哪儿获取这些消息的情形记忆犹新。他们谈起该事件就好像人们议论肯尼迪被刺杀时一样震惊。索尔克疫苗特别是由卡特公司生产的批次会导致儿童残疾。

同样是 4 月 25 日，芝加哥卫生部给美国国立卫生研究院的沃克曼打电话，报告说一位医生家的婴儿接种疫苗后发生瘫痪。第二天，加利福尼亚卫生部的埃德温·伦奈特（Edwin Lennette）报告了 5 名因接种相同批次的“卡特疫苗”而导致瘫痪的病例。4 月 26 日晚上，研究院的数名官员碰头商议后，敦促美国公共卫生署署长伦纳德·A. 谢勒（Leonard A. Scheele）赶紧召回卡特公司制备的疫苗，伦纳德照做了。爱达荷州也陆续出现了病例报告。在布法罗，沃伦·温克尔斯坦首先从另一名公共卫生官员那里获知这些消息，因为后者的股票经纪人发来了紧急建议：赶紧抛售卡特公司的股票。[79] 第一个去世的感染者是多萝西·克罗利（Dorothy Corwley）。这名 8 岁的女孩于 4 月 21 日在爱达荷州克利尔沃特县接种疫苗。几天后她就病倒了，先是胳膊麻木，随后这种麻木扩散到全身直至无法呼吸。《西雅图邮讯报》

（*Seattle Post- Intelligencer*）称“在这名小女孩身上，现代医学奇迹却失败了”[80]。最终，“卡特疫苗”造成164例严重瘫痪病例以及导致10人死亡。[81]

据流行病学研究推测，“卡特疫苗”接种至少导致22万人感染，其中7万人感到明显不适，有些则出现短暂的肌肉无力感。[82]讽刺的是，很多与疫苗有关的脊髓灰质炎病例都发生在医生家庭中，因为他们更多的是通过私人商业渠道提前获取了疫苗，而不是等待国家基金会的定量配给网络来准备接种。7岁的帕梅拉·埃利克曼（Pamela Erlichman）是下巴克斯县富尔顿·埃利克曼医生（Dr. I. Fulton Erlichman）的女儿，也是费城首名因接种脊髓灰质炎疫苗而致死的受害者。她于5月2日接种了惠氏制药公司制备的疫苗，11天后病倒。当帕梅拉于5月28日去世时，她的父亲一如既往地相信索尔克，并给自己的儿子接种了疫苗。埃利克曼医生不希望人们赠送鲜花来悼念他的女儿，而建议他们把订购鲜花的钱都捐给国家基金会。[83]

这是医学史上的转折性事件，这场灾难原本可能导致消灭脊髓灰质炎的运动搁浅乃至所有疫苗接种项目夭折，但它实际上促使公共卫生服务领域启动了多项重大改革，新的组织架构将在未来50年内更好地服务美国人民。美国疾控中心组建了传染病监测机构，而前几年创设的流行病学情报服务部门（Epidemic Intelligence Service，EIS）能够给监测机构提供诸多调查信息，从而赋予其公信力，这些组织和部门成了美国疾控中心“皇冠上的明珠”。意识到需要更完备的疫苗安全监管体系后，政府将原先的生物控制实验室改组为生物制品标准司（Division of Biologics Standards），其职权范围进一步扩大，并且加入该组织的科学家由先前的10名扩展至110名。此外，这场灾难引发的诉讼也将从此改写侵权责任相关法规。

这一系列事件后来被人们统称为“卡特事件”。但卡特并不是唯一一家制备索尔克疫苗时疫苗遭到活病毒污染的公司。尽管美国疾控中心的首席调查员亚历克斯·朗缪尔（Alex Langmuir）早就确立了将他的调查结果公之于众的惯例，但仍有一项重要的发现被封锁了。[84]截至5月18日，5名“惠氏疫苗”接种者罹患脊髓灰质炎（之后又报出6名接种“惠氏疫苗”后被感染的病例）。每个案例的麻痹症状都从被接种的胳膊开始，这强烈揭示了疫苗与患病之间的因果关系。这项调查报告的另一作者尼尔·内桑森（Neal Nathanson）认为，惠氏制药公司的问题虽然很明显，“但不具备太多统计上的意义，因为它们不像卡特事件那样板上钉钉”。“没有人告诉我这条信息被封锁的缘由，我猜测要把这些结果发布会遇到许多阻力，因为其结论模棱两可，而华盛顿方面、公共卫生署署长等都已经表态，‘你们需要做的只是警示大众而已’”。只要不在公开场合提及惠氏制药公司，有关这次灾难的记述就会简单许多。“一家公司生产有缺陷的商品早就不是什么新鲜事”，内桑森说。“公司只需停止生产这种产品便万事大吉了。虽然某款汽车因质量问题可能会被召回，但人们还是会买汽车的。”另一方面，如果认定政府曾草率地批准有缺陷的产品上市，这无疑会削弱公众对脊髓灰质炎疫苗以及疫苗接种本身的信心。内桑森回忆道：“每个人都在议论这件事，如果结论证明整个流程存在瑕疵，那么公众舆论的钟摆就可能会偏到另外的方向上去。”

这也许也是政府没有公布另一个令人困扰的事实的原因。美国国立卫生研究院后来举行会议，大家越来越清楚地意识到，在制备安全的疫苗方面，其实每家制药公司都会出现问题。韦勒坚持认为用猴子来做试验的方法不如通过组织培养来检测活病毒效果好，前者先将疫苗注射到猴子脊髓中，之后经尸检寻找它们神经损伤的迹象。然而制药企业事先没有检测足够多的疫苗样品，以便从组织培养中发现活病毒颗粒。美国国立卫生研究院自行试验时发现，各家制药厂商所制备的疫苗中含活病毒的比率从4%到33%不等。即使3种病毒株单独测试时都已灭活，但如果将它们混合为疫苗成品后，活病毒检测结果有时仍可能呈阳性。[85]

内桑森和他的“老板”朗缪尔是新成立的流行病学情报服务部门

的成员，而朗缪尔此前为约翰·霍普金斯大学教授，他自1949年起受命在美国疾控中心逐步筹建该机构。当年，美国疾控中心邀请朗缪尔前往亚特兰大，由他负责组建新的流行病学调查服务组织，该部门直到1951年才正式成立，那时，朝鲜战场上数以百计的美军和“联合国军”因感染神秘的出血热纷纷倒下。由于担心可能是对手发动了细菌战，美国联邦政府颇为紧张，虽然最终证实这些出血热均由自然原因引发。流行病学情报服务成员从一开始便隶属于公共卫生署现役团，后者是公共卫生署自1798年诞生时就同时设立的军事化组织，那时它作为专门的海军检疫机构负责预防传染病通过港口进入美国。[86]流行病学情报服务军官多是一些忠实、勤勉又充满好奇心的科学家，未来的50年里，他们将在全美甚至世界各地防治传染病暴发。

内桑森继续掌管着约翰·霍普金斯大学的传染病学系及联邦政府艾滋病研究项目，他退休后还担任了宾夕法尼亚大学神经毒力实验室主任职务。作为一位爱整洁且机智的中西部人士，内桑森就“卡特事件”提交了一份雄辩而强硬的记录，他就像侦探小说家达希尔·哈米特（Dashiell Hammett）一样扮演着医学侦探的角色。尽管卡特没有违背任何规定，内桑森仍对这家制药公司充满鄙夷。[87]内桑森表示：“卡特的质量控制人员要么粗心马虎，要么虚伪欺诈，至于具体属哪种情况全取决于你自己的判断。”“他们不仅无视重要的警告和提醒，甚至还刻意掩饰。该公司制备的某些疫苗没能通过安全测试。遇到这种情况，任何一个稍有道德感、明白事理的人都应该联系监管者，但他们并没有这么做。实际上，他们隐瞒了不利的结果，然后根本没提交测验记录。因此一定程度上可以说这些人缺乏基本的道德情操。”检测到活病毒后，卡特方面销毁了它生产的27批疫苗中的9批。按照当下的质量控制标准，卡特应当停止出售剩余的18批疫苗，因为它们可能含有未被检测到的活病毒。但参照当年的规定，卡特制药公司在卖出剩余的疫苗前，确实没有义务一定要向政府报告有问题的批次。

按照索尔克的实验方案，所有病毒都会被消灭，但为何商业疫苗中存有活的脊髓灰质炎病毒？要就此做出解释的话，首先涉及一个简单的操作问题。在繁殖病毒和用福尔马林灭活病毒过程中，索尔克过滤出了细胞碎片。这是关键步骤，因为活病毒可以“藏”在细胞组织团上，从而避免被福尔马林灭活。索尔克在实验室用有均匀小孔的石棉塞氏滤器来除菌。液体会从塞氏滤器缓慢流过，但卡特、惠氏等制药商改用了烧结过滤器，这种过滤器通过熔合热玻璃制备，熔合时会在试管上留下细孔。烧结过滤器的孔径不均匀，甚至细胞碎片团也可以通过。卡特公司还犯了一个错误，那就是在灭活病毒前把滤液存放于大的广口瓶里，这使得细胞碎片得以成团聚集在瓶底。[88] 最后，卡特没有进行足够多的测试以便发现生产过程中没能灭活的病毒。理论上，索尔克的灭活曲线十分完美。但作用于大批量的病毒时，由于溶液的不均匀性会导致病毒颗粒的灭活速度不同。正如美国国立卫生研究院的香农所言：“你可以让它一直反应下去，却也永远不能完全将其灭活。”[89]

没能对疫苗制备进行有效的监管，这最终应归罪于联邦政府。但艾森豪威尔总统承诺政府不会过多干涉这一事业，美国国立卫生研究院也缺乏进行密切监测的条件或者说意愿。最初，研制脊髓灰质炎疫苗是奥康纳的职责所在。国家基金会不但组建了自己的疫苗顾问委员会，而且为了生产出安全、有效的疫苗，它实际上独自提供资金，用于实验室建设、引进实验动物和购买仪器设备等。但美国国立卫生研究院接管脊髓灰质炎疫苗接种活动后，该机构由于人员和财力所限，只能寄希望于制药公司的承诺和自律，难以真正实现疫苗管控。当索尔克疫苗测试尚未结束的时候，西弗吉尼亚州一位名叫柏妮思·埃迪（Bernice Eddy）的年轻科学家便已发现“卡特疫苗”里残存着活病毒。然而她在美国国立卫生研究院的上级拒绝及时进行干预。香农试图通过责备国家基金会官员来混淆视听，从而导致政府对疫苗动态两眼一抹黑，他还自作聪明把奥康纳的团队揶揄为一个“由幼稚的人组成并且会导致全民瘫痪的基金会”。很多科学家认为里弗斯、斯马德尔和索尔克的言行损害了疫苗攻艰时大家应当秉承的诚信、正直品质，因为他们无视了那些质疑贪多求快派发疫苗的声音。韦勒抱怨："官员和科学家都承受了很大的压力……许多意见如出一辙。我至今还记得谈及一个与科研有关问题时的场景，结果发现其答案竟然非常接近官方说法。"显然，大多数压力均来自公众。[90]

"卡特事件"后，部分民众开始排斥索尔克疫苗。费城原有 4.3 万名小学一年级和二年级在校生准备接种免费的疫苗，但当政府决定清理掉剩余的疫苗时，一些家长反悔了，结果导致 1.7 万名孩子放弃接种。费城南部第三区等地区，占比高达 68% 的家长收回了他们的知情同意书。在特拉华州的卡姆登市，教育局将疫苗接种活动推迟到秋季再进行。[91] 美国公共卫生署采取一系列或重大或细微的举措来应对新情况。它更改了制备疫苗以及测试索尔克疫苗的最低要求，还设立了一个技术委员会来协助完善疫苗。这些措施极大地扩大了美国国立卫生研究院的监管职权和研究领域，隶属于传染病中心（美国疾控中心前身之一）的脊髓灰质炎监测部门（Polio Surveillance Unit）也得以成立，它将负责追踪与疫苗相关的或是自然感染的脊髓灰质炎病例。[92] 从此，美国疾控中心大幅扩展了它对境内各地传染病的监测范围。

在马里兰州贝塞斯达市以及华盛顿举行的会议看似无休无止，据礼来制药公司的科学家赫尔（Hull）回忆，一个月之内他就搭乘了 17 趟航班往返于华盛顿和印第安纳波利斯之间，而索尔克始终坚持他的方法可以确保疫苗不含活病毒。有一次，一向谨慎的恩德斯俯身探过桌子说道："明知有活病毒在疫苗里还假装这是灭活疫苗，这与庸医何异，每一批次的疫苗中都有活病毒。"[93] 政府同时不断调整策略。最初，尽管每天都会有几例新发瘫痪病例出现，但公共卫生署署长谢勒表示，那些自己的孩子接种了疫苗的家长"没有必要感到恐慌"。5 月 7 日，谢勒对记者"吹风"，称脊髓灰质炎疫苗接种活动将被暂停，但翌日他又否定了这番论调。一周后，经过"重新检查"，帕克—戴维斯和礼来制药公司的疫苗得以重返市场。6 月 22 日至 23 日，众议员珀西·普利斯特（Percy Priest）主持的州际和对外贸易委员会（Committee on Interstate and Foreign Commerce）召集专家组开会。其中包括索尔克、萨宾、保罗、恩德斯、弗朗西斯、里弗斯、香农、斯马德尔以及其他7个人。专家组成员以8比3的投票结果支持继续采用索尔克疫苗，其中恩德斯、萨宾和哈蒙兹（Hammonds）投了反对票。保罗、索尔克以及两名医学博士弃权，那两位博士因自己目前暂未获得行医资格而放弃了投票。

尽管发生了“卡特事件”，艾森豪威尔总统仍在自豪地吹捧索尔克疫苗，并愿意向“包括苏联在内、所有渴求相关知识的国家”提供“疫苗制备的全部细节”。世界各国对此反应不一。在重新测试了疫苗的质量后，瑞典取消了为20万名儿童接种的计划。丹麦人则立马开始接种一种用毒力较弱的Ⅰ型病毒株制备的疫苗。英国裹足不前。格雷厄姆·S. 威尔逊（Graham S. Wilson）担任英国公共卫生实验服务机构（Public Health Laboratory Service）的主任职务，他认为索尔克疫苗存在安全隐患，英国将等到更好的口服脊髓灰质炎疫苗上市后再推广接种；威尔逊写过《疫苗接种的危害》（*The Hazards of Vaccination*）一书，这本带有警示意味的书首版于1967年，它也是美国公共卫生事业领导者的必读书之一。[94] 俄罗斯人则同时在测试萨宾疫苗的效果。

民众的忧虑与无法接种的挫败感交织在一起。这两种情绪滚雪球式地集聚，很快融合成为对当局的谴责。5月15日，民主党全国委员会（Democratic National Committee）主席保罗·巴特勒（Paul Butler）抨击政府没能有效领导脊髓灰质炎疫苗接种运动。俄勒冈州的参议员韦恩·莫尔斯（Wayne Morse）火上浇油：“脊髓灰质炎疫苗是用来给许多家庭的小孩接种的，但联邦政府对制药公司所制备的疫苗的监管力度还不如他们检查屠宰场的肉品那么仔细。”奥维塔·卡尔普·霍比和谢勒均于7月辞职，沃克曼则调到美国国立卫生研究院的另一个岗位任职。约翰·威尔逊写道：“如果4月的主题是‘胜利’，5月就是‘良心’，到了6月则沦为‘悲痛与懊悔’。美国是个大手大脚、反复无常的国家……他们就像敲鼓一样使劲拍胸脯做出保证，却同样缺乏自知之明。”[95]

至于疫苗分发问题，艾森豪威尔政府扭转了政治风气。最初，卡尔普宣称她不愿意领导有助于在全美清除脊髓灰质炎的疫苗订购与分配工作。统一调配模式本来可能会建成一种社会主义式的医学体系，艾森豪威尔的前任哈里·杜鲁门（Harry Truman）总统曾有志于此，但未能成功；一名卫生教育和福利部的官员表示：“一旦形成惯例，之后的疫苗研发和分配将参照相同的路径推进”。但美国医学会所设的代表委员会发布了一份火药味十足的声明：“我们不允许这种事情发生。我们的管理遵循一种不同的理念”；“除了那些自身无法正常获得疫苗的人外”，我们不支持“任何联邦政府机构出面购买和分配索尔克疫苗”。好在艾森豪威尔希望护卫所有人，他承诺“美国不会出现小孩因没钱而无法接种疫苗的情况”。参议院就将来的疫苗接种议题提出了异议，声称他们不会通过任何立法去调查补助申请者的经济情况，艾森豪威尔同意了。艾森豪威尔后来签署法案，为美国设立了一项3000万美元的基金。美国疾控中心前主任威廉·福奇（William Foege）认为：“参议院支持免费疫苗项目但拒绝开展相应的家庭经济状况调查，这一天对于美国的疫苗接种活动而言意义非凡。因为这是公共卫生首次成为每个人权利的一天。”[96]

这是一个缓慢兑现的承诺。1957年，国家基金会难以有效发动家长们让各自的孩子前去接种脊髓灰质炎疫苗，这种情形可能是由于贫困和安全顾虑造成的，或是他们深信由萨宾研制的新疫苗很快就将面世。截至1957年秋季，仍有3700万40岁以下的美国人还没有接种疫苗，而仓库货架上的疫苗早已满布了灰尘。礼来制药公司只制备了80万支疫苗，与一年前的1400万支形成鲜明对比。1957年，美国报告了5787例脊髓灰质炎病例，大多集中在贫困的黑人社区。由于生活环境中的脊髓灰质炎病毒比以往减少了，黑人婴儿不像以前的人那样容易获得自然免疫。加上他们没有接种疫苗，当脊髓灰质炎暴发时他们更为易感。例如 1959 年在堪萨斯城，黑人的患病率是白人的 32 倍。而仅仅在 5 年前，白人的患病率都高于黑人。解决办法是给这些人接种疫苗，然而事与愿违。约瑟夫·梅尔尼克在给国会的信里写到，脊髓灰质炎还在蔓延，“因为医生和公共卫生官员未能及时供给索尔克疫苗”。[97]

1960 年年末，当萨宾的口服疫苗继续取得进展之际，索尔克在一场听证会上论及了民主党官员因违背艾森豪威尔的理念而将面临的问题：即对大众进行疫苗接种已上升为一项公共政策，而非仅限于科学领域。他说：“任何新疫苗都难以改变人们‘不愿接种’的观念……从效力来看，这两种疫苗制剂目前没有太大差别。问题的重点在于，无论选用哪款疫苗，都需保障易感人群能获得足够的供给。”[98]“卡特事件”影响了大众对疫苗的观感，尽管程度不深却非常直接。1957 年的一项调查显示：只有 2% 的受访者觉得疫苗没有效果，10% 的人则对它们的安全性存疑。[99] 一半的人认为索尔克疫苗比天花疫苗更重要，其中 91% 的人接种过天花疫苗；2/3 的人觉得脊髓灰质炎疫苗比百日咳疫苗更重要，那时已有大约一半的人群接种过百日咳疫苗。8% 的受访者表示他们有直系亲属罹患脊髓灰质炎。

萨宾抢尽风头

到这个时候，美国民众似乎已全然相信口服脊髓灰质炎疫苗将是索尔克疫苗的最佳替代品。萨宾和科普罗夫斯基已经说服联邦官员，口服疫苗会更安全、更容易应用，还能产生更持久的免疫力。尽管这三点保证中仅有一点得到了充分证明，那就是口服脊髓灰质炎疫苗成本更低。1957 年，口服疫苗制备者主要因“内斗”而暂缓了研发进程，当然他们不忘再次对索尔克发起中伤。能够说一点俄语的萨宾与苏联病毒学家确立了合作关系。不久，1000 万名俄罗斯人参加萨宾疫苗测试，结果捷报频传，服用该疫苗的副作用也微乎其微。当年，萨宾要跨过“铁幕”进行疫苗测试是冒了政治风险的，但此举非常具有科学价值。美国人已广泛接种了索尔克疫苗，因而很难在本土找到没有接种过脊髓灰质炎疫苗的大规模群体。此外，赫鲁晓夫执政时期，美苏关系有所缓和，因而美国联邦调查局只是象征性查看了萨宾的资料后就同意他前往苏联。[100]

立达药厂的赫勒尔德·考克斯此时处于劣势。该公司的药物时常会被苏联方面仿制，他们与苏联当局没有往来。考克斯料到猴子的器官组织会被病毒污染，然而他自己用来繁殖病毒的鸡胚并非理想宿主。当索尔克、萨宾和科普罗夫斯基这三位科学家忙于在世界各地开会时，考克斯逐渐居于下风。1959 年，考克斯研制的疫苗在美国戴德县（Dade County）以及西柏林（West Berlin）进行接种测试，结果导致部分人罹患脊髓灰质炎，立达药厂为此中止了这一研究项目，转而着手制备萨宾疫苗。[101]

科普罗夫斯基从立达药厂离职时带走了公司的病毒株，继续进行着他的试验，立达药厂对此颇为恼火。但是科普罗夫斯基最初的努力失败了，他后来的搭档、来自贝尔法斯特的乔治·W. 迪克（George W. Dick）从口服过两种科普罗夫斯基疫苗的患者的粪便中提取出了病毒，并且发现它们可以使猴子瘫痪。经过这段插曲后，迪克动摇了，他不但直言不讳地批评科普罗夫斯基的疫苗，而且对所有其他疫苗的效果均持谨慎态度。[102] 科普罗夫斯基嘲弄这是杞人忧天。他表示任何活脊髓灰质炎病毒疫苗都可能恢复毒力，但神经毒力检测呈阳性并不能完全证明疫苗必定会产生危害。1958 年，他在刚果开展了大规模的疫苗接种试验。[103] 据科普罗夫斯基回忆，“当地人寻着鼓声聚集起来”，随后他和助手把含盐水的疫苗制剂喷入受试者嘴中。6 周时间里，科普罗夫斯基和助手共接种 24.4 万人。但无论接种前还是接种后，他们都未给这些受试者进行抗体滴度检测，而且考虑到大部分刚果人从小就生活在充满脊髓灰质炎病毒的环境里，所以科普罗夫斯基疫苗的效力无法被证实。

继刚果试验之后，科普罗夫斯基在波兰、瑞士和克罗地亚进行了疫苗测试，这些检测后来被英国记者爱德华·胡珀（Edward Hooper）耸人听闻地描述成全球艾滋病大流行的源头。1999年，胡珀出版了《河流》（*The River*）一书，他认为科普罗夫斯基使用了黑猩猩的肾脏组织来制备疫苗，而黑猩猩所携带的病毒被证明有时会突变成感染人类的艾滋病病毒。胡珀强调，非洲早期艾滋病病例的分布模式貌似与科普罗夫斯基进行测试的地区相符。尽管胡珀没有确凿的证据坐实科普罗夫斯基使用了黑猩猩的肾脏来制备疫苗，但他的其他假设都是有可能的，并引起了全世界艾滋病专家的兴趣。几年后该假设才被推翻，因为人们没有在科普罗夫斯基的疫苗中发现艾滋病病毒或是黑猩猩的DNA。

刚果试验的最终失败平淡无奇，因为这些测试没能使全世界的公共卫生官员相信科普罗夫斯基研制的疫苗是最好的。科普罗夫斯基鄙视权威人士，这无疑是原因之一。1957年，世界卫生组织发布了与口服脊髓灰质炎疫苗试验标准有关的声明，科普罗夫斯基对此却不屑一顾。他不属于“老家伙”这个圈子。世界其他地方的卫生部门选择了萨宾疫苗，因为他们觉得它更安全，科普罗夫斯基自然不认同这一结论。2004年，科普罗夫斯基告诉笔者，在毒力方面，萨宾的疫苗和他的疫苗“没有统计意义上的实质性差异”。美国人开始大肆鼓吹萨宾疫苗。1959年，美国的脊髓灰质炎新发病例一度反弹，公共卫生署署长勒罗伊·E.伯尼（Leroy E. Burney）任命了一个顾问委员会来研究如何快速批准口服疫苗上市。萨宾曾颇为得意地指出，苏联集团迅速完成了疫苗接种，这狠狠地羞辱了美国体制。有言论认为，苏联和美国对“脊髓灰质炎疫苗分歧巨大”，就像两国间的“导弹实力差距”一样。1960年，尽管那时疫苗还没正式获批，美国医学会仍敦促所有美国儿童接种口服疫苗。巴兹尔·奥康纳得到消息后震惊不已。7月4日，纽约畸形儿基金会出资在《纽约时报》刊发了一整版广告，试图劝告读者：“请保持你们的独立性！不要被蛊惑了！马上去接种脊髓灰质炎疫苗！正是因为有了你们对畸形儿基金会的支持才使索尔克疫苗最终问世。”

1959年7月1日，莫里斯·希勒曼在世界卫生组织会议简报中概述了脊髓灰质炎疫苗的政治寓意。[104]尽管对疫苗的安全系数存有疑虑，俄罗斯人却已准备好在一个月内生产出5000万支疫苗，然后“将它们分赠给那些落后的国家和地区，此举被视为一种宣传策略”。希勒曼相信口服脊髓灰质炎疫苗将会在美国上市。“脊髓灰质炎减毒活疫苗即将到来，总有人会为之做好准备。而那些成功完成这件事的人即便不是赚得盆满钵盈，那也将赢得人们的敬意。”

1961年3月，肯尼迪总统将索尔克疫苗作为礼物赠给古巴人民，以便帮助他们防控当地暴发的脊髓灰质炎疫情；当年，美国计有1312名脊髓灰质炎感染病例，相比1952年下降了97%。萨宾给白宫打电报，声称索尔克疫苗不能阻止脊髓灰质炎流行，并且那些崇拜菲德尔·卡斯特罗的俄罗斯人已经把他的疫苗提供给古巴了。萨宾说：“我认为即使我们不将这种疫苗提供给其他国家，苏联照样可能这样做。1960年5月我在莫斯科时，他们生产疫苗的速度已高达每周2000万支。”[105]肯尼迪要求国会授权100万美元用于购买口服脊髓灰质炎疫苗，作为预防疾病流行的储备。萨宾认为这种做法非常古怪，因为美国不再有大规模的脊髓灰质炎疫情；美国如果像古巴那样动员所有人一起来“消灭脊髓灰质炎”，可能会更有意义。索尔克则从他的角度出发，声称如果美国能发起大众化的索尔克疫苗接种运动，这个国家早就摆脱脊髓灰质炎了。他的这种观点完全正确。[106]萨宾那时因自己的胜利而扬扬得意。1960年，他给辛辛那提的11万儿童接种了疫苗，结果当年夏天只报道过1例脊髓灰质炎病例（只是该市的卫生专员将孩子们良好的健康状况归功于他们之前接种的索尔克疫苗）。[107]在一次国会听证会上，当萨宾被问及他的疫苗是否能与索尔克的疫苗形成互补时，他傲慢地回答说：“一旦我们能大批量生产汽车，那便不再需要马和马车了，把它们当作消遣、好玩的工具就行了。”[108]

索尔克彼时正在构建自己的科学殿堂，那就是位于加利福尼亚州拉荷亚的索尔克生命科学研究所。他的目标是充分运用灭活疫苗原理，研发出“能够一次性接种含有100余种不同病毒的疫苗”。[109] 这是一个美好却不切实际的梦想。国会在考虑其他事项。如果苏联有了口服脊髓灰质炎疫苗，那么美国也应该有。1961年2月，虽然仓库中还积压着1500万支索尔克疫苗，公共卫生署仍投票许可萨宾疫苗上市。[110] 萨宾疫苗很快在世界上成为主流，与此同时，除了荷兰外，索尔克疫苗纷纷被打入“冷宫”。

科普罗夫斯基曾发出警告，称活脊髓灰质炎病毒疫苗可能会恢复毒力，他的这番忧虑不久就变成了现实。截至1964年，萨宾疫苗每年导致10余名美国人罹患瘫痪性脊髓灰质炎（这些患者要么是接种疫苗的孩子，要么就是孩子们的照护者）。[111] 直至去世时萨宾都否认自己的疫苗会导致脊髓灰质炎，尽管他可能是唯一坚信这一点的病毒学家。20世纪60年代中期，D. A. 亨德森（D. A. Henderson）同萨宾一起重新审查了一系列与疫苗相关的脊髓灰质炎病例，他还能回忆起萨宾当时逐一批驳每个案例时的情形。因为自己一生都致力于脊髓灰质炎等病毒的研究，萨宾的解释可能让其他科学家一时难以回应。数年后，苏联科学家向亨德森坦言，他们编造了与口服脊髓灰质炎疫苗有关的安全性数据。开展接种后，他们虽也发现萨宾疫苗有时会导致脊髓灰质炎感染，但他们并未报告这些病例，是萨宾说服他们隐瞒真相的。[112]

疫苗“破坏者”

一位当年参与过脊髓灰质炎疫苗接种测试的工作者写道：“人们为了防控某些疾病而采取了相应的卫生措施，但由此导致脊髓灰质炎的流行，同样地，为使世人免遭脊髓灰质炎侵害而动用的保护手段反过来又引发了其他一些对人类不利的后果。”[113] 与脊髓灰质炎疫苗有关的历史喧嚣而杂乱，其间涉及很多著名的科学家和宣传人士，同时寄托着整个国家的期望，只是很多人都担忧其安全性。全球艾滋病的流行根源于脊髓灰质炎疫苗接种，这种论调几乎已成为现代都市的天方夜谭。1960 年，科学家倒是真的从脊髓灰质炎疫苗中发现了一种隐含的病毒，然而那时数以百万计的儿童都已接种疫苗，想要再采取补救措施无疑太迟了。这种病毒当时被称为“SV-40”，即第 40 种“猿猴病毒”（Simian Virus），由礼来制药公司的罗伯特·赫尔编入 SV 列表。不同于其他来自脊髓灰质炎疫苗的威胁，SV-40 的严重性在于它会使实验动物引发癌症，这自然不容忽视。多年以来，该病毒一直潜伏在从印度进口的成千上万只恒河猴的肾脏细胞里，它们并未使这些猴子发病。发现 SV-40 病毒及其危害的两位科学家分别是默克制药公司的希勒曼和贝塞斯达生物标准部的柏妮思·埃迪。

埃迪是一位乡村医生的女儿，她职业修养好、头脑敏锐，说话时带着西弗吉尼亚的家乡腔调，听起来鼻音明显。埃迪早年在俄亥俄州规模不大的玛丽埃塔学院求学，1936 年从辛辛那提大学取得博士学位后供职于美国国立卫生研究院。在一个由男性主导的世界里，置身于诸多常春藤盟校出身的研究者之间，从一所小学院毕业的埃迪看上去着实有些寒碜；她 20 年如一日默默无闻地在实验室里开展科研工作，直到她发现了一些令人不快的事实；像许多“吹哨人”一样，她也陷入了进退维谷的纠结境地。1954 年，索尔克疫苗接种试验开展后，埃迪在卡特制药公司制备的疫苗中发现没有被灭活的病毒。据埃迪描述，由于这项不合时宜的发现，导致她从先前的脊髓灰质炎部门被调往实验室的癌症研究部门。埃迪与同样对致癌病毒感兴趣的墨西哥裔科学家萨拉·斯图尔特（Sarah Stewart）一道工作，她把用于测试疫苗安全性的猴肾组织碾碎为匀浆后注入仓鼠体内，随即观察肿瘤的生长状态。经过多次重复试验后，埃迪又把仓鼠的肿瘤磨碎，然后注入小鼠体内，结果同样会引发肿瘤。这是一个令人震惊的发现，埃迪把研究报告提交给上级约瑟夫·斯马德尔，后者刚受命担任美国国立卫生研究院生物实验室主任一职。

斯马德尔一向漠视开展疫苗试验时的伦理问题。他曾促成了脊髓灰质炎疫苗的诞生，现在又负责监管其安全性。斯马德尔根本不把埃迪反映的情况放在心上，不过不久之后，当自己的得意门生希勒曼再次报告同样的隐患时，他却非常感兴趣。埃迪 1986 年接受采访时表示："我把仓鼠带给斯马德尔，你知道他说了什么吗？'这只是肿块，没有任何意义。'……斯马德尔不同意我把研究成果写成论文发表。他从来不给我任何解释，硬要把我的论文搁置起来。"[114] 受美国癌症协会（American Cancer Society）邀请，埃迪在纽约就她和斯图尔特合作发现的另一种病毒发表了演讲，趁着这个机会，她公布了猴肾病毒相关的数据。斯马德尔事先并不知情，当他从喜欢"八卦"的萨宾那儿听到风声后，把埃迪痛骂了一顿。"我想他把能想到的英语中最难听的话都用来责备我了，"埃迪咯咯笑着回忆道，"我不在乎，因为我觉得这些数据应该让世人知道。因为这种疫苗是要用在孩子身上的！"

埃迪不是唯一担心猴肾组织培养中含有多种病毒的科学家。猴子身上本来就携带着大量病毒。萨宾授权默克制药公司来制备他的疫苗，但希勒曼太担忧潜在的猴肾细胞污染了，以致 1958 年他差点让默克停产。希勒曼随后拜访了华盛顿国家动物园园长威廉·曼（William Mann），曼也是一位世界知名的猿猴专家。曼的妻子来自蒙大拿州，同样生长于蒙大拿的希勒曼于是借助两人的老乡关系来增进友谊，这种策略他后来多次使用。在曼堆满精美非洲艺术品和工艺品的家里用过晚餐后，曼给了希勒曼一些实用的建议。首先，曼告知希勒曼要引进长尾猴，例如非洲绿猴或长尾黑颚猴，它们此前从未被用于疫苗产业。此外，他提议可以从马德里机场进口这些猴子，因为那里尚未开展这项运输业务，因而不会受到其他脏猴子以及它们身上的病毒污染。[115] 几个月后，希勒曼在纽约拉瓜迪亚机场接收了首批运抵的非洲绿猴，然后把它们转运到宾夕法尼亚州。检测显示这些猴子并未携带原生的"猿猴病毒"。希勒曼先从其他猴肾细胞中提取了原本用来制备脊髓灰质炎疫苗的病毒，然后将它们植入非洲绿猴肾细胞中，结果发生了一件让他吃惊的事情。非洲绿猴的肾细胞基本上“爆开”了。造成这种破坏的正是使埃迪的仓鼠长出肿瘤的 SV-40 病毒。因为这种病毒对恒河猴无害，它会在不引起人们注意的情况下不断在细胞中传递，进而作为基质混入疫苗中。最终，一代美国孩子都接触了这种病毒。

希勒曼在萨宾疫苗和灭活的腺病毒疫苗种库中均发现了 SV-40 病毒，其中腺病毒疫苗是他几年前发明的，主要用于预防某些普通感冒。希勒曼假设索尔克疫苗中用来杀死脊髓灰质炎病毒的福尔马林也能杀灭 SV-40 病毒，然而这是错误的。SV-40 病毒不会杀伤恒河猴、兔子、人羊膜细胞或心脏细胞，抑或“不死的”人类肿瘤组织即“海拉细胞”（HeLa cells）。问题是，它会伤害人类吗？如果会，又是通过什么机制呢？ SV-40 病毒会使细胞极为缓慢地发生癌变，这种特征相应导致它的风险出现得很慢，因而很难被发现。但在 1960 年，人们已证实 SV-40 病毒会使实验动物患癌，显然它不应该存在于儿童疫苗中。

1960 年 6 月，当第二届脊髓灰质炎减毒活疫苗国际会议在华盛顿召开的头一天，希勒曼便在大会上公布了他的发现。[116] 这就好像在一次以过敏反应为主题的论坛中有人突然放出了一群黄蜂。包括俄罗斯病毒学家在内的很多参会者立马动身返程。希勒曼说：“俄罗斯人‘闪’得很快。因为他们那时已经接种了将近 5000 万人。”一名生产商走到希勒曼跟前，半开玩笑半认真地劝他少找点病毒。“我说，‘拜托，我虽然只充当了一名信使的角色。但我他妈的是位英雄！’”萨宾很烦心，向希勒曼“吐槽”时称并不需要刻意宣扬 SV-40 病毒，而且此举可能会扰乱疫苗接种项目。“我对他说，‘我骨子里有种感觉，这种病毒与众不同。我觉得它可能会产生长期影响。’他问‘有什么影响？’我告诉他，‘也许会导致癌症吧。你可能觉得我胡说八道，但我就是有这种感觉。’那时我们会把 SV-40 病毒注射入仓鼠体内。而一个流行的玩笑称我们将赢得奥运会冠军，因为俄罗斯人大多得了肿瘤。”

希勒曼之后给仓鼠注射了索尔克疫苗，结果它们长了肿瘤。“这引发了巨大的恐慌，”希勒曼说，“我永远不会忘掉给乔·斯马德尔报告结果的那一天。”[117] 斯马德尔于1963年去世。埃迪于1971年退休，她的研究后来广受认可，政府也授予她特别贡献奖。在这场有关SV-40病毒的论争中，科普罗夫斯基认定它对人类有害。早在1961年，科普罗夫斯基就敦促美国政府通过人类细胞来制备脊髓灰质炎疫苗，因为猴细胞中含有“数不清的病毒，具体有多少种类会被发现则取决于人们投入研究的时间和精力”。[118] 另一方面，萨宾一直否认SV-40病毒的危害，就像他从不认为自己的疫苗会导致脊髓灰质炎一样。希勒曼称为一厢情愿。他说：“我的天，当有人把柠檬派摔在你脸上时，你就应该知道有柠檬派打在脸上了，这是显而易见的事实呀。”因为希勒曼相信SV-40病毒的隐患，在他的主导下，默克制药公司最终决定不再制备脊髓灰质炎疫苗，这也是所有主要的疫苗制造商中唯一停产的一家。其实1954年开展索尔克疫苗测试的时候，默克制药公司就撤回了它们生产的灭活脊髓灰质炎疫苗，因为默克的科学家贝蒂·李·亨佩尔（Betty Lee Hempil）从产品中发现了活病毒存在的证据。[119] 到1959年，希勒曼改良出一种高度浓缩的脊髓灰质炎疫苗“Purivax”，但它两年后也被召回，因为其中含有SV-40病毒。

1955年至1962年，差不多1亿美国人接种了索尔克疫苗，那时生产者必须证明自己的疫苗不含SV-40病毒。最早的研究发现，接触SV-40病毒的孩子罹患癌症的风险并未增加，但后来有调查证实在他们的肿瘤中发现了该病毒。当然证据也略显牵强，[120] 有些研究者相信SV-40病毒会导致间皮瘤，这是一种侵害胸腔壁的肿瘤，但一般认为该病和石棉污染有关。[121] 人们通过聚合酶链式反应这种灵敏的分子检测方法在多种肿瘤细胞中都发现了SV-40病毒。该病毒属常见的实验室污染物，可能具有一定的传染性，因而很难将索尔克疫苗和肿瘤直接联系起来。希勒曼对这个问题思考良多，然而他仍不确定这种病毒是否会造成实质性损害。“问题是，该如何证明呢？”他说。

脊髓灰质炎后遗症

那些与脊髓灰质炎战斗的人成了家喻户晓的名人，他们在世界各地飞来飞去，忙着给各国首脑建言献策。索尔克离婚后娶了毕加索的旧情人，并且将自己塑造成美国西海岸的哲人，一位卡尔·萨根式（Carl Saganesque）的生物学家，他发表了系列哲学专著来阐述人类不断征服自我的历程。[122] 同比于索尔克，更为务实的萨宾则致力于清除脊髓灰质炎，他设计了一套全民免疫接种系统，最初在古巴推广，随后拓展至拉丁美洲其他国家，计划到 1991 年时在西半球完全消灭这种病毒。萨宾还试图拯救世界，1967 年 11 月，他与铁托会晤，希望这位南斯拉夫领导人能够出面调解巴以冲突，最终未果。[123] 科普罗夫斯基研发了一款成功的狂犬病疫苗，他主持的威斯塔研究所（Wistar Institute）致力于癌症与多发性硬化的病毒学研究。20 世纪 90 年代末期，科普罗夫斯基被研究所"抛弃"了，但他找到了托马斯·杰斐逊大学作为下家。93 岁高龄时，科普罗夫斯基还曾公开露过面，那时他试图在烟草和番茄植株上繁殖"非典"、西尼罗河热及艾滋病的病原，希望借此能够研制出新一代的可食用疫苗。很多疫苗学家对于这一构想持怀疑态度，他们担心这种方式难以产生足够多的抗原，并使之通过肠道进入血液循环，但科普罗夫斯基一直还是那么自信，对此根本不予理会。

公共卫生官员们希望能在索尔克疫苗试验 50 周年纪念到来之际消灭脊髓灰质炎，然而这一愿望没有实现。尽管 2002 年非洲的脊髓灰质炎一度死灰复燃，并最终播散到中东地区甚至印度尼西亚，但现在全球的病例总数维持在几百例。至于那些"脊髓灰质炎患者"，他们早已不被国民所关注，当然，如果你足够仔细的话，还是能在各处见到他们。治疗脊髓灰质炎的基金早在 20 世纪 50 年代末期就已枯竭，因为美国要向下一个目标进发了，整个国家试图忘却那些没能及时得到疫苗保护的人。"一旦被奉为展现了人类坚毅精神的英雄式人物后，成千上万依旧需要医疗和资金支持的脊髓灰质炎幸存者很快就会被忽视，他们继而沦为生不逢时的尴尬象征，”凯瑟琳·布莱克写道，“就像退伍军人经常遭遇的情形一样，每当战斗进入白热化状态的时候，民众便纷纷捐款捐物支持他们，而当战争结束后，这些民众却不愿意再提及那些负伤或逝去的人。”[124]

数以万计的脊髓灰质炎幸存者依然在世，他们努力让自己摆脱对“铁肺”和病床的依赖，尽量修复急性感染时期受到损伤的神经和肌肉。然而，距初始症状出现数十年后，1/3 的患者会再度引发肌无力，这些状况被称为“后脊髓灰质炎综合征”。那些修复的神经肌肉连接开始衰竭，而虚弱、严重疲乏甚至肢体萎缩的问题再度出现了。劳罗·霍尔斯特德（Lauro Halstead）是休斯敦贝勒大学的一名内科医师，他于 1954 年感染了脊髓灰质炎，30 年后，他又遭受了与最初染病时同样严重的疼痛。1984 年，霍尔斯特德在温泉疗养院组织了一次以防治脊髓灰质炎为主题的会议。然而正如没有完全治愈脊髓灰质炎的办法一样，人们似乎也没能找到有效途径来减轻脊髓灰质炎幸存者再次发病时的痛苦。

1982 年 9 月，辛辛那提的儿科医生卡尔·韦伊发现自己呼吸困难，此前他一直“不想把自己看作一名残疾人”。他拒绝上呼吸机，几天后便去世了，享年 62 岁。就像与脊髓灰质炎做斗争的许多幸存者一样，韦伊的成就和他遭受的痛苦至少曾被人们铭记着。韦伊之后的新生代则不会记得或者说将忘记这样的历史：即他们的父母辈曾经生活在由一种病毒引发的死亡恐惧里，而这种病毒时常潜伏在游泳池和电影院中，直到一位来自纽约市布朗克斯（Bronx）区的年轻科学家（即索尔克）成长起来后，他才带领整个国家一同将这个噩梦驱散。

第六章

抗击麻疹，重塑社会

“麻疹！”医生说。“腮腺炎！”护士答。“你们说的都是一派胡言！”拎鳄鱼皮包的女士回应道。

——童谣

1961年11月7日，位于贝塞斯达市的美国国立卫生研究院邀请了一批世界顶尖病毒学家出席第一届麻疹免疫国际会议，这次大会预示了这个医学时代普遍高涨的乐观主义情绪。与会代表们急于想应用突然涌现的大量病毒繁殖技术。雄心勃勃的科学家和儿童人道主义者看到了世界儿童接种各种救命疫苗的前景。制药公司则发现了新的利益角斗场。约翰·F. 肯尼迪总统给大会发来贺信，他将疫苗接种视为美国力量、繁荣和慷慨的正面象征。“你们的目标是改善全人类的健康状况，”肯尼迪说，“特别是保护儿童免遭可怕的、普遍存在的疾病威胁。这样的会议和目标超越了国界，把全人类联合起来，共同致力于向更好的新生活迈进。”[1]参会人员包括来自美国政府、学界和业界的顶尖科学家，同时有印度、日本、埃及、英国、法国、德国、巴西、南斯拉夫和苏联的卓越研究者；由于索尔克已从疫苗研发领域转向更为高远的哲学研究，他的缺席引起了广泛关注。

从很多方面来看，第一届麻疹免疫国际会议的召开是在向诺贝尔奖获得者约翰·恩德斯致敬，因为他发现了脊髓灰质炎病毒的关键特性，并且致力于研发麻疹疫苗。1961 年，当美国的瘫痪性脊髓灰质炎病例已降至 892 例时，恩德斯和年轻的助手开始在新的培养基上繁殖麻疹病毒，并试图降低其毒力。恩德斯与数百名科学家共享了他培养的病毒株，而这些科学家又完善并测试了恩德斯制备的原始疫苗。1960 年 6 月，《新英格兰医学杂志》(*New England Journal of Medicine*)一口气刊发了 8 篇论文，主题都与恩德斯的病毒及其疫苗制备相关，刊物编辑认为“尽管目前只在少量患者身上进行了测试，但这种疫苗的效力非常可靠”。[2]

恩德斯的病毒是从一名 11 岁的小男孩戴维·埃德蒙斯通（David Edmonston）身上分离出来的。数年后，埃德蒙斯通将参加“向华盛顿进军”① 行动，并且受马丁·路德·金（Martin Luther King）的感召而成为密西西比州的一名教师。正如埃德蒙斯通于 20 世纪 60 年代完成了人生的转型一样，从他身上提取出的病毒也使美国的麻疹防控形态发生了改观。从埃德蒙斯通身上衍生出的麻疹疫苗成了美国“伟大社会”（Great Sociey）计划的奠基石，对于母亲们而言，这位疫苗“小帮手”将是所有人都应享有的权利保障。埃德蒙斯通的病毒株成了人工修饰病毒中的“麦当劳”，近 10 亿支疫苗被发往世界各地。孩子们肯定偏爱汉堡，但埃德蒙斯通的病毒株对他们的健康更加有益。

1963 年，首批麻疹疫苗加入了由脊髓灰质炎、白喉、百日咳和破伤风疫苗组成的儿童免疫接种计划。几年后，腮腺炎和风疹疫苗也被补充进来。[3] 这些疫苗的研发和应用大多按照西蒙斯将军、万尼瓦尔·布什等人在战时设想的变革性方式推进。1955 年至 1980 年，美

① “向华盛顿进军”（March on Washington）又被称为“华盛顿大游行”，是美国一场规模较大的民众集会运动。1963 年 8 月 28 日，“为了工作与自由”，20 多万美国民众聚集在华盛顿国家广场，重申自由、平等等精神。民权领袖马丁·路德·金在林肯纪念堂前发表了《我有一个梦想》的演讲，将活动推向高潮。这场集会和演说为美国《民权法》《选举权法》的出台奠定了民意基础。——译注

国文化发生了翻天覆地的变化：托儿所和小家庭司空见惯；民权运动激发了公平分配社会资源的新诉求；大量女性涌入职场；出国旅行变得习以为常。战胜常见的、高度传染性的疾病极大地推动了上述转变的出现。疫苗和抗生素使儿童更健康，能够得到更完备的医疗保护，从而使妇女可以放心走出家门工作。我们也将看到，在堕胎立法、残疾人权益运动和福利国家建设等方面，疫苗也发挥了关键作用。

在这个充满神奇药物和疫苗的时代，人们强烈希望有预防麻疹的手段；麻疹的发病率和死亡率高于脊髓灰质炎，其病症却没有后者那么显而易见。作为世界上常见疾病中传染性最大的疾病，麻疹尤其多发于儿童时期。天花多由已经出现皮疹、通常卧病在床的患者传播，麻疹却不一样，感染麻疹病毒的孩子可以在发疹前 4 天到疹退后 4 天的时段中播散病毒。其病毒存活于空气的时间长达一个半小时；你可能会被未当面接触过的陌生人传染。

感染麻疹病毒几天后，孩子脸上会冒出鲜红的皮疹，然后逐渐消退为红褐色色素沉着，好似严重的日晒伤，同时伴有双眼浮肿和流泪症状。罹患麻疹的孩子还会出现腹泻和呕吐，病程持续两周。据估算，美国每 500 人至 10000 人之间，可能会出现 1 例麻疹死亡病例；1964 年麻疹流行时共报告了 400 万病例，其中 400 人死亡。麻疹在贫困国家尤为致命，每年造成数百万人死亡，那些获得良好照护、营养充分、有相对宽敞住所的孩子则往往能幸免于难。尽管如此，在 20 世纪 60 年代早期，麻疹每年仍会使 4.8 万名美国人生病住院，其中 4000 人出现脑炎，7000 人伴发惊厥，最终致使 2000 人出现脑损伤或耳聋等后遗症。脊髓灰质炎患者能够保存智力和意志力，凭此他们可以与萎缩的肢体做斗争，而麻疹脑炎的受害者甚至不能自主进食。很多人只得被当局永久收治。[4]

疗效显著的药物不断被研发出来，登月竞赛举世瞩目，置身于这样一个时代，征服麻疹的愿景激发了美国公共卫生改革者的想象力。1961 年，在一次会议上，美国疾控中心首席流行病学家亚历山大·朗缪尔发言时强调："任何家长只要看到年幼的孩子连续好几天都高烧至40.5℃，并且伴有咳嗽、胡言乱语等症状，就会希望能够及早预防麻疹这种疾病，只要采取的措施安全可靠就行。"[5]"在美国，人们关注麻疹这种疾病不是因为它会导致残疾或死亡，衡量其重要性的标准一方面是基于人类本身的价值，另一方面因为人们掌握了某些工具和方法，可以将其有效控制和尽早清除。对于那些问我'为什么你希望消灭麻疹'的人，我总是借用世界著名登山家埃德蒙·希拉里（Edmund Hillary）被问及为何他想攀登珠穆朗玛峰时的回答：'因为它在那里呀。'当然，谈到消灭麻疹议题时可能还会加上一句，'而且这是可以做到的。'"

还有一个紧急情况驱使美国开发麻疹疫苗。20世纪60年代早期，制药公司通过离心技术和过滤手段，已能从血液中提取含有抗体的物质来制备高质量的丙种球蛋白。丙种球蛋白可以提供对麻疹的短期保护。来自旧金山的儿科医生爱德华·肖（Edward Shaw）在会议上发言时称，如果医生不给接触麻疹的孩子注射丙种球蛋白，就要"接受脑炎并发症的风险并承担相应责任，概率虽小，但只要在自己的患者身上发生就很可怕"。只是丙种球蛋白很昂贵，而麻疹很常见。因此即使丙种球蛋白成为治疗的标准药物，麻疹疫苗迟早也会取代它。有效的疫苗显然是更安全可靠、药效更长久也更便宜的替代选项。家长犹豫着是否让自己的孩子接种疫苗，爱德华·肖认为对感染麻疹的忧虑会促使他们下定决心。他说："普通麻疹无论会产生什么样的其他后果……它最终造成的中枢神经系统并发症绝对比瘫痪性脊髓灰质炎的整体伤害更糟糕。"

但疫苗必须是安全的。麻疹和其他病毒性疾病太普遍了，以致数十年前，按照公共卫生政策的规定，儿童应主动感染，以此来获得抵御疾病的免疫力。20世纪30年代，汤姆·里弗斯希望纽约卫生部要求家长"确保孩子接触到"腮腺炎、风疹病毒，直到律师们"曲线救民"、通过援引与"控制卖淫"有关的法案条文才阻止了这种故意传播疾病的方式。[6]1935年，宾夕法尼亚大学教授西奥多·英戈尔斯（Theodore Ingalls）的夫人因孕期罹患风疹而失去一个孩子，为此，他试图让费城当局出面组织有水痘、风疹患者参加的派对，以保证孩子们在可控的环境中接触到这两种疾病。[7]

“卡特事件”对儿科医生影响很大，少数人如那时供职于科罗拉多大学的亨利·肯普就非常担心疫苗的安全性问题。肯普主持了麻疹会议，身为一名病毒学家和儿科医生，他之后创造了“受虐儿童”（battered child）这一术语，并开拓了新领域来预防儿童遭受虐待。肯普生于德国布雷斯劳（Breslau），1939年17岁时，他因纳粹迫害而流亡美国。二战时期与家人分离后，肯普想方设法在加州大学旧金山分校医学院完成了学业，后来成为斯马德尔华盛顿特区实验室的一员。1947年纽约暴发天花时，肯普协助实验室参与了疫情防控工作，并着手研发更安全的天花疫苗以及预防疫苗接种损伤的丙种球蛋白。1947年，大规模群体接种后造成了伤亡，肯普由此更深刻地认识到了疫苗的益处与风险。

事实上，肯普甚至安排了一位麻疹疫苗怀疑者在会议开场时讲话，他就是掌管英国公共卫生实验室的格雷厄姆·S. 威尔逊医生。威尔逊称，除非疫苗绝对安全、有效，否则英国的妈妈们不会让自己的孩子接种。根据威尔逊的数据，麻疹在英国导致的死亡要少于美国；英国人无法接受副作用明显的疫苗，尤其是当这种疾病在勇敢的英国人看来并不可怕的时候。那时在英国测试的疫苗产品似乎不太成功。惠康研究所（Wellcome Institute）的病毒学家艾伦·戈夫（Alan Goffe）对此有过记录：1961年年初，他给152名小孩接种了通常所谓的减毒活疫苗，结果导致大部分小孩发高烧。另有3人神志不清，50多名小孩病得很重，以致需要给他们注射镇静剂或抗生素。

就像大部分出席贝塞斯达会议的科学家一样，戈夫也用恩德斯的埃德蒙斯通病毒株制备了自己的疫苗，该病毒株是从波士顿西郊费伊男子学校（Fay School for boys）的学生埃德蒙斯通身上提取的。埃德蒙斯通的父亲在马里兰郊区为联邦政府工作，主要从事机密项目，例如研发专用电脑，使其在核灾难情境下依然能够用来维持经济运行。埃德蒙斯通自己是个喜欢探索、有点忧郁的11岁男孩，为了培养坚韧的个性，他被家人送到了寄宿学校独自生活。1954年1月，一次麻疹流行让他认识了在恩德斯实验室工作的托马斯·C. 皮布尔斯（Thomas C. Peebles）。听说费伊学校有确诊病例后，皮布尔斯急忙赶到那里征求志愿者。孤独而无聊的埃德蒙斯通，那时虽然脸上和胸前都布满了皮疹，高烧近39℃，却非常乐意让这位友好、睿智的前海军飞行员为他采集咽拭子、血样和便样。皮布尔斯将它们接种到试管中的人类肾脏细胞上，几天后，他看到了预示着细胞发生病变或死亡效应的团块，这也表明麻疹病毒被成功提取。1954年5月，有关麻疹病毒研究的首篇论文发表出来了。恩德斯实验室的研究员们继续培养来自埃德蒙斯通的病毒，直到它既能够激发针对野生病毒的免疫力，又不至于对接种的儿童造成伤害（或者说危害不会很严重）。这就是埃德蒙斯通病毒株。正当恩德斯埋头研究这种病毒株时，诺贝尔奖委员会通知他成为1954年"生理学或医学奖"获得者。哈佛大学此前一直不太关注恩德斯，这之后急忙授予他终身教授头衔。

将病毒转化为疫苗的技术尚处于蒙昧阶段。许多病毒学家都指出，制备有效病毒疫苗的秘诀就隐藏在《麦克白》的剧本中："绕着煮沸的大锅缓缓而行，将有毒的内脏掷入其中……用狒狒的血来冷却，这时神奇的魔力就产生了。"[8] 埃德蒙斯通麻疹疫苗的成功研发有赖于恩德斯敏锐的直觉判断、稳妥的研发步骤以及友好的人脉关系。麻疹病毒培养于罹患脑积水的年轻人的肾脏细胞中，而这些脑积水患者接受治疗时会摘除肾脏。一位神经外科医生友人则把这些肾脏提供给恩德斯。[9] 一段时间后，这名医生就难以为继了，但恩德斯还有位朋友在波士顿产科医院（Boston Lying-In Hospital）工作，也就是现在的布里格姆妇女医院（Brigham and Women' s Hospital）。恩德斯的猜想是正确的，即他朋友丢弃的胎盘上的细胞有强大的生长潜力，仅一个胎盘培养繁殖的羊膜细胞就可以供实验室使用好几周。据塞缪尔·卡茨回忆，恩德斯认为既然麻疹患儿没有了羊膜，“那么把病毒移植到新的培养环境，也许便可筛选出某些变体来”。来自新罕布什尔州的卡茨，当年还只是一位健谈的小伙，他聪明、外向、幸运，最后也成为疫苗界的佼佼者。

“这就是摸着石头过河，不过病毒在羊膜细胞上生长很好。如果病毒能在人羊膜细胞上生长，那在小鸡身上又将如何呢？”病毒没有使鸡胚发生肉眼可见的变化，但它确实生长了，因为当恩德斯和卡茨把病毒从鸡胚移到鸡组织上时，病毒开始发生变化。他们随后又把新病毒注射到猴子体内，猴子没有出现皮疹或发烧症状，但它们都产生了抗体。“所以我们说，‘试试看会发生什么吧。’我们给彼此接种。没有人生病、发烧或手臂疼痛。至此，‘这种病毒似乎安全了’。但我们都得过麻疹，所以没有证据可以印证它的免疫原性。唯一的办法就是给孩子接种。”测试最终取得成功后，恩德斯戴上一顶旧毡帽亮相。在纽约举行的一次会议上，斯马德尔站起来祝贺恩德斯，“约翰，你又做到了。”

恩德斯等人随后把病毒株分发给美国各地的临床研究者，以便他们在儿童身上开展更广泛的试验。恩德斯没有申请专利。卡茨说：“任何来实验室的人，只要他们没有犯罪记录并且真的对此感兴趣的话，我们会尽可能地满足对方的需求，包括提供病毒、血清、组织培养方法等。恩德斯认为，越多人探究这个问题就能越快得到答案。”莫里斯·希勒曼是其中最为刻苦的探究者，作为一名能干且意志坚定的工作狂，他领导着默克制药公司的病毒研究部，到20世纪60年代末期，该公司无可争议地成为疫苗行业的“领头羊”。希勒曼于2005年去世，他是疫苗接种和公共卫生领域的传奇人物，贡献良多：在过去的半个世纪里，同比其他研究者，他研制的疫苗无疑拯救了最多的人。在疫苗研究领域，许多才华横溢的科学家终其一生也没能使一种疫苗投产，而希勒曼制备的疫苗中，多达三十余种成功上市。当然，希勒曼事实上并没有从头到尾参与所有疫苗的研发工作，他很乐意向其他研究者讨要、借用甚至窃取优良的病毒株。有些尝试失败了，有些则半途而废。但希勒曼推动默克制药公司去研发疫苗，他也有影响力、智慧和资源来实现这些目标，其他许多公司却做不到。

在美国儿童两岁前需要接种的疫苗中，超过半数或是由希勒曼实验室独立研发的，或是由他的实验室完成了关键步骤。希勒曼对流感和普通感冒行为得出了很多重要的观察结论，也使数以亿计的鸡免于遭受马立克氏病侵袭，他还帮助默克制药公司生产合成干扰素以及抗炎、抗病毒药物。“很多科学家即使只取得莫里斯成就中的一项就非常了不起了”，长期担任美国国家过敏症和传染病研究所（National Institutes of Allergy and Infectious Disease）主任的安东尼·福奇（Anthony Faucci）感慨道。[10]“不夸张地说，莫里斯改变了世界。”希勒曼曾开玩笑地对同事表示：“我是在为肮脏的企业打工”，[11]如果不是因为这番言论，希勒曼完全有可能凭借他的某项成果获得诺贝尔奖。疫苗业没有人能与希勒曼的成就相提并论。这种局面的形成，一方面是基于希勒曼本人的才华，另一方面在于其他公司对疫苗研发半心半意、缺乏热情。

某种意义上可以说希勒曼生逢其时。他所在的默克制药公司于1957年年末成立，公司那些聪明人深深懂得病毒的价值和重要性。其中之一就是发明家兼管理奇才万尼瓦尔·布什，他负责监管“曼哈顿计划”以及其他重大工程，为美国战时的科技进步立下汗马功劳。罗斯福总统任命布什担任科学研究和发展办公室主任职务，该机构负责统筹战时的科学研究，将各种项目派发、外包给私营企业或学术机构的科学家。布什意识到接受资助的民用科学家也可以攻克国家级难题，而这预兆着以前的研究模式将迎来巨变。二战后，在索尔克疫苗迫使联邦政府加强疫苗管理前，大多数病毒学天才都聚集在沃尔特·里德陆军研究所（Walter Reed Army Institute of Research）。到1960年，其中大部分科学家要么进入了美国国立卫生研究院或学术界，要么被求贤若渴的制药公司聘请。而从这个科研网中获益最多的就是默克制药公司。

二战时期，默克制药公司董事长乔治·W. 默克（George W. Merck）负责领导美国的战争研究署（War Research Service），该机构听起来似乎平淡无奇，但其实致力于研究防御性和攻击性的生物武器。生物武器研发项目处于巅峰时，大约 4000 名士兵和科学家在实验室里制造出了炭疽炸弹、疫苗和相关药物，他们的研究机构分布于德特里克堡、马里兰州、犹他州、爱达荷州和印第安纳州。[12] 这些实验室病毒学家不断拓展的研究议题暴露出抗病毒药物的局限性，这促使默克聚焦于疫苗研发业务。1947 年，辉瑞（Pfizer）制药公司租赁了位于印第安纳的政府生物武器实验室，并将它改建为民用疫苗工厂。万尼瓦尔·布什于 20 世纪 50 年代早期加入默克董事会，并于 1955 年担任主席。据希勒曼回忆，默克和布什"都知道病毒将会变得很重要"。[13] 1955 年 6 月，布什率领默克研究委员会成员与洛克菲勒研究所的病毒学家进行了会晤，然后他产生了一种强烈的想法，那就是"疫苗领域极其重要，值得采取积极行动、放手一搏"。[14]

默克制药公司的专长在化学领域。1953 年，默克合并了夏普公司和多梅公司，随后组建了默沙东治疗研究所（Merck，Sharpe and Dohme Institute for Therapeutic Research）；马克斯·蒂什勒（Max Tishler）担任该所所长职务，他合成了可的松、维生素 B 和抗利尿剂，还发明了制备抗生素的新方法。[15] 蒂什勒可以自由选聘优秀的疫苗学家来制备新疫苗。他很快被莫里斯·希勒曼所吸引。年轻的希勒曼在取得芝加哥大学微生物学博士学位前就已经写了一本病毒学教科书，1943 年，他从前途光明的学术道路转向企业，出任施贵宝制药公司病毒学主任，此举令许多同事颇为诧异。希勒曼那时才 24 岁。4 年后，希勒曼又前往沃尔特·里德陆军研究所，在乔·斯马德尔手下工作，从而学到了更多的科学知识。在那里，当索尔克疫苗试验开展后，希勒曼负责监管其血样测试，此外研发了第一种有效防治腺病毒的疫苗，这种病毒会导致普通感冒，是各地军队经常遭遇的疾病。他还做出了一个特别谨慎的预言。1957 年，某次浏览《纽约时报》时，希勒曼注意到一张香港孩子的照片。该照片原是一篇流感暴发报道的配图，希勒曼从这些目光呆滞、精神萎靡的孩子身上推断出他们正遭受着某种流感病毒新变种的侵害。由于为 20 世纪的第二次流感大流行发出了预警并提出了抗原漂移和转变学说，五角大楼为此授予希勒曼杰出公民十字勋章。

根据默克制药公司的记录，当蒂什勒在沃尔特·里德陆军研究所对希勒曼进行工作面试时，突然响起了电话铃声。希勒曼一面接听，一面继续对一名陆军上校破口大骂。希勒曼显然无所顾忌，但公司需要他这样的人才，以便领先于对手。[16] 蒂什勒当场决定雇用他。尽管年满 65 岁后就正式退休了，希勒曼直到 80 多岁时却仍然每周至少工作 6 天。[17] 时间磨平了希勒曼的部分棱角，但当 2004 年接受笔者的采访时，他依然脾气火爆、颇显傲慢，他的言谈极富智慧，并且深谙讽刺之道。希勒曼的个性与刻苦而超然的索尔克形成鲜明对比。希勒曼代表了一批强硬、世俗、像牛仔一样的病毒学家，身为先驱人物，他们总要为自己的观点而战，而且蔑视那些与他们意见相悖的人。希勒曼掷地有声地阐述自己的见解，不时穿插些恐吓言辞和俏皮话，这无形中改变了很多科学会议的主旨。有时，这些言行似乎与强调理性、客观的科学原则不符。据一位科学家回忆，20 世纪 90 年代，在一次有关轮状病毒疫苗的会议上，他不能确定希勒曼是否在开玩笑，因为希勒曼建议一名与会专家“到城镇上最贫困的地方去，然后选择 20 个孩子来试试你做的东西”。[18] 相较于那些比自己更有教养的竞争对手而言，希勒曼所犯的错误确实更少。他制备的疫苗非常安全、有效。

希勒曼的早期经历有点类似传奇故事，充满保罗·班扬式 ① 的艰辛与坎坷。就像恩德斯一样，他的人生也受到了“大流感”的巨大影响。希勒曼生于 1919 年，他幸存了下来，但他的母亲和两个姐姐分娩

---

① 保罗·班扬（Paul Bunyan），美国、加拿大神话传说中形体巨大的伐木工人。——译注

之际都因患流感而去世。希勒曼兄弟姐妹共 8 人，他排行最末；他们一同生活在迈尔斯城（Miles City），位于蒙大拿东部，这是一片冰冻、枯焦的平原地区；自母亲去世后，他们便由姑妈抚养照料。农场生活就是日复一日地劳作，除了星期天早上要去教堂礼拜外，每周其他的时间全都无休。希勒曼得过所有常见的儿童疾病，有一次骑自行车经过栈桥时他差点撞上了火车。但农场是科学试验的园地。这里有铁匠铺、大量动植物和化学物质。高中后，希勒曼一度在彭尼百货公司（J. C. Penney）担任推销员，主要向牛仔们兜售饰扣式领带，好在他最终获得了蒙大拿州立学院的奖学金。毕业后希勒曼又申请到芝加哥大学研究生院继续深造，这让他学业精进，只是依然难以维持生计。他当时身高将近 1.9 米，体重却只有约 116 斤。希勒曼后来解释为何要跳槽去制药公司："他们想让我每个月只靠 28 美元生活，这让人怎么活，老家还有位未婚妻在等着我呢。"[19]

当 1957 年流感大流行到达美国时，希勒曼正在为默克制药公司工作。他的首项任务是用鸡胚制备 2000 万支流感疫苗。希勒曼着手组建了一支符合自己标准的团队，也就是每周 7 天都得满负荷工作。希勒曼早年在家时曾负责看管鸡笼，所以他比那些从小生长于城市、来自东海岸的竞争者占有优势。希勒曼曾略显严肃地挖苦称："我真的太亏欠这些小鸡了，它们帮助我渡过了许多难关。"正如希勒曼所言，1960 年时他几乎对病毒研究陷入绝望，因为猴肾组织发生了污染。他在那时前往华盛顿拜访了威廉·曼，并听从对方的建议引进了非洲绿猴来开展研究，从而发现了 SV-40 病毒，这种猴子也为后续的病毒试验和制备减毒活疫苗提供了基质。虽然非洲长尾黑颚猴没有遭受印度恒河猴那样的病毒污染，但他们也携带着自身特有的病毒。1986 年，希勒曼与医学史家爱德华·肖特（Edward Shorter）开玩笑，自称引进长尾黑颚猴时他"根本没意识到自己会把艾滋病传入美国"。这是希勒曼非常典型的随心所欲的说话方式，之后他对这句话非常后悔，因为一些反疫苗接种狂热分子对此信以为真。[20]（全球艾滋病大流行是由 HIV1

病毒的变种引起的，它在某一时刻由黑猩猩而非长尾黑颚猴传染给人类。HIV2 病毒虽然和长尾黑颚猴身上发现的病毒类似，但并不是在美国流行的 HIV 亚型，它也不会通过疫苗传给人类。）然而猴子身上携带的病毒确实令病毒学家左右为难，对于那些负责给千万名儿童制备疫苗的人而言尤其如此。

希勒曼在哈弗敦（Havertown）开展了多项疫苗测试，他对此深感自豪；哈弗敦是一个中上层人士聚居的社区，他们大多受过良好的高等教育；20 世纪 60 年代，希勒曼在此进行了麻疹、腮腺炎和风疹疫苗试验，之后还有水痘、乙肝以及其他病毒的疫苗测试。“麻疹最大的挑战是你得在儿童身上做试验。我们很有胆量，选定了哈弗敦。参加测试的不是穷人，而是社会地位较高的人士，并且他们都志愿参与。”在这些试验中，希勒曼非常幸运地得到了老朋友小约瑟夫・斯托克斯的帮助，后者是宾夕法尼亚大学医学院非常受人尊敬的儿科主席。斯托克斯生于 1896 年，他个头较高、笑容可掬，经常开着一辆老式的普利茅斯旅行车疾驰而去。据说相比于“宾大”的其他教师，斯托克斯能从听诊器中发现最多有价值的信息。他还是一名自由主义者，支持民权运动、堕胎合法化以及反对越战。在家里，斯托克斯和他的家人喜欢相互用古英语的“您”来称呼对方。“乔（即斯托克斯）真是个伟大的家伙，”希勒曼说，“你知道的，他是一名虔诚的贵格会教徒，但是当他老婆不在身边的时候，我就有办法让他共同举杯喝酒。”斯托克斯曾与美国公谊服务委员会（American Friends Service Committee）合作，二战时期，该会的成员志愿参与医学研究，以此来替代服兵役。斯托克斯负责制定和规范各项试验伦理。“他说，‘我们会做一些可能对大家都有益的事情，而且我们会尽最大努力不造成伤害。’”希勒曼回忆道，“那种感觉真的很棒，你知道。我曾经整个晚上躺在床上，浑身冒汗。因为所做的一切研究都是在猜测和冒险。当然我们要一直遵循逻辑，但这也只是一种理性经验主义。如果非要描述这些研究体验，大体就是这个样子。整个过程需要不断检查，不断提醒自己，这是在拿人类做测试，并且还是儿童。”希勒曼曾说他无法对一种疫苗完全放心，除非它已经顺利接种到300百万儿童身上。[21]

希勒曼刚到默克制药公司就职时，科学家们正在研制一种灭活麻疹病毒疫苗，但希勒曼对这种研发思路存疑，此后这会被证明是件好事。他本人则用提取自埃德蒙斯通身上的麻疹病毒在儿童身上进行测试，但很多人都会发烧，还有少数人出现了抽搐症状。为此，希勒曼借鉴恩德斯的通用方法，又进行了一系列传代来减毒。希勒曼会选用什么材质来开展实验呢？“这个呀，就地取材呗！如果我得到一种病毒，并且它适应于鸡胚成纤维细胞，我就会把它注入豚鼠细胞和哺乳动物细胞中去，由于生长环境不同，这些病毒会呈现出一定程度的选择差异性，然后你就可以淘汰那些毒性较强的病毒。”不过，疫苗效果最终如何，除了在儿童身上进一步测试外，没有其他方法。

连续三年时间内，希勒曼重复着对麻疹病毒进行改良，他不断将病毒从实验室拿到诊所进行测试，再从诊所返回实验室做新的探索。罗伯特·魏贝尔医生（Dr. Robert Weibel）在哈弗敦配合希勒曼开展研究，他负责联系当地的医生和牧师，以便招募600名五六岁的儿童进行疫苗测试。1960年12月，默克制药公司开始了首项麻疹疫苗接种试验。孩子一手接种麻疹疫苗，另一手接种麻疹丙种球蛋白。而对照组的孩子只接种一针灭活麻疹疫苗，默克公司已经知道这种药物无效，纯粹充当安慰剂。“我们当时告诉大家想要比较两种疫苗的效力。其实我们知道那些打灭活疫苗的孩子得不到保护，”魏贝尔最近回忆道，“你可能会说，‘这不是误导大家吗？’好吧，我承认无论谁染上麻疹我都会非常难过，但我们得看到更大的好处。我正在帮助消灭一种疾病，所以我觉得自己做了正确的事情。”1961年9月，儿童医院举行了新闻发布会，声称“200年来研制麻疹疫苗的工作终于可以落下帷幕了”。[22]但这并不完全正确。在1961年11月召开的一次会议上，默克制药公司就遭遇到安东·施瓦茨的挑战，他是一名身材魁梧的德国科学家，当时在陶氏化学公司（Dow Chemical）旗下分公司皮特曼—

摩尔工作。施瓦茨研发了一种更为优良的麻疹疫苗。

每当谈起施瓦茨，认识他的科学家总会禁不住感到好笑。二战时期，施瓦茨是德国的一名潜艇军官，他投降后直接从战俘营被送往辛辛那提萨宾所主持的实验室里。[23]施瓦茨有一个引人注目的习惯，那就是每小时他都要给自己做一份大大的三明治。据卡茨回忆："我问施瓦茨为什么这么干，他说因为二战时总是食不果腹，现在要用这种'宏大的形式'来弥补当年的遗憾。"艾伯特·萨宾对下属非常严厉，如果下属的工作令他失望，他就会恶语相加、大喊大叫。每当萨宾暴怒时，年轻的科学家就会躲到实验室的杂物间里去。施瓦茨却办不到。一位同事回忆称："每当艾伯特开始教训施瓦茨的时候，他就会顺着楼道跑向杂物间，但他总是无法挤进狭窄的门板。因为他的块头实在太大了！"[24]

尽管有这些研究工作上的烦恼，施瓦茨还是从萨宾那里学到了很多重要的技能，比如在较低温度下进行病毒传代可以减弱它们的毒力。他依托这些方法研制出第二代麻疹疫苗，这是我们如今所使用的麻疹疫苗的前身。1965年，施瓦茨制备的麻疹减毒活疫苗"Lirugen"获批上市，很快便流行起来，因为相比其他减毒活疫苗，这种产品造成的副作用较小。此外，由于它不需要额外注射丙种球蛋白，同比烦琐的、需两臂注射的默克疫苗，"Lirugen"确实更为优良。[25]例如到1966年，"Lirugen"占据了洛杉矶2/3的麻疹疫苗市场份额。魏贝尔说："随着施瓦茨疫苗的问世，希勒曼始终致力于开发毒力更弱的麻疹疫苗。"如果公司不能制造出不需要同时注射丙种球蛋白的新疫苗，"我们原来的疫苗就不能用了"。

1968年，政府批准了默克制药公司新研发的麻疹疫苗，其毒力进一步减弱了。但在业界其他人士看来，希勒曼如果不是直接采用了施瓦茨的病毒株的话，那么他研发新疫苗的理念也明显承袭自施瓦茨。后来的基因检测证实施瓦茨疫苗和默克疫苗所用的病毒株完全相同。但在基因技术未得到普遍应用的时代，人们根本无法证明一种疫苗抄袭了另一种，而且希勒曼到死也不承认剽窃过他人的疫苗技术。卡茨有过评论："希勒曼给自己的疫苗取了一个新名字。他称之为'Moraten'，意思是毒力进一步减弱的恩德斯病毒株疫苗（More Attenuated Enders）。他觉得我们会喜欢这个名字，然后给疫苗申请了专利。不过，我着实反应冷淡。我想恩德斯医生对此也会不屑一顾。"

拓展疫苗接种范围

疫苗接种逐渐成为中产阶级生活中的常规环节。一位儿科科学家在1961年的会议上引用了一位同事的女儿的话："周一学法语，周二练音乐，周三跳舞蹈，然后周四打疫苗。"不久，疫苗接种就会跨过社会阶层的界限，成为公民的一项基本权利以及建设"伟大社会"的支柱之一，并且在10年之后将达到几乎无处不在的程度。20世纪50年代末，贫困的美国儿童有幸得以接种天花疫苗，这是许多国家的小孩在入学前必须完成的免疫要求。到20世纪60年代末，美国的大多数孩子都会接种防治8种疾病的疫苗。10年后，防控这些疾病被认为不仅是每个美国孩子应享的权利，也是每位家长应尽的法律义务。经过广泛接种后，许多危害美国人健康的疾病大大地减少了。

那种引导国家基金会制备索尔克疫苗的乐观进取精神也适用于研发其他旨在保护儿童的新疫苗。维护儿童健康就像是一块没有边界的疆域，而公共卫生署孤独的游骑兵已经做好了准备，他们来回巡视，负责把遇到的任何有害病菌都捆绑、标记出来。无法缓和的冷战思维无疑鼓舞着这种绚丽的梦想与雄心。满载稻谷的船只、制药企业和军队都参与了这场战争。脊髓灰质炎的故事已经表明疫苗可以是光荣、强大而有价值的事物，这是国王、王子、政委和自命不凡的独裁者都在追寻的灵丹妙药。俄罗斯人选用了萨宾疫苗，成百万份地进行复制，然后声称这是自己的发明。1960年，苏联再次发射了人造地球卫星，菲德尔·卡斯特罗没收了美国在古巴的企业和农场，这些举措重创了美国的技术官僚，[26] 秘密情报显示苏联计划免费发放萨宾疫苗给那些

“不结盟”的国家，就如同商家提供方糖零食来彰显对客户的重视一样。[27]古巴军事当局愉快地与苏联展开合作。1961年2月，卫生部部长荷塞·马查多·本图拉（Jose Machado Ventura）宣布古巴儿童集体接种了“被证实相比美国索尔克疫苗更为有效的”“苏联”疫苗。3月，肯尼迪总统在新闻发布会上透露，美国医护人员为161名关塔那摩市（Guantánamo City）的古巴儿童接种了疫苗，以阻止脊髓灰质炎流行。古巴人强烈否认境内暴发过脊髓灰质炎疫情，并指责肯尼迪的这番言论是出于“帝国主义的目的”。一个月后，由美国策划入侵古巴的“猪湾事件”（Bays of Pigs invasion）爆发。

借助进步联盟（Alliance for Progress）① 的胡萝卜与冷战的大棒，肯尼迪将疫苗接种打造成了他这届政府具有里程碑意义的活动。他对免疫项目的兴趣为继任者树立了典范。此后的32年里，每当民主党上台执政时，疫苗接种活动就会蓬勃开展。在疫苗接种这个竞技场中，民主党和共和党都倾向于遵从各自的思想根源来制定政策。共和党执政时，自由市场理念大行其道，他们认为诸如疫苗等医疗产品既不应免费供给，也没必要强加给任何人，为此政府对疫苗接种的资助大幅降低甚至被取消。而民主党执政时，他们迫切希望资助可以改善美国及海外儿童健康的项目。这是自由传统孕育出来的一种利他主义，也是利国利民的善政。1961年，为了创建全国免疫接种项目，肯尼迪采取的第一步便是通过《疫苗拨款法案》（*Vaccine Appropriations Act*，或称为P. L. 317），要求各州对脊髓灰质炎疫苗和麻疹疫苗购买费用进行补贴，此举也将奠定未来40年里联邦疫苗基金的基石。在该法案的听证会上，一位对此持怀疑态度的阿肯色州参议员奥伦·哈里斯（Oren Harris）半开玩笑地问道，“现在你难道希望剥夺孩子们对麻

---

① “进步联盟”又称“争取进步联盟”，这是肯尼迪总统1961年发起的旨在推动北美与南美经济合作的一场运动。按照计划，美国和国际金融机构将向拉美国家提供贷款和援助，帮助它们推动经济、社会、医疗等改革。美方提出组建该联盟，也有防止古巴革命向拉美地区扩散等政治考量。——译注

疹的绝妙体验吗？”[28]“是的。”卫生教育和福利部部长亚伯拉罕·里比科夫（Abraham Ribicoff）回应称。肯尼迪将疫苗接种视为一项权利，如果不能保障这种权利则是国家的耻辱。工会完全支持肯尼迪的计划。美国劳工总会与产业劳工组织（AFL-CIO）代表安德鲁·比米勒（Andrew Biemiller）在1962年的听证会上特别指出：在亚特兰大不满5岁的孩子中，来自“上流社会”的小孩有78%至少接种了三次索尔克疫苗，而属于“低端阶层”的小孩只有30%能得到完全保护。他说：“瘫痪性脊髓灰质炎病例集中在城市的中心地带，这正是贫困、弱势和边缘群体聚居的地方。”[29]

1962年，第317号公法修正案获得通过，该案悲观地强调当核战爆发时需要有破伤风疫苗来保护民众的生命安全，因为这种情况下的大部分损伤都属“由核污染造成的穿透伤”。白喉疫苗接种也将具有“不可估量的重要性”，因为灾难发生时人们会大批涌入防空洞。[30]美国国立卫生研究院意识到疫苗业投入高且时常伴有风险，于是在1965年成立了疫苗开发委员会（Vaccine Development Board）来为有潜力的疫苗提供财政扶持。[31]里比科夫预言脊髓灰质炎、白喉、百日咳和破伤风到1965年就会被消灭。几年后，约翰逊总统签署了一项法案，每年向免疫接种提供3300万美元的联邦拨款，并宣布要在下一个10年内使美国的人均预期寿命延长5年。[32]他的目标还包括到1969年时使婴儿死亡率从每1000人中的25名降为16名，这一愿景将部分通过消除麻疹来实现。[33]然而，消灭某种疾病的憧憬就像隧道另一头发出的光一样短暂易逝。

在1962年5月举行的肯尼迪法案听证会上，来自南部和西部各州的共和党众议员留意到了该法案暗含的强迫性，因而要求联邦政府保证该法案不会取代各州原有的与宗教、哲学相关的豁免条款。三名疫苗怀疑论者也要求当局给予保证，他们受邀作证反对肯尼迪法案部分内容，这三人分别是基督教科学派成员（Christian Scientist）J.布劳斯·斯托克斯（J. Buroughs Stokes），自然界卫生学会（Natural

Hygiene Society）的弗朗西丝·阿德莱德（Frances Adehlardt），以及全国健康联盟（National Health Federation）的克林顿·R. 米勒（Clinton R. Miller）。这些批评者的预见非常正确，即更多的联邦拨款意味着将给疫苗接种施加更大的压力。那时，全美只有 19 个州和华盛顿特区通过了强制接种疫苗的法律，仅有夏威夷、堪萨斯、肯塔基、密歇根、密苏里、北卡罗来纳、俄亥俄和西弗吉尼亚 8 个州要求接种除天花疫苗以外的其他疫苗。自然疗法鼓吹者米勒为美国极右组织约翰·伯奇协会（John Birch Society）的成员，他最为人所知的就是反对给自来水加氟，他在听证会上发表了最使人信服的批评。在米勒看来，一场群体性接种会“潜在地诱使人们将问题过分简单化，诸如夸大疫苗的益处，最小化甚至完全忽略其危险，排斥乃至压制那些专业而审慎的反对意见，营造并不存在的紧张氛围”。此举还会“拓展警察的权力范围，使得各州的检疫隔离远远超出恰当的限度”。[34]

米勒大惊小怪、危言耸听，这反映出疫苗接种可能会激发出那些原本就倾向于怀疑大众医学成效的人的恐惧和忧虑，然而他对疫苗权威严阵以待的心态并非完全错得离谱。20 世纪 70 年代早期，问题逐渐浮出水面，暴露出疫苗接种系统缺乏必要的安全保障措施。斯马德尔对 SV-40 病毒的处置就是一个典型的例子。虽然斯马德尔曾协助征服脊髓灰质炎并训练了一批杰出的科学家，他对该事件的应对最终使他的职业生涯悲伤落幕，并在 1963 年死于喉癌。尽管 1963 年采取了秘密召回措施，然而在很多首屈一指的科学家心目中，受 SV-40 病毒污染的疫苗一直阴魂不散。针对接种受污染疫苗的儿童所开展的首项流行病学研究[35]表明他们并没有出现异常。公共卫生署推断或者说希望通过猴肾细胞制备的疫苗最终将“有惊无险”，而不是引发一场灾难，因为这些疫苗混入的 SV-40 病毒太少，不足以引起癌变。诺贝尔奖获得者弗雷德里克·罗宾斯后来担任美国医学研究所（Institute of Medicine）主席，他告诉同事自己总是禁不住担心病毒“会在我们觉得一切都恢复正常后卷土重来”。[36]斯马德尔拒绝承认 SV-40 病毒具有潜在的危害性，有些人认为这代表了生物制品标准司的论调，他们并不希望召回那些有问题的疫苗。

人们难以预料与麻疹疫苗接种相关的其他问题，但它们刚露出苗头便可被迅速发现。礼来和辉瑞制药公司生产的灭活麻疹疫苗就是恰当的例子。这种疫苗产生免疫力的效果不如减毒活疫苗，但它们经检测更安全，而这就足以使它于 1963 年获得生物制品标准司的批准了。此前接种过灭活麻疹疫苗的小孩在麻疹流行时期会出现某些罕见的病症；1965 年，两名辛辛那提的儿科医生就此率先发表了论文，此后他们又发表了一系列相关的研究成果。[37] 路易丝·劳和罗斯玛丽·施密特医生（Drs. Louise Rauh and Rosemarie Schmidt）曾在卡尔·韦伊的诊所工作，她们于 1961 年早期参与了辉瑞制药公司的麻疹疫苗接种测试，即给婴儿奶粉基金会的 277 名孩子各接种三针灭活疫苗。1963 年，麻疹在辛辛那提市流行，结果 125 名接种过上述疫苗的儿童发生了感染，54 人病倒，其中 10 人出现了严重的肺炎、持续高热、水肿症状，脑电图也显示不正常。患者身上可见深紫色皮疹、血凝块和充满脓汁的水疱。很快，其他参与灭活疫苗研究的科学家也发现了类似的病例，于是人们把这种新疾病命名为“非典型麻疹综合征”（Atypical Measles Syndrome）。[38] 灭活病毒疫苗于 1967 年退出美国市场。加拿大在 20 世纪 70 年代继续使用这种疫苗，结果多年间均有非典型麻疹综合征病例出现。[39] 根据一项研究统计，近 100 万美国儿童接种了灭活麻疹疫苗，高达 16 万人出现了非典型麻疹综合征 [40]，尽管其中只报道过 1 例死亡病例。[41] 该病经常被误诊为链球菌肺炎、落基山斑症热或水痘。

研究显示，辉瑞和礼来制药公司用来灭活麻疹病毒的福尔马林使 F 蛋白的性质发生了改变，这是一种使病毒得以在细胞间进行转移的“钉”状蛋白。接种疫苗的患者不能产生抗 F 蛋白抗体，所以容易遭受病毒感染。同时，这些患者还会因为受到野生病毒的其他组分影响而发生剧烈的过敏反应。[42]

尽管没有人对类似后果承担直接责任，但在病毒疫苗的新时代，这并不是令人愉快的一个章节。此外，疫苗研发者们拒绝接受这个坏消息。文森特·富尔吉尼蒂（Vincent Fulginiti）与肯普报告了首项涉及非典型麻疹综合征的研究，他们发现了一些令人警醒的反应。“卡茨和克鲁格曼说，‘你疯了’，”富尔吉尼蒂回忆道，“我是萨姆·卡茨的好朋友，也与克鲁格曼相熟，但两人不能接受疫苗会造成伤害这一事实，他们并非不信服你的科学解释，而是因为坚信这种批评之声会重创人们使用疫苗的信心。”[43]麻疹疫苗项目的失败使辉瑞制药公司从此退出了人类疫苗业务。[44]而此时希勒曼并未停止他的疫苗研发工作。“谁有时间去庆祝？我每周工作7天，从早到晚没日没夜。我们给护士们开了个派对，这就是全部活动了，”他说，“回到农场的时候，我们以水代酒，干了一杯就算庆祝了。”

腮腺炎、风疹和堕胎自由化

在希勒曼麻疹疫苗获得许可的那个月，他6岁的女儿杰瑞尔·林恩（Jeryl Lynn）某天晚上溜进爸爸的卧室，抱怨嗓子疼。[45]当时希勒曼的首任妻子刚去世不久，一名女管家在负责照料杰瑞尔·林恩。希勒曼本人马上要去海外出差，但当他发现女儿患了腮腺炎时，他做出了回应，当然其方式有点独特。希勒曼并没有安抚女儿重新上床睡觉，而是驾车前往西点实验室取了咽拭子和培养基。回家后，他先给女儿进行了咽拭子采样，接着驾车到默克制药公司，将腮腺炎培养基放到冰箱里，然后赶飞机奔赴中美洲参加了一场学术会议。几天后，希勒曼返回默克制药公司，着手研发腮腺炎疫苗。来自哈弗敦的1337名儿童进行了新的疫苗接种测试，其中大部分人几年前都接种了希勒曼的麻疹疫苗；1967年，希勒曼的腮腺炎疫苗获批上市。[46]希勒曼将其命名为“杰瑞尔·林恩病毒株”，以纪念那个忙乱的夜晚被他留在家里的女儿。[47]

在能够预防麻疹、腮腺炎和风疹的麻风腮三联疫苗（MMR）中，腮腺炎疫苗的研发可能是最不紧迫的。诚然，儿童有时会发生耳聋或无菌性脑膜炎等腮腺炎并发症，而且青少年和成年男性有时会出现睾丸胀痛症状。大部分情况下，患腮腺炎的儿童只是因为腮腺肿大而看上去有点儿像花栗鼠，为此他们会暂停上学在家休养一周。这种三联疫苗中的最后一个组分即风疹疫苗却是人们最为渴求的，尽管大多数时候这种疾病导致的伤害更为轻微。风疹又称为德国麻疹，它最多导致一两天的轻微皮疹和低烧。患者有时甚至注意不到自己生病了。然而对于某些未出生的胎儿而言，这种疾病却是致命的。

1941 年，医学界逐渐将胎儿面临的风险和风疹联系起来。二战时期，澳大利亚风疹流行一年后，三名女士在悉尼眼科医生诺曼·麦卡利斯特·格雷格（Norman McAllister Gregg）人满为患的办公室里开始攀谈起来。三人的孩子都患有白内障以及一些其他缺陷，在向彼此倾诉自己的痛苦时，她们意识到每个人在怀孕的头三个月里都发过一次伴有皮疹和关节痛的高烧。善于观察和推断的格雷格最终接诊了 78 例悉尼的白内障患儿，他们的母亲都曾在怀孕早期罹患德国麻疹。[48] 不久，格雷格的观察就得到证实。如果孕妇在怀孕的头三个月里感染风疹，她们有超过 2/3 的几率会生出罹患先天性风疹综合征的婴儿，症状包括失聪、失明、自闭症和精神发育迟滞。风疹病毒尤其偏好胎儿组织。有孕在身的电影明星吉恩·蒂尔尼（Gene Tierney）在美国劳军联合组织（United Services Organization）举办的巡演上被一位患有德国麻疹的影迷亲吻，结果 8 个月后她生下了一名严重畸形的婴儿（这个孩子之后被寄养在慈善机构，蒂尔尼则因严重抑郁症而住院），美国人这才意识到风疹的严重性。

耳聋是先天性风疹最常见的并发症，在孕期 5 个月内感染的母亲所生的孩子中，大约有 2/3 的发生概率。如果孕妇怀孕初期就感染了风疹病毒，她们的新生儿往往会罹患白内障和心脏病。风疹病毒毕竟只攻击了眼睛和心脏组织的少量细胞，它们对“脑部组织则进行了疯狂地扫射”。[49] 胎儿可能诱发从轻度自闭症到严重智障的各种缺陷。一些病例中，由于患儿的额叶皮层遭到病毒破坏，这使得他们进入青春期后会变得冲动易怒。

研发风疹疫苗有其独特的挑战性。每个人都知道德国麻疹属病毒性疾病，然而不像脊髓灰质炎、麻疹等病毒那样对细胞有典型的破坏方式，从而可以证明它们在细胞培养基中繁殖了，德国麻疹不会留下明显、可见的生长痕迹。直到 20 世纪 60 年代早期，这种病毒才被攻克。这次突破的取得，科学家的孩子同样扮演了重要角色。1960 年，诺贝尔奖得主托马斯·韦勒（Thomas Weller）因 10 岁大的儿子罗伯特感染了严重的风疹，他于是决定要繁殖这种病毒。[50] 罗伯特出现了 40℃高烧、关节痛和淋巴结肿大症状。韦勒离心了儿子的尿液，然后将液态提取物种植到人类羊膜细胞或人类胎儿皮肌组织上。到接种一个月左右的时候，他发现了一些病毒生长的证据。[51] 韦勒选取儿子姓名的首字母将其称之为“RW 病毒株”。与此同时，沃尔特·里德陆军研究所的两名年轻医生保罗·帕克曼（Paul Parkman）和马尔·阿滕斯坦（Mal Artenstein）正服兵役，他们在美国东海岸最大的征兵中心迪克斯堡（Fort Dix）研究腺病毒时无意间被病房里的德国麻疹感染。德国麻疹本属儿童疾病，但很多新兵显然在童年时没能接触到这种病毒，反倒是入伍集训时不幸感染。因为尚无人分离出风疹病毒，帕克曼和阿滕斯坦决定自己试一试。[52] 沃尔特·里德的医生通过病毒干扰现象来检测他们的风疹样本是否生长，即病毒会释放化学物质来阻止其他病毒生长（这些物质被称为干扰素，现在已是重要的药物）。1961 年秋季，当他们宣告试验成功时，萨宾注意到韦勒也成功获得了该病毒。然而在这两班人马发表各自的成果之前，美国国立卫生研究院捷足先登召开了新闻发布会，将发现风疹病毒的荣誉归于该院的科学家约翰·塞弗（John Sever）和吉尔伯特·希夫（Gilbert Schiff）。

尽管有人欢喜有人愁，风疹病毒的成功分离还是激励着全美富有临床经验的病毒学家来尝试制备可行的疫苗。纽约大学儿科主席索尔·克鲁格曼参与其中。克鲁格曼已测试过包括施瓦茨疫苗在内的多种麻疹疫苗，并且他于 1969 年制备出了首款原始的乙肝疫苗。

克鲁格曼和他的搭档在纽约斯塔滕岛（Staten Island）的威洛布鲁克（Willowbrook）州立学校完成了主要临床研究工作，这里收治着大量智障者。克鲁格曼等人因忙于肝炎研究和其他项目，他们聘请了路易斯·Z. 库珀（Louis Z. Cooper）到东29街的老贝尔维医院（Bellevue Hospital）主持风疹研究工作；库珀来自南乔治亚，从耶鲁大学毕业后成了一名内科医生。因为参与了风疹研究项目，库珀逐步将关注重点转向残障儿童，为他们的权益奔走疾呼。他后来担任美国儿科学会（American Academy of Pediatrics）主席。

风疹比麻疹传染性稍小，而且流行频率相对低，通常每5—9年发生一次。但二战后，人们普遍有了更好的卫生条件和不再拥挤的居住环境，这使风疹的流行病学模式发生了与脊髓灰质炎传播类似的变化。因为婴儿期的感染者减少，少年和年轻成人这一易感群体人数逐渐增加，这好比干柴只欠烈火。1964年，第一摊“火”被点燃了。最初人们并不关注这一疫情。《时代》周刊将其形容为“一次举行德国麻疹派对的最佳时机。只需遵循在不通风的房间里大量玩‘亲吻游戏’的简单规则，小男孩尤其是小女孩就会感病”。文章同时提到“有一点需要特别注意，那就是不能让感染的孩子接近正在或可能处在孕期前3个月的女性”。[53]

尽管发出了类似的警告，依然有将近5万名处在怀孕敏感时期的妇女被感染了。这些女性面临两个选择：非法堕胎或者冒险生下可能存在严重先天缺陷的孩子。1965年6月4日，《生活》杂志的封面故事题为《母亲们正为腹中胎儿备受折磨》，聚焦于这种两难处境，该报道特别指出，“那些尽责、高尚、正直的医生无视陈规陋习和各州的法律”，乐于流产掉受损的胎儿。多洛雷丝·斯通布雷克（Dolores Stonebreaker）是一名住在加利福尼亚州默塞德的天主教信徒，她发现很难开导12岁的儿子比利（Billy）；比利因将风疹传染给母亲而陷入极度自责和痛苦之中，多洛雷丝则想告诉儿子这并不是他的过错。尽管多洛雷丝中止妊娠的胎儿也可能会因各种原因而自然流产，但一位在手术后前来拜访的牧师明确表示她是‘罪人’，多洛雷丝转过身去不愿理会对方。“我们不需要再讨论一下吗？”牧师辛辣地讽刺道，“好吧，这其实是谋杀。”

根据一项评估，1964 年至 1965 年，当风疹在加利福尼亚州流行时，共发生了 5000 例治疗性堕胎。此外 1 万名妇女流产，但依然有大约 2.5 万名严重畸形患儿出生。[54] 仅这些病患造成的医疗费用就高达 10 亿美元，到 1980 年，至少 6000 名因先天性风疹继发听力障碍的儿童注册加入了特殊项目。[55] 纽约市有约 1000 名风疹患儿出生。库珀回忆称：“风疹来势汹汹。我会接到医生打来咨询的电话，‘刚接诊了一个孩子，但不知道究竟发生了什么。你能过来看看吗？’于是我就拎着小桶出发了，按对方提示努力寻找湾脊区（Bay Ridge）的小医院，但是谁知道湾脊区在哪儿。家人都说就没见过我不随身携带塑料小桶的时候。”桶里装满干冰，以备冷冻库珀从一些小医院最新采集到的风疹感染组织样本。

库珀投身于风疹疫苗临床试验项目，他最终开启了对先天性风疹的病理学研究。这是非常急迫又充满艰辛的工作。据库珀回忆：“许多家庭因为小孩严重残疾而坠入崩溃境地，与这些家庭接触时，我感觉自己从一名内科医生变成儿科医生。”库珀的妻子曼蒂·阿佩尔（Maddie Appel）是一名社工，她很早就注意到这些孩子伴有异常行为。他们有时喜欢快速地旋转身体，要么就沉湎于摆弄物件，并且不愿意与人对视。“我的妻子告诉我，‘我之前接触过失聪的儿童，但这些孩子不一样。他们的表现看上去像我曾经读到过的自闭症症状。’”一项研究表明，在库珀的研究中心里，6% 的先天性风疹综合征患儿患有自闭症。[56] 全美陆续又发现 1200 个类似病例。这些病例有助于人们进一步探究至今依然神秘的自闭症的病因，至少从部分患儿可以看出，该病的发生可能与怀孕 3 个月内胎儿的脑发育状况有关。这也为将来给严重残障的儿童提供全面照护奠定了基础。借助畸形儿基金会捐助的 13000 美元种子基金，库珀组建了一个 45 人的团队来为“风疹残疾儿童”提供服务。库珀坦言：整个团队的调研工作“让他意识到，服务提供系统与突遭不幸的家庭之间仍存在巨大的鸿沟”，这也让他更为关注这些家庭多方的诉求。库珀一方面与聋盲学校的管理者合作，一方面充分运用了《奇迹创造者》（*The Miracle Worker*，根据残障人士海伦·凯勒生平改编的剧作）这部戏的口碑，到1968年，他成功游说国会通过了首个特殊教育计划，该计划最终派生出很多由联邦政府主导的残障人士帮扶项目。为此，库珀曾感慨：“谢谢你，海伦·凯勒。”

先天性风疹综合征会给胎儿和婴孩造成严重的伤害，库珀就此向许多州的立法机关做了证实，此外，他还卷入了堕胎是否应该合法化的争论中来。事实上，1965年的风疹疫情可能比其他任何事件都使堕胎合法化变得合情合理。很多州的医生愿意协助流产那些被风疹病毒损害的胎儿，这违背了原有的法律，因为它们仅支持旨在挽救母亲生命的堕胎手术。疾病的危害使寻求堕胎的母亲们和参与手术的医生们获得了同情。矛盾的是，若不是因为风疹疫苗消除了风疹这种迫切需要堕胎的疾病，堕胎在美国各地可能会有更好的接受度。据说那时美国每年有成千上万的女性堕胎，但只有18000例是由具备资质的外科医生完成手术的。尽管没有可靠的统计数据，但据称每年大约有1000名女性死于“黑诊所”堕胎。1965年早期，约1200名纽约产科医生签署请愿书，提出在孕妇健康受到威胁或胎儿可能遭受严重的心智或身体缺陷时，母亲应当享有合法的堕胎权利。库珀回忆道：“我在很多立法活动中作证，展示了孩子们的照片，也讲述了一些家庭的悲惨故事。这些都是人们可以切身体会到的遭遇。”[57]

在“罗诉韦德案”（*Roe v. Wade*）①上诉至美国联邦最高法院前，自

---

① 1970年，经美国女律师琳达·科菲（Linda Coffee）和萨拉·韦丁顿（Sarah Weddington）协助，21岁、未婚先孕的诺尔玛·麦考薇（Norma Mc-Corvey）化名“简·罗”（Jane Roe），起诉代表得克萨斯州的达拉斯县司法长官亨利·韦德（Henry Wade），指控该州禁止堕胎的法律侵犯了她的“隐私权”。1971年12月13日，该案上诉至美国联邦最高法院。经过两次听证后，1973年1月22日，最高法院以7比2的表决结果给出了承认“堕胎合法化”的裁决，即女性决定是否继续怀孕的权利应受到宪法规定的个人自主权和隐私权的保护。——译注

1970 年纽约州通过允许自由堕胎的立法开始，美国很多州已逐渐使堕胎合法化了。库珀认为，先天性风疹综合征病例只是改变堕胎法的催化剂之一，它很快就会被人们遗忘。“正是患者家庭的不幸遭遇和许多女性所承受的痛苦促成了新法案的出台”，库珀说。他记得一位孕妇说过可以花 150 美元进行一次非法堕胎。然而当中介告诉她需要花 250 美元时，她无法支付这么多费用。为此，这位母亲最终生下一名严重智障、失明且失聪的婴儿，而这个家庭无法承受如此沉重的负担，这对夫妻被迫离婚了。库珀表示：“我多次耳闻目睹这样的悲剧。我也完全了解这些遭受多种残障困扰的孩子根本不知道向谁求助。”这次风疹疫情的惨痛代价促使国会于 1965 年通过了《社会保障法》的医疗补助条款，使每个美国孩子幼年时期都有权利获得全方位的照护，其中便包括疫苗接种。[58]

随着先天性风疹综合征悲剧不断发生，疫苗生产商就疫苗制备展开了竞争。默克制药公司的希勒曼最初期望他的小鸡可以提供良好的培养基，然而病毒不能在鸡胚中生长。出于直觉，希勒曼于是替换为鸭蛋来做实验，结果发现因为鸭胚发育得更快，它们能够提供足够多的“肉”用于细胞培养，并且还可以使胚胎组织维系在相对未分化的状态，类似怀孕三个月内的人体胚胎，这非常适于风疹病毒生长。希勒曼自称：“这是一个愚蠢的想法，简直像痴人说梦！但它确实有效！”经过鸭胚反复传代后，风疹病毒已经减弱到可以在儿童身上尝试了，测试证明病毒起到了预期的效果。希勒曼正要将疫苗投产时，玛丽·拉斯克（Mary Lasker）前来拜访。身为广告业百万富翁艾伯特·拉斯克（Albert Lasker）的遗孀，玛丽也是一位精明而谨慎的慈善家，她专注于给卫生研究提供资助。正如希勒曼所言，玛丽“对每件事都亲力亲为”。像许多健康政策的领导人一样，她担心 1969 年可能再次暴发风疹疫情。玛丽注意到生物制品标准司的保罗·帕克曼正与该部门的另一位科研带头人哈里·迈耶（Harry Meyer）合作研发一种风疹疫苗。希勒曼起初对帕克曼、迈耶研发的疫苗不感兴趣，但玛丽警告他，“‘你们应该合作制备一款疫苗，否则你在申请许可证时会有麻烦的。’好吧，我采纳了她的建议”，希勒曼回忆说。

希勒曼与迈耶曾在沃尔特·里德的斯马德尔实验室合作过，他通过鸭胚传代方式改进了帕克曼、迈耶疫苗，到1969年的时候，他们制备出一款风疹疫苗。默克制药公司与美国国立卫生研究院的部署引起了斯坦·普洛特金（Stan Plotkin）等科学家的一些牢骚，因为他也研发了一种有竞争力的风疹疫苗。当然，大多数同行并不在乎制药企业与官方机构的合作。疫苗监管者同时在美国国立卫生研究院任职原本不稀奇。库珀说：“那时情况不同，能进行测试的孩子数量有限，大家又迫切希望早点制备出疫苗来，并且迈耶和帕克曼还在政府监管机构任职。根据我的统计数据，人们对风疹变得越发易感，我亟须疫苗来做好防控工作，为此根本不在乎是谁研发出来的。”10年后，希勒曼决定转而支持普洛特金更为优良的疫苗，这是后者在威斯塔研究所用流产的胎儿制备出来的。

人们对风疹疫苗的接种策略进行了大量的讨论，之后每当其他疫苗面世时，这种状况也会再次出现。决定给学步的孩子而非年轻女性接种，这一点争议最大，当然也合乎情理。20世纪70年代初期，吉尔伯特·希夫为美国疾控中心免疫接种顾问委员会的成员，他说：“当你研发疫苗时，你试图进行各种测试。然而可能存在数以千计的事物让你根本无从下手。”风疹疫苗究竟能提供多长时限的免疫力就很令人费解。感染风疹自然可以获得终身免疫。科学家担心姑娘们到了育龄期时疫苗的保护力便已耗竭。这是非常令人害怕的忧虑，然而下一场风疹疫情又可能即将暴发，于是计划继续进行下去，人们开始为孩子们接种。木已成舟，好在人们最终发现这么做是正确的。希夫说：“某种意义上讲，我们其实非常幸运。”

疫苗史上一直有批评家不断发出警告，他们宣称防控某些病毒或细菌感染的流行病学研究可能会导致难以预料的危险后果。有人对麻疹疫苗的应用就曾有过担心，他们害怕当疫苗的效力逐渐衰竭后，年纪大的人可能会染上更为严重的相关疾病。随后，水痘疫苗也带来了类似的疑虑。[59]幸运的是，截至目前，上述顾虑都没有实质性发生。[60]风疹疫苗虽然主要给儿童接种，但其主要目的却是为了让孕妇等群体免遭感染，这是首款接种者与被保护者并不相符的疫苗，但这种疫苗的普及困难重重。为了说服家长们接受风疹疫苗，纽约公共卫生部围绕“风疹保护伞”（rubella umbrella）这一谐音创意发起了一项推广活动，以便强调接种可以同时保护婴儿和他们的母亲。该机构投放了大量海报和电视广告，内容是一把带有红白相间圆点图案的伞像人一样在街上溜达，同时配有儿童需要接种风疹疫苗的解说。[61]

制备麻风腮疫苗一直是希勒曼的目标，它于1971年获批，投产后迅速获利，因为接种一次便可预防三种疾病。与此同时，英国决定选择性接种女学生来控制风疹。到1983年，英国报道了25例先天性风疹综合征病例，人口4倍于英国的美国却只发生了7例。美国抗击风疹的策略被认为更有效。[62]20世纪80年代末期以来，英国也开始对幼儿使用麻风腮疫苗。

在抗击麻疹和风疹的过程中，科学家同时在为另外两种常见的儿童疾病开发疫苗。其中一个目标是消灭A组链球菌，即化脓性链球菌，它通常导致“脓毒性咽喉炎”，有时也会侵犯肺脏等组织，导致猩红热、中毒性休克、坏死性筋膜炎甚至神经损伤。另一个目标是攻克呼吸道合胞病毒，这是婴儿喘鸣和毛细支气管炎的常见病因，每年导致数百人死亡，或令数千人引发哮喘。这两种疫苗的研发均惨遭失败。接种A组链球菌疫苗后产生的抗体会侵害人的自身组织，包括脑部和心肌。20世纪60年代中期，至少5人在疫苗测试中死亡，此后40年没有人尝试为这种常见的病痛制备疫苗。罗伯特·沙诺克的呼吸道合胞病毒疫苗也引人注目地失败了。两名参与测试的孩子去世，因为疫苗反倒在某种程度上加重了他们后续的感染。[63]

总之，20世纪60年代是一个疫苗研发捷报频传的时代。1964年，费城首次没有发现脊髓灰质炎病例；全美也仅有121例感染者。到

1968 年，2000 万美国儿童接种过麻疹疫苗，仅报道出 2.2 万例患者。《纽约时报》宣称麻疹“就快玩完了”，在这个充满乐观精神的新时代，“人们自然而然地认为从此将不再遭受这些疾病的折磨”。[64] 疫苗正不断向白喉、腮腺炎、风疹和百日咳发起进攻。当尼克松总统于 1970 年向癌症宣战时，似乎已经没有什么值得被清除的传染病了。

不再需要牛痘了

在这种背景下，亨利·肯普做了一件勇敢而出人意料的事情。他发起一项运动来终止常规的天花疫苗接种。刚开始他并没能从同行那里获得足够多的支持，这点毫不奇怪。其他人可能对此难以接受，肯普却根本不以为意。十几岁的时候，肯普就因纳粹主义横行而踏上了流亡之旅，为此他对儿童特别富有同情心，并且养成了坚定、独立的性格。1952 年，尽管没有获得美国国立卫生研究院或其他科研机构的支持，肯普仍执意前往印度的马德拉斯（Madras），以便在当地设立天花研究所。在马德拉斯医院，肯普遇到的天花患者超过 10000 例，他对天花的传染性、不同疫苗的价值、增强营养的意义以及在不同年龄段接种对死亡率的影响等重要议题进行了广泛研究。虽然从统计学上看，这些研究数据并非总是令人印象深刻，但肯普证明了天花的传染性并不比麻疹强。马德拉斯市炎热而贫穷，还暴发了可怕的致命天花，这与美国医学中心无菌的健康环境形成鲜明对比。有时乌鸦会飞到医院里，落在患者身上，撕啄他们的天花结痂。（乌鸦不会以这种方式传播天花，不过肯普还是在窗户上加了挡板来阻止乌鸦接近饱受惊吓的患者。）[65]

1962 年，肯普发表了首篇有关“受虐儿童”的论文，他在文中提出质疑，即就一小部分会对天花疫苗产生严重反应的孩童而言，接种疫苗可否算作一种虐待儿童的行为呢。[66] 索尔·克鲁格曼的儿子、肯普在科罗拉多大学的学生理查德·克鲁格曼（Richard Krugman）表示："肯普将两个议题关联起来，这是因为他总是试图帮助儿科医生挑战他们既有的假设，进而促使他们意识到在一个与时俱进的世界里，许多先前的推断已不再成立。"肯普很喜欢讲述一个1948年的故事，那时他是耶鲁的一名住院实习医生，有一次查房，他将一个患有牛痘性湿疹的小孩带给导师格罗弗·鲍尔斯（Grover Powers）诊断，这种病症是接种天花疫苗后发生的严重过敏反应。"我冒失地指出这种偶尔出现的并发症是任何医疗操作都在所难免的，而这也是'我们应该承担的风险'。"鲍尔斯医生看上去非常难过，他凝视着那个孩子，然后转向肯普说："谁就应该冒这个风险？有谁问过这个孩子的感受吗？"

最终肯普得出结论，美国孩子不小心感染输入性天花所要承担的风险要远小于例行接种天花疫苗而产生的危害。[67] 为了降低风险，肯普首先尝试减弱纽约卫生局所采用的疫苗病毒株的毒力，主要方式就是在鸡胚组织中连续传代78次。测试阶段，超过1000人接种了这种被称为"CVI-78"的疫苗，他们没有出现严重副作用，但生物制品标准司没兴趣批准这种疫苗上市。肯普还制备了一种免疫血清用来治疗数百名患儿，此举也使科罗拉多大学成为天花疫苗反应的研究与治疗中心。

1965年5月，美国儿科学会在费城举行会议，其间肯普发起了一场针对常规接种天花疫苗是否明智的辩论，那时大多数美国儿童会在1岁至4岁间接种天花疫苗。肯普称美国的上一例天花病例发生于1949年，自此以来大约有200名至300名儿童直接因为天花疫苗死亡，5000人因为全身皮疹、继发感染和脑炎等并发症住院。人们通常认为天花有可能从世界其他地区输入，为了避免这种威胁，即便因接种疫苗而导致一定伤亡也是可以接受的。然而过去20年间大量病例显示，输入欧洲的天花只感染成年人，主要是医生和护士。鉴于天花疫苗的保护力通常不会延续到成年，继续给美国婴儿接种这种疫苗有什么意义呢？来自杜兰大学的医生玛格丽特·史密斯（Margaret Smith）赞同肯普的观点："我们的疫苗接种规则不仅已经过时了，而且根据现有知识，它们还应受到谴责。”[68]

在肯普看来，1947 年纽约开展的群体疫苗接种运动并未影响疫情的进程，而且“没有证据支持这次接种是有意义的”，因为一旦识别出天花暴发，只有与患者密切接触的人才会患病。肯普比任何美国医生都接触过更多的天花病例，他认为现在是时候转变观念了，即不应当再把天花视为一种非常具有传染性的疾病。但史密斯是那次会议上唯一支持肯普的人。克鲁格曼等名流认为肯普提到的并发症并非都与牛痘有明确因果关联，同时担心一旦停止天花疫苗接种的话，疫情可能会卷土重来。世界卫生组织也有顾虑，害怕美国停止接种天花疫苗会成为一个糟糕的示例，引起其他国家效仿，进而妨碍他们在全球消灭这种疾病的工作。[69] 儿科医生们同样无法认同肯普的看法。他们可是一再叮嘱家长们，天花疫苗作为人类最早成功的医学干预手段，是对付这种可怕疾病的非常安全的武器。来自波士顿儿童医院的乔尔·阿尔珀特（Joel Alpert）说：“希望到场的医疗记者们明天不会写出《儿科医生反对疫苗接种》这样的头条报道。”人们拒绝接受肯普的观点。

但是，美国医生逐渐地意识到天花疫苗的危险性确实大于天花本身。1972 年，经美国疾控中心和美国儿科学会批准后，全美大多数州废除了常规的天花疫苗接种要求。卡特总统执政时期担任美国疾控中心主任的威廉·福奇说：“肯普在很多方面都有先见之明”，他还是全球疾病根除运动的领袖。[70]“但你可以想象，假如我们停止疫苗接种，而恰巧有天花输入并造成严重问题，那么我们将会面临多大的麻烦。肯普只是略超前于他的时代。”福奇感觉自己特别亏欠肯普：20 世纪 60 年代，福奇年幼的儿子曾经出现湿疹，继而有可能发生严重疫苗反应的风险，这使福奇的家庭面临两难的抉择，因为当时他们正打算前往非洲抗击天花。福奇先用肯普制备的“CVI-78”病毒株给儿子接种，从而提高了他的免疫力并使他最终得以安全接种常规的天花疫苗。完成免疫接种后，这个男孩与父亲一同前往尼日利亚。在当地，福奇采取“包围接种”（ring vaccination）方式来消灭天花。这种方法也被英国人应用了多年，每当出现天花病例时，公共卫生官员便将患者及其密切接触者隔离起来并接种疫苗，以便实现对天花的“围追堵截”。[71]相比于大规模的群体接种，“包围接种”更便宜、安全和便捷，它也帮助人们最终在全世界范围内根除天花。

加强控制

当世界卫生组织向根除天花这一目标不断迈进时，各种漏洞开始在美国疫苗接种系统中出现，就像美国医疗保健领域的很多板块一样，疫苗接种系统其实不成体系。那些在 20 世纪 60 年代被击溃的疾病死灰复燃了。[72] 特别是麻疹。1964 年到 1968 年，麻疹感染者从 50 万例降至 2 万例，如今，这种疾病又开始逐渐回升。麻疹的发生率与公共投入的多少息息相关。与麻疹疫苗相关的投入时高时低，由此导致其暴发也起伏不定。[73]20 世纪 60 年代，民主党政府增强了对麻疹疫苗的采购与分发，但到 1969 年，尼克松政府将所有投在麻疹疫苗上的联邦资金都转给风疹疫苗研发与接种，由此导致麻疹疫情复发。1974 年，1400 万学龄前儿童中仅有 40% 的人通过接种疫苗获得了预防某些疾病的免疫力。[74] 脊髓灰质炎疫苗接种率为 60%，10 年前则是 84%。虽然当年只报道了 7 例脊髓灰质炎病例，这是历年来的最低纪录，但某些疫苗接种的减少还是造成了直接后果，如在纳瓦霍人保护区（Navajo Reservation）就发生了 32 例白喉病例。

疫苗接种法案的水准也参差不齐。1969 年，全美 24 个州依然没有进行强制性疫苗接种的要求，这些州包括了所有大平原、山区和太平洋西北地区。而在 26 个颁布了强制疫苗接种法案的州，仅有 8 个对不接种有明确的惩罚措施。[75] 但经美国疾控中心施压，情况得以改善。到 1977 年 5 月，只剩下怀俄明州和爱达荷州没有出台强制疫苗接种的法案。[76]

公共卫生调查显示，疫苗接种率走低主要是因为“漠不关心”而非“主动抵制”。非洲裔和拉美裔美国人接种率最低。1966 年在洛杉矶，半数麻疹病例都是非洲裔美国人，另有 20% 属拉美裔，而这两大群体只占城市人口的 1/4。[77] 根据人口统计学资料，圣路易斯、费城和其他城市的发病情况也与洛杉矶类似。麻疹的传染原本没有差别，现在则成为“主要在城市贫民区传播的疾病”。[78]

疫苗质量也成问题。灭活麻疹疫苗遭遇惨败，而早期制备的减毒活疫苗若是从冰箱中取出后搁置太久也会失效。20 世纪 60 年代，很多婴儿在 1 岁前就会接种麻疹疫苗，但从胎盘、母乳转移过来的母体抗体会中和病毒并阻止长期免疫力的形成。到 1972 年，科学家们开始考虑是否需要通过补种第二针麻疹疫苗来根除该病。[79] 不过，麻疹疫苗最大的问题还是较低的免疫接种率，经过公共卫生官员不懈努力，未接种人群逐渐减少。1976 年，阿拉斯加暴发麻疹疫情后，7000 多名未接种麻疹疫苗的儿童被要求离校。再过了不到一个月，他们中只有 51 人尚未接种麻疹疫苗。沃尔特・奥伦斯坦（Walter Orenstein）于 20 世纪 70 年代开始在美国疾控中心参与疫苗接种推广工作，并在 90 年代成为这方面事务的负责人，他认为“担心离开学校后就不能返回是没有根据的”。疾病流行期间的执法忙乱而令人沮丧，为此，公共卫生官员开始在所有州倡议推行更严格、更便于执行的法律。[80] 他们从新上台的卡特总统那里获得了想要的支持。

当卡特于 1977 年来到华盛顿就任美国总统时，阿肯色州前州长戴尔・邦珀斯（Dale Bumpers）随行，他刚被选为阿肯色州参议员。20 世纪 70 年代早期，阿肯色州遭遇了麻疹和百日咳疫情，时任州长的邦珀斯让教堂、国民警卫队和学校领导都参与到疫苗接种项目中来。在华盛顿，邦珀斯的妻子贝蒂（Betty）发起了自己倡导的接种运动。新上任的美国疾控中心主任福奇说：“贝蒂和戴尔前往白宫参加晚宴，立马就改变了卡特的施政理念。”“第二天我从卫生教育和福利部部长约瑟夫・A. 卡利法诺（Joseph A. Califano）那儿听说他将受命负责改善免疫接种情况。卡利法诺前往亚特兰大美国疾控中心总部进行动员，说我们要大干一场，不断推进儿童免疫接种工作。那是 1977 年。我清楚地记得他转过头对免疫接种项目的负责人唐米勒（Don Millar）说，‘我希望我们能使入学儿童的疫苗接种率达到 90%。’米勒却回答，‘我可不想看到我的工作被这样的条条框框所限制。’结果翌日米勒在自己的岗位职责中看到了这项要求。”

卡特政府增加了对免疫接种的投入，1978 年和 1979 年的疫苗拨款为 8800 万美元，这是上两个财年的 4 倍。[81] 卡利法诺还调动了除美国疾控中心之外的其他力量来完成任务。他们共将 800 万张接种传单随福利金信函一起邮寄，以便提醒母亲们及时为自己的孩子接种疫苗。卫生教育和福利部的教育办公室要求学校开展免疫接种宣讲活动，卡利法诺同时敦促各州州长强化立法、执法力度。职业橄榄球、棒球和篮球明星纷纷代言公益广告，如同电影《星球大战》（*Star Wars*）中的演员一样。[82]“不打疫苗，没得学上！”“星球大战系列”中的“黑暗尊主”达思·韦德（Darth Vader）和“拳王”阿里（Muhammad Ali）都出来现身说法。1977 年 4 月 6 日，卡利法诺在疫苗接种项目启动会上大声疾呼：“疫苗接种可以预防疾病，从而保护孩子们免遭伤害，如果一个国家每年在医疗卫生上的总投入超过 1700 亿美元却忽视这些可靠且便宜的措施，这是不合理的。”卡利法诺着手筹建一个“永久运转的系统以便给每年出生的 300 万美国孩子提供全面的疫苗接种服务”。[83] 虽然卡利法诺希望在 1982 年根除麻疹的愿景没能实现，他的更大的目标却不断推进；很多家长则喜欢等到自己的孩子到了入学年龄时才让他们去接种疫苗，因为那时他们已经很容易能得到免费接种。[84]

为了更全面掌握动态，福奇每周抽出 30 分钟听取他手下的免疫接种职员汇报他们在麻疹防控上的进展。这其中就有奥伦斯坦，他原本是一名受过专业训练的小儿泌尿外科医生，但在印度的天花根除运动中转到了疫苗研究领域，就像很多其他年轻医生所做的选择一样。奥伦斯坦和唐米勒整理了与 2800 万学童免疫接种记录有关的反馈信息。[85] 联邦官员没有权限直接修改免疫接种法案，但他们提供免费疫苗和资金来帮助各州开展他们的接种项目。接种项目如果不能顺利推进就会给人带来耻辱感。福奇说："他们都是好人，但你在美国疾控中心每周的流行病学公告（MMWR）上面发布各州的病例数。这会令他们非常难堪。这是难以置信的工作量。然而事实证明性价比非常高。"

1977年3月31日，洛杉矶发现麻疹病例后，当地卫生署主任雪莉·范宁（Shirley Fanning）宣布：尚未接种疫苗的孩子必须在5月2日前完成接种，否则会被退学。接下来的一个月里，5万名学生纷纷接种麻疹疫苗，几乎没有遗漏的人。阿拉斯加和洛杉矶的试验表明，大多数家长其实都会严格执行法律规定。"这并不是强迫反对疫苗的人接种。而是让人们把疫苗接种列为优先考虑的事情。"奥伦斯坦说，"如果你在洛杉矶都能做到这点，那么在其他任何地方也是可行的。"

奥伦斯坦和艾伦·欣曼曾写道：学校法规帮助"建立起一个年复一年持续运转的免疫接种系统，它不怎么容易受到政治利益、媒体报道、预算调整、疫情是否暴发等因素的影响，却可以引起人们的关注"。[86]家长和医生相信美国疾控中心会给出正确的推荐，此外，通过调用学校护士和在学校发传单进行宣讲等举措，公共卫生部门便可以在较少动用自身资源的情况下完成疫苗接种工作。"不接种是可耻的"这种共识发挥了效用。到卡特执政末期，全美50个州的学校都制定了疫苗接种要求，其中很多还涉及学龄前儿童。截至1979年年末，全美90%的学龄儿童接种了疫苗，这一比例令人称奇。受此影响，麻疹感染率下降了78%，风疹下降43%，腮腺炎差不多下降了30%。已经没有儿童罹患白喉或破伤风的病例了。这是一个重要的故事，尽管听上去不那么吸引人。同年，"第一夫人"罗莎琳·卡特（Rosalynn Carter）在卫生教育和福利部召开新闻发布会，倡导开展另一项麻疹根除运动。只是没有新闻电视台对此进行转播。[87]

那些年里，个别家长最终决定不给孩子接种麻疹疫苗，戴维·埃德蒙斯通就是其中之一，恰恰麻疹疫苗病毒株又是以他的名字命名的。在教了一段时期的高中科学课后，埃德蒙斯通转行当了一名木匠，并加入了弗吉尼亚州北部的一个印度教社区。他称自己变成了一名“心灵的思考者和科学家”。埃德蒙斯通并不为自己在麻疹疫苗研发过程中所起到的作用感到特别自豪。他倾向于将其视为人生道路上偶然发生的宿命事件。我见过埃德蒙斯通，一位高大、英俊的男人，脸较长，有着手艺人灵巧的大手。某个冬夜，在马里兰郊外的一家意大利餐厅，我和埃德蒙斯通碰头了，这里距他家只有几英里远。埃德蒙斯通告诉我，不接种麻疹疫苗是他已故的妻子所做的决定，当然他本人也赞同。“她取得过公共卫生学的专业学位，‘在这个国家，麻疹并不是件坏事’，她觉得不接种对小孩的免疫系统会更好。”埃德蒙斯通的儿子生于 1978 年，从来没得过麻疹，他觉得这是一件幸运的事情，因为儿子有点精神问题。某种程度上可以说，埃德蒙斯通和妻子的观点领先于他们的时代。几十年后，数以千计的美国父母和英国家长将谴责麻风腮疫苗导致他们的孩子出现心理问题，并且拒绝接种“对免疫系统无益”的疫苗，这种打上了某些文化烙印的言行后来占据着一定地位。

下篇

争议

第七章

“百白破”与疫苗安全运动

正如所有的战争中总有一些士兵会伤亡一样……兵役局认为，当前那些在抗击传染病过程中负伤的战士实现了他们的价值：“感谢你们为这场战争所做的贡献，尤其在应对残疾方面的表现最为突出”。

——勒罗伊·B. 沃尔特斯（Leroy B. Walters），1978

1982年4月19日，位于华盛顿特区的美国国家广播公司电视台播出了一部与百日咳疫苗有关的纪录片，这部长达1小时的影片主要讲述了百日咳疫苗所造成的惨痛伤害。《百白破：疫苗轮盘赌》（*DPT: Vaccine Roulette*）并不适合胆小者观看。片中，年幼的孩子在痛苦地抽搐；四肢瘫痪的人努力将头抬离地面；还穿插着一些沉默的婴儿遗体剧照。一名美国国会议员的表亲是一对双胞胎，他们已长到十几岁大了，却因为脑损伤而只顾对着镜头咧嘴傻笑。制片人将令人信服的素材汇集起来，他们采访了科学家、律师、政策制定者以及愤怒而疲惫不堪的家长；这些父母谴责全细胞百日咳疫苗损伤了孩子大脑；而“百白破疫苗”（DTP）中简称的“百（P）”同时可预防白喉、破伤风。制片人认为百白破疫苗在持续伤害儿童，政府、厂商、儿科医生却掩饰了证据，或对此视而不见。（“百白破疫苗”正确的英文拼写为

"DTP"，尽管人们通常称其为"DPT"）。不仅如此，该片还认为百白破疫苗常常无法成功预防百日咳，因此无论如何都不能再拿成千上万儿童的生命和健康去冒风险。影片暗示如果家长不给孩子接种现有的疫苗来预防百日咳的话，可能会更有益于儿童的健康成长。

二战后，疫苗受到许多人的赞誉，没想到纪录片《百白破：疫苗轮盘赌》给了它致命一击。乔纳斯·索尔克制备的疫苗征服了脊髓灰质炎，这使美国民众在日常生活中习惯性地把疫苗视若神明供奉起来，麻风腮疫苗的发明同样锦上添花。婴孩对儿科医生闪着金属光泽的针头会感到不安，家长们对此场景却并不紧张，就好比在观看一幅诺曼·罗克韦尔（Norman Rockwell）[①] 的富有童趣的画作。疫苗注射过程本身只会让人略觉不适，如同在冰冷的泳池里练习游泳，或是借助门把手来拔出本已快掉的牙齿，这是孩子们通往安全、健康、现代生活的历程中需要经受的一点考验。然而，在一个新闻媒体不太多且人们容易相信其报道的时代，《百白破：疫苗轮盘赌》的播出打破了人们对疫苗的期望。它传达出令人沮丧、引发混乱的信息。有时那些看似幼稚的担忧最终会被证明是正确的。疫苗不同于母乳或者苹果馅饼，它们会使你受伤。无论生产疫苗的公司，还是管控疫苗的政府官僚，抑或注射疫苗的家庭医生，都无法保证疫苗绝对安全。这是一个令人厌恶的事实。作为一名家长，杰弗里·施瓦茨（Jeffrey H. Schwartz）感言这比具有讽刺意味的"为了保护你女儿的健康而让她使用疫苗"更为糟糕，因为"疫苗成了摧毁她的药物"。

对于施瓦茨和他的妻子唐娜·米德赫斯特（Donna Middlehurst）而言，《百白破：疫苗轮盘赌》揭露了真相。施瓦茨是一位慷慨的环保律

---

① 诺曼·罗克韦尔（Norman Rockwell，1894—1978），美国知名插画家、艺术家。他擅长用画作来描绘美国社会生活百态，喜爱孩童题材，曾被《纽约时报》誉为"本世纪最受欢迎的艺术家"。他的《四大自由》（*Four Freedoms*）、《铆钉工罗茜》（*Rosie the Riveter*）等作品曾风靡美国，《我们共视的难题》（*The Problem We All Live With*）一度被美国前总统奥巴马借往白宫展览。——译注

师，他从明尼苏达大学毕业后，于1969年来到华盛顿卫生教育和福利部门工作。米德赫斯特则是一名证券律师。他们的女儿朱莉（Julie）于1981年2月27日出生，7月的某个上午，她接种了第三针百白破疫苗。当天下午，施瓦茨在位于马里兰州银泉市（Silver Spring）的家里照看朱莉，朱莉显得有些烦躁。杰夫（Jeff）抱着女儿时注意到她的表现“有点像受了惊吓”，时不时会抽搐一下，且变得越来越明显和有规律，这时他意识到女儿突发了惊厥。[1] 施瓦茨赶紧拨打了“911”，急救人员赶到后将朱莉送往圣十字医院（Holy Cross Hospital），在医院里朱莉的抽搐仍持续了将近40分钟，直到使用药物后才使症状得以控制。“我们问医生这是否与百白破疫苗相关，医生说‘不是的，通常类似症状由发热引起’。”没有人愿意相信百日咳疫苗会损伤大脑。自那天起，唐娜和杰夫一直非常担忧女儿危险的神经系统状况。等到收看了《百白破：疫苗轮盘赌》节目之后，夫妻俩面面相觑，“我们说，‘天啊！现在我们终于知道发生了什么。’”

27岁的凯蒂·威廉斯（Kathi Williams）住在弗吉尼亚州费尔法克斯（Fairfax）波托马克河对岸一间一居室的公寓里，她同样观看了《百白破：疫苗轮盘赌》节目。凯蒂身材苗条、长着一双蓝色眼睛和满头深褐色头发，举止沉着冷静，她在家负责照料18个月大的儿子南森（Nathan），丈夫则在她家族的玻璃厂工作。接种了第二针百白破疫苗后，南森持续哭喊了8个小时，这成了凯蒂关切的头等大事，它发生在《百白破：疫苗轮盘赌》播出的4天前。威廉斯多年后回忆到，在那之前“他从来就没有这样大哭过”。“他没有理由如此痛哭。我当时没有参加工作，时时刻刻陪伴在他身边。他曾是个非常开心的孩子。”夜幕降临，南森终于不再喊叫，但是他双腿疼痛、浑身无力地度过了两天。在这之后，他出现了过敏现象和行为异常，凯蒂将其归罪于那针疫苗。《百白破：疫苗轮盘赌》节目结束后，凯蒂的母亲来电说：“快去给电视台和国会议员打电话投诉。看他们都把我外孙都折腾成什么样了。”

在临近费尔法克斯的亚历山德里亚（Alexandria），另一位母亲芭芭拉·洛·费希尔翌日观看了重播的《百白破：疫苗轮盘赌》。34 岁的费希尔曾从事广告业，她的儿子克里斯蒂安（Christian）已 4 岁了。1980 年，在克里斯蒂安接种了第三针百白破疫苗后的那个下午，费希尔走进儿子的房间时发现他正茫然地发愣。后来接受采访时，费希尔多次提及这一情景。费希尔把儿子抱起来、跟他说话，把他带到浴室，然而克里斯蒂安在接下来的 24 小时里多数时候都处于神情恍惚状态。费希尔倾向于认为是那一针疫苗摧毁了儿子的免疫系统，尽管她所描述的症状颇为典型，这种类似于休克的表现在接受百白破疫苗后偶尔会发生，并且关于其安全性研究表明该症状几乎不会对远期健康产生影响。费希尔称，在接种那针疫苗之前，她的儿子聪明懂事，甚至有点少年老成。接种之后他却一直病怏怏的，而且“智力有所退化”。同施瓦茨一样，费希尔在看到那期电视节目以前并未将疫苗和她儿子的健康状态联系起来看待，更何况《百白破：疫苗轮盘赌》播出时，距离克里斯蒂安注射疫苗已达一年半之久。观看了这部纪录片后，费希尔对事实深感绝望，并且想要和其他有类似经历的家长取得联系。

《百白破：疫苗轮盘赌》的采访记者利·汤普森（Lea Thompson）因该片而赢得了艾美奖。当父母们致电电视台感谢他们制作了这样的节目时，还常常会问及其他受害者家长的联系方式，由此十几位家长之间便通过电话建立了联系。经过简短的电话交谈后，芭芭拉驱车前往凯蒂家中拜访，一段不同寻常的关系开始了，这段关系将催生一场关乎各种疫苗安全性及其价值的运动。这些家长的孩子都遭遇过百日咳疫苗的伤害，他们决定仿照该疫苗的名称称自己为“不满家长联盟”（Dissatisfied Parents Together，DPT），大家的诉求也很简单，即希望保障疫苗的安全性，完善注射疫苗的风险教育以及让家长有权自行决定是否给孩子接种。

费希尔和威廉斯的气质截然不同，她们却是非常契合的搭档。凯蒂沉着冷静，做事有条不紊，并且是一位令人欣慰的倾听者。芭芭拉则是一名保守的自由论者，她富有激情、善于表达，那双蓝色的大眼睛透露出坚定的意志。芭芭拉有时言辞激烈，能非同寻常地掌控自己的愤怒，并将其向公众传达出来。此外，她无偿地从事医学写作。2004 年，费希尔在弗吉尼亚州北部国家疫苗信息中心（“不满家长联盟”于 1991 年被更名为“国家疫苗信息中心”。National Vaccine Information Center）的办公室里回忆道：“我不断搜集医学研究成果，我想要从中学习”。她还描述了初见凯蒂时的情形：“我敲响了凯蒂的房门，看到她儿子南森正穿着尿布。凯蒂走到门口，我立马感到两人同病相怜。”[2]

“芭芭拉希望我能给她答疑解惑，其实当时我同样一无所知。”凯蒂笑着说道。

4 月 28 日，《百白破：疫苗轮盘赌》节目播出后的第九天，凯蒂和芭芭拉、杰夫以及其他家长首度聚集在一起。他们在佛罗里达州民主党国会议员丹·迈卡（Dan Mica）的办公室里见面，这对于他们将要发起的运动而言是个好兆头，因为丹·迈卡的双胞胎表亲安东尼（Anthony）和利奥·雷希尼蒂（Leo Resciniti）也是受害者，并且在纪录片中出镜。兄弟俩分别接种了百白破疫苗，相隔一年先后都出现了严重的不良反应，由此造成身体残疾和智力发育迟缓，而迈卡很可能把他俩的遭遇告诉了利·汤普森。迈卡的兄弟、后来成为共和党议员的约翰，当时还只是佛罗里达州参议员保拉·霍金斯（Paula Hawkins）工作室的一名职员。这个由跃跃欲试的公民组成的行动团体拥有非同寻常的能量，成员之间关系密切。丹·迈卡和杰夫·施瓦茨彼此熟识，两人都曾在颇具影响力的众议院商务委员会健康分会（House Commerce Health Subcommittee）前主席保罗·罗杰斯（Paul Rogers）手下工作。罗杰斯退休后迈卡接任了他的职位。施瓦茨曾协助罗杰斯推动《清洁空气法》（*Clean Air Act*）出台。其他“不满家长联盟”的成员则有律师、会计师、管理顾问等。

施瓦茨想知道，“倘若一名国会议员的直系亲属经历过病痛的折磨，能不能说明使用百白破疫苗后出现严重不良反应的现象并非少数？”[3]无论是否迎来了一次机遇，该事件增加了疫苗改革运动的影响力。当一名国会议员的家族里发生了要紧的事，该议员通常倾向于推动与之相关的一些重大社会变革。

《百白破：疫苗轮盘赌》鼓动起一场由家长们主导的运动，该运动将会改变美国的法律，并且近一个世纪以来它首次让美国的疫苗政策接受系统地质询。从新闻业来看，该纪录片的优点与缺憾都非常明显。它专攻要害部位而忽略了复杂的真相。一些参与该片拍摄的科学家宣称他们在镜头前会被反复提问，直到他们言论经过剪辑后适合用来夸大疫苗的危害。家长们谴责疫苗接种夺走了孩子的健康，这一点倒是被该纪录片如实呈现。为了使全细胞百日咳疫苗毫无用处且具有危险性这一观点合理化，影片忽略了百日咳疾病本身可能造成的伤害，要知道在20世纪40年代之前尚无疫苗对百日咳进行防控的时候，该疾病数十年来都是儿童的“杀手”。

此外，就其效果来看，《百白破：疫苗轮盘赌》是揭露丑闻的一大利器。尽管该纪录片的过度渲染手法有博取观众眼球之嫌，但它所讲述的事件确实是亟待披露的。可以说相比于现有的任何其他疫苗，全细胞百日咳疫苗拯救了更多儿童的生命。然而，参与疫苗研发、制备等工作的人也最清楚疫苗的问题所在。人们难以保持百日咳疫苗质量的恒定，该疫苗因存在副作用而变得有些声名狼藉。绝大部分接种疫苗的儿童仅仅出现轻微发热、手臂酸痛症状，但另一小部分儿童会禁不住大喊大叫，持续时间长达数小时。惊厥、休克性阵发状态、愣神发呆同样被记录在案，此外还有更具争议的死亡、永久性脑损伤后果。正如出庭律师逐步发现的事实，自1933年起，百日咳疫苗相关的严重不良反应已被记录在医学文献当中。不仅如此，即使是看起来明显更安全的新疫苗正式投产前也曾被弃用。没有人对这些缺陷进行深入思考，或者更确切地说，没有足够多的人真正关注此类弊端，因为百日咳是一种严重的疾病，疫苗似乎可以成功预防它。在此意义上可以说，《百白破：疫苗轮盘赌》取得了惊人的成效，只是其胜利仍显得默默无闻。

但现在已到了1982年。天花疫苗已经不再被接种，全细胞百日咳疫苗于是被视为最危险或者说至少是会给美国儿童带来最强烈副作用的疫苗。然而，该如何识别疫苗的危险仍是一个问题。它被用于2个月大、4个月大和6个月大的婴儿。之所以让婴儿接种百白破疫苗是因为他们最容易感染致命的百日咳杆菌。与此同时，婴儿期不论是否接种疫苗都有可能出现严重的临床表现，例如抽搐、皮疹、发育迟滞以及婴儿猝死综合征（SIDS）等。事实上，人们很难将百白破疫苗引发的不良反应和其他婴儿期可能出现的疾病区分开来。多年来，公共卫生领域的官方消息都是简单的套路，即一再强调疾病本身的严重性而忽略乃至否认疫苗的风险性。倘若把百日咳疫苗当作一项"非此即彼"的选项，那么人们显然会选择接种，以保护自己和身边的人免受病菌侵扰。但目前百日咳杆菌几乎被征服了，这种情况下，《百白破：疫苗轮盘赌》认为染病后再治疗的效果要好于接种预防。

正如"不满家长联盟"的建立是为了得到关于百白破疫苗危害性的答案一样，为了推动出台旨在保护因接种而受伤害的儿童的法律，数以百计的家长最终决定把疫苗生产商告上法庭。家长们开始拒绝给孩子接种，制造商们也威胁将停止疫苗生产。突然间，原本建立在政府、疫苗制造商、医生和公众集体善意基础上的疫苗系统崩盘了，暴露出其脆弱性。这确实令人悲伤，但属意料之中的事情。多年来，公共卫生领域的不少人士已预感到危机的逼近。为了监管疫苗的生产、销售和使用，当局出台了许多法律法规，但它们被证实在大规模的群体免疫接种运动中所起的作用有限。此外，尽管疫苗有助于预防传染病，但随着传染病的消失，接种疫苗本身的风险日益受到人们关注。

某种程度上可以说，疫苗本质上是有风险的，要充分理解这点就需要丰富的医学经验。正如1977年儿科医生文森特·富尔吉尼蒂在一篇关于疫苗的评论中写道："人类预防疾病的愿景和尝试一直稍超前于他们对于药物及其效用的基本认识……科技使人类能够将减毒或灭活的病原体制备为疫苗，然而我们生物学知识的漏洞常常会导致难以预料的或是不幸的后果，这就好像把这些现代社会的‘妖怪’从瓶中释放出来祸害人类。”[4]“潘多拉魔盒”是疫苗历史上不可否认的存在，富尔吉尼蒂曾见到儿童被“魔盒”里窜出的疫苗伤害，其中包括有缺陷的脊髓灰质炎疫苗、麻疹疫苗、天花疫苗以及百日咳疫苗。另一方面，当局也没能系统性地追踪或弥补疫苗造成的损伤，正所谓“是药三分毒”。

是时候讨论疫苗安全性问题了

百白破疫苗的争议标志着20世纪以来消费者第一次介入疫苗政策领域。但这并不是对疫苗项目的首度冲击。早在1972年，纳德（Nader）的追随者便向美国国立卫生研究院所属的生物制品标准司“开炮”，一名告发者的投诉促使联邦政府将疫苗管理权限从该院移交给美国食品药品监督管理局。罗德里克·默里（Roderick Murray）已领导生物制品标准司17年，他是一个彬彬有礼的澳洲人，在“卡特事件”之后接管了这一经过重组的机构。[5]默里手下有260名员工，预算却只有600万美元，他并不乐意推进产品改良，并且对于执行现有的疫苗标准缩手缩脚到了可笑的程度。亚伯拉罕·里比科夫召集举行了一场为期5天的听证会，其间，一名康涅狄格州参议员认为20世纪60年代中期美国销售的流感疫苗几乎毫无用处。监管者承认迫于白宫和五角大楼的压力，他们批准了数以千万计的不合格流感疫苗上市，联邦政府和军方当时迫切需要流感疫苗，任何品种都行，以便给军队使用。一位资深科学家告诉调查者，倘若能够侥幸逃脱惩罚的话，疫苗制造商甚至可以把水当作疫苗拿来售卖。[6]另一个遭到曝光的明显失误是当局接连给75项无效的甚至有危险的生物制剂颁发了许可证。[7]这些肮脏的药品就像1956年获批的菌苗一样，当年那些菌苗包含了6种灭活的微生物，销售时宣称可以防治“上呼吸道感染、支气管炎、感染性哮喘、鼻窦炎、咽喉感染”。这种“疫苗”后被发现与系统性过敏反应、腹泻等不良反应相关，但仍在市场上流通销售。默里声称他不具备对生物制品有效性进行管控的权力。

1972 年的调查始于病毒疫苗监管者安东尼·莫里斯（J. Anthony Morris）工作上的检举。1959 年，莫里斯受雇于生物制品标准司，身为斯马德尔的门生，他坚信 SV-40 病毒会使人诱发癌症。不同的人对莫里斯的印象迥异：[8] 有人认为他是一名执着而无所畏惧的调查者，敢于揭发政府的渎职和疏忽之处；也有人觉得他只是一个固执己见、能力有限的牺牲品。[9] 詹姆斯·特纳（James Turner）代表莫里斯进行申诉，前者是一名纳德的追随者，他将莫里斯的个人检举变成了一场广泛的批判。正如一位科学家在里比科夫面前作证时所指出的那样，生物制品标准司则“倾向于将公众关于疫苗可能导致的不良后果的讨论大事化小”。肯尼迪主政美国时期，里比科夫曾担任卫生教育和福利部部长职务，一定程度上因为受到此次调查的影响，他着手创立了独立的消费者安全局（Consumer Safety Agency），以便取代食品药品监督管理局的部分职能。但到了尼克松时代，在卫生教育和福利部的持续支持下，当局合并了生物制品部门与美国食品药品监督管理局。

20 世纪 70 年代末，致力于普及儿童疫苗接种项目时，卡特政府未能幸免地在疫苗安全性上栽了跟头。但总体来看，该体系在减少疫苗所能预防的疾病上还是发挥了良好的作用。自 1955 年爆发出“卡特事件”以来，疫苗安全方面一直未出过大的灾难，只是小问题不断，包括 SV-40 病毒污染和非典型麻疹。虽然留有蛛丝马迹，但当时并没有恰当的系统性措施来监管疫苗安全。数百万家长被要求给自己的婴儿接种疫苗，但疫苗所带来的副作用很少被密切关注。疫苗监管部门在并入美国食品药品监督管理局之后不断重组，其沿革经历了从生物制品管理局（Bureau of Biologics，1972—1982）到生物制品研究和审查办公室（Office of Biologics Research and Review，1983—1988）

的变迁，最终组建的是生物制品审评和监管中心（Center for Biologics Evaluation and Regulation）。然而这些机构当中没有一个配备了政府专门委派的科学家来确保疫苗的安全性，尤其是一旦疫苗上市销售之后，基本就处于无监管状态。

1976 年，“菌苗”和其他招摇撞骗的药剂已被吊销许可证，但市面上许多疫苗的安全性和有效性依然未知。首当其冲的便是全细胞百日咳疫苗。到了 20 世纪 70 年代后期，百日咳研究领域的许多科学家已不再相信 30 多年前建立的用于检测疫苗的方法。负责监测、预防疾病的美国疾控中心于 1978 年创立了免疫接种不良事件监测系统，但监测是自愿的，规模较小，且几乎没有任何疫苗的售后评估报告。“不良事件”由制药企业的医生上报至食品药品监督管理局，然而该行为并非强制性的。该机构也从未召回过任何一批百白破疫苗。

防控“猪流感”的惨败教训促成了免疫接种不良事件监测系统的建立；从 1976 年 2 月开始就出现了一系列令人不安的事件，最初，新泽西州迪克斯堡一名士兵因呼吸系统疾病病亡；而该州一位机警的流行病学家在死者的血液中检测到了一种特殊的流感病毒。尽管流感疫苗几乎是最常使用的疫苗，但流感在很多方面都可对疫苗业造成重创。由于最常见的流感病毒株每年都在变异，因而很难制备出有效的流感疫苗。当新的流感病毒抗原突然出现时，疫苗制造商需要自行推测下个流感季最有可能流行的毒株，他们不得不在每年春季就生产好疫苗，以便用于秋季时节流感的预防。流感病毒的两个核心蛋白每隔数十年就会发生一次大的改变，这使疫苗制备工作变得更加复杂。此外，虽然老年人可能因流感而丧命，但是他们的免疫系统通常很难对疫苗产生足够的应答，这个肮脏的小秘密在政府每年的“去打流感疫苗”活动中几乎从未被提起过。类似的宣传持续进行，因为即便流感疫苗并非普遍有效，它却是现有的唯一可预防流感的方法。并且政府需要维持一个健康的疫苗产业，以便应对每隔数十年就会大规模暴发的流感疫情，这种大流行会造成高达 1/10 的人口死亡的灾难性后果，而届时流感疫苗可能便是易感人群抵御致死性病毒的唯一武器。

无论如何，迪克斯堡士兵感染的流感毒株与1918年至1919年暴发的“大流感”病毒看似相同，该毒株曾被认为是从猪身上传染给人类的。（“猪流感”这一名称其实并不准确，近来的研究表明，20世纪前期的那场“大流感”的毒株是从鸟类传播至人类的）。[10] 自那以后的1957年和1968年，当流感抗原出现大转变时，先后都引发了流感大流行。据美国疾控中心的科学家预测，迪克斯堡毒株会在1976年至1977年的流感季节成为主要的流行病毒，他们最初汇报给卫生与公共服务部（Department of Health and Human Services，HHS）部长的备忘录中援引了1918年“大流感”的案例。仅仅如此就足以引发一场总统竞选中的政治恐慌。在1976年3月24日举行的新闻发布会上，经过萨宾和索尔克旁敲侧击，福特总统要求国会同意拨款1.35亿美元用于生产足够多的疫苗，以便“每一名美国人”都能接种，进而共同抗击可能暴发的“猪流感”疫情。福特总统同时宣布了一项应急措施，即美国的四大流感疫苗生产商默克、帕克—戴维斯、立达和康诺特加紧赶制出2亿支疫苗，这接近于平常抗击流感所用疫苗量的10倍。国会中少数人对此提出异议，特别是一名来自洛杉矶的民主党议员亨利·韦克斯曼（Henry Waxman），他认为这次接种运动是一场“制药业的骗局”。[11]

问题很快便浮现出来。首先，保险公司拒绝给疫苗制造商提供保险，因其认为大量的疫苗接种可能会导致各种真实的或想象的不良反应和诉讼案件。制造商们于是立马终止了疫苗生产，并要求国会承担生产风险。随后，研究者在进行预实验时发现疫苗缺少了一个核心抗原。其次，到了8月中旬，全美乃至其他国家均未报出哪怕一例“猪流感”病例。研究发现，迪克斯堡的那名年轻士兵只是感染了同一种流感毒株的500人当中的一员，其余感染者甚至都没有因这种所谓致命性的病毒而患上任何严重的疾病。倘若政府不怕承认他们所犯的巨大错误则完全有可能止损，及时收拾这次流感疫苗接种的残局。当年

7月末，美国退伍军人协会（American Legion）的老兵们在费城一家酒店出席会议时暴发出致命性的疾病，这一完全出乎意料的事件使得大规模接种流感疫苗这个主意看起来似乎不错。但到了8月5日，“猪流感”病毒被证明并非导致“退伍军人发病”的罪魁祸首，真正的病因其实是细菌感染，只是一切为时已晚。由于对神秘的致病病菌充满恐惧，受此影响，国会加速批准了“猪流感”疫苗相关的法案，这使得政府为该项目承担直接责任。到当年年末，共有4800万支疫苗被接种，但毫无用处。因为全美并没新增“猪流感”病例的报道。

1976年11月下旬，这个故事迎来了悲伤的结局，当时报道了首例瘫痪性神经系统疾病，即格林—巴利综合征，这很可能是由于“猪流感”疫苗中使用的鸡胚蛋白引起的免疫应答所致。政府在联邦上诉法院中设立了专门的部门来负责处理4000例伤害索赔。尽管许多伤害的产生与流感疫苗接种无关，但政府最终需要赔付接种者累计将近1亿美元。

对于美国公共卫生而言，这场流感疫苗接种运动的惨败发生在一个糟糕的时间节点。自1972年“水门事件”爆发以来，公众对政府和医学尤其对政府医疗的信任程度降到了历史最低点。许多黑人逃避接种“猪流感”疫苗，因为他们怀疑这可能是白人发起的种族灭绝阴谋。[12]公共卫生当局因这场溃败而招到批判，它们甚至成了之前从未有过的笑柄。《华盛顿邮报》专栏作家理查德·科恩（Richard Cohen）很好地总结了当时的时代精神，他写道：“一针疫苗并没有什么值得高兴的。有时它会让人受到伤害，通常情况下会产生刺痛感；有时它也造成后遗症，假如出现这种情况，不由得令人怀疑免疫接种所要预防的疾病可能根本不存在。”公众对“猪流感”疫苗接种持怀疑态度，科恩谈及这点时表示：“有一些东西已经脱离了美国人的生活，其中包括我们对科学的狂热信仰……长期以来，我们毫无批判地相信科学，全盘接受它所教的东西。有时候，科学打出‘美国专有技术’的旗号，并且做出一些类似于消除巴拿马黄热病的举措。若干年后，科学习惯于鼓吹发动战争的必要性……你会回想起与越战有关的事情来，它彻底清除对手、发动外科手术式的打击，这些似乎都非常符合科学精神……因此论及此次‘猪流感’疫苗事件，我认为秉持愤世嫉俗的态度有益于身心健康。任何项目只要是由政治家提出设想、科学家负责实施的话，都将带给我们双重的折磨。”[13]

随着格林—巴利综合征的诉讼不断出现，本来已准备好撤离的大批疫苗制造商更加不愿再投产任何疫苗了。1976 年 9 月，惠氏制药公司停产后，脊髓灰质炎疫苗已供给不足，立达药厂则延缓交货，直到联邦政府答应在孩子接种疫苗前让家长都签署知情同意书。美国国立卫生研究院的威廉·乔丹（William S. Jordan）提议设立专属的国家生产设施部门来负责制备新的疫苗。[14] 该提议虽然得到了为解决该问题而专门召集的专家团的支持，但很快又搁置了。

“猪流感”事件是一个典型的好心办坏事的案例，这是由于决策者在变动的环境中没能冷静地评估风险所致。即便如此，它仍产生了一些积极影响。其中之一便促成了美国疾控中心人员的迭代，年富力强的理想主义者们接替了老派的、冷战时期的班底，这些更为年轻的“后浪”曾以疫苗接种员的身份在第三世界国家经受历练。戴维·森杰尔（David Sencer）尽管拥有出色的统筹管理能力，卡特总统却把他从美国疾控中心主任的位置上解雇了，取而代之的是比尔·福奇（Bill Foege）。他年仅 41 岁、身高约 2 米，曾是一名传教士医生，在非洲和印度防治过天花。做出决策之前，森杰尔征求过许多流感专家的意见和建议，但是他的主要错误在于没有咨询过可能反对流感疫苗接种项目的专家，诸如消费者权益倡导者、有其他优先方案的各州公共卫生官员，等等。福奇本人虽然坚定地支持流感疫苗接种活动，但他更注重对“猪流感”疫苗的批评声音。[15]

“猪流感”这段插曲是促使制造商放弃疫苗业务的一系列麻烦事件中的高潮。安东尼·莫里斯发起了针对里比科夫的质询，这使得美国食品药品监督管理局不得不组建专家小组，以便对所有疫苗的安全性进行评估；此外，更为严格的规章制度令许多厂商如预期那样退出了疫苗行业，因为企业高管纷纷感到制备疫苗的成本太高，无利可图。与此同时，在赢得了针对疫苗制造商惠氏制药公司的脊髓灰质炎疫苗诉讼后，新的责任风险认定标准随之出台。因此，与格林—巴利综合征有关的诉讼使人们更清晰地意识到，所有由疫苗引起的伤害均须由专门的补偿计划来赔付，才能保护或者至少是鼓励那些还留在疫苗行业的生产商。1976 年 8 月颁布的法案赋予了“猪流感”疫苗接种项目新的权限，即要求卫生教育和福利部在一年之内为所有的公共卫生措施制订一项赔偿计划。该计划除了设立了一个委员会来调查接种后的问题外，并没有多少实质性作为。该委员会的主席则由科罗拉多大学医学院的儿科医生理查德·克鲁格曼担任。

克鲁格曼是执行该调查的合适人选。他的父亲索尔·克鲁格曼与萨姆·卡茨、萨宾和其他儿科医生素来致力于不良反应赔偿项目。1973 年，索尔·克鲁格曼接受采访时表示，对于疫苗制造者和使用者而言，均需要一个没有漏洞的系统来“保护因疫苗接种而受到伤害的极少数人”。[16] 老克鲁格曼在纽约威洛布鲁克州立学校进行疫苗测试时引起过令人厌恶的争议，家长们忧心忡忡，他本人毫无疑问对这些反应十分敏感。[17] 1956 年至 1971 年，克鲁格曼从某些学生的粪便中提取了肝炎病毒，然后将其注射给自己收治的很多其他病人。当地的美国广播公司职员杰拉尔多·里韦拉（Geraldo Rivera）曝光了克鲁格曼的所作所为，一时舆论哗然。里韦拉的节目报道促使纽约州的官员前往威洛布鲁克调查此事，另外学生也离开了名誉受损的克鲁格曼。1972 年，在庆祝克鲁格曼获得美国儿科学会豪兰奖章的仪式上，来了 3000 多名抗议者。克鲁格曼的许多同事以及他的儿子都认为他遭到了不公正的批判，但这场争议同样也为反思患者及其家长的权利提供了一个机会。

1975 年，理查德·克鲁格曼在《儿科学》（*Pediatrics*）发表了一篇评论，他认为美国的免疫接种实践已处于“自相矛盾”的状态。[18]

当许多州都通过了学龄儿童需要强制进行免疫接种的法案时，“成千上万的接种者中如果有人出现了不良反应，他有什么办法寻求帮助呢？……在启动耗时费力的法律诉讼前，我们不应该坐以待毙。我们给孩子接种是为了预防疾病。同理，我们至少需要完善带有防备功能的立法来保护自己。”然而，克鲁格曼和他的同事后来披露，真正着手推进疫苗接种赔偿项目时，他们的进展受限，因为缺乏有关疫苗不良反应的优质数据。由于没有一个发生不良反应的报告系统，“因此没有人能够合理评估赔偿的金额”。[19]

日本、匈牙利、西德等国都设有各自的疫苗接种赔偿体系。在美国，唯一的补救措施便是对簿公堂。1961 年 12 月，卡特实验室宣布已妥善解决了 50 起脊髓灰质炎疫苗诉讼案件中的 44 起，总花费高达 300 万美元。当中最重要的一起案件是辩护律师梅尔文·贝利（Melvin Belli）为来自加利福尼亚州圣巴巴拉市的一名 5 岁瘫痪女孩安妮·戈茨丹克（Anne Gottsdanker）赢得了 12.5 万美元的赔偿。这是一场特殊的裁决。旧金山地方法院的法官告知陪审团，卡特制药公司生产的疫苗有“默示担保”义务，这意味着该公司在疫苗生产环节无论是否出现过疏忽情况，都应对女孩的伤残担负责任。[20] 第二波疫苗诉讼高潮出现于 1968 年。埃里克·廷纳霍尔姆（Eric Tinnerholm）的父母声称自己的孩子因接种了“Quadrigen”四联疫苗而导致四肢瘫痪；这种疫苗包含了白喉、百日咳、破伤风以及灭活的脊髓灰质炎病毒抗原；这场诉讼使他们从帕克—戴维斯公司获得了 65.1783 万美元的赔偿。帕克—戴维斯公司制备的这种四合一混合疫苗于 1959 年上市，它便于接种，但从一开始公司方面就难以找到合适防腐剂来保存疫苗。硫柳汞通常用于保存百日咳疫苗，但会破坏脊髓灰质炎病毒的抗原；甲醛有助于保存灭活的脊髓灰质炎病毒，却会破坏百日咳抗原。帕克—戴维斯公司于是采用苄索氯铵当作第三种防腐剂，它通过了实验室的安全性测试。然而实际情况是，当疫苗从工厂被运达儿科医生的诊所后，随着周边环境冷热温差的不断变化，百日咳疫苗的成分会释放出毒素，疫苗中的其他抗原成分活性也会相应减弱。帕克—戴维斯公司试图通过增加疫苗中病菌浓度来解决这一问题，但此举显然增加了疫苗的毒性。经历了一系列诉讼案件后，帕克—戴维斯公司于 1968 年将 “Quadrigen” 疫苗撤出市场。此时，该疫苗已被接种了 300 万次。[21]

然而从疫苗行业的角度来看，最重要的责任认定判例发生于 1974 年。在“雷耶斯诉惠氏案”（*Reyes v. Wyeth laboratories*）中，安蒂亚·雷耶斯（Antia Reyes）的父母最终获赔 20 万美元；因为他们 7 岁大的儿子使用口服脊髓灰质炎疫苗后瘫痪了；这一家人生活在得克萨斯州的米申（Mission），那儿接近墨西哥边境。当时，萨宾研发的口服脊髓灰质炎疫苗要么以液体形态装入纸杯中供儿童饮用，要么做成“糖丸”口服，这已成为标配。索尔克的脊髓灰质炎疫苗则早在 20 世纪 60 年代便逐渐被淘汰（直到 90 年代才恢复使用）。如今人们已经知晓萨宾疫苗偶尔会恢复毒性，从而每年导致十几名儿童或是其看护者瘫痪。然而这并不是问题的关键。用法律术语来说，口服的脊髓灰质炎疫苗“总是存在安全隐患”。疫苗生产商所要应对的麻烦远比“雷耶斯诉惠氏案”引发的责任问题多得多。雷耶斯的家人认为他们并没有充分地被告知口服脊髓灰质炎疫苗的危害，这一辩护理由非常成功。尽管惠氏制药公司的产品说明中已提及接种可能会有一点风险，但是给小孩注射疫苗的公共卫生护士并未明确把这些风险一一转达给安蒂亚半文盲的母亲。法院认为护士没有资格对产品说明书进行解释，因此惠氏制药公司要为自己的“警示缺陷”行为承担责任，即便大家都明知安蒂亚·雷耶斯其实是因为感染了自然界中的脊髓灰质炎病毒而致病的，根本与疫苗中的病毒毫无关系！

“雷耶斯诉惠氏案”的惩罚性裁决对疫苗公司来说打击很大。多年来，经过医疗卫生领域各类专业人士的不懈努力，疫苗被广泛应用于不同场合，它们就像糖果一样到处散发，带给人们祝福，很少引起反对，自然不会使人联想到竟然还存在法律诉讼的风险。“雷耶斯诉惠氏案”之后，疫苗公司要求并且成功促成了公共卫生服务相关法案的修改。如今，美国疾控中心负责向那些在公共卫生部门接种疫苗的儿童家长分发宣传单。倘若在私人机构进行疫苗接种的话，未告知家长疫苗风险的责任将由医生个人承担。正是这些非常罕见而疫苗原本可以预防的疾病出其不意地增添了疫苗机构的责任，例如脊髓灰质炎，1970 年全美只有 31 人因此而瘫痪，安蒂亚·雷耶斯仅仅是其中之一。人们根本没有想到还会再患上这些以前很常见的疾病，因此一旦有人得病便十分恐慌。此外还有一些别的东西在起作用，例如经过司法系统的调节，社会契约规则发生了改变。不可否认，多年来国家一直要求儿童接种一些有时具有危险性的疫苗。虽然肯普等权威医生指出牛痘疫苗的常规接种已无必要，只会增加风险，但牛痘疫苗继续被接种了好些年。不过，也从未曾有过由于天花疫苗接种而引起伤害的诉讼案件。

为什么会这样呢？20 世纪 70 年代后期至 80 年代，艾伦·欣曼曾担任美国疾控中心免疫接种项目负责人，在他看来，“我们并不是那么爱打官司的”。“从律师方面来说，这也可能是一个涉及供求关系的问题。”消费者运动曾使大量义愤填膺的律师卷入其中，他们追逐着报酬丰厚的案件，并且鼓励家长对医学和政府的权威提出质疑。疫苗的风险被悄无声息地封锁着，它们虽不同于五角大楼的涉密文件，但随着人们越来越对替代性药物感兴趣，同时又置身于反政府的风潮中，因而不会被全然忽视。如今，诉讼律师也认为疫苗适用的“避风港原则”更少了。公共卫生领域的老将们如希勒曼、福奇、卡茨注意到了这些变化，他们曾勇敢地在美国以及世界疫情最严重的地方与疾病进行抗争，某种程度上他们对类似改变颇感愤恨，但也明白确实需要与时俱进。保罗·帕克曼感慨：“想当年，人们遭受诸多疾病的困扰，当你研发出了一种疫苗时，所有人都会说‘哇塞！太棒了！’”“而现在，疾病的危害没有过去那么多了，人们常说‘我不确定我的孩子是否还需要接种这玩意儿。’”[22] 于是，人们在记述百日咳疫苗的历史时，其中一大段便是关于其危险性的公正而又冷酷无情的评价。

百日咳：微生物、疫苗与诉讼律师

“当你接种疫苗时，你就像拥有了母亲的关爱和温馨的家庭生活一样”，维克多·哈丁（Victor Harding）如是说；就全细胞百日咳疫苗的不良反应问题，他曾通过位于威斯康星州密尔沃基市的人身伤害律师事务所向康诺特公司和立达药厂发起了高达百万美元的诉讼。安妮和雷耶斯案件的最后判决一边倒地偏向于意外的受害者，这为之后大量诉讼案的涌现埋下了种子。然而疫苗事件最关键的变化貌似在文化层面而非纯粹的法律层面。疫苗被研发出来，用于消灭特定的疾病，自身取得了成功，同时沦为牺牲品。因此，接种疫苗所带来的社会福利已不再被人们自觉地认可。接种疫苗这一社会契约曾经是含蓄的，如今则需要将其白纸黑字写入法律法规，以便人们明确遵循。消费者运动的枪口会指向任何一家没有考虑到消费者权益的企业。[23]

诚然，律师们从全细胞百日咳疫苗中看到了特殊的机会。无论灭活的还是口服的脊髓灰质炎疫苗，均属特殊历史时期的产物。事实上，同比于抨击脊髓灰质炎疫苗而言，鼓动人们对所谓的劣质百日咳疫苗口诛笔伐要容易得多。无数美国人出钱出力、众志成城，才终于把脊髓灰质炎清除。它的敌人——罗斯福总统、奥康纳、索尔克以及萨宾都是十足的英雄。制备百日咳疫苗过程中没有出现索尔克、萨宾一类的人物，数十年来，该疫苗历经种种曲折才得以被研发出来。除了受到同事们的称赞以外，百日咳疫苗的制造者大多默默无闻。维克多·哈丁等律师将百日咳疫苗研发者的事迹公之于众。只不过他们的描述并不总是积极的。

哈丁的办公室位于密尔沃基市中心一幢光鲜的顶层套房里，从中可以俯瞰大教堂广场；他在这儿接受了我的采访。哈丁满头银灰色头发、眉毛浓密，有着大城市酒吧老板那种不拘礼节、随和世俗的态度。在审理百日咳疫苗系列案件时，哈丁表现得非常博学和友好，为了帮助陪审员理解与疫苗有关的复杂生物化学知识，他会将细菌比拟为

"桃子"，细菌的细胞壁蛋白和内部结构则相当于"绒毛"或"桃汁"。哈丁的律师事务所通过法庭辩护或庭外和解的方式先后赢得了大约 20 件诉讼案，回顾这些成果时，他把腿架在桌子上，烦躁地用手擦着额头。他并不想自己因为破坏了国家的疫苗接种项目而受到责备。"毫无疑问，全细胞百日咳疫苗一段时期以来造成了一些不良反应。这可不是件容易处理的事。却让我们更清楚地意识到，百日咳疫苗的缺陷并非因为它会产生伤害，而是正如我们现在所讨论的，那些王八蛋竟然把更好的疫苗配方束之高阁。这也是我们为何耗费大量时间精力来挖掘与无细胞疫苗有关的材料。"侵权纠纷律师利用这些取证素材把案件坐实，以便对疫苗生产商提起诉讼；律师们证实厂家其实早已能够制备更安全的疫苗，甚至为此申请了专利，却依然在市场上销售他们现有的疫苗。对于陪审团来说，哈丁和其他律师提供的证据足以判定疫苗生产商的错误了，但这些文件同样是珍贵的史料，因为它们展现了一系列决策和科学问题如何阻碍了更好的疫苗的到来。

百日咳杆菌体形微小，它能进入黏液、随飞沫传播，从而感染上呼吸道。细菌释放的毒素会破坏白细胞和纤毛，上呼吸道上这些细小的纤毛经过基因重组实际上促进了细菌的生长以及毒素的释放。[24] 患百日咳最初 10 天的症状与典型的呼吸道感染无异，可伴有发热和全身乏力。患病第二阶段的特点是持续 3 个月的阵发性咳嗽，因此在日本该病被称为"100 天的咳嗽"。咳嗽到最厉害的时候，大部分细菌都已死亡，毒素才是损伤人体的罪魁祸首。

从 1922 年到 1931 年，美国共报道出 170 万例百日咳患者，其中 7.3 万人死亡，绝大部分为儿童。[25] 一位作者这样写道，当典型的百日咳周期性发作时，"孩子通常可以提前感知到，他们往往会跑到母亲或者护士那里寻求帮助，要么就用双手紧紧抓住椅子。患者很快便爆发出一系列急遽的咳嗽，次数从 10 次到 20 次不等；这些咳嗽来得如此迅猛，以致孩子在咳嗽的间隙都很难喘口气；孩子的脸色于是变成深红或紫色，有时几乎成了黑色。孩子面部和头皮的静脉努张，眼睛充血肿胀，看起来像是要脱出眼眶一般；随后则会有一次深长的吸气，气流通过狭窄的声门时发出啼鸣般的咳喘；紧接着又出现新一波剧烈的咳嗽和喘息。”每个周期持续约三分钟。在一次严重的发作之后，感到快要窒息的孩子已经精疲力竭无法支身。幸存下来的儿童通常导致营养失调，他们可能遭受惊厥、昏迷、瘫痪、视听受损以及脑损伤等折磨。罹患过百日咳的儿童还会出现各类行为异常问题。[26]但是百日咳对婴儿危害最大，因为他们不会喘息。发病时，婴儿难以呼吸，全身青紫，有时甚至死亡。

1906年刚刚过去不久，百日咳疫苗便已问世，当时比利时科学家朱尔斯·博尔代（Jules Bordet）率先在有盖培养皿中培养出了这种细菌。百日咳博尔代氏杆菌的培养条件较为苛刻，因为它不会轻易感染小鼠或者其他实验动物。该细菌具备产生免疫力的特性，连续培养时其毒性通常会改变。因而从1914年到1931年，当百日咳疫苗被美国医学会从他们推荐的《未经药典许可的新版处方集》（*New and Nonofficial Remedies*）中除名时，很多不健全的疫苗曾被生产、销售，随后又遭废弃。[27]20世纪30年代，来自密歇根州卫生部的珀尔·肯德里克（Pearl Kendrick）和格雷丝·艾尔德林（Grace Elderling）在大急流城（Grand Rapids）着手制备最佳的百日咳疫苗。[28]

这两位女性在“大萧条”时期的大急流城找到了绝佳的研究场所。据艾尔德林回忆：“每当下午从实验室下班后，我们就出发去寻找新的病人。”“我俩访问的许多家庭都非常贫困，他们的生存环境令人感到同情。我们当时的工作口号是‘转身上楼，追根溯源’。两人倾听那些找不到工作、陷于绝望的父亲讲述各自的悲伤故事。借着煤油灯的微弱光亮，我们从喘息、呕吐乃至窒息的儿童身上采集标本，想知道发病机制何在。”这两位女性培养出了全细胞百日咳杆菌，并用苯酚将其杀灭，从而制备了她们的疫苗。1939年，她们的第一项研究成果刊于《美国卫生学杂志》（*American Journal of Hygiene*）。该研究纳入了4212名8个月至5岁大的儿童。在为期4年的观察中，她们报告了400例百日咳案例，其中52例来自疫苗组，348例来自对照组。结果均没有出现死亡病例，并且接种疫苗的儿童症状相对较轻。1940年，密歇根州开始将百日咳疫苗分发给医生，肯德里克则尝试将百日咳、破伤风、白喉类毒素疫苗组合在一起，这也就是后来的百白破疫苗。二战时期，肯德里克与美国国立卫生研究院的玛格丽特·皮特曼（Margaret Pittman）发明了第一种将百日咳疫苗标准化的方法，即小鼠效能试验。肯德里克和皮特曼发现，直接将百日咳杆菌注射到小鼠的大脑能够使小鼠致病。如果提前注入有效的疫苗，则可以保护小鼠。

皮特曼是研发百日咳疫苗“女性三人组”中的第三人。1926年，皮特曼尚处于本科求学阶段，就已提交了一篇题为《百日咳：病因及其传播模式》的期末论文；到了20世纪90年代中期，她仍被认为是该领域的权威。[29]（皮特曼的同事写道：“92岁高龄时，她更加卖力地工作。像这样的人你自然不容小觑。”）二战时期，当实验室的男性被抽调去为军方制备防治鼠疫和霍乱的疫苗时，皮特曼受命主持百日咳疫苗研发项目，以便清除这个“儿童杀手”。此外，她还与肯德里克一起致力于透光度实验，即通过打一束灯光来判断疫苗中所含细菌的数量。肯德里克随后发明了小鼠增重试验，用以筛选、鉴别有毒的疫苗。如果疫苗中的毒素过多，被注射的小鼠体重便不会增加。皮特曼则另外发现硫柳汞是保存百日咳疫苗的最佳防腐剂，后来证明这种溶剂同样适于制备乙型流感嗜血杆菌疫苗。皮特曼和她在美国国立卫生研究院的同事现已将不断更新的疫苗产品标准化了，这对于保护儿童的健康意义重大。20世纪40年代，美国每年约有3000名儿童死于百日咳，这比麻疹、猩红热、白喉造成的死亡总数都多；百日咳还使慢性肺病患者增加，数以千计的成年人因此死亡。如今，人们已非常有信心通过接种疫苗来防控百日咳。

然而疫苗安全问题一直存在。事实上，小鼠增重试验并不适合于疫苗的毒性检测。培养细菌的神奇配方即便只有极微小的变动，都足以使细菌的行为发生改变；不同实验室的小鼠对于同一种疫苗的反应也不同。[30]哪怕是小鼠笼内的温度、光照条件甚至鼠笼的大小都可能使结果发生改变。并且，在实际给儿童接种时，他们的反应千差万别，这也说明了要筛选出一种“热门的疫苗”批次是多么困难。加拿大康诺特实验室的科学家杰克·卡梅伦（Jack Cameron）在一次会议中表示，“即便某些反应能被观察到，这听起来依然只像是数千例接种了相同剂量疫苗的儿童没有出现异常，不能代表其他人都没有问题。”政府采纳了由皮特曼和肯德里克制定的统一标准，这实际上打压了人们研发更好的疫苗的积极性。尽管科学家们对疫苗的安全性心存疑虑，他们所在的公司已经没有动力去反抗由生物制品标准司建立的监管体系。

1949年以前，立达药厂借助化学品和离心法破坏细菌的结构，从而制备出了“提取疫苗”。这种方式舍弃了细菌的细胞壁，剩余的液态物质则被当作疫苗物质。相比于全细胞疫苗而言，这种简单粗暴的无细胞疫苗很可能毒素更少，但其缺点是含有可以充当培养基的人类血细胞，并且它无法按照皮特曼的疫苗标准进行检测。立达最终废弃了这种疫苗，开始制造全细胞疫苗。[31]

自从全细胞百日咳疫苗问世以来，由疫苗接种导致的脑病便成了世界儿科学界关注的主要议题，即便疫苗制备实现标准化之后，这种后果依然不时出现。1933年，哥本哈根的一项研究引用了2例由百日咳疫苗接种引起的死亡病例。研究人员在《美国医学会杂志》上刊出的论文写道：“最后一次注射仅一个半小时之后，患者的四肢开始蜷缩，随后数分钟之内出现了紫绀、打嗝、惊厥症状，接着便是死亡。”[32]另一名仅11天大的婴孩接种第二针疫苗后，仅过了两个小时也“突然死亡，身体轻度青紫”。1948年，《儿科学》首期杂志发表了一篇颇具影响力的系列病例研究成果：即1939—1948年，15例健康的儿童在接种了8家不同公司生产的百白破疫苗后发生抽搐，他们都被波士顿儿童医院收治。[33]两年后，当中仅有1名儿童的神经系统尚属正常。当然，在此期间将近40名儿童本身因为感染百日咳、引起脑病而住院。尽管如此，《儿科学》上该文的作者还是建议对疫苗进行改良，以增强其安全性。这篇研究报道也引起了一场小的骚动。几个月后，在美国医学会举办的会议上，来自克利夫兰的儿科医生约翰·图米（John A. Toomey）报告了他接手的38例因接种百日咳疫苗而引起严重不良反应的案例，其中5例死亡。[34]参加会议的医生注意到，这种疫苗因其可能引起体温升高的特性通常会诱发儿童惊厥。一位研究者指出，如果一名看似健康的小孩因链球菌感染而惊厥发作的话，那么他同样有可能在接种百白破疫苗后出现类似症状。

人们对百日咳疫苗心存疑虑，这极大地延缓了疫苗迭代更新的进度。例如在西雅图，直到1958年暴发百日咳疫情后，校方才开始要求学生进行常规的百日咳疫苗接种。[35]在英国，由于受到推广天花疫苗困难的影响，百日咳疫苗接种同样步履维艰。1942年，英国开展的一项大型临床试验结果表明肯德里克的疫苗毫无用处。1951年，英国又启动了一项持续5年且规模更大的临床试验，虽然其结果对疫苗接种较为有利，然而1964年英国出版的一本主要工具书给出的结论却是：不建议在百日咳所引起的死亡率较低的国家接种疫苗。[36]发表于《柳叶刀》的两篇论文支持了上述观点：这两项研究成果的作者为瑞典的一名感染病专家，20世纪50年代，他在21.5万名接种了百日咳疫苗的儿童中发现了36例患者存在神经系统不良反应，其中13例死亡。但与此同时，在瑞典72.5万名感染百日咳的儿童中，仅有17人的大脑受到了伤害。[37]

辛辛那提市的儿科医生卡尔·韦伊曾罹患脊髓灰质炎，他在一篇论文中探讨全细胞百日咳疫苗风险的论述经常被人拿来说事。韦伊和同事给两名医生的孩子注射了由礼来制药公司制备的一款新“提取”的百日咳疫苗，此前这些孩子在注射了第二针全细胞百日咳疫苗之后出现了严重的高热和惊厥反应。要是医生都拒绝给自己的孩子接种疫苗，这往往不是个好兆头。据韦伊描述：“注射了新‘提取’的百日咳疫苗后，小孩并没有出现任何系统性反应。”新疫苗的优点在于，“它明显地产生了有效的抗体应答，却看似不会造成过多的不良反应。”[38]

人们对百日咳疫苗的抱怨声虽然微弱，却一直持续了数十年。1975 年，在生物制品管理局举办的百日咳疫苗专题研讨会上，查尔斯·曼克拉克（Charles Manclark）冷淡地做出了预言：“我们可能很快将进入一个这样的时代，即由疫苗产生的问题要多于疾病本身所造成的危害”；曼克拉克当时受聘于美国食品药品监督管理局，负责研发无细胞百日咳疫苗。他同时指出，全细胞百日咳疫苗属“制备和检测均比较麻烦的产品之一”。在提交给生物制品管理局的疫苗中，与某些疫苗类似，百日咳疫苗的失败率较高，大约 1/5 的产品不合格，且难以估计究竟有多少漏网之鱼。虽然不良反应的发生率缺乏“精准的记录，但是相比于其他生物制品，百日咳疫苗的不良反应率可能更高”。[39] 约有 2/3 接种了百日咳疫苗的人有过不同程度的不良反应。一位制药公司的科学家颇有先见之明地指出，由于百日咳疫苗具有毒性且“缺乏合适的标准对其进行检测和控制，因此这种疫苗某种程度上很可能沦为反疫苗接种者准备攻击的下个目标”。[40]

尽管存在如此多的问题，百日咳疫苗的生产成本却非常低廉，每剂小于 5 美分，并且由于生产新疫苗的前景黯淡，以致大多数制药公司都没有兴趣研发替代品。由于生产商不愿意或者说没能力制备更好的疫苗，克鲁格曼此前预测的冲突继续上演。曼克拉克在 1975 年总结道：“有瑕疵的全细胞百日咳疫苗本身暗含着这样一种诉求，即基于广受称赞的公共卫生项目，它强烈提醒人们通过立法来给那些接种后受到伤害乃至致残的极少数个体提供合理的联邦补偿。”[41] 这一论断十分睿智。8 年以后，美国研究者在研发更好的百日咳疫苗方面并没有取得多大进展。每年仍然有 1600 万家长被要求给他们的孩子接种有潜在毒性的疫苗。当家长中有一群人站出来要求对他们受伤的孩子进行赔偿时，诉讼危机便在所难免了。

1984 年，来自爱达荷州伯利市的瘫痪儿童凯文·托纳（Kevin Toner）从立达药厂那儿赢得了 120 万美元的赔偿，判决的依据是由于他所接种的全细胞百日咳疫苗属不合格产品。数年后，一名来自芝加哥的脑损伤女孩梅拉妮·汤姆（Melanie Tom）由其医生以及惠氏制药公司共同支付750万美元的赔偿。1987年，维克多·哈丁和他的上司特德·沃沙夫斯基（Ted Warshafsky）为一名堪萨斯州的女孩打赢了一场赔偿金额高达1500万美元的官司，尽管经过上诉后赔付金额有所减少，最终双方达成庭外和解。[42] 该案中，陪审团认为惠氏制药公司在检测疫苗时疏忽大意，并且没有充分警示消费者疫苗潜在的危险。截至1985年，美国法院共受理了219件与百日咳疫苗诉讼有关的案件，平均每件要求赔偿2600万美元。[43] 第一起案件发生于1981年，而那时美国整个百日咳疫苗的市场销售额仅仅约为200万美元。

毫无疑问，疫苗生产公司的档案柜里塞满了与该死的全细胞百日咳疫苗不良反应相关的证据，还有公司关于如何制造更安全的疫苗的资料。早在1957年5月20日，一封写给惠氏制药公司另一位科学家霍华德·丁医生（Dr. Howard Tint）的信中就已指出，完全有可能制备出“像当前产品一样有效却不会造成更多伤害”的百日咳疫苗。[44] 事实上，礼来制药公司就在生产这样的产品，且于1962年上市。两年间，儿科医生韦伊把礼来制药公司制备的这种疫苗接种给了1248名患者。1958年，当辛辛那提市暴发百日咳疫情时，接种了新疫苗的人中仅有2例患病。有可能是为了推广公司制备的疫苗，礼来制药公司委任了一名自己的科学家克里斯坦森（C. N. Christensen）去研究竞争对手的全细胞疫苗的不良反应。在1963年召开的百日咳国际研讨会上，克里斯坦森做报告，宣称他发现了21例因全细胞百日咳疫苗不良反应而住院的儿童，其中14例智力发育迟滞，这些患者都是1956年至1961年间出现的病例。克里斯坦森表示：“很显然，即便通过了毒性和效能测试，全细胞百日咳疫苗还是会使接种的儿童产生严重的神经系统不良反应。”[45]

默克制药公司于1962年进入全细胞疫苗市场，根据一项报道，该公司几年后便因“害怕遭到诉讼”而放弃了这一业务。[46] 卡特制药公司则于1965年宣布退出全细胞疫苗市场，背后的经济原因可能说明了疫苗生产商的墨守成规。在1966年的年度报告中，卡特制药公司对此作了解释，原来美国食品药品监督管理局给百白破疫苗设定了18个月的保质期。由于疫苗的保存时间受限，制药公司试图将产品倾销给联邦政府，因为政府会大量购买疫苗以推广其接种项目。但卡特制药公司的报告称，政府采购竞标激烈，导致百白破疫苗的价格被压低到几乎无以盈利的程度。

礼来制药公司销售的无细胞疫苗被命名为“Trisolgen”，它的生产成本显著提高，然而儿科医生们似乎挺愿意为此买单。综合多种资料可以看出，1972年到1976年间，礼来制药公司占据了20%—50%的百日咳疫苗市场份额。[47] 20世纪60年代，立达、帕克—戴维斯、惠氏以及理查森·梅里尔（Richardson- Merrill）公司都热衷于秘密研发各自的无细胞疫苗。[48] 劳埃德·科利奥（Lloyd Colio）是宾夕法尼亚州斯威夫特沃特市理查森·梅里尔公司的一名科学家，他宣称已“推断出全细胞疫苗中的某些成分会导致智力方面的问题”。然而，他研发的这批无细胞疫苗的收益仅仅是全细胞疫苗的1/4，从而减少了该疫苗的竞争力。[49] 在约翰·罗宾斯（John Robbins）看来，“Trisolgen”与全细胞疫苗的效价等同，却更为安全；罗宾斯是纽约的一名知识分子，他有一段时间任职于美国食品药品监督管理局，负责监管百日咳疫苗及其他细菌制品。然而到1976年，礼来制药公司决定撤出疫苗业务。它位于印第安纳州的工厂始建于1913年，随后也遭废弃。据罗宾斯透露，礼来制药公司此举是因为采纳了一名杰出顾问的建议：“乔纳斯·索尔克提醒他们，‘不要再搞这些老古董了，去做一些新的免疫制剂吧。’现在乔纳斯·索尔克就是上帝。他走在云端。乔纳斯说放弃疫苗产业，于是他们真的这么干了。”美国食品药品监督管理局对此也无能为力，罗宾斯补充道，“你知道礼来制药公司是什么吗？它就是个国家，里面没有傻子。那些人都是世界一流的化学家、药剂师，他们体面、光鲜。美国食品药品监督管理局的区区小官根本无法左右他们的行动。”

经过深思熟虑后，立达药厂决定涉足无细胞疫苗领域，以期填补市场空缺，但是他们未能如愿。公司的一份备忘录显示，立达药厂本来有可能将销售额从 15 万美元提升至 50 万美元，但由于美国食品药品监督管理局的管理者收紧了对新疫苗的批准要求，因而实现上述目标不但需要开展积极的市场推广活动，还得确保产品顺利通过检验。[50] 项目因此被搁置了，除非无细胞疫苗“出乎意料地受到人们追捧”，否则该项目难以重新启动。后来，惠氏制药公司接管了礼来制药公司的疫苗业务，并且发现一种可以大幅提升利润的方法，为此他们试图使新疫苗获得上市许可。然而美国食品药品监督管理局对此反应冷淡。[51] 监管者本来期望在给新款“Trisolgen”疫苗颁发许可之前，生产商能开展临床试验以对比新旧疫苗的安全性和效用。他们也希望新的百日咳疫苗背后有更好的科学证据支撑。结果美国食品药品监督管理局搬起石头砸了自己的脚，也殃及了那些因接种旧疫苗而遭受伤害的孩子。为了替代已经被许可了数十年却有瑕疵的疫苗，美国食品药品监督管理局对于看似可行的方案设置了过高的标准，以致生产商无法达到或是根本不愿去实现。对于制药商而言，制备较差的旧疫苗比研发优良的新疫苗更为简单易行。

没过几年，随着诉讼案件的增加，制药公司相应地把百日咳疫苗的售价提升了 100 倍，在这种情况下，有关无细胞疫苗成本的议题自然会被提交讨论。这时，一些生产商集体撤出了疫苗行业。但是对于留下来的公司而言，生产成本仅仅占疫苗制备总成本很小的一部分。无独有偶，惠氏和康诺特制药公司现在都开始研究简便易用的无细胞疫苗。他们把目光转向日本，在相当于日本疾控中心的国立卫生研究院，科学家佐藤勇治及其夫人佐藤博子（Yuji and Hiroko Sato）研发出了一种疫苗。为此，他们与百日咳杆菌罕见的生化特性进行了顽强斗争。

“桃子”及其“果汁”

早在 20 世纪 40 年代，科学家便认识到可以去掉百日咳杆菌的细胞壁，因为其中包含有毒的内毒素，并且去除后还不影响百日咳疫苗的免疫原性。这也正是礼来制药公司“提取”无细胞疫苗时所做的工作。这种方法先将细胞壁离心去除，然后用留下的“上清液”来制备疫苗；按维克多·哈丁的形象比喻，这些剩余物就如同“桃子”的“果汁”。“桃汁”中还有其他的“因子”，它们充当着系统占位符的角色，用以标示具有专效的非特异性物质。其中，组胺敏感因子会在百日咳发作时或接种疫苗后引发过敏反应；淋巴细胞增多促进因子会激发免疫系统；胰岛活化蛋白则会刺激胰腺。到了20世纪70年代后期，科学家们意识到了这三种“因子”本质上属同一类物质，即他们重新命名的一种蛋白——“百日咳毒素”。显然这是百日咳纯化疫苗中的主要成分。

佐藤勇治是一名身材矮小、头发浓密、脾气暴躁的微生物学家，1967年他受聘于日本国立卫生研究院，主要从事百日咳毒素分离工作。他和身为生物化学家的妻子佐藤博子全身心投入这项研究，如今许多国家仍在使用的无细胞百日咳疫苗都受惠于他们。佐藤夫妇和他们的同事在研究过程中也爆发过许多矛盾和争论，他们都清楚自己手头工作的意义，当然从科研探索精神视角来看，这些充满竞争、让人心塞的冲突都属意料之中的事情。经过一系列实验，[52]佐藤勇治和他的同事们采取在糖溶液中离心上清液的方式，从死亡的百日咳杆菌中分离出了不同的成分。[53]随后，佐藤夫妇与其他人一起证实了分离到的成分绝大部分为两种不同的蛋白，即百日咳毒素和丝状血凝素（FHA）抗原。佐藤夫妇发现，同时用这两种成分免疫小鼠，不但可以清除小鼠肺部的百日咳杆菌，还不会引发吸入百日咳杆菌后通常出现的炎症。[54]

与此同时，日本发生的一些事件与佐藤的工作产生了强有力的关联。1970年，天花疫苗接种引发了一场骚乱，日本政府随后相应设立了专门针对疫苗伤害的补偿计划。此举促进了公众对百日咳疫苗所引起的不良反应的关注。1974年12月和1975年1月，两名日本婴儿在接种了同等剂量的疫苗后很快死亡。日本厚生劳动省于是立马中止了百日咳疫苗接种活动。几个月后，百日咳疫苗接种才重新进行，但是建议小孩首次接种的年龄段已被修改，即从 3 个月改为 2 岁。不过，大部分日本家长根本就不让自己的小孩接种疫苗。

英国此时也遭受了一场百日咳危机，事情源于一篇论文的发表，文章发现 36 名儿童之所以患上癫痫，都是百日咳疫苗惹的祸。[55] 英国几位著名的医生表示，百日咳疫苗引起的不良反应已经高到无法接受的程度；其中包括乔治·迪克医生，20 多年前他就警示人们要留意科普罗夫斯基口服脊髓灰质炎疫苗的不良反应；受此影响，到了 1978 年，英国百日咳疫苗的接种率直线下降至 31%，百日咳的发病率相应地增加了。[56] 在瑞典，疫苗接种率更是掉至 12%，1979 年百日咳疫苗被撤出市场。在接下来的 10 年里，61% 的瑞典儿童患过百日咳。[57]

日本政府通过大力研发一种毒性更小的新疫苗来应对百日咳危机。[58] 佐藤勇治 2004 年在东京接受采访时回忆称："那时我们已掌握了百日咳杆菌去除毒性的组分，并且发现它们具有足够的抗原性。所以我们很快将其制备成疫苗。"佐藤的上司委派他与 6 家不同的疫苗生产公司接洽，给对方提供指导。一旦公司掌握了疫苗制备流程并且实现批量化生产后，疫苗便源源不断了。1981 年年初，日本开始了大规模的百日咳疫苗接种运动，最初主要给两岁以上的儿童接种。1977 年，日本的百日咳疫苗接种率降低至 42%；到了 1979 年，百日咳每年的发病数从较低水平的 400 例增长至 13000 例，其中 41 例死亡。[59] 而到了 1984 年，日本高达 95% 的儿童都接种了疫苗；1988 年，日本重新给两岁以下的婴儿接种疫苗。至此，日本基本消灭了百日咳。

1978 年，应生物制品管理局邀请，佐藤夫妇前往美国旅行。佐藤夫妇表示，他们这次受邀访美主要是给美国科学家展示如何制备百日咳疫苗；不过帕克曼等人认为佐藤夫妇是在美国才学到百日咳疫苗研发技术的。可能双方互有借鉴。不论如何，日本的疫苗并没有立马被贝塞斯达市的科学家们所接受。曼克拉克有他自己关于制备疫苗的想法，并且宣称佐藤夫妇的产品并非提纯后的物质。佐藤夫妇则感到曼克拉克并没有理解疫苗中的哪些成分具有抗原性。佐藤勇治长叹一声感慨道：“如果我的英语能再好点的话，我本可以说服他的。”他们的分歧是导致新疫苗在美国推广延迟的原因之一。[60]

1979 年 3 月，据田纳西州公共卫生部披露，4 名婴儿在接种了同一批次（编号为“64201”）的惠氏百白破疫苗后，24 小时内先后突然死亡，这一事件再次提醒美国是时候制备一种新的疫苗了。[61] 尽管这次集中爆发的死亡事件有可能仅仅出于巧合（后来的研究表明，婴儿猝死综合征与全细胞百日咳疫苗之间并没有必然联系），[62] 疫苗公司还是采取了谨慎的预防措施，以便防止类似群发的悲剧再次进入公众视线。惠氏制药公司决定单次运送至同一地点的疫苗不超过 2000 瓶。由于没有及时、有效的不良反应监管体系，“热门的疫苗”终究是虚无缥缈的空中楼阁，不管它曾真的“炙手可热”，抑或是碰巧受到人们暂时的青睐。[63]

随后电视台又播出了纪录片《百白破：疫苗轮盘赌》。至此，关于如何处理有瑕疵的疫苗的问题便已不再仅仅是公共卫生部门官员和疫苗制造商的事情了。

“给儿童不折不扣的正义”

《百白破：疫苗轮盘赌》中所描述的伤害究竟是否都因接种疫苗所致，以及随后数以千计的家长就此提出的赔偿是否合理，这些问题 20 年后依然存在争议。但是该纪录片确实曝光了疫苗造成的特殊惨状。“事实上，当你试图采取某些措施来保护原本健康的儿童、以便他们能抵御未来可能发生也可能不会发生的疾病时，假如因此造成这些儿童受到严重的伤害，这肯定比让他们自然患病甚至死亡更糟糕。”20 世纪 80 年代担任美国疾控中心疫苗项目负责人的艾伦·欣曼若干年后回忆道，“人们已经知道百白破疫苗存在一些不良反应。有些儿童遭受了恐怖的损伤，包括持续惊厥发作、智力发育迟滞等。这些情况足以令一个家庭陷入崩溃境地。纪录片的播放使得这些可怕的情景为大众所熟知，你根本难以想象他们的悲惨经历。”[64]

似乎一夜之间，许多相关人士都开始齐心协力推动疫苗接种项目改革，其中包括迁怒于疫苗所造成的伤害的家长，期待保障自身权益的企业高管以及担心疫苗供给不足的儿科医生。用不了几年，他们将建立首个疫苗伤害补偿系统，大大拓展监管机构，并且完善先前的不良事件监测系统。里根政府最初反对与疫苗接种项目改革有关的立法，因其与新政府的规划或税收政策相矛盾。然而立法逻辑清楚、理由充分，家长们的故事又催人泪下，加上发起者的人脉非常强大，他们也都具有先见之明，以致该法案无法被忽略。疫苗接种项目改革实施后不久，几乎所有人都认为这是一件好事。

除了施瓦茨和迈卡兄弟外，还有第三位曾在罗杰斯手下任职的员工在推动事情的进展。史蒂夫·劳顿（Steve Lawton）这名来自俄克拉荷马州的英俊男子曾是罗杰斯器重的“宠儿”，现在效力于华盛顿知名的霍根与哈特森（Hogan and Hartson）律师事务所；1981 年，美国儿科学会与该律师事务所签署协议，希望后者能游说美国国会通过一项有关疫苗责任认定的法案。现在，劳顿和施瓦茨立马着手起草法案条文。越战时期，劳顿曾任 101 空降师队长职务，但是战争结束后，他把所获得的勋章丢入垃圾桶，然后投身于反战运动。施瓦茨也是一名“基于个人道义或信仰而拒服兵役”的反战者。两人是好友，经常一起合作，相互为对方的团队捧场、宣传。当时美国儿科学会的主席为马丁·史密斯（Martin Smith），他秉承着“给儿童不折不扣的正义”的理念，在国会里孜孜不倦地工作，为赔偿系统的完善寻求多方支持。

有关疫苗赔偿的法案很快在美国国会得到了广泛支持。1982 年 5 月 7 日，星期五，距离《百白破：疫苗轮盘赌》播出后不到 3 周，劳动与人类关系委员会（Committee on Labor and Human Relations）所属调查委员会举办了第一场听证会，讨论百日咳疫苗的安全性和有效性，该会议由霍金斯担任主席。在这次以及其他同类听证会上，政府而非疫苗生产商将扮演为疫苗辩护的角色。哈里·迈耶表示，的确，公共卫生官员已承认，如果能改良百日咳疫苗的话，这将带来许多好处，并且临床试验得在两年内开展。[65] 伤残儿童的家长们也出来作证。他们所讲述的故事令人痛心，尽管其中少数人的遭难与百白破疫苗并无关联。一名精神异常的儿童生于风疹流行时期，且出生时体重不足，但其母亲也把小孩的病因归罪于百白破疫苗。《百白破：疫苗轮盘赌》的播出"令她歇斯底里地认为预防接种争议背后隐含着一场美国式的大屠杀，会使成千上万宝贵的孩子受到伤害……我和我的儿子难道是当代奥斯维辛集中营里的幸存者吗？"玛吉（Marge）和吉姆·格兰特（Jim Grant）来自威斯康星州的比弗丹（Beaverdam），他们 21 岁的儿子斯科特（Scott）四肢瘫痪，两人为此谴责了帕克—戴维斯制药公司生产的四合一疫苗"Quadrigen"。在与美国食品药品监督管理局进行了持续多年的抗争后，格兰特夫人的痛苦与怨愤与日俱增。她改写了疫苗接种的"风险与效益"计算公式。格兰特说道："当悲剧发生在你自己的孩子身上时，风险就是百分之百了。"这句话虽然明显误解了科学的本义，但随即成为"不满家长联盟"信奉的至理名言，被印在了该联盟用于通信的信头上。

有些儿童接种第一针百白破疫苗后会出现严重但非致命的不良反应，直到他们接种了第二针疫苗后才造成惊厥、休克乃至死亡，这是参议员听到过的最令人心碎的病例，就公共责任而言，这也是最令人深感不安的案例。儿科医生如果遵照美国儿科学会关于禁忌证的指南，这些儿童就不会按计划接种第二针疫苗了。然而，由于政府没有重视这些不良反应，儿科医生同样对此没有太在意。

听证会召开期间，受害者的家长自发组织起来，共同应对他们孩子所遇到的问题。有些家长由于婚姻破裂、孩子的病情恶化等原因从这场抗争中退出了。但有新的家长加入进来。他们之间同样存在分歧。"芭芭拉（洛·费希尔）算得上是一名保守的自由主义者。而我有点像自由主义式的国家主义者"，施瓦茨说道。1964 年夏天，施瓦茨在路易斯安那州的选民登记站工作，他素来看重联邦政府所采取的强制性接种等措施。当然他也认为如果家长或医生都觉得给孩子接种疫苗不是最优选项的话，那么家长有权利拒绝或请求免除接种义务。费希尔则认为疫苗接种与其他的医疗手段一样，只有当患者愿意时才可以被执行。据施瓦茨回忆：“芭芭拉倾向于把疫苗接种看作‘这都是什么垃圾玩意儿？’谁来对我孩子的健康负责，我和我的丈夫吗，还是政府呢？”

施瓦茨敦促“不满家长联盟”的成员掌握好必要的知识，以免发表一些缺乏科学根据的言论。家长们在学习过程中发现了百日咳疫苗背后隐藏的故事。因此，当威廉斯忙于与新加入的家长交谈、整理联盟的数据库时，费希尔开始撰写专门揭发百白破疫苗丑闻的书。她与顺势疗法医生、医学历史学家哈里斯·库尔特（Harris Coulter）合作。费希尔关于百日咳疫苗的思考主要基于她本人以及她姐姐的经历，后者的每一位家庭成员都感染过百日咳。但费希尔姐姐的孩子依旧健康、聪明、开朗。费希尔自己的儿子则学习能力较差，在学校表现欠佳。费希尔凭直觉意识到，相比于疫苗接种而言，因感染疾病而产生的免疫力更为健康。后来，当成千上万的家长谴责疫苗引起了自闭症时，费希尔表示她儿子遭到了同样的伤害。

库尔特的妻子是一名经过认证的顺势疗法医生，她尝试对凯蒂·威廉斯的儿子南森进行治疗；“看起来是有效的”，南森的母亲表示，尽管他之后被诊断为患有注意力缺陷症。对于费希尔和凯蒂这两位母亲而言，选择顺势疗法医生来治疗小孩的病痛是一种变通策略。她们不仅把孩子遭受的伤害归咎于公共卫生部门和制药公司，还指责儿科医生怯懦、不诚实，忽视了接种疫苗可能引起的风险。甚至是在费希尔和威廉斯推定的疫苗不良反应发生之前，她们就已在质疑医疗权威以及他们所提出的建议了。她们参加心理助产课程，寻找纯天然的药物，给孩子准备自己加工的食物。“我们尽量亲力亲为，回归自然，”费希尔回忆道，“这是我们的一些理念，有可能我们的所作所为并非一定完全正确。有可能我们一生中并不需要这么多的医疗，包括所有的药物，所有这些合成的化学品。”

如果说关于费希尔和威廉斯小孩的诊断某种程度上仍会引起争议的话，那么施瓦茨与米德赫斯特的女儿朱莉的病因无疑非常明确。朱莉突然惊厥发作，她的儿科医生后来认为这与百白破疫苗有关。最糟糕的事情莫过于一次发作似乎可以使上次发作之后身体和智力上的改善都化为乌有。这确实令人心碎，特别是对于朱莉而言，她原本是一个生机勃勃、积极乐观的孩子，大家都很喜欢她。据施瓦茨回忆："其中一次发作使她整个右侧的身躯都瘫痪了好久。""这种情况让我们许多人都几乎崩溃，但她如此不屈不挠，浑身散发出快乐、友爱、幸福和坚强的气息。那阵子，我们去拜访一位朋友时，遇到了一位维修缆线的工人，我们并不认识他，朱莉突然振奋起来，朝那名工人大声喊'加油，加油！'这就是我女儿对待整个世界的方式——这个世界承载着我们的生命，让我们努力去爱，让世界也来爱我们……每次女儿发作之后她都会努力恢复，积极与疾病抗争，最终她学会了走路。她也学会了一些新的词语。"

1984 年 3 月 25 日，第三个生日后没过多久，朱莉便死于一次惊厥发作。费希尔在《百白破疫苗：黑暗的针剂》（*DTP: A Shot in the Dark*）一书的导语中给她写了一段特别的话："本书献给朱莉和其他所有被剥夺了健康或生命的孩子，以及永远爱着他们的父母。"显然，朱莉的死给大家带来了沉痛的打击，由此造成的损失难以言表。施瓦茨夫妻俩的世界崩塌了，生活陡然失去了意义。然而施瓦茨没有沉浸于个人的悲痛中，他很快振作起来，继续致力于推动疫苗安全议案出台。"我觉得'为什么是我来做这样的事呢？'引申开来说，我们的努力无非是为了避免此类悲剧发生在其他人身上。"

丹·迈卡介绍了疫苗赔偿法案，建议授权创建一套便捷而完备的疫苗伤害赔偿方案，以便保障索赔人的权益。在儿科神经医生的帮助下，劳顿则整理出一份符合现有法律的伤害赔偿表格，包括接种口服脊髓灰质炎疫苗后造成的瘫痪，麻疹疫苗导致的血小板减少症，注射百白破疫苗 72 小时之内出现的脑部疾病等。如果孩子被归为其中的某类，则疫苗与疾病之间的“因果关系推定”成立，政府将承认其损伤，并制定计划，支付给孩子终身所需的治疗费用，对于死亡病例则须一次性赔偿25万美元。如果出现的伤害不属于列表中的类别，政府可以对索赔提出质疑，家长需要基于病例的实际情况举证说明孩子的损伤是由疫苗引起的。该法案还要求在每名患者的病历上记录他们接种的疫苗批次，医生负责将主要的接种反应上报至由美国疾控中心运营的公共卫生数据库。他们还提议设立国家疫苗咨询委员会（National Vaccine Advisory Committee），负责商讨疫苗相关事宜，同时另设一个委员会对补偿计划进行监管，这两个委员会的运转经费都附加在疫苗上。[66]

美国疾控中心和美国食品药品监督管理局顶尖的疫苗专家对此法案表示反对。他们认为表格中所列的伤害认定缺乏科学根据，补偿的费用也太高了，对这些具有追溯力的病例进行赔偿足以让银行破产。1984年5月3日，在霍金斯主持的听证会上，美国卫生与公共服务部部长爱德华·勃兰特（Edward Brandt）表示：“该法案会给人们强烈的暗示，让大家以为疫苗是接种后出现任何不良反应的罪魁祸首，除非有毫无争议的证据能证明这些副作用是由其他原因导致的。这样的有罪推定会降低公众对预防接种的信心。”他估计该法案将在推行的前三年内耗费50亿美元。（而那时美国整个儿童疫苗市场规模仅仅只有大约1.46亿美元。）[67]相比于国会而言，美国医学会更希望组建一个专家咨询团队，由后者依据法律来评定伤害的程度和相应的赔偿额，这样随着新的科学证据的出现，他们也可以对法案进行修订。医生们则希望能够终止一切与疫苗接种有关的常规诉讼。家长们对此坚决反对。考虑到大部分家长都乐意听取涉及疫苗接种的庭审，担任过律师的众议员韦克斯曼与来自佛蒙特州的共和党参议员斯塔福德（Stafford）坚持保留家长们提起民事诉讼的权利，以此作为他们最后的法律求助手段。两人感到最终的责任认定有助于保障赔偿系统的公正、可靠，因为有关百白破疫苗的诉讼案已经证实，相比于国会出马，启用法律调查能更有效地从疫苗行业中获取信息。[68]

法案的支持者使政府陷入了道德困境，他们的见解很透彻。因疫苗接种而受到伤害的儿童是公共卫生领域年轻的战士，谁能对这一形象提出质疑呢？女儿去世之后，唐娜·米德赫斯特写下了自己的观感：

几个月前，在阵亡将士纪念日上，我观看了缅怀越战中许多普通士兵的纪念仪式，内心充满了愤怒与痛苦。当国家参与一场战争时，我们会统计伤亡人数。每年在某个特定的日子里，我们还会纪念他们，铭记他们的牺牲。我们建造了纪念碑，无论过了多久，人们都可以瞻仰那些镌刻在黑色花岗岩上的名字，进而反思战争的惨痛代价。然而，在与百日咳这种特殊的疾病做斗争时，我的孩子意外阵亡了，却完全无人问津……我们确实赢得了与疾病斗争的胜利，但没有人关心这场战斗中伤亡的人数，更别说缅怀、悼念他们。没有人会追问，这场战争的代价真的需要这么大吗？我们难道没有别的方法可以打赢这场仗吗？[69]

“总体而言，我们并非反对疫苗接种，也不是要抵制儿童预防接种项目。”1984年9月10日，在一场听证会上，唐娜的丈夫施瓦茨如是说道。[70]“如果严重的不良反应真像医学界所说的那么少的话，那么疫苗赔偿官司便不会成为沉重的负担；但如果不良反应就像我们所认为的那么多，则最好能够让我们知道具体情况……当你带着健康的孩子去接种疫苗，4到8个小时之后他们却发病了，所有可能的检查都做了，所有可能的解释都被排除了，这时的情形就好比俗语所说的那样：它走起路来像鸭子，叫声也像鸭子，直到它被证明是头牛之前，它可能就被认为是只鸭子了。”

1984年6月13日，惠氏制药公司宣布由于存在责任风险，公司将停止销售百白破疫苗。到了同年年底，百白破疫苗供给出现短缺。1986年4月，立达药厂宣称百白破疫苗诉讼案件中要求公司赔偿的总额比该疫苗1983年的销售总额要高出200倍，为此，公司将不再制备或销售百白破疫苗。这样一来，只剩康诺特制药公司能够供货了。一个月后，立达药厂改变主意重新投产，但是将百白破疫苗的批发价格提高了三倍。[71]1982年，每一针百白破疫苗需要联邦政府支付11美分。1983年6月，一针疫苗的价格是2.33美元，到1984年3月时则成了2.8美元，后来又涨到了每剂11美元。然而，里根政府却要求国会将疫苗采购经费削减12.5%。[72]公共卫生部门的官员于是陷入了两难境地。担心药厂可能停产百日咳疫苗一度造成了恐慌。除了制药公司以外，没有人知道他们究竟是为了提高利润才抬高售价，还真的是因为生存所迫。[73]

据凯斯西储大学百日咳专家爱德华·莫蒂默（Edward Mortimer）披露，20世纪80年代早期，美国儿科学会传染病委员会的一些成员会以专家证人的身份"替疫苗生产商说话，以便帮助后者打赢诉讼官司"。莫蒂默和加州大学洛杉矶分校儿科医生詹姆斯·谢里（James Cherry）在这些案件中不断出庭作证，尽管他们此前都曾担忧过百白破疫苗潜藏的危害。[74]例如1979年4月，在一场研讨会上，谢里和莫蒂默宣称疫苗每年导致140例至270例脑病，毫无疑问需要进行改良。[75]但是到1990年，谢里在《美国医学会杂志》上发表了一篇社论，题为《百日咳疫苗与脑病：是时候认识到这是个谣传了》。[76]后来谢里被曝出从立达药厂和惠氏制药公司获得的津贴超过了150万美元，并且他为公司作证时，还会按每小时260美元的标准收取额外费用；为此，《美国医学会杂志》要求他发表一份澄清声明；而关于医疗利益冲突的一份国会报告也引用了谢里的声明。哈丁所在的律师事务所咬住谢里不放，哈丁称谢里是"一座金矿，我的最佳证人……他的言行足以让陪审团的每位成员都倒胃口。他一会儿在这个案例中宣誓，一会儿转身到另一个案例中作证。并且他从惠氏制药公司和立达药厂不受限制地拿了数百万美元的'好处费'"。[77]

大部分疫苗接种诉讼案件都在保险公司的坚决主张下庭外和解了。"这十分简单，"莫蒂默在1984年说道，"孩子们很可怜，制药公司却有非常多的钱。药厂试图为自己辩护，但即便他们能请来各类专家作证、站台，但只要孩子出庭了，陪审团、法官便会忍不住哭泣，我也开始流泪。大家都非常同情孩子们的惨痛遭遇。”[78] 于是，庭外和解的确是更加简单、代价更低的解决方案。除非制药公司能够摆脱诉讼，否则它们迟早会停止制造百白破疫苗，这一点变得愈发清晰了。尽管里根政府并不想面对它，自由市场却并不能破解这个难题。如果疫苗制造商把事情弄得一团糟，根据市场规律他们就会退出疫苗业。相应地，如果疫苗制造商退出疫苗市场，全美的儿童便会因缺乏疫苗而有感染疾病的风险。所以需要有人进行干预。只是这双“看不见的手”得了关节炎。公共卫生署在获取无细胞疫苗方面所做的努力少得可怜，诚然他们还需要应对财政支出缩减困境和艾滋病危机，这实属不易。在 1985 年 3 月举行的一场听证会上，美国国立卫生研究院和美国疾控中心的官员们向来自密歇根州的国会议员约翰·丁格尔（John Dingell）说明，当他们呼吁大家研发更好的无细胞疫苗时，仅密歇根州公共卫生实验室做出了响应。包括罗宾斯在内的美国国立卫生研究院科学家们，数年来均致力于疫苗研发，但正如卫生与公共服务部一名官员所言，“这就像怀孕一样，你想在怀孕 2 个月后生孩子，但不得不再等上整整 9 个月。”[79] 丁格尔是一位可以令数千名官员不断保持警觉的人物，在他看来，类似言论听起来像是他们根本没有尽力而为。

到了 1985 年的后半年，由公共卫生科学家组成的代表团飞赴日本考察，考虑引进佐藤夫妇研发的无细胞百日咳疫苗。这是一趟令人沮丧的旅程。美国科学家收集的数据显示，佐藤夫妇的疫苗确实减少了局部的不良反应和发热症状，且该疫苗已被接种了 2000 多万次。但是，这种疫苗造成的严重不良事件发生率并不低于全细胞百日咳疫苗，因为儿童仅在两岁后才接种该疫苗，这比婴儿接种全细胞百日咳疫苗且出现不良反应的时间晚了许多。此外，6 针疫苗含有不同的成分，并且来自不同的厂家，但是日本人在分析其效应时并没有对数据进行分组。韦克斯曼的助手蒂姆·威斯特摩兰（Tim Westmoreland）以国会职员身份一同前往日本调研，他说：“当考察进行到一半的时候，我们所有人都逐渐体会到，自己就像格雷厄姆·格林（Graham Greene）或亨利·詹姆斯（Henry James）的小说中所描述的美国人一样很傻很天真：原来日本的疫苗制造商和政府采取了类似‘卡特尔’的垄断形式，他们早就分配好了哪些厂家的疫苗在哪些地区销售，以后每年大家再进行轮换，依此类推……尽管有迹象表明其中某些疫苗质量更好，但是他们根本不想知道。”

简而言之，真正要引进日本的百日咳疫苗并非易事，家长们只会充满怨恨地谴责公共卫生署无能，他们其实也宁愿相信事实就是如此。美国食品药品监督管理局的帕克曼坦言：“想要从日本获取有效的数据非常困难。我们自然希望有研究能够证实日本的疫苗有效！我不会对他们的接种系统评头论足，但这并不是适于我们。”为了能够给美国食品药品监督管理局提供足够信服的临床试验，需要将试验的地点选在一个百日咳疫苗接种率较低的国家，这样当百日咳杆菌流行的时候，疫苗效果就可以得到真正的检测。[80] 瑞典自从 1979 年以后就没有接种过百日咳疫苗，另外在德国或意大利，疫苗也不是强制接种的。美国国立卫生研究院资助的研究项目对比了由 8 家生产商制备的 13 种疫苗，结果发现这些疫苗在百日咳毒素、丝状血凝素抗原以及百日咳杆菌黏附素和菌毛的含量上都有所不同，这些都是细胞膜蛋白成分。[81]

安万特—巴斯德公司的普洛特金和米歇尔·卡多佐（Michel Cadoz）就百日咳疫苗临床试验的评价可能是最中肯的，他们发现相比于只含有一两种蛋白的疫苗，含三种或以上蛋白的疫苗，其效价能够得到显著提升。[82] 两人同样认为所有疫苗的效力都是有限的。绝大部分疫苗能够预防严重的百日咳，但是难以同时预防感染和普通咳嗽。在抵御轻微的百日咳感染时，所有的无细胞疫苗均不如全细胞疫苗有效。普洛特金写道：“公共卫生专家为此面临着一个艰难的选择，即是否需要买入某种效果较好的全细胞疫苗，从而使人们对无细胞疫苗有更好耐受性呢？不同国家给出的答案可能迥异。”

在美国，答案自然是人们倾向于使用不良反应更轻微的疫苗。[83] 当然，这样的疫苗预防疾病的效能可能也更低。而更令人苦恼的是，虽然美国政府投入了2600万美元用于无细胞疫苗研发，更新更好的疫苗到来还是明显延期了。[84] 直到1992年，无细胞百日咳疫苗才被推荐给年龄稍大点的美国儿童接种，1996年开始给婴幼儿注射。但是，这两种在临床试验中被证明效力最强的疫苗，直到1998年和2002年才分别在美国正式上市，部分原因是与希龙（Chiron）制药公司的专利纠纷，后者的意大利分公司保留了提纯百日咳杆菌黏附素的专利。[85] 两位百日咳专家感慨："最悲伤的事实莫过于尽管政府每年花费数百万美元用于研发疫苗，然而现在能够在美国获得的最有效的百日咳疫苗仍是两种普遍使用的全细胞百日咳疫苗中的一种。"[86]

终于，补偿计划通过了

新的疫苗研发步履蹒跚之际，美国国会关于疫苗接种赔偿法案的战斗已持续了三年。突破性进展源于默克制药公司的支持，该公司已决定不再生产百白破疫苗，因而希望通过支持新法案来以保护其麻风腮疫苗，后者造成的不良反应相对较少，数量也较恒定。立达药厂坚决反对该法案，但是康诺特制药公司最终表态支持，这便足以令大部分众议院共和党人满意了。疫苗接种赔偿法案多次被提交讨论却悬而未决，直到里根总统的助手斯特罗姆·瑟蒙德（Strom Thurmond）将其纳入一项"有足够说服力"的综合性法案中才告一段落，后者包含了参议员奥林·哈奇（Orrin Hatch）提交的议案，如"对没有许可证的药品出口进行立法"，"采取措施保护南卡罗来纳州的纺织厂"，等等。[87] 民主党和共和党的医学平民主义者共同合作。田纳西州的民主党人艾尔·戈尔（Al Gore）高度赞扬了犹他州的哈奇，称他"正在为保护那些代表美国人民利益的非凡成果而斗争"。

1986年10月18日，长期担任众议院议长职位的"提普"·奥尼尔（Thomas Phillip "Tip" O'Neill）[①]终于就要退休了，疫苗接种赔偿法案恰好这一天被送到了他的会客室。[②]法案中缺少一份至关重要的文件，工作人员于是匆忙返回参议院去取。"提普"·奥尼尔正在众议院忙着与友人、同事拥别，触景生情，禁不住潸然泪下，就在他准备敲响小木槌、宣布散会之际，韦克斯曼突然起身说道："我向众议院递交了一份法案！"美国医学会和行政部门依然反对该法案，为此，家长们、儿科医生乃至制药公司的代表纷纷参与进来，力求推动里根总统同意签署该法案。《纽约时报》《芝加哥论坛报》等报刊发表社论表示支持；同时，白宫方面收到了第九十九届国会比任何其他时候都多的电话与来函，均与该法案有关。当月，适逢美国儿科学会在华盛顿喜来登酒店召开会议，大会主席史密斯联名 3000 名医生致电司法部部长埃德·米斯（Ed Meese）与里根总统。[88] 费希尔、威廉斯与另外 75 名家长则在白宫前举行了烛光守夜请愿活动。11 月 14 日，里根总统最终不情愿地签署了该法案。

为推动疫苗接种赔偿法案顺利出台而奔走过的人都将怀念这段时光，它是民主党和共和党为了共同利益而精诚合作的象征，这种融洽的氛围在 20 年后的美国国会是难以想象的，因为这里已充斥着尔虞我诈、你死我活的党派斗争。施瓦茨表示："我从来不认为这是世界上最伟大的事，但是我觉得我们在改变公众的观念。下一代人再也不用被简单粗暴地强制去接种预防天花等疾病的疫苗了，人们将考虑是否基于实际需要，并会恰当地评估接种风险。"[89] 该法案并非尽善尽美，包括施瓦茨在内的一些人认为其中某些重要的问题从未曾真正解决。最

① "'提普'·奥尼尔"是他的绰号，源于加拿大知名棒球运动员詹姆斯·提普·奥尼尔（James Tip O'Neill，1858—1915），"TP"也是其全名中"Thomas Phillip"首字母的简称。——译注

② 原文没有具体写明法案名称及其细则，根据上下文语境推断，此处所指应为 1986 年美国国会通过的《国家儿童疫苗伤害法》（*National Childhood Vaccine Injury Act*）。该法案要求设立疫苗伤害补偿计划、疫苗不良事件报告系统、疫苗项目办公室等，对完善美国疫苗安全管理体系产生了深远影响。——译注

后，1991 年 2 月 2 日被设定为受理索赔材料的截止日期，这次主要针对的是 1988 年以前出现的疫苗接种不良反应案例。当局总计收到了 4000 例索赔案，绝大部分诉求临近最后期限才被提交上来。有那么一周，联邦上诉法院的书记员每天都会收到两三车通过联邦快递送达的诉讼申请。有的家长带着残疾的孩子赶往凯蒂·威廉斯的家族企业，以便使用那里的施乐牌办公设备打印、复印材料。自然，有些索赔申请经不起推敲，甚至是胡闹。例如，有些因虐待儿童而造成的伤害被认为是疫苗惹的祸，并且毫无根据地与早些年根本没有接种记录的疫苗联系在一起。一名女士带着宠物狗前来投诉，声称她的狗在接种了狂犬病疫苗后变得更愚蠢了。[90]

起初，法院积极审理了家长们的诉状。考虑到鉴别伤害究竟是否为疫苗所致非常困难，因此国会号召法院实行“无罪推定”标准，此举无疑有助于原告。一名律师事后坦言，至少 1/3 的索赔申请中的伤害都与百白破疫苗无关。[91] 在接种疫苗后一天内死亡的婴儿中，超过 90% 的案件都被认定属婴儿猝死综合征，每人由此可获赔 25 万美元。在主持审判的联邦法官以及出庭作证的特别专家看来，接种百白破疫苗后，但凡出现哭喊、暴躁易怒、失眠等情形，即可归为脑病的表现，这意味着这名儿童如果接下来发生了注意缺陷多动障碍症的话，那么他便很可能获得数千美元的赔偿，因为这些病症相互关联起来了。

关于百白破疫苗的无休止争论

自从有关百日咳疫苗的争论爆发以来，公众和专家的意见便存在尖锐的分歧。虽然媒体报道使越来越多的人相信百日咳疫苗不安全，但儿科医生逐渐形成共识，即很多在接种之后发生的不良事件纯属巧合。这种观点主要基于若干流行病学研究，它们显示由百日咳造成的严重伤害非常罕见，而在近期接受过百白破疫苗的婴儿中，婴儿猝死综合征的发生率低于通常水平。至于曾经杀死朱莉·米德赫斯特的惊厥发作，在未接种和近期接种过疫苗的 5 个月大的婴儿中，其发生的概率大体相同。

文森特·富尔吉尼蒂职位的变化可能恰好是医学界对于全细胞百日咳疫苗转变看法的典型反映。1976 年，富尔吉尼蒂致力于探讨取消百日咳疫苗接种的可能性。他写道：问题在于难以知晓疫苗是否与接种后的不良反应相关。[92] 他接诊的一名 6 个月大的婴儿在注射第三针百白破疫苗后出现了长时间的抽搐。他从这个孩子的喉咙以及粪便中提取到了病毒。但小孩抽搐发作究竟是病毒所致，还是与百白破疫苗相关呢，人们已不可能知道。尽管我们基于常识认为严重的并发症并不多见，但“由于缺乏足够的临床数据，这种假设是不靠谱的……实在难以想象，在没有配套解决这些突出问题的承诺和措施的情况下，我们竟然还要坚决地推广和接种百日咳疫苗”，富尔吉尼蒂悲叹道。不过，到了 1983 年，他已深信全细胞百日咳疫苗只与不足 1/100000 的严重并发症有关。[93] 1990 年，升任美国儿科学传染病委员会（即“红书委员会”，Red Book Committee）负责人后，富尔吉尼蒂对百日咳疫苗的看法又回到了原点。这时，他同意谢里和莫蒂默的观点：“所谓百日咳疫苗导致脑病的情况并不存在……为什么要抱着这样的偏见不放呢？”富尔吉尼蒂发出了追问。“因为当这个年龄段的儿童出现神经方面的问题时，他们的父母会寻求一些解释，把原因归咎于疫苗而非自身的基因问题或其他巧合，这自然更容易些。”[94]

对百白破疫苗的调查促使研究人员投身于儿童脑部疾患这一深奥的领域。毫无疑问，百日咳会导致脑损伤，但有些人相信这仅仅是因为咳嗽造成脑部缺氧所致。百日咳以及全细胞百日咳疫苗中所含的毒素显然会刺激脑细胞，并因此导致惊厥和休克。儿童接种百白破疫苗后，出现上述症状的概率约为 1/1000。但是接种疫苗后紧接着发生的这些不良事件，是否会导致长期的损害呢？无论是否接种疫苗，通常每 20 名婴儿中便会有 1 个在婴儿期某时段发生热性惊厥。这些惊厥绝大多数是良性的。换句话说，如果它们属恶性发作，即要是一名儿童连续多次发生惊厥，直到被诊断为癫痫，那么这时就可判定出现了小儿复杂性高热惊厥症状。不伴发热的惊厥也常被称为癫痫发作。所有类型的惊厥均可由各类疾病或发热诱发。根据这种逻辑，很多疫苗学家于是认为不应一口咬定就是百白破疫苗造成了惊厥。然而，对于一名接种百白破疫苗后发生惊厥的儿童而言，如果不接种的话，其发病年龄可能会稍微晚一些。引发惊厥的年龄有可能会影响孩子的长期健康。有没有可能既承认百白破疫苗确实会导致某些不良反应，但又没必要将影响孩子最终健康状况的因素部分归咎于百白破疫苗呢？

对于那些坚信疫苗接种重要性的主流儿科医生和公共卫生官员来说，疫苗法庭特别是对应的伤害认定列表，没能反映出已得到普遍认可的科研成果，他们于是着手进行完善工作。在为自己的观点寻找支撑证据的过程中，双方很大程度上都依赖于一项与百日咳疫苗安全性问题有关的调研，其规模也是最大的。那就是英国政府开展的“国家儿童脑病研究”（National Childhood Encephalopathy Study，NCES），该研究记录了从 1976 年到 1979 年间几乎所有在英格兰、苏格兰和威尔士出现的儿童脑部疾病病例，后续的跟踪调查延续至 1993 年。[95] 无论何时，一旦发现有儿童患上了神经系统疾病，国家儿童脑病研究的组织者便会追踪这名患儿最近接种百日咳疫苗的具体情况，并在公众中随机选定两组对照组展开研究。这项调查设计有助于研究者探究以下议题，即至少从特定时段来看，出现惊厥或更严重的脑损伤的情形，究竟多大程度与百日咳疫苗接种有关。研究发现，在 1182 例因患神经系统疾病而住院的儿童中，39 例在 7 天内接种过百白破疫苗。这 39 人中，又有 7 例死亡或造成了永久性伤害，而对照组中没有一例发生永久性损害。国家儿童脑病研究确立了接种百白破疫苗的风险值，即大约每 30 万接种者中会有 1 人死亡或遭受严重伤害，这一概率换算成美国的情形，则大约为 1/100000，因为美国的儿童在 18 个月以前已接种过 3 针疫苗。尽管这一比率的误差很大，但它还是成了评估全细胞疫苗风险的黄金准则。换句话说，百白破疫苗有可能导致脑损伤，但这种不良反应发生的概率极低。[96]

英国见证了若干起广受公众关注的百白破疫苗诉讼，这在约翰尼·金尼尔（Johnnie Kinnear）的案件中达到高潮；金尼尔已经15岁了，智力水平却只有20个月的婴孩那么高，因而该诉讼把矛头指向了百日咳疫苗。该案在金尼尔父母的证词与医院的记录出现矛盾后很快便结案了。更为重要的是洛夫乔伊（Lovejoy）的案件，由斯图尔特·史密斯（Stuart Smith）法官于1986年审理。史密斯在长达14页的判决书上做出了裁定：国家儿童脑病研究中的7例百白破疫苗病例，有3例没有脑损伤；而剩余的4例中，2例可能由病毒导致，另2例可能为瑞氏综合征（Reye's syndrome）。史密斯的判决正式终结了百白破疫苗在英国的争议，全细胞百日咳疫苗被继续使用到2004年，其间几乎没再出现过争论。

20世纪70年代，美国食品药品监督管理局也资助开展了有关百日咳疫苗安全性议题的专门研究。[97]不过，其规模要比英国的国家儿童脑病研究小得多，且被用来测试的疫苗品种不同，因为美国的百日咳疫苗所含的灭活细菌要比英国的多两倍。在一项包括15752例百白破疫苗接种者的研究中，美国食品药品监督管理局的曼克拉克、加州大学洛杉矶分校的谢里和拉里·巴拉夫（Larry Baraff）等研究者发现，这批样本出现了9例惊厥和9例休克病例，对照组则没有类似情况，后者接种了不含百日咳疫苗的白喉—破伤风疫苗。由于采用的研究方法不同，美国开展的这项调查足以保证百白破疫苗接种的危害要小于英国国家儿童脑病研究的发现，因为它将曾遭遇过百白破疫苗严重不良反应的儿童排除在外了，且只有在接种后48小时内死亡的病例才被计入。因此，一名儿童在注射了第二针百白破疫苗后，直到第四天才出现嗜睡和腹泻症状，最终因此致死，却并未被当作与疫苗接种相关的病例。对18例出现严重反应的儿童的随访发现，他们均"被其父母认为正常"。[98]但经心理测试后研究者发现，其中4例患有"轻微的神经系统异常"，包括惊厥、表达问题和语言发育迟滞。另有7例智商得分较低。不过在研究者看来，这些问题的出现，主要由于他们大多数人来自低收入的拉美裔家庭。

随后的研究发现，具有惊厥家族史的儿童在接种百白破疫苗后，发生神经系统疾病（主要为热性惊厥）的风险相对较高。[99] 尽管这种疫苗接种禁忌证已被广而告之，一些医生仍坚持认为疫苗不应当对诱发的神经系统事件负责。[100] 美国医学研究所的设立主要为了公平解决医学争论，该机构于 1991 年发布的报告，很大程度上也基于英国的脑病研究成果。美国医学研究所委员会成员不能确定百日咳疫苗是否会导致永久性的脑损伤。但在一份 1994 年发布的报告中，美国医学研究所坚持认为：综合多种证据，全细胞百日咳疫苗与长期脑损伤之间存在关联。[101] 根据自身的工作职责，美国医学研究所委员会总结了与百白破疫苗伤害有关的三种情形：

1. 由百白破疫苗直接导致的脑损伤。
2. 百白破疫苗“诱发”了与潜在问题有关的急性疾病；这种伤害仍可被认为是由百白破疫苗造成的，因为很多神经科医生相信，这些事件发生得越早，其引起的损害越严重。
3. 存在潜在异常情况的儿童，可能会对百白破疫苗发生急性反应，但不应当将疫苗看作造成长期脑损伤的原因。换言之，潜在问题使得儿童对百白破疫苗反应易感，但这种反应并不诱发长期性的伤害。

委员会断定现有数据“不能够区分上述三种情形”，因此“权衡多种证据来看，百白破疫苗和脑损伤之间存在因果联系”，尽管这种情况并不常见。[102] 大多数关注这项争议的科学家和医生接受了美国医学研究所的判断，并将其视为判定此类病例的底线原则。显然，百白破疫苗很少导致脑损伤。

如果一名女童接种百白破疫苗后哭闹了一整天，接着便是惊厥发作，并且在她剩下的短暂生命中还将不断遭受惊厥折磨，怎么可能会认为这种事不是由百白破疫苗造成的呢？人们总是倾向于依托他们的直接经验来分析问题。但是他们同样会先入为主地解释这些经历。根据我的医生描述，她儿子的症状跟芭芭拉·洛·费希尔儿子克里斯蒂安的几乎一模一样。她们俩的儿子长大后都表现出一定程度的学习障碍，但我的医生并不认为这是百白破疫苗引发的不良反应。曾有一项研究调查了215名接种百白破疫苗后出现类似休克症状的儿童，结果发现一年后，他们中1人患上了自闭症，1例出现癫痫症状，另外1人则生长发育迟滞。[103] 人们并不清楚这3个病例是否与百白破疫苗之间存在关联。流行病学研究中枯燥的临床术语留下了巨大的空白，孩子们的家长恰好可以将自己的解释注入其中。家长们无论如何不可能确定无疑地知道疫苗接种与儿童的智力发育究竟是否有因果联系。但是随着注意缺陷多动障碍等疾病确诊率的提升，许多家长都急切想得到合理的解释。

美国国立卫生研究院一名曾深度参与百白破疫苗不良反应争论的科学家告诉我："坦率地说，儿童接种百白破疫苗后，根本不可能出现脑损伤。我觉得抱定这种成见的人既愚蠢又鲁莽。"[104]"全细胞百日咳疫苗是一种非常不干净的疫苗。之所以还在使用主要是因为它确实有效。然而它确实够脏的，我觉得在特定的情况下它倒是可能引起严重的发热，另外有许多易感的儿童没有被我们发现。当有人发高烧超过41℃时，我们又怎能说他不会发生脑病呢？"

1991年下半年，事态发展到了白热化阶段，因为儿科医生和政府极力要将脑病从疫苗法庭拟定的百白破疫苗不良反应列表里去除。来自范德比尔特大学的儿童神经科医生杰拉尔德·费尼切尔（Gerald Fenichel）对此坚决反对，他也是儿童惊厥研究领域世界级的专家。在一场讨论疫苗相关伤害清单的会议上，费尼切尔发言称："这样做是为了顺利推行疫苗伤害补偿计划，以便让公众觉得他们受到了公正对待。公众自然普遍认为百日咳疫苗会导致脑病。"费尼切尔曾主持过一场激烈的辩论，一方为约翰·霍普金斯大学教授尼尔·哈尔西（Neal Halsey），另一方为玛丽·罗迪（Marie Rodee），后者声称疫苗让她的孩子遭受了不必要的伤害。费尼切尔后来总结道："疫苗伤害补偿计划之所以能走到今天，是因为得到了诸如罗迪女士之类的母亲们以及美国儿科学会的大力支持，如果想要继续推行该项目并确保其健全运行，同样离不开公众的襄助。我们没有也无法证明百日咳疫苗不会引起慢性残疾。但要完全展示一件发生率在百万分之一以下的病例也是非常困难的。很多人心目中显然认为这样的不良事件确实发生了……在这样一个体系下，对一些可能并不是因疫苗而导致损伤的人进行赔偿，以保障项目继续运转，这样做合情合理；况且我支持的是整个项目，而非一些狭隘的科学观点。"[105]

尽管有费尼切尔的这番雄辩，4年后，美国卫生与公共服务部还是将百白破引起的损伤几乎全部从可获得赔偿的列表中移除了。过去，人们可能很容易把造成脑损伤的原因归结为疫苗，进而获得高额赔偿，这种情形在1995年之后变得太难了。在典型的案例中，临床医生可以证明原本健康的儿童自从接种百白破疫苗后患病，且出现了精神发育迟滞症状。但多半情况可能是，该儿童的法律团队难以提交让人信服的科学论据来支持所发生的伤害。反之，政府则拥有履历丰富的专家团队，他们足以援引流行病学记录来证明已出现的病症并非疫苗所致。最终，法院的特别专家将不得不驳回上诉。

到了1998年，当我在法庭上搜集素材，准备为《华盛顿邮报杂志》撰稿时，首席特别专家加里·戈尔凯维奇（Gary Golkiewicz）告诉我说，政府"修改了游戏规则，使其完全倾向于他们自身"。"作为既得利益者，政府有权认定哪些疫苗是好的。没有大人物去关心这些根本不公平的做法。"从1989年到2004年，约有30%的疫苗诉讼案被判获得赔偿。那些官司打败了的患者，因符合了美国国家老年人医疗保险制度（Medicare）或美国医疗补助计划（Medicaid）要求，最终也将获得同等赔偿。但是他们的父母会心存不满，并不认为正义得到了伸张。因为他们孩子如同战士般的牺牲并没有获得认可。

第八章

好心没好报

我所研究的病毒，一天之内所杀死的人比“非典”一共致死的都多。

——罗杰·格拉斯（Roger Glass），轮状病毒研究员，2003

1990年至1991年的那个冬天令费城的代理卫生专员罗伯特·罗斯医生（Dr. Robert Ross）感到恐惧。20年来最严重的一场麻疹疫情席卷了美国，受害者主要为大城市中贫穷、未接种疫苗的非洲裔和拉美裔婴幼儿。当局信誓旦旦保证要让每位小学生都接种疫苗，真正的接种率却低得可怜；而麻疹作为一种暴发性传染病，又恰好极易感染这些脆弱的儿童。整个冬季，罗斯都在寻找患病的儿童，隔离他们的兄弟姐妹和小伙伴，并且尽力给他们接种疫苗。然而到了1991年2月，罗斯和同事不经意间发现大伙正遭遇另一场令人震惊的“疫情”，原来一个基督教教派的成员拼命阻止他们的孩子接种疫苗或是接受任何形式的医学治疗，哪怕他们正面临死亡的威胁。

这就是罗斯，这个身高约1.9米的健康男人，发现他正与那些个头矮小的祖母软磨硬泡，以便劝说对方让自己的晚辈去接种疫苗。

这场全国性的疫情有许多引爆点。在费城，一名于1989年年末从西班牙返美的大学生感染了麻疹，病毒随即迅速传播。对于城市中的大部分家长来说，这场大流行足以促使他们为各自的孩子接种疫苗。但就圣幕会信众（Faith Tabernacle Congregation）而言，情形却完全不同；该教派由一名医生于1875年创立，据称他领悟了上帝的旨意后，辞职投身于宗教事业。[1]这个教派的信徒大多居住在费城北部，他们拒绝一切医疗服务。费城卫生当局为此陷入两难境地。如何才能既保护这些儿童的健康又不冒犯他们父母的宗教信仰呢？此前倒是有明确的判例，允许卫生人员在疾病流行期间采取干预措施来保护未接种疫苗的儿童。如在1944年的“普林斯诉马萨诸塞州案”（*Prince v. Commonwealth of Massachusetts*）中，最高法院就做出过判决：“父母有选择成为殉道者的自由……但这并不意味着他们有权让自己的孩子也一同殉道。”卫生局可以采取许多措施来保护这些儿童，当然他们并不希望伤害宗教群体。

罗斯从一位匿名的“深喉”那里获悉了圣幕会信众暴发麻疹的消息，有位祖母担心两岁的孙子会被麻疹传染，而这个孩子的父母都是该教派的信徒。罗斯与同事于是拜访了教派的查尔斯·赖纳特牧师（Pastor Charles Reinert），他的办公室位于“美丽岛”（Nicetown），尽管这个小镇的名字听起来像是出自公共广播公司的儿童节目，实际上却是个单调乏味的街区，居民多属工薪阶层。已经70多岁高龄的赖纳特是一名白人，正如他的许多信众一样。在会面的时候，他办公室的窗帘一直被拉得严严实实。罗斯回忆道：“我们处在黑暗中，这像是该教派的一个隐喻，因为他们太封闭了。”赖纳特明确表态，他们只相信祈祷的力量，压根儿不需要采取包括疫苗接种在内的任何医疗措施。第二天早晨，法医报告一名两岁的儿童死于麻疹，罗斯根据这个孩子的信息追踪溯源，结果又指向了圣幕会。罗斯再度拜访了赖纳特牧师，向他索要教派信徒的电话号码。赖纳特告诉罗斯：“你改变不了他们的信念。”的确，几天后，麻疹又夺去了该教派中另一个孩子的生命；罗斯记得就在几天前，他与这名女孩的母亲交谈过，但当时并没有意识到孩子病情的严重程度。“她告诉我孩子很好，她所有的孩子都很好”，罗斯回忆道。对于所有事情都听天由命的人来说，所谓“很好”的含义显然是不一样的。卫生部门很快巧妙地调整了他们的管控措施。卫生人员挨家挨户进行家访，并允诺不会“干扰或伤害”生病的儿童，除非他们的生命正遭受威胁，而每当这种苗头出现时，法官就会及时介入，强令要求孩子接受住院治疗。

在一个寒冷的二月天，罗斯走进了“美丽岛”一座陈设简陋的房屋。孩子的父母上班去了，家中祖母在罗斯的一再坚持下才准他进屋。她让 8 个孩子一字排开坐在客厅的沙发和椅子上接受检查。罗斯认为他们看起来都很正常。“所有人都在这里了吗？”他问道。祖母回答称“是”，除了萨拉外，她“生病了但在逐渐好转”，正在楼上看电视呢。罗斯上楼进入卧室后，看到一个幽灵般脸色苍白的八九岁小女孩，也听到她发出沉闷而急促的呼吸声。“看起来这个女孩正坐以待毙。她的眼睛深陷。显然，女孩同时合并有肺炎和脱水的症状。”罗斯说需要立即送女孩去医院治疗。他拿起电话正要呼叫法官过来时，孩子的祖母一把抓住了他。据罗斯回忆：“这位体重约 90 磅的祖母使劲阻止我打电话。她叫嚷着，‘难道你不相信祷告的力量吗？难道你不相信耶稣在照顾我们每一个人吗？’”罗斯将她挡开，急忙把女孩送进一辆救护车并护送她到了医院。第二天，她双侧的肺炎就逐渐康复了。“我去看望了她，我原本有点期待她的家人会说，‘谢谢你，医生。’但是恰恰相反，他们怒不可遏。但在我看来，毫无疑问是现代医疗挽救了这个孩子的生命。”

罗斯和其他卫生官员到圣幕会信众家中进行了 60 多次访视，这种做法完全不同于 90 年前费城天花流行之际本杰明·李和他的手下所采用的突袭手段和强制接种措施。那时候，预防性的医疗机构总是宣称它们的疫苗绝对安全，是针对天花唯一有效的武器。如今，卫生官员会承认麻疹疫苗本身的瑕疵也是导致疫情暴发的部分原因。但是他们也清楚，未接种疫苗的人一旦接触麻疹病毒基本上都会被传染，所以他们采用了隔离而非强制接种措施来保护他们。1901 年，警察和卫生人员破门而入，强制为不服从的人接种疫苗。到了1991年，卫生人员小心翼翼地履行他们的监管职责。借助法院的命令，他们最终让9名脱水的儿童顺利住院治疗，并且给大约30名从医学上看易患病的儿童接种了疫苗，全然不顾他们的父母在医院走廊上哭闹、埋怨。他们还关闭了两所教会学校，但并没有强制推行大范围的疫苗接种。

虽然有祈祷者和卫生部门的温和政策，病毒最终仍感染了超过480名圣幕会的儿童，其中5例死亡。另有4名费城地区的儿童死亡，在这场该市自1954年来最严重的麻疹疫情中，总共1400人患病。[2]罗斯事后感言："那场大流行使我们失去了原本不应该失去的孩子，这至今令我心神不宁。"

这场麻疹疫情波及全美，这令当局颇为震惊。因为自从1963年首支麻疹疫苗获批后，麻疹已在逐步减少。1983年，全美仅仅报告了1500例病例，较往年的患者总数都低。但是在1989年至1991年的大流行中，全美病例数超过了5.5万例，死亡病例中有49名5岁及以下的儿童。有趣的是，马萨诸塞州在此次流行中的感染者不足36例。遵循着清教徒在天花大流行时就开始的、已达270年历史的传统，马萨诸塞州是当时为数不多、推行了免费疫苗接种的州之一。[3]

由于当时美国正在为发动海湾战争做准备，尽管此次疫情并未受到人们广泛关注，但麻疹的重新出现标志着传染病在美国卷土重来，并且达到新的高峰。风疹疫情同样如此，全美报道的患者数超过1000例，其中1990年有11名婴儿患上了先天性风疹，而这种情况在1988年只出现过1例。百日咳病例在攀升，从1987年的2823例增加到了1990年的4138例。结核病患者也在增加，由于"年轻而残忍的胞弟"艾滋病会削弱人的免疫系统，更是助长了它的传播。

圣幕会信众生活的社区是费城麻疹事件的发生地。但疫情并不是从教堂开始蔓延的，当城市官员开始着眼于宗教豁免者（只有不足200人在公立学校上学）之外的人时，一个涉及更大范围的疫苗接种问题开始成为焦点。[4]

麻疹在过去一直是小学生易患的疾病。在每个人都感染过麻疹的时代，婴儿及一些幼童可以受到来自胎盘和母乳的母源麻疹抗体保护。但是在 1989 年至 1991 年的麻疹流行中，一半的病例出现在学龄前儿童和更年幼的孩子中。幼儿不再拥有母源抗体的保护，因为他们的母亲许多都不像祖母一样曾患过麻疹。幼儿也是最容易因麻疹感染而造成死亡、耳聋和脑损伤的群体。致病模式所发生的一些改变发人深省，显然，国家免疫项目亟须进行相应的全面改革。

20 世纪 70 年代的免疫运动促成了适用于全美的入学法律的出台。“不打疫苗，没的学上！”这句宣传语意味着在校儿童往往不会感染麻疹。但是据估算，20 世纪 80 年代，麻疹疫苗的失败率为 5%，这比 1979 年之前用于接种的疫苗高，此前使用的主要是灭活麻疹疫苗，而第一代减毒活疫苗在保存的过程中往往会失效。入学法律对于说服婴儿或学龄前儿童的家长为他们的孩子接种疫苗并没有帮助。公共卫生人员调查后发现，这些孩子中未接种疫苗的人数令人震惊，个中缘由无非是父母的忽视、恐惧、不屑、贫穷或懒惰。虽然某些州对于幼儿进入合法的日托机构有接种疫苗的要求，但并没有其他惩罚和奖励措施来鼓励父母为他们的孩子接种。1991 年，据费城的市政官员估算，该市 11.5 万名学龄前儿童中有 3.5 万名未接种疫苗。全美范围内的比例也差不多一样。里根政府于 1985 年停止了对疫苗接种调查的资助，[5] 但是一份盖洛普调查报告显示，1991 年仅有 28% 的两岁幼儿接种了疫苗。某些城市的接种率甚至更低。例如休斯敦，只有 10% 的婴儿接种了疫苗。[6]

为孩子们接种疫苗

该如何解释糟糕的疫苗接种记录呢？原因之一在于百白破疫苗认责危机以及随之发生的疫苗价格暴涨。从 1981 年到 1991 年，疫苗接种预算平均每年增长 25%，但这部分资金被不断提高的疫苗价格消耗掉了。这段时期内，政府为每名儿童支付的小儿疫苗价格基线从 6.69 美元激增到 91.20 美元。由于许多保险公司并不承担这部分费用，越来越多的医生让他们的病人到公共卫生诊所去接种疫苗。但公共卫生诊所并不能收拾残局。那时担任众议院卫生与环境小组委员会主席职务的亨利·韦克斯曼于是很快指出，在预算削减的时代，这些公共卫生诊所正在倒闭或缩短接诊时间。1992 年，在一场听证会上，韦克斯曼说道："父母想要给他们的孩子接种疫苗，但是他们的负担太重。"诊所人手短缺，就诊需排长队等候，小孩接种前的体检要求反复变化，这些因素都足以令成千上万的父母望而却步。[7] 儿童保护基金会（Children's Defense Fund）于 1991 年开展的一项调查显示，在 540 个公立社区卫生中心中，超过 2/3 的都存在疫苗短缺问题。[8]

未接种疫苗的孩子生了其他的病后前往急诊室就诊，很容易在这里染上麻疹，由此导致感染率以惊人的速度上升。在南加利福尼亚州，仅仅因一名麻疹患儿曾在急诊室候诊，就致使 300 多名儿童暴露于病毒环境。加利福尼亚州大约只有 25% 的患病儿童曾在医院接受治疗，这可被视为疫情严重程度和针对儿童的初级护理失败的体现。[9] 儿科医生感到很愤怒。在美国儿科学会主席詹姆斯·斯特兰医生（Dr. James Strain）看来："这简直是整个国家的耻辱。"除了海地和玻利维亚外，美国两岁以下人口的疫苗接种率比西半球其他所有国家都低。"这不是一个关于麻疹的问题，而是体制的问题"，老布什总统的健康助理 D. A. 亨德森表示。[10]

里根政府执政时期并没有重视预防接种的问题。随着麻疹病例和死亡数据不断增加以及 1992 年总统大选的临近，老布什政府的官员意识到他们应该对此采取措施。联邦政府将在两年内大幅提升对疫苗项目的资金和人力投入。此举不仅旨在快速消除美国本土流行的麻疹，还将确保儿童可以接种更多的疫苗，并且能为 20 世纪 90 年代 5 种强制接种的新疫苗的引入奠定基础。

面对疫情，老布什政府发出警告，声称要剥夺那些不能保证自己的孩子接种疫苗的福利受领者的救济金。美国疾控中心副主任沃尔特·多德尔（Walt Dowdle）后来出面澄清，疫苗接种项目会把福利办公室当作一个与儿童开展互动的非强制性联系点。[11] 1991 年 6 月，老布什总统在白宫玫瑰园举办了一场聚会，借以推动疫苗接种项目实施，高级公共卫生官员随即奔赴 6 座美国城市，以便帮助当地制订疫苗接种计划。但是老布什承诺追加的 9100 万美元疫苗资金并没有到位，当他一年后再次举办玫瑰园活动时，民主党人士对此嗤之以鼻。[12] 萨姆·卡茨由联邦政府委派出任美国疾控中心疫苗顾问委员会主席，甚至就连他也指责老布什政府在第一场“玫瑰园表演秀”后“出尔反尔，没有说到做到”。[13]

在美国疾控中心的敦促下，各州开始制订免疫行动计划，以期实现该机构设定的目标，即到 2000 年的时候，要对全美 90% 的两岁儿童进行疫苗接种。毫无疑问，沃尔特·奥伦斯坦是最积极促成实现这一愿景的官员，他早在 1988 年便成了美国疾控中心疫苗接种部门的负责人。克林顿总统上台后，奥伦斯坦抓住了改善美国“极度低下”的疫苗接种率的机会。克林顿政府首先承诺，当局将会购买足够的疫苗免费为所有美国儿童接种。制药业强烈反对这一方案，一些立法者和儿童健康倡导者也持类似态度，因为他们担心过低的政府采购价会迫使更多的制药公司退出疫苗业。与克林顿政府的其他卫生保健项目不同的是，融入了大量创新举措的疫苗改革方案最终以《儿童综合免疫法》（*Comprehensive Childhood Immunization Act*）的形式于 1993 年 8 月获得通过，该法案也是一份包括多项开支的综合性法案的一部分。《儿童综合免疫法》包含一项 5.85 亿美元的联邦补贴，并要求联邦政府为所有医疗补助计划内的儿童以及缺乏疫苗保险的儿童购买疫苗。[14] 尽管克林顿政府的政策有点见风使舵的意味，但是这位近 12 年以来的首位民主党总统即将见证美国史上疫苗接种项目最重大的进展。

仅仅依靠市场机制是不足以调节以疫苗接种为基础的公共卫生领域的，换句话说，至少世界上没有一个地方单纯依靠市场的作用就万事大吉了。简言之，疫苗诱导的免疫是不完美的；疫苗并非总是有效，它们所能提供的免疫保护时段也因人而异。一个人即使接种了所有疫苗，也不可能指望获得终身免疫。要想维持免疫力持续有效，关键在于邻居也必须接种疫苗。如果邻居不能或者不愿为此付费，其他人就不得不为他们的疫苗接种买单，否则整个疫苗保障系统就难以真正运转。民主党人比共和党人更乐意接受这样的理念。但是总体而言，疫苗是一项受欢迎的公共卫生措施，国会并不愿意完全放弃该项目。所以即使疫苗接种项目在共和党当政时受到阻碍，却总是能够在困境中存活下来。当疾病暴发时，政见分歧就消失了。不论谁上台执政，都可利用人们对疾病的恐慌来谋求与疫苗相关的财政支持，因为疫情会冲击“民心”，这可是关乎“国家安全”的大事。

当人们强烈抗议索尔克疫苗短缺时，艾森豪威尔政府只提供了数百万美元用于购买脊髓灰质炎疫苗。当肯尼迪在签署第 317 号公法时，他提出了更高的目标。[15] 他表示任何美国儿童都没有理由死于天花、白喉、脊髓灰质炎、百日咳或是破伤风。最初，第 317 号公法的资金支持是一次性的。但是你不可能期待仅仅通过一次性投入然后抽身离去，就一劳永逸地消除其中任何一种疾病，所以这份法案只是成为地方卫生部门购买疫苗的一种途径。但是仍然没有足够的资金来支撑疫苗接种的基础性工作，例如诊所人员配备。[16]

20 世纪 80 年代，百白破疫苗危机使政府干预显得越来越有必要，麻疹大流行也强化了这种看法。艾伦・欣曼与其他的公共卫生权威在疫情期间考察了费城、底特律、圣迭戈、达拉斯和北达科他州的拉皮德城，他们听取了缺乏资金用以支付接诊酬劳和招募员工的抱怨。这些疫苗接种领导者命令各州以及其他地方卫生部门出台综合性的免疫计划。当这些计划准备好的时候，克林顿政府上台了，并且立马对疫苗接种项目进行了大刀阔斧的改革。1994 年，国会通过了儿童疫苗接种项目，强制要求联邦政府提供资金，以便给 19 岁以下的人接种由美国免疫实施咨询委员会（Advisory Committee for Immunization

Practices，ACIP）推荐的所有疫苗。国会并没有要求各州政府执行该项目。但没有哪个州愿意在疾病消除方面落后。当南达科他州正遭受水痘疫情而北达科他州却不用再经历这些困扰的时候，有关水痘疫苗是否值得接种的讨论便有了答案。强制接种那些推荐的疫苗也会给该州的免疫项目带来资金。

制定法律

陡然间，儿童疫苗接种项目变得庞大且繁杂，推进这项工作的重担落到了“纽约客”奥伦斯坦身上。他身材瘦高、一头卷发，说话略显含混，带着纽约北部布朗克斯地区口音。奥伦斯坦先是在布朗克斯高中学习科学，后来像索尔克一样就读于纽约城市学院，23 岁时就从爱因斯坦医学院毕业了，享有“神童”之誉。他是疫苗学领域最年轻的资深专家，在全球天花消除运动中参与过高级课程的授课工作。从 18 世纪末期开始，美国公共卫生署的高级科学家都拥有军衔，他们必须每周至少一次穿制服上班。对于一些总是穿得比较随意、休闲的美国疾控中心科学家来说，身着崭新的制服工作与其说是一种褒奖不如说只会令他们感到难堪。当然，军队中的少将们不会有这种感觉。奥伦斯坦和善、脾气好，喜欢趁恪守犹太教教规的妻子管不着的时候享用烤肉，他尽管说话柔和，却又一言九鼎，这源于他的早慧和信念。奥伦斯坦在通报有关麻疹或肝炎的情况时，有抬起下巴的习惯，就像墨索里尼等领袖人物那样。2004 年，奥伦斯坦从美国疾控中心离职后受聘于埃默里大学，他的办公室里挂着同事们的赠别礼物，一幅尺寸很大的漫画作品：画中的奥伦斯坦穿着制服坐在办公桌前，正咧嘴大笑，手中还拿着一支笔。奥伦斯坦的口头禅是“我对此很担心”，“这是一个很好的开始”以及“你可以再确认一下吗？”他在美国疾控中心带领的团队非常高效，领导全美的儿科诊所时同样如此。

从 1974 年 12 月到 1975 年 3 月，奥伦斯坦在印度北方邦工作，在此期间，他意识到了高效率团队的重要性。美国疾控中心官员唐弗朗西斯（Don Francis）后来担任旧金山瓦克斯根（Vaxgen）生物科技公司董事长一职，他主持研发了世界上第一种有希望治疗艾滋病的疫苗，虽然该疫苗最终还是失败了。在唐·弗朗西斯手下工作时，奥伦斯坦与同事精诚合作，通过执行严格的管控措施阻止了天花的蔓延。他们在天花病人的病房门口派驻警卫，不准任何未接种疫苗的人进出。他们还进行了细致的人口调查，并且回到最初经过的村庄，给那些正在田地里劳作的人接种疫苗。[17]

虽然是在异国开展工作，但同样需要谨言慎行、考虑周全。作为主要雇主，世界卫生组织经常在失业率高的地区招募雇工，但是许多因此而获得报酬的人并非总是恪尽职守。这样一来，奥伦斯坦只得花费很多时间精力督查那些本应当去监督其他人的雇员。奥伦斯坦回忆称："我会走进那些出现了天花病例的印度村庄，抽查其中的一些村民的手臂，以便了解他们的疫苗接种情况。我们在房子上做好标记以防止遗漏。"有一次，奥伦斯坦遭遇了当地一位母亲，差点被私刑处死，因为她的两个女儿接种疫苗后，没过多久就因天花导致的角膜炎而失明。这位母亲将责任全部归咎于疫苗，并且"变得越来越生气。她只能说印地语，我并不理解她在说什么，但是最终他们不得不把我从那里拉出来"。印度同事及时把奥伦斯坦带出重围，从而避免了一场冲突。

1975 年 2 月，奥伦斯坦见证了印度北方邦最后一例天花病例，这时印度就剩下为数不多的几例天花患者了。这位名叫阿莎缇·普缪丽·拉尔（Ashanti Priori Lal）的女孩只有 7 个月大，她在阿里格尔（Aligarh）市中心市场附近的一所房子里死于出血性天花，这是致病性和传染性最强的一种类型。奥伦斯坦在这名女孩死后两小时被请到现场，经了解，他得知这位女孩的父亲隐瞒了另一位女儿早前感染过天花的情况。奥伦斯坦给死者拍了遗照，当他 20 年后重返该地时，把这些照片连同他自己儿子的快照一同送给了女孩的父亲。"他很感动，"

奥伦斯坦回忆道，“甚至到那时候他也不知道自己原本可以挽救女儿的生命。”

当奥伦斯坦回国后，美国疾控中心的工作重心转向了应对麻疹。尽管世界卫生组织以消除脊髓灰质炎为己任，但是曾经在非洲和巴基斯坦等地抗击过天花的医生都知道，麻疹对第三世界儿童的威胁远远超过脊髓灰质炎。就算是到了 2000 年，麻疹依然在一年内使全球将近 300 万儿童丧命，同比而言，脊髓灰质炎的受害者只有几千人。在美国，卡特执政时期严格执行的入学法律也显示出公众愿意参与到消除麻疹的工作中来。为了实现这一目标，免疫接种系统自然需要注入新的资源和采取巧妙的策略。一旦这些举措付诸实施后，它们也将适用于防治许多其他的疾病。在奥伦斯坦看来，“麻疹是美国未来 25 年内免疫接种项目的主要驱动力”。

从印度回来之后不久，奥伦斯坦参与了一项试验，以便验证连环式的疫苗接种能否像抑制天花一样成功地防治麻疹疫情，这种“连环”方式包括系统性跟踪、隔离以及为密切接触者接种疫苗等措施。事实证明此举无效。这项试验在几个中西部的州进行，但最后完全失败：麻疹的传染性太强了，而且与天花不同，它在患者还没有出现症状的时候就能传播。这次经历让奥伦斯坦及其同事意识到建立一个更严格的疫苗接种项目的必要性。

20 世纪七八十年代，科学界对于何时最适合接种麻疹疫苗的看法变来变去。1963 年，美国疾控中心认为最好在小孩 9 个月大的时候接种。几年后，接种的年龄提高到 12 个月大，1977 年又改为 15 个月大，因为大家已逐渐明白，母源的麻疹病毒抗体会极大地中和疫苗病毒，从而使孩子自身难以产生持久有效的抗体。然而到 1989 年，情况又发生变化。这时候绝大部分母亲没有感染过麻疹，因此胎盘和母乳中缺少足够的抗体来保护她们的孩子。所以儿科医生又把首次接种的建议时间调回到 12 个月大。他们同时推荐接种加大了剂量的疫苗，以便弥补大约 5% 的疫苗失败率和日渐微弱的母源抗体。[18] 公共卫生官员开始试验麻疹病毒含量更多的疫苗（被称为“高效价疫苗”），[19]用来测试它们是否能在孩子更小的时候接种，并且发挥抵消母源抗体的作用。1992年发布的非洲和海地的试验数据显示，接种过高效价疫苗的女孩死亡率更高。虽然一些科学家觉得这只是统计上的巧合，但当时流行的理论认为高效价疫苗会导致人的免疫力一过性丧失，从而使得孩子更容易感染其他传染病。美国疾控中心随即叫停了本国的高效价麻疹疫苗试验。

1993年，当奥伦斯坦接管国家免疫接种项目时，手头已有一份两年前麻疹危机之际他协助制订的计划。这份蓝图其实是国家疫苗咨询委员会主持编写的白皮书，其中写道：麻疹疫情非常令人不安，但由于麻疹是疫苗可预防的疾病中传染性最强的，因此它可以被用来视作疫苗接种体系失效与否的标志。[20]该计划呼吁推进一系列改革，包括政府投入更多资金用于疫苗检查和发放，强制“健康维护组织”（Health Maintenance Organization，HMO）将疫苗纳入保险范围，以及要求儿童进入日托机构时必须接种疫苗等。

克林顿政府迅速采纳了其中大部分建议，美国国内的麻疹流行也就突然停止了。最后一例麻疹病例出现在1993年；与输入性病例有关的小范围暴发仍时有发生，但政府能够动用足够的资源来追踪并消灭这些隐患。1996年成功连任后不久，克林顿总统和第一夫人希拉里出席了一场庆典，以纪念人们在消除疫苗可预防的疾病过程中所取得的进步。伴随着婴儿在身后接种时的哭笑声，随和、风趣的克林顿回忆起他小时候接种索尔克疫苗时的经历。“我像其他孩子一样大哭大闹”，克林顿说道，但是“我记得非常清楚，接种完疫苗后，生命中的某些重负和烦恼便消失了”[21]。

除去每年6例左右与疫苗有关的病例，美国最后一例脊髓灰质炎病例出现于1979年。在清除麻疹和脊髓灰质炎的过程中，很少被注意的一点是我们邻国在其中扮演的角色。早在美国之前，古巴便已消灭了这两种疾病，古巴当局听从了萨宾的建议，设立了一系列国家免疫接种日，从而确保每个孩子都能及时接种疫苗。西罗·德·夸德罗斯（Ciro de Quadros）连续多年担任泛美卫生组织（Pan American Health Organization，PAHO）疫苗接种项目负责人；他借鉴古巴的成功经验，于20世纪80年代中期在巴西主持开展了消除麻疹和脊髓灰质炎的工作，并于1991年把这项计划拓展到其他拉美国家；同年，西半球最后一例脊髓灰质炎病例出现在秘鲁。奥伦斯坦表示："这些措施旨在从根本上消灭脊髓灰质炎，这也成为世界上其他地区清除该病的策略。"该策略包括常规的疫苗接种、设立全国性的免疫接种日以及各种细致的监管。以孩子为中心的拉美人把疫苗接种运动看作神圣不可侵犯的。在萨尔瓦多，每当国家免疫接种日到来，左翼游击队和政府军双方都会停战。而在墨西哥、委内瑞拉和哥伦比亚，原定的劫持计划和罢工活动也会被取消。1989年至1991年麻疹疫情暴发期间，奥伦斯坦有一次参加了泛美卫生组织主办的一场会议，一名得克萨斯州的疫苗接种官员指责墨西哥人把疾病传染到了美国。愤怒的墨西哥官员则认为事实恰恰相反。在奥伦斯坦看来，"他们可能都是对的"。随着拉美地区上报的麻疹病例数从1990年的25万例下降到2002年的469例，并且从此病例数均为"0"，来自拉美的移民和旅游者再也不会把这种疾病传播到美国了。大部分的输入性麻疹病例来自日本、韩国和德国。

新科技，新疫苗

20世纪90年代初期，虽然大家对于麻疹疫情感到绝望，对于疫苗研发来说却是一个充满希望的时代。当奥伦斯坦和他不断增加的团队成员致力于清除贫困儿童接种疫苗的障碍之时，两种技术复杂但极具前景的新型疫苗开始投产。第一种是针对乙型流感嗜血杆菌的结合疫苗。乙型流感嗜血杆菌为导致儿童细菌性脑膜炎的三大病因之一，在1985年开始疫苗接种之前，该细菌每年会造成大约600人死亡以及

3000 例涉及脑损伤、耳聋或其他严重后遗症的病例。第一种针对乙型流感嗜血杆菌的疫苗来源于从细菌外膜中提纯的多聚糖分子。疫苗权威专家只推荐 18 个月及以上的儿童接种这种多聚糖疫苗，因为婴儿还未成熟的免疫系统不能通过注射该疫苗建立持久的免疫保护。由于婴儿是感染乙型流感嗜血杆菌最严重的人群，三组美国科研人员继续研发一种新型的蛋白质—多聚糖结合疫苗。

结合疫苗由多聚糖分子通过化学键连接到细菌蛋白组成。当我最初想探究它们究竟为何物的时候，我想起了儿时家附近的一个杂草丛生、已被废弃的花园，8 岁那年，我曾在那里用模型黏合胶水把风信子与水仙的秆茎黏在一起。我想知道人们是如何想到可以把两种细菌成分融合到一起的。和免疫学领域的许多成就一样，这一创见最初由卡尔·兰德施泰纳提出，他还发现了脊髓灰质炎病毒、血型和其他很多医学现象，并于 1930 年获诺贝尔“生理学或医学奖”。兰德施泰纳生于奥地利首都维也纳，后来成为洛克菲勒研究所的研究员，他注意到存在一些能与抗体结合的物质，但它们不会使机体产生新的抗体。他把这类物质叫作“半抗原”。兰德施泰纳发现，通过化学方法先把半抗原与蛋白质联结，机体注射了这种分子量更大的分子后便可产生抗体。奥斯瓦德·埃弗里（Oswald Avery）是洛克菲勒研究所的生物学家，20 世纪 30 年代，他也发现把肺炎球菌的外膜荚膜与蛋白质结合起来后，同样能生成抗体。埃弗里的研究成果被埋没了几十年；与大多数细菌疫苗一样，它也是二战后抗生素取得巨大成功的受害者。1980 年，美国国立卫生研究院的约翰·罗宾斯与同事蕾切尔·斯尼尔森（Rachel Schneerson）率先提出要研发嗜血杆菌结合疫苗。他们制备的疫苗于 1989 年由默克制药公司投产上市。[22] 两人与另外两组团队有着深入的合作关系，它们分别由罗切斯特大学的波特·安德森（Porter Anderson）和普莱克斯（Praxis）制药公司的戴维·史密斯（David Smith）领导，这两组团队研发的疫苗最终由惠氏制药公司生产。

1990 年下半年，美国疾控中心建议婴儿分别在 2 个月、4 个月和

6个月大的时候接种乙型流感嗜血杆菌结合疫苗和3针百白破疫苗。仅仅过了不到5年，乙型流感嗜血杆菌脑膜炎病例便很少出现了。虽然该疫苗的成功不会被家长们津津乐道，但它在医学界具有里程碑意义。大部分儿科医生都见过因感染细菌性脑膜炎而死亡的儿童，他们由衷地为乙型流感嗜血杆菌疫苗的成功感到高兴。这种疫苗所取得的巨大但不为人所知的成就在希瑟·怀特斯通（Heather Whitestone）的例子中可见一斑，她于1995年摘得"美国小姐"桂冠。怀特斯通一岁半大的时候遭受过一场严重的乙型流感嗜血杆菌感染，由此丧失了听力。但是，因为感染发生在百白破疫苗注射之后，她的父母原本认为这次接种是导致女儿患病的罪魁祸首，这些往事在怀特斯通一举成名之后被许多媒体报道。[23]

随着乙型流感嗜血杆菌不再传播，这种细菌的甲型菌株逐步占领了生态位。由于甲型毒力较弱，后果不严重，所以脑膜炎和其他侵袭性流感嗜血杆菌疾病迅速减少。[24]其后，微生物界的研究重点稍微有了一些变动，1999年，惠氏制药公司生产的肺炎球菌结合疫苗上市，用于预防另一种常见的儿童脑膜炎。儿科医生很快就认可了肺炎球菌结合疫苗，希望它们能够帮助预防耳部感染，同时减少家长们不断为生病的孩子索要甜粉色抗生素糖浆的需求。这种新型疫苗包含了7种抗原，以便防治那些会引发肺炎的菌株，但是，肺炎球菌菌株等细菌的抗生素耐药性问题也逐渐受到人们关注。虽然肺炎球菌结合疫苗被证明能够预防其抗原所代表的特定细菌感染，但是推广5年后，并没有证据表明它降低了侵袭性肺炎球菌感染的总体发病率。[25]不过，肺炎球菌结合疫苗带来了一个出乎意料的积极结果，那就是它可以极大地减少成年人感染肺炎球菌疾病的概率。[26]即使在那些对疫苗抱有偏见的社会中，这些细菌疫苗依然获得了广泛的正面评价。少数研究显示乙型流感嗜血杆菌可能会以某种方式导致青少年糖尿病，但是流行病学调查却未发现两者之间存在必然联系。经过一场认真讨论各种证据的听证会后，美国联邦疫苗法庭于2003年否认了糖尿病假说。[27]

20世纪90年代，用于预防乙肝、水痘和轮状病毒的3种病毒疫苗被列入儿童接种清单，它们比结合疫苗的遭遇更为曲折。这3种疫苗都能以各自的方式极大地减少疾病发生。它们也都是敬业的儿科医生、免疫学家和流行病学家数十年持续攻关的成果。但这些产品均借助专家建议才得以进入儿童疫苗库。它们几乎没有获得媒体关注，只引起儿科医生零星的兴趣和极少的公众热情。专家们的目的是让孩子们更加健康，但是在把疫苗推销给同事和家长的过程中，他们有时也会为自己所做选择背后的复杂逻辑感到困惑。因为类似言行可能会招致批评。尤其是建议全部新生儿接种乙肝疫苗引起了最持久而广泛的怀疑和争议。

在发现导致乙肝的病毒之前，乙肝被认为是一种血清性肝炎，并且展现出非同寻常的流行病学特征。乙肝病毒有可能引起多种伤害，有可能根本没有症状，这取决于患者感染的年龄，感染的方式、剂量或“接种源”以及被感染者的体质。有时它发病很急，然后被人体所清除。有时它只会导致轻微的病症但能引起慢性肝脏感染，造成肝硬化、癌症甚至是死亡。乙肝在密切接触血液制品的人群中很常见：吸毒者、血友病患者、肛交者以及母亲为乙肝患者的婴儿。正如我们所知，士兵如果注射了被污染的疫苗或血液制品，很容易感染乙肝。在军营、监狱和精神病院这样的地方，人们有可能通过性交、牙刷或浴巾上的污垢以及剧烈咳嗽等途径接触到乙肝病毒，感染则是家常便饭。亚洲和非洲部分地区的疫情尤为广泛，这可能是因为病毒在上述大洲出现的时间更早，在这些地方，已遭到污染的针头常被用于注射。只需少量病毒就会导致乙肝感染，尽管除了血液和性行为之外几乎没有被记载的传播途径，但高达30%的病例的传染源并不明确。

1954年，当索尔·克鲁格曼到达纽约斯塔滕岛（收治智障儿童的）威洛布鲁克州立学校时，他发现肝炎疫情已在5200名学生中蔓延。[28]克鲁格曼为他的研究建造了一幢特殊的住宅，以便采取隔离措施。这里比学校其他25幢楼更清洁，管理也更加严格。尽管克鲁格曼公开地为隔离楼里的儿童注射乙肝病毒，但家长们还是愿意把有智障的孩子送到学校来。克鲁格曼这样做的伦理依据是学校的大部分学生迟早都会感染乙肝，同时对于儿童来说，这种感染几乎都是良性的。克鲁格曼的批评者当然并不这样认为。艾伦·艾萨克斯（Ellen Isaacs）是纽约大学一名带有左翼倾向的医生，在1972年召开的一场讨论该事件的会议上，他发出了控诉："我们必须质问有谁死在了威洛布鲁克，为什么肝炎会在那儿流行，以及医生对此应该做些什么？用威洛布鲁克原本糟糕的病况来为这些病毒实验辩护，这样的做法阴险而狡猾。当时的病况完全可以得到改善。"[29]

到了1991年，美国疾控中心面临着相似的难题，他们拿不定主意，不知道是否应该建议美国境内出生的婴儿全部接种乙肝疫苗，正反观点激烈交锋。在过去的20年里，即便已研发出了两种旨在阻止其传播的疫苗，乙肝病毒依然大行其道，威胁着许多高危人群。克鲁格曼需要决定是不是为了追求最终的人道主义目标而继续进行病毒实验，与此类似，美国疾控中心也必须做出抉择，到底是维护弱势群体的权利还是应当以最终消除疾病为诉求。与克鲁格曼一样，美国疾控中心选择了意义更深远的目标。两者可能并没有选择的余地。

早在1971年，克鲁格曼便把肝炎患者的血清煮沸后提取到了原始的乙肝疫苗，并将其用于保护威洛布鲁克州立学校的部分被收容者。1982年，默克制药公司的研究者先从人血中提纯乙肝表面抗原，然后将其制备成疫苗，但是由于担心这种疫苗可能含有艾滋病病毒，其销售情况并不佳。4年后，默克制药公司又研发出世界上第一种重组疫苗。给默克效力的希勒曼与华盛顿大学的遗传学家威廉·拉特（William Rutter）共同制备了这种新疫苗，他们也与旧金山希龙制药公司的科学家进行了合作。酵母被用作合成抗原的微型工厂。

慢性乙肝感染每年导致数千例肝癌病例，默克制药公司的新疫苗因此被认为是第一种抗癌疫苗。由于阿拉斯加州的原住民感染率特别高，因此该州于1982年开始对青少年和幼儿进行普遍的疫苗接种。而美国的其他地区，大部分新发感染出现在静脉注射吸毒者、妓女和男同性恋者中。1984 年，美国免疫实施咨询委员会把这些高危人群以及表面抗原呈阳性的孕妇的孩子作为首要接种对象。这些孩子出生后不久就要注射乙肝疫苗和接受丙种球蛋白的被动免疫。[30]

这些防控乙肝病毒的措施令人失望了。那些真正传播病毒的人群很难被发现，与之相关的“不道德性行为”活动也被污名化了。1990 年，美国免疫实施咨询委员会建议对所有孕妇开展常规检查，这项政策预计可以在下个 10 年内预防 3500 名婴儿被感染。[31] 与此同时，乙肝感染却变得越来越常见，病例数从 1979 年至 1989 年增长了 37%。每年估计增加约 25 万例新发感染，并造成 5000—6000 人死亡，其中大部分死因为肝癌。虽然美国只有大约 8% 的感染发生在新生儿或其他儿童群体中，但是出生时就感染的婴儿继续发展为慢性乙肝的概率高达 90%。相反，大多数健康的成年人即便暴露于病毒环境也能抵抗病毒，从而避免永久感染。[32] 到了 1989 年，美国疾控中心疫苗接种委员会首次认真考虑推行婴儿乙肝疫苗接种计划。但里根政府和老布什政府从没有投入任何资源来帮助最高危的成年人接种疫苗。在 1991 年的那场最终决定对婴儿进行普遍接种的会议中，美国免疫实施咨询委员成员表示，虽然他们并不想把高危的成年人视为“二等公民”，但没有足够的资源使他们与婴儿一样都接种乙肝疫苗。到 1992 年，国会已经为婴儿接种提供了资金，但几乎没有州调用资金同时为高危的成年人接种乙肝疫苗。[33] 虽然有很好的理由来为儿童接种，但美国疾控中心忽视了早期活动失败的原因。人们从各种政治信号中可以得到解读，那就是给瘾君子和同性恋提供卫生服务并不是受欢迎的选项，公共卫生官员从没有真正推行过更有效的解决方案。最终会有人为此付出代价。

旧的方案把救治已感染乙肝、“处于危险中”的受歧视群体作为目标。新的策略更像是整个社会工程中的一部分，它们能在携带者有机会做出传播病毒的行为之前就先发制人地防控好乙肝。1992 年 2 月，美国儿科学会紧随美国免疫实施咨询委员会步伐发出了广泛接种乙肝疫苗的倡议。委员会成员尼尔·哈尔西认为，“对于这种疫苗而言，安全性并不是什么问题。这是一种非常可靠的疫苗……几乎比我们使用过的所有其他疫苗都安全”[34]。儿科医生最初对此表示怀疑。1992年下半年进行的一次调查显示，只有50%的儿科医生支持普遍的婴儿接种。接种3针乙肝疫苗大约需要100美元费用，有人为此提出质疑，真正起到预防效果的儿童人数是否抵得上这些开销？更关键的是，接种所产生的免疫力能否持续到成年，届时他们的某些行为有可能会将自身置于危险境地？[35]医生们仅将乙型流感嗜血杆菌疫苗加入到百白破疫苗和脊髓灰质炎疫苗的接种清单上。[36]他们担心家长们会反对给2个月或6个月大的婴儿再补种一针其他疫苗。虽然据估计每年有大约9000名儿童以某种方式感染病毒，但美国疾控中心从没有检测到乙肝在学校里传播。[37]有人还追问，既然乙肝检测呈阴性的母亲所生的婴儿很少被感染，那为什么不给更容易感染的青少年接种呢，或者把决定权交给他们的父母？

从本质上来看，公共卫生是依据社会的本来面目来解决问题，而非基于它所期待的模样。此种情况下，推行普遍接种便是一项好的公共卫生政策。无论父母怎样反对为他们纯洁无辜的孩子注射其他的疫苗，但乙肝疫苗确实很有用。“我们不能像预言家一样精准预测到底哪个孩子将来会成为高危的易感者，他们是否感染乙肝取决于自身行为、外部环境或新的生活地变化等多种因素”，哈尔西和时任美国免疫实施咨询委员会主席的卡罗琳·布里斯·霍尔（Caroline Breese Hall）写道，“因此，儿科医生必须为他们的‘小’病人发起一项直到他们成年后才到期的保险政策”。[38]

虽然最初存在疑虑，但美国各州很快就把乙肝疫苗包含在它们的强制接种项目中了。到1994年，加利福尼亚州82%的儿科医生都在为婴儿接种疫苗；[39]至2002年，已有44个州出台了法案，强制要求给准备就读小学或进入日托中心的孩子接种乙肝疫苗。这些法律从开始就几乎没有遭到反疫苗接种者的抵制而顺利获得通过。毫无疑问，疫苗接种抵御了乙肝病毒，拯救了成千上万条生命，并缓解了国家器官移植系统的巨大压力（不幸的是，同样会导致肝癌的丙肝潜伏性感染却在增加器官移植的重负）。从1982年到2002年，超过4000万婴孩、儿童以及3000万成年人接种了乙肝疫苗。据美国疾控中心估计，2002年全美大约有7.9万例乙肝感染新发病例，同比之下，1982年高达20万—30万病例。这些成果的取得，部分可归因于艾滋病时代人们逐渐提高的性行为安全意识。但是疫苗对防控幼儿感染发挥了主要作用。无论儿童时期接种过乙肝疫苗的青少年，还是青少年时期接种过的成年人，他们在同龄人中的发病率都更低。[40]

美国阿拉斯加和中国台湾实施普遍接种乙肝疫苗的历史最长，而这两个地区的统计数据也显示疫苗产生的免疫力持续有效。乙肝病毒的潜伏期很长，这显然给受疫苗作用的免疫细胞留出了足够时间，以便它们在新感染出现之前产生免疫应答。肝癌和肝硬化仍然困扰着老年人，但随着刚出生就接种疫苗的新生代逐渐长大成人，整体患病人数肯定会下降，等待肝脏移植的病人名单也会相应缩减。[41]乙肝疫苗正发挥着人们所预期的效用。

没有人否认乙肝的危害性。小孩刚出生就被注射疫苗等外来物质，以便他们在人生的初期便能有效抵抗那些风险极低的疾病侵害，受过良好教育的家长出于本能会对此产生厌恶感，但他们自然能理性权衡利弊。随着下一种针对水痘的疫苗被列入儿童免疫接种清单，至少从个体层面来看，很多人希望知道疫苗接种是否有利于健康。随着乙肝疫苗和水痘疫苗的推行，反对疫苗接种已是暗流涌动，逐渐从一小撮核心的异见者扩散到范围更大、更主流的怀疑论者群体。家长们总体上没有发现乙肝疫苗和水痘疫苗有任何问题，但他们依然可能质疑新的注射是否必要。可以肯定的是，这些疫苗因为出色的安全记录已成功获得了官方许可。但是从家长的角度来看，这并非意味着它们就一定值得让人接种。

论及新药研发，“治疗虚无主义”（therapeutic nihilism）倒是一种值得注意的观念，它们的哲学是“用药越少，效果越好”。这种理论源于加拿大医生威廉·奥斯勒，早在19世纪末20世纪初，他便对传统疗法“取其精华、去其糟粕”，然后在此基础上推动了医学的革新。作为一种医学理念，治疗虚无主义并未过时：在可能是感染了病毒的情况下，现代儿科医生也经常鼓励家长等待疾病自愈，而不是直接为他们的孩子使用无用乃至有害的抗生素。当然，谈及疫苗接种议题时，保护孩子免遭天花、脊髓灰质炎甚至麻疹的侵害又是另一回事。但是，很多出生于“婴儿潮时代”的父母曾在儿时患过水痘，他们觉得这其实没什么大不了的。另一些家长则自负地认为他们抚养的孩子不会被置于感染乙肝的风险中，稍微谨慎些的家长则认为等孩子大些时候再接种疫苗也不迟。此外，成年人通过阅读报纸接收了大量信息，足以使他们担忧接种新疫苗所带来的许多意想不到的后果，这可能超过了所要预防的疾病的已知风险。在受过良好教育并且自信的部分家长看来，某些疫苗的风险与收益比已经发生了改变，虽然没有迹象表明公共卫生当局已意识到了这一点。

毫无疑问，水痘并不总是良性的。虽然对于大多数感染水痘的孩子来说，这意味着通常只会遭受不到一周的瘙痒不适，但其潜在的并发症每年造成大约100人死亡以及数万人住院。即使大多数家长把水痘感染视为童年时期正常的经历，但当水痘疫苗于1995年被批准上市的时候，大部分有孩子的女性因需外出上班，就算她们想待在家一周来照顾孩子，也难以承担由此造成的生计重负。哈尔西认为，有的父母工作日无法在家陪伴小孩，如果考虑到这些因素的话，那么一定程度上水痘疫苗还是管用的。另外，有些孩子感染水痘后的痛苦会比其他人严重。“任何人遇到这种情况都不妙”，他说。[42]

长期以来，儿科疫苗学家苦苦追寻着水痘疫苗这颗儿童病毒疫苗“王冠”上最后的“宝石”，这是莫里斯·希勒曼于20世纪50年代后期着手开发的领域。普洛特金、卡茨和那个时代其他资深的疫苗学家都曾试图让水痘疫苗“皈依”，从而使其成为儿童接种的常规疫苗。

但水痘疫苗的制备极其艰难，科学家们耗费了 20 多年时间进行研发。1974 年，日本大阪大学的高桥伦明（Michiaki Takahashi）与同事从一名叫冈（Oka）的男孩身上筛选出了疫苗株；但直到 1988 年才在日本和韩国获得普遍使用的许可；过了 5 年，已经有 150 万名儿童接种了这种水痘疫苗。[43] 由于人们对该疫苗的长期效力存在疑虑，它进入美国市场的时间被推迟了。这是一个需要严肃考虑的问题，因为在常规接种疫苗人群中，那些接种了无效疫苗的人会变得更为脆弱，由此导致他们成年时更容易感染水痘，而发生在成年期的水痘往往更加严重。一些科学家也提出猜想，认为周期性地暴露于水痘病毒环境中，例如父母或祖父母接触患病的孩子，会提升成年人防止感染带状疱疹的能力；而带状疱疹是感染过水痘的病人携带的病毒被再次激活后所引起的一种极为疼痛的疾病。如果身边缺少了感染水痘的儿童，成年人带状疱疹的发病率会相应增高吗？提出该问题的人绝不是“反疫苗者”。这种顾虑可以追溯到几十年前，一些知名疫苗学家有时也会就此展开争论。[44]

1992 年，苏珊·埃伦伯格（Susan Ellenberg）刚担任美国食品药品监督管理局生物制品中心生物统计学和流行病学主任的时候，她震惊地发现许多疫苗试验居然没有数据资料。苏珊·埃伦伯格注意到仅仅经过一次大约 1000 人参与的随机临床试验后，最终版水痘疫苗就获得了投产批准，而这次试验距离该疫苗获批已达 12 年之久，况且所使用的制剂大同小异。至少约 1.2 万名儿童接种了最近的剂型，但不是在双盲实验环节。默克制药公司答应给 9 万名接种水痘疫苗的孩子进行事后监测，但埃伦伯格对此并不满意。她表示，“除非癌症或免疫缺陷患者被感染了”，否则水痘很少置人于死地，“令人愕然的是，水痘疫苗竟然在几乎没有对比数据的情况下便获得了批准”[45]。

这些新型疫苗令疫苗接种医生提出了颇具哲理的反对意见。克利夫兰市儿科医生阿瑟·拉文（Arthur Lavin）写道：“社区推荐民众接种乙肝和水痘疫苗，但当地医生对此持反对态度，这种状况足以说明此类医学干预存在危险，需重新评判。”虽然水痘每年可能造成 100 人死亡，每 600 名患者中就有 1 人需接受住院治疗，“要知道每年得有多少儿童死于普通感冒的并发症啊？可能不止 100 例，但是我仍然会把普通感冒视为最良性的传染病之一”，拉文说道。[46]

疫苗有可能会以不可预知的方式改变致病模式，导致水痘和带状疱疹可能会使成年人遭受巨大折磨，这更增加了拉文的忧虑。“我们的专家怎么能对一种流行病学上显示绝大多数时候都属良性的疾病进行大范围的干预呢，何况从长远来看，尚不清楚其危害是否会多于益处。”言下之意就是：“学术界和美国儿科学会愿意推广一种他们不喜欢的疫苗吗？”反对意见认为，随着水痘病毒的传播越来越少，感染水痘的成年人相应也会减少。风疹病毒的经验给美国疫苗学家增添了信心，他们认为当前的病毒清除策略是有效的。在斯坦·普洛特金看来，“最坏的情形是只对儿童进行零星的接种，这些举措固然减少了野生型水痘的传播，但同时无法给所有人提供保护，因此增加了人们日后患病的风险”。[47]

与大多数疫苗类似，所有疑问尚需实践证明，一旦大部分儿童接种水痘疫苗后，结果便知晓了。1999 年，全美 60% 的幼童接种了水痘疫苗，结果只有 10% 的孩子感染病毒，同比而言，在没有推广水痘疫苗的时代，几乎所有儿童都会发病。当时，全美仅有 5 个州要求小孩进入日托机构或正式上学前需接种水痘疫苗。[48] 从 1995 年 1 月 1 日到 2000 年 12 月 31 日，一项流行病学调查在加利福尼亚州羚羊谷（Antelope Valley）、得克萨斯州特拉维斯县（Travis County）和费城西部展开，结果显示这些地区的水痘病例数分别下降了 71%、84% 和 79%。[49] 费城的一项研究也有这样的记载：一位家长及其孩子被发现感染水痘后，一家收容所的 50 名孩子以及许多母亲都于 1998 年冬天接种了疫苗。结果除了患病儿童的两个兄弟姐妹外，没有任何人被感染。而在另一家没有推行接种的收容所里，某次水痘暴发致使 63 名孩子和家长患病，疫情持续了整整 6 周。大约 1/3 的儿科医生可能仍然对 1998 年的研究持怀疑态度。[50] 但是一旦水痘疫苗被引入、推广并且发现它们确实有效后，事实会让未来可能出现的质疑显得苍白无力（尽管到 2006 年的时候，人们若想获得完全免疫的话，显然需要补种一次疫苗）。我们大多数人对水痘感染记忆，无非这是一场短暂的折磨而已。

为疫苗安全提供资金保障

20 世纪 90 年代初期以来，随着新型疫苗不断出现，美国疾控中心利用来自克林顿政府的资金扶持，极大地扩充了员工队伍。美国疾控中心成立了专门的机构来推进疫苗接种项目，新命名为“国家免疫计划”（National Immunization Program），其员工数 1993 年约为 100 人，10 年后已超过 500 人。更重要的是，来自该项目的资金完善了公共卫生官员网络建设，从而使全美各城镇更多的人致力于疫苗接种工作。

1988 年，一位名叫鲍勃 · 陈（Bob Chen）的流行病学情报服务专业毕业生接管了美国疾控中心的疫苗安全工作。此前两年，鲍勃 · 陈在旧金山主要从事对濒死的艾滋病患者进行临终关怀的工作；他 10 岁时从中国台湾移民美国，最初根本不会说英语。鲍勃 · 陈生长于伊利诺伊郊区，并在芝加哥大学获得了医学博士学位，随后又留校在哲学家利昂 · 卡斯（Leon Kass）门下攻读公共政策硕士学位，后者曾质疑横行于公共卫生领域的功利主义价值观。鲍勃 · 陈的父亲则生长于一个务农家庭，在退出蒋介石领导的国民党之前，已经是台湾居于垄断地位的电信行业的一名高管。作为一名努力奋斗的移民典型，陈父对大型官僚机构所施加的压力有着敏锐的洞察力。鲍勃 · 陈很好地继承了这种能力。

监管疫苗安全岗在美国疾控中心从来不是一个有吸引力的职位。1978 年，当艾伦 · 欣曼创立首个免疫接种不良事件监测系统的时候，仅有一名兼职流行病学家和一名健康顾问专家被分配过来协助他开展工作。与导师卡斯一样，鲍勃 · 陈对个体生命的价值系怀于心，满腔热情投入工作。他在随后的16年里建立起一个疫苗安全项目，聘请的全职科学家超过了25名。因为项目规模庞大，资源丰富，鲍勃·陈成了其他国家的同行羡慕乃至嫉妒的对象，他也成为疫苗安全监管领域的世界级权威。同事们认为在确保疫苗安全方面，鲍勃·陈和奥伦斯坦所做的工作比全球任何人都多。但是，鲍勃·陈事业上取得的成就只会让他如坐针毡，而非如同登上王座那样傲视群雄。鲍勃·陈在同僚中的名望越高，公众甚至国会成员对他的质疑和嘲笑就越多。鲍勃·陈及其团队的科学家所开展的大部分研究都证明疫苗安全、可靠。但当他发现问题时，除了上级怀疑他，反疫苗团体也出来叫嚣。当鲍勃·陈未发现问题时，反疫苗接种者又会攻击、责备他隐瞒了真相。

1986年，美国出台的疫苗接种赔偿法案使"疫苗法庭"应运而生，该法案也要求美国医学研究所成立专家小组，以便调查和解决疫苗安全中存在争议的问题，其中包括百日咳疫苗。1994年，在对科学和医疗数据进行了长达18个月的审核后，专家小组发布了一份报告，确认疫苗与疾病之间存在某些罕见但证据充分的因果关系。[51] 其中包括乙肝和麻风腮疫苗偶尔引起的过敏反应；血小板减少症会导致凝血障碍，它在接种过麻疹疫苗的孩子中的发生率为1/50000；此外每年有10例左右与疫苗有关的脊髓灰质炎病例。专家小组没能找到足够的证据来支持或反对其他涉及疫苗伤害的指控，为此他们建议开展一系列专项研究作为补充，其中包括流感疫苗接种之后有可能出现的格林—巴利综合征问题，以及儿童接种"Urabe株"腮腺炎疫苗后造成的无菌性脑膜炎研究。专家小组同时建议应当对疫苗有关的罕见不良反应进行登记管理。

那时的疫苗权威早已做好准备应对各类特定的安全投诉。1995年，在一名因口服脊髓灰质炎疫苗而致残的男孩的父亲约翰·萨拉莫内（John Salamone）催促下，美国疾控中心和美国儿科学会决策委员会最终建议放弃萨宾疫苗，转而使用改良的索尔克疫苗，借以预防由接种导致的脊髓灰质炎案例再次发生。到1996年，婴儿开始接种两剂索尔克疫苗和两剂萨宾疫苗，不过两年后便只接种索尔克疫苗了。1996年，决策委员会还建议婴儿接种无细胞百日咳疫苗，而非有风险的全细胞疫苗。

鲍勃·陈致力于构建一个能对上述专家的观点进行回应的项目。到20世纪80年代后期，他帮助建立了疫苗不良事件报告系统（Vaccine Adverse Event Reporting System），通常简称为“VAERS”，以替代欣曼此前创建的类似监测体系，从而使儿科医生能够更加及时、全面地反馈各类问题。鲍勃·陈还说服了西海岸几家拥有计算机储存患者病历的大型“健康维护组织”，建议他们把每例患者的情况与疫苗接种数据进行关联。疫苗安全数据链系统（Vaccine Safety Datalink）于1991年完成建设并投入运营。8年后，一种用于防治轮状病毒的新型疫苗被列入疫苗接种清单，这时，鲍勃·陈的系统将经受它自创建以来最大的一场考验。但是无独有偶，疫苗科学家、公众甚至一些医生对轮状病毒事件的见解再次出现了巨大分歧。

不受欢迎的轮状病毒疫苗

1998年6月25日，美国免疫实施咨询委员会经投票表决，一致同意为做好轮状病毒防控工作而开展广泛的疫苗接种活动；这是一种能引起腹泻的肠道定植病毒。尽管算不上家喻户晓，但轮状病毒作为儿童最常见的急性感染之一，它能感染世界上大部分哺乳动物的肠道。几乎所有的孩子5岁前都至少经历过一次轮状病毒感染。拿美国来说，这意味着每年仅此便有50万次就诊和大约5万人住院治疗。轮状病毒感染属季节性的，每年冬天和早春都会席卷美国全境。据沃尔特·奥伦斯坦回忆：“在洛杉矶儿童医院进行的儿科培训结束后，我得到的警告便是‘1月份的时候不要前往婴儿病房’，因为这时正是那些因感染轮状病毒而脱水的小孩入院接受静脉注射治疗的时候。”[52] 美国很少出现轮状病毒感染死亡案例，但在非洲、亚洲和拉丁美洲的贫困地区，患儿由于缺少医疗护理，结果因呕吐和腹泻导致的脱水每年会让 87 万多名儿童夭折。[53]

在设计上，“RotaShield”以及其他成功制备的轮状病毒疫苗突破了过去的某些技术。澳大利亚微生物学家露丝・毕晓普（Ruth Bishop）在电子显微镜下发现了这种病毒，因其像轮子一样的外形于是将它命名为“轮状病毒”。美国国立卫生研究院的艾伯特・卡皮基安（Albert Kapikian）构思设计了第一种轮状病毒疫苗。卡皮基安将其称作“新詹纳疫苗”（neo-Jennerian），因为就像詹纳用牛痘病毒来防御天花一样，他研发的疫苗使用了一种源于恒河猴的轮状病毒，后者能催生人类的免疫力，使他们免遭恼人的轮状病毒侵害。被惠氏制药公司采用的卡皮基安疫苗包含三组基因，分别来自三种减毒的人类轮状病毒株。与此同时，默克制药公司也在致力于研发一种源于奶牛的嵌合疫苗，这种疫苗由宾夕法尼亚大学的普洛特金、保罗・奥菲特和弗雷德・克拉克（Fred Clark）研发。葛兰素史克（GlaxoSmithKline）公司的疫苗设计更为简单；这是一种在辛辛那提感染过一名幼童的减毒病毒株。以上 3 种疫苗都属口服活疫苗，就像萨宾的口服脊髓灰质炎疫苗那样，它们能在人的肠道中产生保护性免疫应答。

美国食品药品监督管理局批准了惠氏制药公司生产的轮状病毒疫苗“Rotashield”，并且附加了补充说明。在提醒儿科医生阅读以便留意潜在不良反应的药品说明书中，审批机构特别指出这种疫苗可能会导致高热和肠套叠，即肠子套叠在一起，可产生剧痛，甚至有可能致命，有时需要手术治疗。[54] 1997 年，马里兰大学儿科医生玛格丽特・雷内尔斯（Margaret Rennels）协助进行了惠氏轮状疫苗测试工作，结果在接种过该疫苗的孩子中发现 1 例肠套叠病例；美国食品药品监督管理局高官卡罗琳・哈迪格里（Carolyn Hardegree）注意到了这一现象，她通过病例审查发现 10000 名疫苗接种者中还有 4 例肠套叠，同比而言，对照组中 4633 人仅发生 1 例。从统计学意义上来看，虽然 5 例肠套叠病例并不能说明太多问题，但其中 4 例是在疫苗接种 15 天内出现的。肠套叠有时与肠道病毒感染有关，所以自从雷内尔斯发现肠套叠病例后，人们越发担心随着该疫苗的广泛使用，新的同类病例可能会继续出现。

文献检索时，雷内尔斯和同事几乎没有发现常规的轮状病毒感染导致肠套叠的证据。其次，肠套叠很罕见，因此人们很难判断雷内尔斯所发现的病例是否纯属巧合。雷内尔斯在向美国食品药品监督管理局专家小组汇报时表示，由于5例肠套叠病例大部分发生在第二次或第三次“Rotashield”注射之后，并且接种另外两种轮状病毒疫苗后也出现过类似病例，因此“我认为，目前的联系很可能只是巧合”。一年后，雷内尔斯与美国国立卫生研究院的科学家罗杰·格拉斯感到仍有必要发表他们的成果，进而呼吁人们对轮状病毒疫苗上市后可能造成的危害保持警觉。[55] 他们只有2页篇幅的文章刊于《儿科传染病杂志》(*Pediatric Infectious Disease Journal*)，这本期刊全科医生并不会经常阅读。

格拉斯已发表了160多篇有关轮状病毒感染的文章，他早就希望能有一种针对此类病毒的疫苗上市。正如格拉斯几年后指出的那样，“我所研究的病毒，一天之内所杀死的人比‘非典’一共致死的都多”，当时一种新出现的疾病正令人担忧。[56] 不过可以肯定的是，轮状病毒每年在美国造成的死亡数通常不会高于60人，此外，虽然它会导致严重的脱水性感染，其成本效益分析却显示该疫苗每预防一例腹泻所需花费仅为103美元。[57] 即便美国对轮状病毒疫苗的需求并不迫切，该疫苗对第三世界国家仍然很有用。[58] 世界卫生组织希望推广一种轮状病毒疫苗，惠氏制药公司也已向格拉斯和其他人许诺在贫穷国家销售时最终会给予一定折扣。“最终”一词意味着在公司至少已在美国收回了部分成本，这些目标只有当疫苗普遍使用后才能实现。

1998年10月，一些新成员加入了美国免疫实施咨询委员会，其中包括宾夕法尼亚大学的儿科免疫学家保罗·奥菲特，他大部分的职业生涯都致力于研究目前由默克制药公司研发的轮状病毒疫苗。奥菲特是一位开朗、热情的科学家，每当提到自己的孩子，他总是充满爱意；要是谈起别的一些死去的儿童，他也禁不住潸然泪下。奥菲特的妻子邦妮（Bonnie）是一位儿科医生，以其热情和耐心吸引了很多富有但对疫苗持怀疑态度的家长到她诊所就诊。与疫苗界的许多人士不一样，奥菲特自己不会迎合疫苗怀疑论者。他认为这些人被误导了，才会说出一些荒唐的反对意见。在奥菲特看来："科学并非总是'政治正确'，科学要么被证实，要么被证伪。"在《儿科学》等类似期刊上，奥菲特发表了强有力的言论来为疫苗辩护，这让他像避雷针一样成了反对者们攻击的对象。奥菲特甚至收到过来自那些将自己孩子的问题归咎于疫苗的家长的死亡威胁。[59]

奥菲特生长于巴尔的摩市郊，就读于马里兰大学医学院，并在匹兹堡完成了儿科住院医实习，随后他在费城儿童医院担任研究员职务。斯坦·普洛特金为奥菲特的导师，1957 年他在刚果测试过口服脊髓灰质炎疫苗，后来又制备出最优良的风疹疫苗；正是普洛特金将奥菲特引上了不那么吸引人的疫苗学研究道路。奥菲特回忆称："我记得走进导师的办公室时，他正在迅速翻阅《发病率与死亡率周报》（*Morbidity and Mortality Weekly Report*，*MMWR*），查看先天性风疹的最新数据。那是属于他的成绩单，病例数不断下降。能对孩子的健康产生这么直接、切实的影响实在是棒极了。"奥菲特与兽医弗雷德·克拉克合作，着手推进由普洛特金启动的轮状病毒疫苗研制工作。由于奥菲特的疫苗与惠氏制药公司的产品存在竞合关系，因此参加美国免疫实施咨询委员会理论上会使他面临一个"履行公共义务与追求自身利益相冲突"的问题。疫苗批评者声称奥菲特支持惠氏制药公司的疫苗是出于私心，因为有美国免疫实施咨询委员会的认可，理论上便为该公司的产品进入市场铺好了路。但另一方面，疫苗制造商更喜欢成为市场中唯一的产品供应方，因此完全可以说奥菲特疫苗的介入有助于推进市场公平竞争。此外，任何认为疫苗研发者与制药公司必定狼狈为奸的人都可能遭到了误导。普洛特金曾试图吸引他的雇主安万特—巴斯德公司进入轮状病毒疫苗生产领域，但对方拒绝了这项合作提议，奥菲特和克拉克最终才把他们研发的疫苗卖给了默克制药公司。在近两年的时间里，奥菲特平均每周得花费一天来对默克制药公司的管理者进行游说，以便确保他们会继续对他的疫苗开展临床试验。奥菲特敏锐地意识到，疫苗在整个制药产业中就像是一位“弃儿”，并不受到制药企业特别看重。

“当然，我们确实希望自己研发的疫苗能被广泛应用”，奥菲特略带讽刺意味地说，“如果我们能自己生产的话那就更好了，但我们做不到。所以我们不得不与令人讨厌的药厂合作。”奥菲特觉得让疫苗专家来推荐疫苗是存在明显偏见的，但除此之外还有谁能评估一种疫苗是否有用呢？无论如何，等到奥菲特加入美国免疫实施咨询委员会的时候，美国食品药品监督管理局已为惠氏疫苗颁发放了许可证，而美国免疫实施咨询委员会也正式建议普遍接种奥菲特的轮状病毒疫苗。

从 1998 年下半年开始，儿科医生已经为大约 120 万儿童接种了轮状病毒疫苗“Rotashield”。当年，虽然大部分地区的疫苗接种开始得太晚，以致不能预先阻止每年一次的轮状病毒感染季的到来，但是已经拼尽一生为此准备的科学家依然十分激动。“我认为这将产生深远影响”，在轮状病毒疫苗研发领域奋斗了 24 年的卡皮基安表示。[60] 这是一次短暂的成功。在美国疾控中心，由鲍勃・陈精心建构的疫苗安全系统正在发挥作用，它发现存在疫苗引起伤害的迹象。格拉斯和雷内尔斯最大的忧虑被不幸言中，与“Rotashield”接种相关的肠套叠病例似乎比预期的更多。到 12 月，美国食品药品监督管理局和鲍勃・陈办公室的科学家开始从疫苗不良事件报告系统搜集、甄别肠套叠病例。到翌年 6 月 2 日，他们已经积累了 10 例报告。自从疫苗不良事件报告系统于 1990 年运行以来，之前仅报告过 4 次肠套叠病例。[61] 由于美国食品药品监督管理局要求医生特别关注肠套叠病例，因此很可能存在“确认偏倚”的倾向，即一旦人们开始刻意寻找某些事物的时候，往往发现它们出现的概率似乎确实更高。尽管存在类似情形，但“Rotashield”的处境依然不妙。

当疫苗不良事件报告系统中的肠套叠病例数达到15人时，经过奥伦斯坦不断劝说、推动，美国疾控中心终止了轮状病毒疫苗“Rotashield”的使用。1999年7月16日，美国疾控中心主任杰弗里·科普兰（Jeffrey Koplan）敦促医护人员暂停接种轮状病毒疫苗“Rotashiled”。同年年底，疫苗不良事件报告系统中与“Rotashiled”存在联系的肠套叠病例数升至112例。与此同时，美国疾控中心撤回了此前对该疫苗实施普遍接种的建议，生产商也召回了疫苗。

对轮状病毒疫苗“Rotashield”暂停使用的广泛宣传以及随之进行的召回行动，标志着联邦疫苗项目自百日咳危机解决之后再次遭遇严重挫败。这导致先前的批评者以及包括国会议员在内的新加入者，对联邦疫苗项目发起了进一步攻击，他们声称“Rotashield”事件暴露出该项目的监督委员会成员存在利益冲突。[62] 2001年，来自印第安纳州的国会议员丹·伯顿（Dan Burton）发布报告时强调，奥菲特和美国食品药品监督管理局、美国疾控中心委员会的其他成员要么本身在从事轮状病毒疫苗的研发，要么他们接受了来自制药业或其他渠道的研究资金。[63] 对于任何了解疫苗界的人来说，这根本算不上是什么新闻。可以肯定的是，轮状病毒专家比普通儿科医生更可能成为轮状病毒疫苗的倡导者。该报告中没有提及这些与制药公司渊源颇深的专家是否被迫做出过事后反悔的决定。

美国疾控中心发布首份研究报告后不久，美国国立卫生研究院的一个专家小组以他们自己的调研进行了回应，但看起来似乎是在为轮状病毒疫苗辩护。美国国立变态反应与传染病研究所（National Institute for Allergy and Infectious Diseases，NIAID）的丹麦籍研究员隆娜·西蒙森（Lone Simonsen）调查了美国10个州发生肠套叠的比率，结果发现接种“Rotashield”疫苗后6个月内，肠套叠的总体发病率不但没增加，反而更低了。她相信出现这种情况的关键在于时间变量。[64] 西蒙森的数据显示，接种首剂轮状病毒疫苗“Rotashield”之后发生肠套叠的风险确实相对较高，她计算得出的发生率为1/36000，而美国疾控中心的数据为1/10000。即便如此，这10个州6个月内发生肠套叠的整体概率还是下降了；西蒙森之后又增加了10个州进行研究，结论基本一致；这表明"Rotashield"无非是提前引发了婴儿后续原本就会发生的不良反应。换言之，这种现象的发病机制与接种百白破疫苗所导致的癫痫并不相同。不过，西蒙森的研究有很多不足，最主要的是被动依赖于出院病历数据，这并不适于肠套叠这样的疾病。2001年10月，在美国免疫实施咨询委员会举办的一场会议上，"Rotashield"的倡导者继续为之辩护。格拉斯支持恢复这种疫苗的接种，他认为即使参照美国疾控中心的数据，每发生1例肠套叠病例，相应便可使整个国家减少因轮状病毒感染导致的150人次住院和1000人次就诊。更重要的是，就算美国不接种这种疫苗，其他国家依然需要。卡皮基安则发出了悲叹："全世界每年都有成千上万的幼儿因轮状病毒感染引发的腹泻而死亡。制备绝对安全的疫苗当然最完美了，只是我们还需要等多久才能实现呢？"[65] 在美国如果得不到全力支持和推荐，惠氏制药公司将不愿再生产任何疫苗。

奥伦斯坦最终一锤定音，他的决定是"不"。美国疾控中心坚决不通过这种显然会导致（或加重）其他疾病的疫苗。此外，在疫苗不良事件报告系统基础上，鲍勃·陈和同事还以其他方式挖掘出更多涉及轮状病毒疫苗"Rotashield"的疑点，例如接种这种疫苗后，有些人还会出现非常严重的直肠出血。只有很少一部分受调查的医生表示他们愿意继续使用"Rotashield"疫苗。[66] 事实上，"Rotashield"上市之前，有关这种疫苗可能导致肠套叠的警告没有被广而告之，许多人对此感到愤怒。"我不期待完美。我认为疫苗只要在早期临床试验阶段没有明确证据显示存在问题，就可以及时推出，此后当然可能会发现新的状况。但我能够接受。"科罗拉多州一家大型诊所的医生阿尔·梅尔（Al Mehl）表示。"如果一种疫苗在早期临床试验中便已发现有导致严重并发症的风险，原因仍没有得到完整的解答，甚至明知接种也不会挽救多少生命，或许也不能省钱，当出现上述类似情况后却依然将其推上市，这是我不能认同的。”[67]

公共卫生官员希望通过惠氏制药公司能将轮状病毒疫苗“Rotashield”引入第三世界国家，但2000年在世界卫生组织召开的一场会议中，贫困国家的卫生部长们显然也不愿意承担使用被美国禁止的疫苗的政治风险。[68]“我自然想推广这种疫苗，我们国家每年有10万人死于轮状病毒感染”，印度的一位卫生高官告诉罗杰·格拉斯，“但是只要出现第一例与该疫苗接种相关的肠套叠病例，我就会因引进了被美国抵制的疫苗而遭媒体口诛笔伐”。美国国立变态反应与传染病研究所副所长约翰·蒙泰涅（John Montaigne）补充道，尽管一些国家的儿童5岁前死于轮状病毒感染的比率为1/300，“但我感觉这种疫苗应当在美国被批准使用，否则其他国家没有人敢用。”[69]其他国家能够调动足够资金来承担“Rotashield”疫苗接种费用的卫生部部长，大部分都有在美国医学院求学的经历，他们也遵循美国儿科学会对该疫苗的评估。斯坦·普洛特金写道：“世界卫生组织督促各国接受‘Rotashield’，但并未得到任何回应。接种一种已被美国弃用的疫苗，很可能让公共卫生事业遭受诟病，没有国家会愿意冒此风险。这倒并不关乎勇气问题。”

正如西蒙森所说，美国免疫实施咨询委员会承认轮状病毒疫苗“Rotashield”对第三世界国家很有价值。但是委员会产生了一系列新的担忧。改良的新型轮状病毒疫苗至少还要5年后才能面世。2001年秋季，一伙来源及动机不明的恐怖分子将几封含有大量炭疽杆菌的信件邮寄给国会，结果造成5人死亡，并催生了一项重大且花费高达数十亿美元的生物恐怖主义“戒备”计划。时局风云变幻，轮状病毒及其致死的数百万贫困儿童不再受到人们关注。西蒙森伤心地说，“我们的疫苗对他们来说只是小问题罢了。”2002年2月，美国免疫实施咨询委员会在一场会议中宣告轮状病毒疫苗“Rotashield”“已死”，永远不再使用。就像《马耳他之鹰》（*The Maltese Falcon*）中的女主角布里吉德·欧肖内希（Brigid O’Shaughnessey）那样，这种疫苗不得不承担失败的责罚。美国疾控中心的调查者认为："许多家长都对疫苗的安全性表示担忧，疫苗的不良反应也越来越成为公众、媒体和美国国会关注的焦点，这个时候我们必须考虑清楚，推荐一种估测会对 1/10000 的婴儿产生严重副作用的疫苗是否明智。虽然很难进行量化，但在做出疫苗接种推荐的决策时，公众的信任和疫苗接种者的支持都是重要的影响因素。"[70]

轮状病毒疫苗"Rotashield"事件留下了一些教训。其中之一便是不能把所有的希望寄托在一家公司的疫苗上。另外，不能仅仅依靠跨国公司来给第三世界国家提供疫苗。印度国家血清研究所（The State Serum Institute in India）[①] 正在研发一种乙肝疫苗，并且也打算制备轮状病毒疫苗。到 2005 年年初，葛兰素史克公司已经在 11 万多人中进行了轮状病毒疫苗测试，但这些疫苗主要销往墨西哥，而非欧洲或美国。该公司希望能引起全球疫苗免疫联盟（Global Alliance for Vaccines and Immunisation，GAVI）的兴趣，该组织与比尔·盖茨合作，为第三世界国家购买疫苗。默克制药公司则计划在美国和其他 11 个国家推广轮状病毒疫苗，其中包括海地和哥伦比亚。

轮状病毒疫苗"Rotashield"试验似乎证明了任职于美国食品药品监督管理局的苏珊·埃伦伯格的观点，她一直默默倡导制药公司制备的疫苗获得上市许可前进行更大规模的临床试验。"在'Rotashield'事件之前，人们认为我既疯狂又危险，"她说，"但之后我认为他们可能认为我只是有点较真和可怕而已。"如果每 1 万名接种轮状病毒疫苗"Rotashield"的人中会造成 1 例肠套叠病例，那么就需要一项包括 10 万名或者更多儿童参加的试验来找到明确的统计学证据。事后分析讨论时，雷内尔斯追问道："究竟需要多少儿童参与试验，才能证明一种

---

① 即"印度血清研究所"（Serum Institute of India Pvt.Ltd.，SII）。这家成立于 1966 年的公司，现为全球产量最大的疫苗生产商，每年生产的疫苗超过 13 亿剂，产品包含百白破疫苗、麻疹疫苗等多种。有报道称该公司也在进行"新冠肺炎（COVID-19）疫苗"研发。——译注

疫苗安全、可靠且可以被批准和推荐？这是一个有点像‘第二十二条军规’的问题，本身自相矛盾，因为如果要精确地做出统计，首先必须知道正在寻找的副作用到底是什么。”[71]

美国文化倾向于规避风险，对于像“Rotashield”这样用于对抗之前闻所未闻的疾病的疫苗而言，1/10000 概率的不良反应实在是太高了。美国疾控中心无视轮状病毒疫苗“Rotashield”所带来的疑虑和不安，它不会因此损害自身在儿科医生和公众心目中的声誉，当然也不会危及免疫接种项目的其他工作。

但是这种逻辑在什么情境下不适用呢？毕竟不存在无副作用的疫苗。麻风腮疫苗会导致血小板减少症，这是一种严重的凝血障碍，其发病率与轮状病毒疫苗“Rotashield”造成的肠套叠差不多。无细胞百日咳疫苗虽然比全细胞型更温和，但每年也会导致 1/14000 的接种儿童罹患癫痫。口服脊髓灰质炎疫苗使接种儿童致残的概率约为 1/75000。现在有可能研发一种兼具麻风腮疫苗、脊髓灰质炎疫苗和百白破疫苗效果的新型疫苗吗？新型疫苗的未来仍不明朗。接种疫苗需要知情同意，专利转化费用高昂，医疗事故责任剧增，在这样的时代，如果参加疫苗试验的人数达到 6 万人，那已经非常可观了。2005 年的时候，一次疫苗测验每招募并调查一名患者的情况需要花费 8000—20000 美元。[72] 这说明完成该项试验的总开销最少也需要 5 亿美元左右。“Rotashield”事件使疫苗学家不得不面临越来越严酷的产品研发环境。“我们都希望疫苗百分之百的有效和百分之百的安全，”奥伦斯坦说，“但是现存的这些规章制度会让疫苗研发成本越来越高。我不认为我们会撤销这些制度或是降低标准。但是每一项新规定，每一次新尝试……就其对社会的成本而言都会产生不可预期的后果。”[73]

由鲍勃·陈和他的同事建立的疫苗安全系统是一套极好的监测工具，与此同时，由于人们对如何评估系统导出的结果缺乏社会共识和契约精神，该系统同样危机四伏，就像一名魔法师的学徒一样。如果疫苗安全数据链系统给出一种计算疫苗风险的方程式，你会用它做什么呢？如果任何风险都不能接受，我们如何说服制药公司投入数百万资金来研发几乎肯定会存在一定风险的疫苗呢？又该由谁来决定哪种程度的风险是可接受的？ 2000 年，在某次会议上，保罗·奥菲特曾试图让美国免疫实施咨询委员会的成员参与关于疫苗风险和效益的讨论，但是“人们根本不敢谈论这个话题”。有些参会人员描述了自己开车上班途中收听广播时，曾听到一位母亲在广播电台的采访节目中谈起她孩子患上肠套叠的经历。奥菲特承认：“我们必须考虑患上肠套叠的孩子的母亲的感受。但我们也应该想想另外 40 位因轮状病毒而失去了孩子的母亲的处境。她们更不可能参加美国公共广播电台节目；她们可能大多是贫困的非裔美国人。但是，我们也需要替她们发声。”[74]

6 年之后的 2006 年 2 月，美国免疫实施咨询委员会和美国儿科学会将建议所有婴儿接种另一种轮状病毒疫苗，即默克制药公司生产的“轮达停”（Rotateq），这种疫苗同样由奥菲特、克拉克和普洛特金研发。默克制药公司在 11 个国家给 7 万名儿童进行接种测试，这是有史以来最大规模的疫苗临床试验，该公司相当肯定“轮达停”不会导致肠套叠；即便如此，谁知道以后它会不会与其他哪种罕见疾病联系起来呢，无论真正是由该疫苗所导致的，抑或纯属巧合？[75]

无论如何，到 2002 年的时候，美国疾控中心正处于风口浪尖，不能再做出引发争议的决定。埃伦伯格表示：“围绕疫苗安全还存在很多问题，但他们觉得不能再悬而不决了。”美国疾控中心的研究员被起诉、传讯甚至遭到死亡威胁，美国国会所属政府改革委员会（Government Reform Committee）主席似乎也下定决心要破坏整个免疫接种系统。国会议员伯顿和数以千计支持他的家长不断发出指控，指涉的内容已远远超出了与疫苗接种有关的罕见副作用。他们甚至声称疫苗损害了几代美国儿童的心智。

第九章

宁愿感染百日咳的人

自然保护区保持着原始状态，但令我们遗憾的是，其他地方都因为生产生活需要而被破坏了。自然保护区内，任何事物，包括那些无用的，甚至有害的，都可以在其中随意生长、繁衍。

——西格蒙德·弗洛伊德（Sigmund Freud）

《精神分析引论》（*Introductory Lectures on Psychoanalysis*）

闪亮山华德福学校（Shining Mountain Waldorf School）坐落于科罗拉多州博尔德（Boulder）市西北郊崎岖的落基山脚下。该校提供从幼儿园直至高中的教育（K-12），占地 9 英亩，招收了 315 名学生，孩子们过着田园诗般的校园生活。小溪蜿蜒流淌过杨柳树丛，绿荫下，整洁优雅的平房旁便是花径和草坪。每到冬季，大雪封山，去往黄金山（Gold Hill）和阳光山庄（Sunshine）的道路难以通行；春天来临后，鼠尾草和紫花苜蓿在附近的草场和灌木丛绽放。在这里，美无处不在，许多景观都经过精心设计、打理，因为美学是华德福教育的核心。

华德福教育运动由奥地利神秘主义哲学家鲁道夫·斯泰纳（Rudolf Steiner）发起。1919 年，他在斯图加特（Stuttgart）给瓦尔多夫—阿斯托里亚（Waldorf-Astoria）香烟厂的劳工子弟设立了第一所华德福学校。斯泰纳发现很多精神活动都与物质世界有联系，他认为特定的颜色和材质能激发儿童的情感与心智发育。为了宣扬自己的理念，他发表了大量演讲，其中一次谈道："人类真正的审美生活源自感官，并经由生命体验作用于整个心灵。"华德福学校中的色彩刺激主要依靠蜡笔来描绘，而教师不鼓励 7 岁以下的儿童观看电视节目或阅读任何形式的幼儿读物，因为他们认为这些媒介会妨碍儿童自然天性的培育以及想象力的开发。将孩子裹得严严实实是华德福教育的另一项宗旨，这也是斯泰纳传承下来的理念，他相信温暖的身体与内心的热情有关。为此，华德福学校的学童被要求全年穿戴棉毛衣帽来保暖。

华德福学校注重寓教于乐，尽量避免小孩过早受到大众媒体的侵袭，这些有益身心健康的措施吸引了一些家长。另一项未被大肆宣传的华德福理念则使许多家长颇觉意外，即他们认为儿童需要感染传染病，大病一场后才能实现精神的健全发展。这种偏好木制玩具和棉料服饰的审美观令校方人员也倾向于采取自然痊愈的方式来应对常规疾病，例如高烧、剧烈咳嗽、呕吐等，借此（希望能）摆脱对于抗生素等灭菌药品的依赖。因此，闪亮山以及全世界其他大约 700 所华德福学校的学童疫苗接种率普遍不高，这些学校往往成为本可用疫苗来预防的疾病的重灾区，德国和美国尤其如此。[1]

当我于 2001 年造访闪亮山华德福学校之际，疫苗正遭受新一轮全国性的攻击。有关百白破疫苗的争论，虽然事态严重却相对简单，焦点在于全细胞百日咳疫苗是否像一些人声称的那样有害。这场争议成为近百年来首次大规模抵制疫苗运动的导火索，并使原本潜藏的怀疑论调甚嚣尘上，这些观点所质疑的对象远远超出了百日咳疫苗。到 20 世纪 90 年代后期的时候，脊髓灰质炎、麻疹、腮腺炎、风疹、白喉、破伤风以及乙型流感嗜血杆菌感染几乎都已非常罕见了。美国家长自身很少患过孩子们通过接种疫苗来预防的这些疾病。甚至对于祖父母辈而言，他们对这些疾病的记忆也已模糊。疫苗接种效果很好。然而现在，很多有想法的家长开始质疑疫苗的价值。

这其中有一对夫妇，丈夫约翰·希肯卢珀（John Hickenlooper）曾为商界人士，妻子海伦·索普（Helen Thorpe）是一名记者；2002 年，在丈夫当选丹佛市市长前几个月，妻子生下了一个儿子。“我们接种了所有疫苗，”约翰·希肯卢珀说道，“但其中一些人表示，‘这样真的好吗？为何一次性接种那么多疫苗？’你成年后最脆弱、最无力的时候，可能就是当你有了第一个孩子后。因为你不了解的事情太多了，然而又根本没时间一一调查清楚。这时，你与儿科医生之间的联系会变得特别紧密。”[2]

家庭儿童医生每次访视的时间非常有限，而集体接种疫苗背后的逻辑又错综复杂。现代社会极度繁杂、过于依赖技术进步，这正是其本质使然，正如英国作家乔治·奥威尔（George Orwell）所言：“我们的大部分知识……并非基于推理或实验得来，而是经常源自权威。然而当知识的范围太过广阔，以致专家一旦离开自己的专业领域便隔行如隔山的时候，情形又将如何？”[3]一定程度上我们都会基于信任而选择接受专家的意见。2002 年，距离大量美国儿童接种无细胞百日咳疫苗已过去 5 年，新一代疫苗批评者发现了对疫苗危害性新的攻击点，诸如导致自闭症、糖尿病、注意缺陷多动障碍及自身免疫疾病。由于互联网的普及，那些相信自己的孩子遭到疫苗伤害的家长可以超越时空局限，相互之间发生更多的联系。互联网是全世界人们交流的好工具，然而它也可能放大谎言，使某些与事实不符的观点看似权威、可信。互联网诞生前，除了在特殊的精神病治疗中心或会议上，自闭症患儿家长很少能遇到同病相怜的人。而现在只要在互联网上输入几个字词，你就可以与成千上万人产生联系。这确实很棒！然而这是否意味着现在的自闭症患者更多了呢？还是因为互联网使原本毫不相干的人即刻产生了联系，并且简单粗暴地把那些正常现象排除在外，不算作数据统计的基线和分母？毕竟人们不会通过电子邮件的形式来一起讨论他们的孩子有多么正常。

来自印第安纳州的众议员丹·伯顿是一位带有平民主义倾向的共

和党人。2001 年，他组织了一系列颇具争议的听证会来调查取证，因为他相信公共卫生署给那些不安全的疫苗上市开了绿灯。伯顿确信正是疫苗导致他的外孙罹患自闭症。他召集美国食品药品监督管理局、美国疾控中心和美国国立卫生研究院的官员参加听证会，并指控他们隐瞒了疫苗与疾病的关联。伯顿还邀请替代疗法和其他独特疗法的医生展示各自对传染病的看法。2001 年年末出现生物恐怖主义威胁后，伯顿建议美国国立卫生研究院调查顺势疗法对于土拉菌病的治疗效果，这种细菌列入了可能会被生物恐怖主义者使用的病菌清单中。

当然，疫苗不是唯一遭受攻击的药品。从 20 世纪 90 年代末起，制药商出于安全考虑将一系列很有销路的药物撤出市场。广为人知的研究宣称用药错误是导致死亡的主要原因，无论病人是住院治疗还是接受院外疗养。[4] 抗抑郁药与青少年自杀相关，止痛药有可能导致心脏病，激素替代疗法引发乳腺癌。每当有药物被召回时，人们都会再次质疑美国食品药物监督管理局是否对这些产品进行了足够的监管。有些人则怀疑美国其实是过度医疗的。例如对于 2 型环氧酶抑制剂“万络”（Vioxx）等镇痛消炎药，曾在《新英格兰医学杂志》担任编辑的马西娅·安杰尔（Marcia Angell）认为“这种药品的流行再次证明了以下事实，那就是假如市场推广得当，你可以说服人们几乎在任何事物上花更多钱”。[5]

不同身份的批评者对疫苗的种种攻击往往各有侧重。这些批评者包括制药业的监管者，他们多半会承担“吹哨人”的角色；或者是经验丰富却对药企抱有成见的医生；抑或为消费者权益保护组织“公共市民”（Public Citizen）的成员，诸如安杰尔或西德尼·沃尔夫医生（Dr. Sidney Wolfe）。这些人士尽管指责制药业推出了一些糟糕的、不必要的药物，但他们并不会根本性否认药品的价值和必要性。另一方面，疫苗安全运动事实上是由对疫苗接种持怀疑态度的人士所主导，即便他们有时并非完全反对疫苗接种。这些疫苗怀疑论者继承了 20 世纪之交以来的黑幕揭发传统，只不过他们走得更远，那时已自成体系的医学便与其敌对者发生了首次交锋。诚然，芭芭拉·洛·费希尔和凯蒂·威廉斯把自己定性为“消费者安全倡导者”，而拒绝接受“反疫苗接种者”之类的称呼。但她们的自我界定存在问题，因为两人都认为大规模的接种疫苗本身就是充满危险却价值存疑的行为。在她们看来，疫苗对健康作用有限，甚至还会带来副作用，所以应当由人们自行选择是否接种。当我问费希尔是否觉得有“好”疫苗时，她并未给出明确的例证，而是笼统地声称支持“最安全的、毒性最小的、最为先进的疫苗，从而可以给任何需要疫苗的人提供一项卫生保健选项”[6]。

20 世纪 90 年代早期，“不满家长联盟”濒临解散边缘，其银行账户上仅有 2000 美元，直到一家脊柱按摩师组织提供大笔捐款后，该机构才得以起死回生。“不满家长联盟”随后改名为“国家疫苗信息中心”[7]。费希尔和威廉斯虽然欢迎主流科学界发表针对疫苗的批评性意见，尤其是当科学家的研究支持这样的观点时，两人却从来不宣传疫苗研发最新进展的好消息。她们与人交流时总是分享自己对于传染病的另类见解。在费希尔的世界观中，正如她的演讲和电子邮件所揭示的那样，官方担心发生传染病，无论炭疽、百日咳感染还是流感大流行，但这些“阴谋”无非是为了促使家长们赶紧给孩子接种疫苗，从而帮助制药行业大赚一笔。新的疫苗每成功完成一项试验后，“不满家长联盟”成员总会站出来大声抗议，因为这意味着公共卫生机构无可避免地会强迫每个人都接种这种疫苗。从局外人的角度来看，在费希尔眼里，那些声称受到疫苗伤害的家长总是正确的，当局却常常压制真相，也正是由于政府机关、制药企业不愿提供资金支持，所以才会缺乏有关疫苗伤害的研究成果。

迈入 21 世纪之际，全美只有不到 2% 的家长拒绝给孩子接种疫苗。然而不接种疫苗或部分接种疫苗的人通常集中于某些特定区域。比如俄勒冈州的阿什兰（Ashland）就是一个典型的反疫苗接种社区，这个人口约 2 万人的小镇与加利福尼亚州接壤，该地因举办夏季莎士比亚戏剧节知名。20 世纪 70 年代，一大批嬉皮士定居在阿什兰，“当时这里的标准治疗就是替代疗法”，一位公共卫生官员解释道，“如果让自己的孩子接种疫苗，那你可是上当受骗了，因为你没有亲自去调查过”[8]。在阿什兰这种城镇，近1/3的孩子并未注射所有要求接种的疫苗，从而形成巨大的隐患，使疫苗本可预防的疾病很容易在学校内播散。幸运的是，美国境内的脊髓灰质炎、白喉和乙型流感嗜血杆菌侵袭性感染已不再流行，所以即便疫苗接种率不断波动，也并未导致这些疾病暴发。就连麻疹和风疹也很少在美国境内传播。然而百日咳这种接种疫苗后可预防的疾病仍然在美国肆虐，每年有数千例病例上报。尽管接种过疫苗的人群特别是成年人和大一点的孩子也时常因为疫苗免疫力的削弱而感染百日咳，但未接种疫苗的人感染并传播这种疾病的风险更高。与艾滋病类似，百日咳同样属一种由某些行为引发的疾病。尽管公共卫生机构尽了最大努力，还是有人不愿意采取预防措施。

2001年，我前往博尔德市调查那些未接种疫苗的人是否会导致疾病在他们小群体外传播。自1993年以来，百日咳便成了博尔德的地方病，每年平均上报约80例病例。百日咳疫情暴发后，当地公共卫生官员多次追踪到闪亮山华德福学校；而随着时间的流逝，该病陆续在落基山东侧的城镇如柯林斯堡（Fort Collins）、科泉市（Colorado Springs）和戈尔登（Golden）出现，甚至扩散到科罗拉多州其他地区。依据美国疾控中心2003年的调查，科罗拉多州两岁大孩子的疫苗接种率是全美最低的。

随着此类事情的不断发生，亨利·肯普的第三个女儿艾莉森·肯普（Alison Kempe）着手调查公共政策对儿童健康的影响，她在丹佛市儿童医院担任儿科医生。艾莉森注意到，数千名享受医疗补助计划的儿童没能及时对接上可以给他们接种的医生，这与免疫接种率急转直下的时间重叠。联合门诊将这些来自低收入家庭的患者排除在外。在艾莉森看来，科罗拉多州未接种疫苗的儿童有两大来源：“一部分属富人阶层，他们由于思想意识和偏执观念而拒绝接种；另一部分则是那些因贫困而无法获取疫苗的孩子。”艾莉森说，尽管疫苗接种不足的孩子不算太多，但这并不意味着他们没有产生影响，“当群体免疫率低于一定水平时，个体的免疫状态也会受到很大冲击。”[9]

在科罗拉多州，如果家长希望避免接种疫苗，他们只需在儿童免疫接种表的背面签署免责条款，声明家长从思想观念层面反对疫苗接种即可。相比于 1987 年，该州 1998 年这样做的家长数量翻了一番。[10] 如果占比为 2% 的“豁免者”散布在科罗拉多整个州，这可能不会造成大问题。然而他们倾向于集中在一些特定地区生活，特别是知识分子比例较高的县。事实上在科罗拉多州，拥有博士学位的家长聚居在一起，这恰恰是百日咳暴发的危险因素之一。2001 年，闪亮山地区将近一半的家长决定不让自己的孩子接种疫苗。由于如此多的儿童没有接种过疫苗，学校便成了易受感染的场所。当病菌到来时，未接种过疫苗的孩子可能会染病，而流行病的发生通常每三年一个周期。

把疫苗视为精神污染物

从历史上来看，虽然疫苗曾导致错误和悲剧，反疫苗接种运动却一直遵循着自身的节律。从 20 世纪 30 年代到 70 年代，是科学家而非消费者权益倡导者肩负起维护疫苗安全的重担。当疫苗安全问题又一次短暂地暴露在人众面前时，相比从前疫苗其实已安全很多。反疫苗接种运动转化成为一种社会动力机制，并且不得不与诸多因素相互关联，其中包括社会的变迁，反技术的“新卢德派”（neo-Luddite）运动内部势力的兴衰，以及疫苗在削减严重疾病方面取得的成就。在过去，反疫苗接种运动能够从多方面获取养料并使自身充满适应能力，例如害怕科学进步，担心变革的发生，不信任政府职能部门和不知名的制药公司，以及对单纯的旧时代（无论是真实的还是基于想象）充满怀旧之情。在观点方面，新千年时代的疫苗批评者和一个世纪前的反疫苗人士非常类似。但原初的启示已经转化为潜意识了，某种程度上可以说即便那些最“铁杆”的反疫苗人士也对他们所信仰的思想和宗教源流一无所知。

影响华德福学校及社区的健康原则是精神哲学信仰的残存，正如基督教科学派（Christian Science）、玫瑰十字会主义（Rosicrucianism）和斯维登堡派学说（Swedenborgianism）一样，它们将身体视为神殿，血液为神圣的液体，疫苗则成了精神污染物。原始的经文并无如此明确的担忧或责难，尽管肮脏的事物也许只是原罪观念更为生动的表述。后工业化时代的各个宗教教派，兴起于社会已经把自然和人类弄得一团糟的时代背景之下。这是千禧年信徒对传统生活被掠夺的反应。尽管可以论证我们的空气、水和食物其实相比 50 年前污染程度更低，但我们认为自己已被污染物和毒物弄脏的信念，相比半个世纪前有过之而无不及。精神整体论者并未被《清洁空气法》等世俗成就所打动。在他们眼里，法律无法改变我们的文明是堕落的这一事实。政府和公司被普遍认为是不诚信和不道德的。随着工业化程度不断加深，我们的空气、水和食物在精神上早已了无生机。

由于疫苗的普及性以及政府参与监管，疫苗成了那些偏执狂式的讽刺漫画的绝佳目标。2000 年 12 月，美国动画《辛普森一家》（*The Simpsons*）播出了霍默（Homer）遭绑架的剧集，借以阻止他披露流感疫苗在圣诞前接种是因为它含有一种可以增强购物冲动的血清。[11] 一位自闭症患儿的家长最近出版了一本畅销的通俗读物，其中刻画了一名有点类似芭芭拉·洛·费希尔般的角色在最后一刻介入，从而挫败了制药公司的一场阴谋，书中几乎毫不掩饰地把矛头同时指向“克林顿政府”，因为他们试图强行将一种含有 30 种成分的致死性“超级疫苗”推广给大众。[12] 这种把决策者塑造成邪恶者的描绘与疫苗批评者如费希尔或菲利斯·施拉夫利（Phyllis Schlafly）对疫苗的实际恐惧其实也差不多；这些人抵制国家免疫接种追踪项目，因为她们认为这些措施会引发进一步的调查，即那些“没有给孩子完全接种政府规定的疫苗的家长，是否曾剥夺了孩子们进入日托所、幼儿园、中小学乃至大学的机会，甚至是接受医疗护理的权利；而国家免疫接种追踪项目旨在确保儿童按时接种推荐清单上的疫苗，同时避免他们过度接种”。[13]

基督徒和新世纪替代疗法的激进分子都反对疫苗接种，他们的观点展现出政治上的偏执特性。一般而言，遭受委屈、心怀不平的人更容易表现出多疑、妄想的偏执倾向，比如慢性病患者，被成年人虐待的儿童，以及自己的孩子患了重病乃至夭折的家长。现代医学批评者可分为保守派和激进的左派，偏执狂在两者之间架起了桥梁。[14] 如果谈及疫苗的话，偏执狂从伦纳德·霍罗维茨（Leonard Horowitz）的著作里获益良多；霍罗维茨原是马萨诸塞州格洛斯特人，也是一名牙医，按照他的推论，埃博拉病毒和艾滋病病毒是希勒曼、克鲁格曼及科学家罗伯特·加洛（Robert Gallo）在实验室研制出来的，而亨利·基辛格（Henry Kissinger）、一些前纳粹分子、美国中央情报局探员、冷战斗士以及制药公司都是他们的幕后推手。[15] 这些浮夸的想象描写被上传到互联网，或者被印成书籍或小册子，投放于健康食品店销售，结果，好战的“伊斯兰民族”（Nation of Islam）领袖路易斯·法拉罕（Louis Farrakhan）在 1998 年也成了霍罗维茨的拥趸。“伊斯兰民族”组织随后宣称停止给成员的孩子接种疫苗，这一决定发布前，法拉罕刚与当时担任美国疾控中心主任的戴维·萨彻（David Satcher）进行了会晤。[16] 霍罗维茨不断在枪支展销会和“整体医学”（holistic medical）巡回会议上宣扬他的理论。2003 年，在一场谴责疫苗生产商应对自闭症失当的听证会上，共和党众议员克里斯·谢斯（Chris Shays）邀请霍罗维茨出面作证。[17]

20 世纪 60 年代末，强调本真性和自主性的观念浮现，这也成为反疫苗思潮的基础。伊万·伊利奇（Ivan Illich）这位生于维也纳的哲学家和神学家不但在墨西哥库埃纳瓦卡（Cuernavaca）创办学校，以此来推行非暴力的社会变革，并在《医疗刽子手》（*Medical Nemesis*）一书中阐发了这些观点，他认为现代医学“破坏了个体面对现实，表达自我价值以及接受不可避免、无法治愈的疼痛、损害、衰弱乃至死亡的能力”。[18] 马萨诸塞州的理查德·莫斯科维茨（Richard Moskowitz）是一位知名的疫苗敌对者和顺势疗法医师，他攻击疫苗介导的免疫“本质上属赝品”。莫斯科维茨写道，健康源自大自然而非医生，“治疗手段仅适用于每个处在当前独特身心状态的个体，而不是针对某些抽象的疾病、原则或类别。这是一种艺术，不能被降格为一种技术或措施，无论其理论基础多么科学……生老病死原本就是不可剥夺的生命体验，只属于那些能够承受这些经历的人。如果患者并未提出明确请求的话，没有人有权利操控他们，或是对他们身体的任何部位采取医疗措施。”[19] 获得医治是不可剥夺的权利，生病同样如此。

此外，玛赫西（Maharishi）团体对疫苗接种防病活动产生过一点影响，该团体属于印度教崇拜组织，在美国的追随者颇多。“玛赫西们”拒绝疫苗接种，而倾向于“通过吠陀知识来重建身体和内在智慧的平衡”。梵语“吠陀”（*Veda*）意为“知识”，吠陀医学则是印度传统医学的一种形态。玛赫西大学位于爱荷华州费尔菲尔德小镇上，2002年春假期间，该校在印度度假的6名学生感染了麻疹（另有1人返美后才发病）。由于乘坐飞机或在爱荷华州行动，这些感染者令1000多人暴露于麻疹病毒环境，迫使该州卫生部门不得不对公众进行了一场大隔离。2005年，印第安纳州一个基督徒社区的麻疹疫情暴发也产生了类似的后果。[20]

20世纪早期的宗教教派经常用宗教的或“常识”方面的论据来攻击疫苗，但当代疫苗批评者更懂得用“科学”来增强自身的说服力。某种程度上，“整体医学”治疗师所标榜的是替代医疗哲学而非科学观，但通过援引科学证据以及暗示政府、产业科学都已被权力和金钱腐蚀，当代疫苗批评者以新的方式发起了对疫苗接种活动的批评。这些状况可能反映了哲学观念的变迁，同时展示出现代医学权威数十年来权力膨胀的历程。正如哈佛大学历史学家查尔斯·罗森堡（Charles Rosenberg）所言，经过合理的科学试验后，主流医学已非常自信，足以吸纳任何有效的“替代”治疗手段。[21] 为了争取受众，替代医学医生以及其他疫苗反对者也开始使用“科学”的语言。这些人士与基督教福音派不同，后者相信《圣经》文本记述的真理，并用“创世论”（creation science）或“神造论”（intelligent design）武装自己，以此对抗那些不是由上帝主导的进步。替代医学的世界观包含一系列信仰与情感、一种特定的生活方式以及生存之道，如今，由于对疫苗的健康影响深为忧虑，这些因素正发挥着协同作用。

像其他服务业中的消费者有权做出自己的选择一样，医学基于信任及传统来维持其权威性。大多数人都认可自己的家庭医生，以及他们向我们推荐的专业医疗器械和问诊专家。这种信任的基石在于科学证明了医学的成功。无论对支持者还是批评者而言，还原论者（reductionist）所秉持的科学理念都是经过一系列小实验累积而获得的智慧，这也加强了医学的权威性。但从本质上看，还原论科学不能解答涉及疾病和健康的所有问题。相反，人智论（anthroposophy）、顺势医学、吠陀医学抑或常规的食疗等“整体医学”，却可以回答任何问题，它们的立论则是基于绝对性原则。因此，人们对医学的信任感有可能会消失，也许是因为以前没有此类惯例，正如在基督教科学派家庭那样；也许由于医学对某些特殊疾病束手无策。现代医学非常擅长治疗急性疾病，但对慢性疾病如癌症、糖尿病和抑郁症的诊治效果也不断改善。然而，对于自闭症等既无治疗方法也难以解释的疾病，“整体论”（holism）依然有其根植的土壤。当涉及那些未知缘由和风险的灰色地带时，相较于还原论学说尚未成熟的研究成果，许多人更乐意采用“整体医学”的手段来应对疾病。“意义”是“整体医学”施治的核心，医生们将“寓意”赋予疾病，经常性地给治疗活动加上某些特定的“意指”。这种“意义”正是主流医学难以提供的。

顺势疗法、玫瑰十字会和受虐儿童

“根据顺势疗法医师所言，让顺势疗法变得科学的正是其方法的严谨”，医学历史学家哈里斯·库尔特写道，他反对疫苗接种，支持顺势疗法。“顺势医学方法非常精准，这种治疗方式要求很高。”库尔特继续写道，传统医学执业者认为“疾病与健康的基本法则”尚未被揭示，顺势疗法“总是强调应当遵循一系列原则来开展医学执业”[22]。

除在顺势医学界之外，很少有人认为这是一门科学。利用“以毒攻毒”的理念，顺势疗法医生用微量稀释的毒物来治疗疾病，为此他们有时会在水中掺入百万分之一克甚至万亿分之一克的毒物。很多针对顺势疗法的严谨试验证实它们只能起到安慰剂效应。顺势疗法当然有其方法和原则。然而，“严谨”和“精确”恰恰是科学的关键，所以顺势疗法不属于科学范畴。在 18 世纪，人们对水银、硫黄、放血和水蛭的“严谨”使用都算不上科学，尽管医师们假装这些方式非常有效。实际上，正是由于那时的主流医学不够科学，才导致顺势疗法等旁门左道发展起来。

很多流传甚广的反疫苗书籍都配有丰富的脚注、图表，意在使它们对主流科学的质疑看上去符合科学精神，那些由顺势疗法或自然疗法医师撰写的作品尤其如此。2001 年秋季，我到科罗拉多州旅行，并且 3 年后故地重游，结果在健康食品店经常能看到一本书，题为《疫苗：它们真的安全有效吗？》（*Vaccine: Are They Really Safe and Effective?*）。作者是来自新墨西哥州的尼尔·Z. 米勒（Neil Z. Miller），他在 2005 年 1 月的一封邮件中透露该书已卖出 12.5 万本。米勒宣称风疹疫苗接种事实上“导致”了先天性风疹综合征增多，为了支持这一论调，他大肆篡改了数据。米勒还曾援引一份出现了印刷错误的报告数据，声称 18 世纪欧洲的天花致死率在 1/250 到 1/500 之间，而实际上患者的死亡率接近 1/4。[23] 他还声称经过大量研究后发现脊髓灰质炎病例减少的原因并非由于有了疫苗。如果有人真的相信米勒的这些说法，那就必须假设成千上万名的科学家和医生参与了掩盖真相的活动。

米勒和来自加利福尼亚州的顺势疗法医师兰德尔·纽斯塔特（Randall Neustaedter）都经常引用哈里斯·库尔特的著作，后者写了

《疫苗指南：做出知情选择》（*The Vaccine Guide: Making an Informed Choice*）一书，同样对疫苗充满指责和诽谤。库尔特曾就美国顺势疗法的历史写过多卷著作，同时与费希尔合作撰写了《百白破疫苗：黑暗的针剂》一书。库尔特把疫苗接种视为极其黑暗、惊悚的事情，正如他于1990年出版的图书书名《疫苗接种、社会暴力与犯罪》（*Vaccination, Social Violence, and Criminality*）所示。按照库尔特的主要论点，全细胞百日咳疫苗导致的脑部炎症正是美国社会暴露出很多严重疾病和问题的病理原因，从失明、哮喘、慢性腹泻到强奸、自闭症和注意缺陷多动障碍等，更别说肥胖、不会算数、连环谋杀和斗鸡眼了。库尔特还“补了一刀”，称百日咳脑损伤“与摇滚乐队可谓珠联璧合”，显然，他讨厌那些摇头摆脑的音乐表演。[24] 库尔特断言反社会者因接种百白破疫苗而受到了隐性伤害，尽管他们的病历上并无百白破疫苗不良反应的记录。[25] 简言之，“疫苗改变了现代社会的风气和氛围。由于这些变化的发生隐蔽而广泛，加上我们缺乏敏锐的洞察力，所以它们仍然大部分被忽视了”[26]。

当我开始撰写本书时，库尔特正住在疗养院里，所以我没能有幸前去拜访他。但我联系上了哈罗德·巴特拉姆医生（Dr.Harold Buttram），他也是著名的反疫苗人士，对库尔特的著作大肆吹捧。根据我的调查，巴特拉姆在反疫苗界的地位尤为特殊，因为他与一个世纪前的一次反疫苗运动颇有渊源。身为宾夕法尼亚州贵格敦（Quakertown）一家诊所的负责人，巴特拉姆擅长治疗现代生活中由各种隐性毒素导致的疾病。巴特拉姆也是光明派教会（Church of Illumination）的一名主教，这家教会充当着玫瑰十字会兄弟会的“门面”，其创立者为鲁本·斯温伯恩·克莱默，后者于1902年担任过美国反疫苗接种协会（Anti-Vaccination Society of America）副会长职务。克莱默的房产置业地处费城北部，玫瑰十字会成员常在他家集会，而从这里漫步穿过森林就到了巴特拉姆的诊所。

我于2004年秋季电话联系了巴特拉姆，他邀请我在接下来的一周到纽约布鲁克林与他见面，因为他受雇为一对夫妇在家庭法庭作证，后者希望要回对15个月大的女儿的监护权。2003年9月，这个女孩因为手臂肿胀入院治疗，当局随后为她指定了寄养家庭。经检查，这个小女孩在不到3个月大的时候就已伤痕累累，其中多根肋骨骨折、一只手臂和两条腿也断了，还出现了永久性脑损伤以及视网膜问题。巴特拉姆要作证的是由于疫苗接种和维生素缺乏导致这名女孩陷入悲惨的境地，他在其他约60件案件中也曾提出类似的论据。巴特拉姆与一位来自圣迭戈的律师紧密合作，这位律师经常接手一些家长和看护的官司，这些被告声称他们被指控"虐待儿童"的罪状其实都是疫苗接种惹的祸。这类为虐待儿童者辩护的陈词可以追溯到病毒学家亨利·肯普那儿，他的"受虐儿童"假说使这些孩子的家长和看护深受启发。20世纪60年代中期，肯普被同行视为疫苗接种的异端，由此被逐出天花研究领域，他于是转而研究"虐待儿童"这种更为隐蔽的"流行病"。肯普的经历充满了讽刺意味，然而在儿科这个小圈子里，各种争端似乎都半斤八两。

由于成功帮助艾伦·尤尔科（Alan Yurko）洗脱罪责，巴特拉姆在圈内声名远扬；1997年，尤尔科因对幼儿的死亡负有责任而被逮捕并定罪为重刑犯。小艾伦死时全身多处骨折，伴有视网膜出血和脑水肿。曾因持械抢劫而被判入狱的尤尔科这时刚结束7年刑期；在佛罗里达州奥兰多的家里，当警方因小艾伦之死准备拘留尤尔科时，他袭警并拒捕，为此又遭到指控。[27]在监狱里，尤尔科借助互联网搜索联系上监狱外的反疫苗人士。尽管有犯罪记录，大部分反疫苗人士依然把尤尔科视为反疫苗事业的殉道者。巴特拉姆说服国际按摩技师协会（International Chiropractor's Association）承担尤尔科的辩护费用，另有50位支持者身穿印有"释放尤尔科"字样的T恤，旁听了2004年夏天在迪斯尼乐园附近法庭进行的案件重审。巴特拉姆出庭作证，简·奥连特医生（Dr. Jane Orient）也作证了，后者是一名野外求生训练爱好者，并且领导着自由主义者组织"美国内外科医师协会"。尽管法官表示缺乏疫苗导致小艾伦损伤的证据，尤尔科还是获释了，因为一位法医搞砸了尸检工作。佛罗里达州当局随即以违反假释规定为由，将尤尔科驱逐到俄亥俄州。早年服刑时，尤尔科与巴特拉姆合作撰写了有关婴儿摇晃综合征（shaken baby syndrome）文章发表在网络上。

与库尔特类似，巴特拉姆也曾认为“很多犯罪、人格分裂和神经紊乱、精神疾病、吸毒情况的发生……往往基于微妙的免疫改变，只是大多未被察觉”，其根源则是“疫苗、变质的食品、婴幼儿奶粉和抗生素”[28]。巴特拉姆声称天花疫苗导致白喉，而维生素C能预防脊髓灰质炎。他坚称现代儿童疫苗并未提供保护，反倒摧毁了免疫系统。这已是反疫苗圈子的共识。[29]

一场涉及婴儿摇晃综合征的听证会在布鲁克林举行，会议间歇，巴特拉姆和我离开刷着棕色油灰的家庭法庭，前往附近的餐馆共进午餐。已经79岁高龄的巴特拉姆身材瘦削，有着薄薄的嘴唇，他戴着玳瑁框双焦眼镜，身穿老旧的人字呢夹克。巴特拉姆告诉我，他在俄克拉荷马州长大，他的家人都对医学充满怀疑。17岁时，巴特拉姆在一所寄宿学校求学，其间发生过精神崩溃。后来到军队服役和在医学院学习时，糟糕的伙食以及疫苗接种也逐渐毒害了他，导致他的“表现低于平均水平”。被诊断为患有精神分裂症后不久，巴特拉姆开始遵循玫瑰十字会的准则，从中得到了慰藉，最终顺利康复。1958年，巴特拉姆从俄克拉荷马大学医学院毕业之际，他有幸见到克莱默；在巴特拉姆看来，克莱默是“一位超凡脱俗、仿佛生活在维多利亚时代的老派人士”。与鲁道夫·斯泰纳不同，克莱默从来不做公众演讲，而是专注于写作，因为“他不想被大众奉为神明”[30]。但是对于巴特拉姆而言，克莱默是有远见的人。“我相信他永远正确”，巴特拉姆简单地解释道。这也是玫瑰十字会兄弟会的官方信条。克莱默于1966年去世，享年87岁，但玫瑰十字会坚信这位大师最终会回归。“9·11”恐怖袭击发生后，兄弟会高层宣称克莱默从来世送来启示，预言新世界大战的开端。[31]

巴特拉姆告诉我，他的健康观念受克莱默1957年出版的图书《叛逆的年代》(*The Age of Treason*)影响很深。读过这本声讨疫苗、食品添加剂和人造激素的书后，巴特拉姆开启了在医疗界跌宕起伏的职业生涯，不过他往往扮演着“反派”角色。他写过许多有关草药疗法和婚内性行为的书籍，开过大剂量维生素的处方，提取猪的激素来治疗自闭症患儿，还对心脏病患者使用过螯合剂。只要是非传统的、有争议的医疗手段和药物，巴特拉姆就很有可能会进行尝试。尽管如此，巴特拉姆对《叛逆的年代》的追捧仍显得过于狂热。毫无疑问，这本书中关于毒物遍布周遭世界的灰暗叙述在替代医学文献里司空见惯。《叛逆的年代》在偏执类书籍中之所以堪称经典，在于它将疾病归罪于共产党和犹太人，由此更新了旧有的丑化故事的主角。克莱默在书中强调，生育控制、脊髓灰质炎疫苗接种、使用改善情绪的药品、注射激素和种族通婚都是一系列魔鬼式的阴谋和伎俩，妄图削弱以盎格鲁—撒克逊体系为根基的美国社会。[32]在克莱默看来，疫苗接种最为恶毒，“上帝和人类的敌人……正在或者计划采用这种方式来破坏精神平衡，使儿童的头脑无法继续发育，只能保持在一个愚钝、机械的水平”。他担心疫苗会成为“马克思主义者用来使人类理性退化、将人类改造成为机器或怪物的工具”。(克莱默还谴责废除种族歧视是另一种“导致白人和有色人种堕落、退化的策略”，而这些主张的始作俑者为“激进的社会主义者、神和人类共同的敌人，其中大多数是犹太人”[33]。)

《叛逆的年代》被巴特拉姆奉为《圣经》；当我见到他时，他正受雇于一个非裔美国人家庭，在一位同样为非裔美国人的法官面前作证，酬金为1000美元；一位尼日利亚裔律师则担任辩护人。“受虐儿童”的母亲是一位谈吐文雅的财务分析师，而她半失业的丈夫给人的印象也文质彬彬、待人热情。他们看上去像是“人畜无害”的好人。该州对于孩子究竟怎样才算受到了虐待和伤害并没有明文规定。但是基于证据，不难想象一些非常可怕的情境。巴特拉姆在法庭上介绍了他的维生素缺乏观点和自由基攻击脑脂质的理论。单凭“摇晃”不太可能导致小姑娘出现多发骨折、脑损伤和视网膜破坏病症，想必这个女孩出生时便骨质脆弱。法庭工作人员彬彬有礼。不过，当巴特拉姆声称他不相信有婴儿摇晃综合征这种疾病时，在座旁听的女人纷纷皱眉，以示不屑。你完全不信任疫苗接种吗？法官问道。巴特拉姆则称："现有疫苗的安全性均未被检测过。"

有人在这个忧伤的、幽闭的法庭上试图隐瞒真相，然而那个人肯定不是巴特拉姆医生，他对自己的陈词坚信不疑。休庭时，那位母亲聘请的律师奥摩他犹・奥利戴鲁（Omotayo Orederu）恭维了巴特拉姆，称赞对方的证言很给力。但早年在尼日利亚拉各斯（Lagos）一带长大的奥利戴鲁禁不住向巴特拉姆问了一个自己颇感疑惑的问题。"脊髓灰质炎疫苗怎样，它难道不是一种好疫苗吗？在我们家乡，至今有个家伙因为脊髓灰质炎无法走路，但现在这种疾病基本绝迹了。"巴特拉姆对此并未作答。他可以就脊髓灰质炎说上一大堆。但每个人都应该谨慎选择说话的时机。

人智论：通往救赎之路的天花

在鲁道夫・斯泰纳的时代，他被那些对其学说感兴趣的人称为"玫瑰十字会神智学者"（Rosicrucian theosophist）。顾名思义，这一头衔意味着斯泰纳将神秘的玫瑰十字会基督教信仰与富有异国情调的神智学结合起来了；在神智学祭仪上，神秘的新佛学智者身处暗室里，他们的手在毯子下相互交握，然后找寻彼此头上可能展现出来的多重光晕。斯泰纳声称已在神秘学领域开展了一系列启示性工作，这使他能够打破科学和宗教的二元对立格局，从而帮助人类重建曾在我们"进化"早期出现过的精神世界。"人智论"是斯泰纳自创的词汇，意为一种与人类有关的神秘主义科学。从中欧举行迎神会的客厅到空气稀薄的美国博尔德地区，别具一格的华德福教育理念和方法得以在闪亮山学校生根发芽，很好地融入当地文化，这经历了漫长的过程。即便对于美国东海岸的人而言，博尔德似乎也太远了，当然这里可能不会存在职业上的焦虑症。博尔德的居民受过良好教育，富有并爱好户外运动。他们将自己的城市称为“西部的雅典”，并认为自己是性格粗犷的个人主义者，拥有较好的才智；他们所在的科罗拉多也是全美最后才颁布强制性疫苗接种法案的几个州之一。

斯泰纳相继受到歌德（Goethe）、尼采（Nietzsche）以及神智学者勃拉瓦茨基夫人（Madame Blavatsky）著作的影响，然后建立了自己的基督教信仰。从1900年前后至他去世的1925年间，斯泰纳在6000多场演讲中反复宣扬自己的观点，演讲主题涉及舞蹈疗法、烹饪，不一而足。斯泰纳虽然科学知识有限，但他从不畏惧涉足任何领域。在很多连注释都没有的著作中，斯泰纳就教育和健康等复杂议题不断发表权威性言论。他的观点充满奇思妙想，但并不疯狂。尽管作品主题多变，斯泰纳的文笔却非常优美、流畅，就像处于轻度幻觉状态的人在静静的溪水中漂流一样。从照片来看，斯泰纳与英国知名演员杰里米·艾恩斯（Jeremy Irons）颇为神似；他声称自己传递的福音为“精神科学”（spiritual science）的成果。通过“超感觉”观察隐秘的、人类堕落以前的世界，斯泰纳自称得出了新的发现，且这一领域只向那些拥有纯净感知能力的人敞开。由于斯泰纳的大多数（如果不是全部的话）崇拜者想必不具备开展这种深奥研究的能力，他们宁可直接相信其言论。人智论实际上是一种个人崇拜。[34] 弗朗茨·卡夫卡（Franz Kafka）倒腾过一阵子人智论，沉迷于斯泰纳关于食谱和配色方案的建议。1911年，卡夫卡在柏林聆听了斯泰纳的一场演讲，随后在日记中写道：“斯泰纳医生的努力只有当阿米纽斯派（Arminian）教徒不占上风时才能成功。他喝着两升由杏仁和其他果品制成的乳剂，并以思辨的方式与心不在焉的信徒进行交流。”卡夫卡找到斯泰纳，询问自己是否能成为他的弟子。两人交谈时，斯泰纳一直在抠鼻子，这看上去总给人有点不太靠谱的感觉。[35]

就像很多世纪之交的宗派主义者一样，斯泰纳赋予血液重要意义，包括其种族内涵，而疫苗有时等同于血液污染物。斯泰纳将《圣经》中的“堕落”和种族间的通婚联系起来，他认为这在生物学层面导致人们失去了与祖先世界的联系，那个世界的“精神”是可见且无处不在的。[36]在一次讲座中，他声称金发碧眼的人正不断从世界上消失，因为相比于“黑人”，他们“体格较弱但精神较强”。根据斯泰纳的神秘科学，这是因为“碧眼者的机体难以将营养物质送达眼部，以填充到虹膜前方的部位”[37]。重要的生命物质“只能被这些美丽的人保存于头脑中”，“黑人”则有能力将它们传输到头发和眼睛里。这些“黑人”会“活得更久，因为他们有更多驱动力来输送营养”，相应地，“金发碧眼者却近于灭绝”；这真是一个不好的现象，“要是金发蓝眼者灭绝，人口将会变得非常稠密”。我们唯一能寄予希望的就是人类进化到一种新的才智水平，并且这种进化的完成“依赖于金发碧眼的人”。

谈及疾病，斯泰纳对新兴的细菌学学科说起来头头是道，然而他主要赋予病菌以精神意义，这方面可能不会给同时代的细菌学家巴斯德和科赫留下印象深刻，即便两人恰巧注意到斯泰纳的观点的话。斯泰纳在一次演讲中表示：“有一类特定的杆菌是传染病的携带者。它们都是人类谎言的徒子徒孙，这些由谎言催生的恶魔无非通过患病的身体具体展现出来罢了。”[38]1922年至1923年，斯泰纳借助劳工的力量，在瑞士创建了新的总部，在给工人们发表系列演讲时，他宣称婴儿吃得过饱会导致麻疹和猩红热，深呼吸或大量出汗则引发天花，洗浴过多会感染白喉。流感的传染性不是由于病毒，而是从流感患者身上散发出来的大蒜和洋葱味所致，它们使闻到这些气味的人的“灵魂遭到了伤害”[39]。

此外，斯泰纳依托二手的东方唯灵论资料来诠释疾病。幼年疾病是因为精神不纯洁。而“一大批人由于对同类缺乏爱心，这种冷漠的处世态度驱使他们禁不住吸收一些具有传染性的物质，以便消除自己内心的魔障”，于是导致了传染病的流行。

疫苗接种通常不是个好主意，因为“虽然从外在的身体特征来看，人们可能不再表现出缺乏爱心的迹象，但此举难以从内心真正改善人们冷酷无情的倾向”。换句话说，疫苗接种虽然可以防控传染病，但代价是精神层面的工作未能完成：“假如我们摧毁了天花的易感性，从而使人再难染上该病，那么我们关注的便只剩业力活动（karmic activity）的表象了。”因为“每个人都无法逃避自己的‘宿业’（karma）”，感染天花“会使人变得缺乏爱心”，这也恰恰提供了让人改过自新、修成正果的机会；反之，疫苗或许能够预防疾病，但“缺乏爱心的原因始终存在，经受拷问的灵魂不得不寻找其他途径来弥补业力，有可能是这次或下次的投胎转世”[40]。这与斯维登堡派教徒的观念颇为类似，他们把疫苗接种视为一种精神诡计而加以排斥（参见本书第三章）。管理个人的业力是一件严肃的事情，需要付出北欧人那样的艰辛努力，不能仅仅用一些廉价的疫苗类似的玩意儿来与之抗争。

人智论医学其实与顺势疗法类似，它们都属于西方最古老的“整体疗法”体系。顺势疗法系统的完善得益于19世纪的医生塞缪尔·哈内曼（Samuel Hahnemann），其基础便是流传已久的四种体液平衡学说。顺势疗法通过使用小剂量药物来实现体液的平衡。例如，为了治疗天花，一位顺势疗法医师可能会使用一种含有天花病毒的稀释溶液，这种溶液经过不断稀释后，每万亿份水中所含的病毒颗粒有时只有1个。正如玫瑰十字会信徒一样，人智论者强调人体内的硬化力和软化力（炎症）能发生作用；而炎症具有“红肿热痛”的特点。为了治疗传染病，人们可以使劲儿摩擦皮肤，直到它们发红，因为“皮肤发红”能促进皮疹暴发，从而帮助机体摆脱感染。[41]

斯泰纳也算得上是个数字命理学家。他将儿童的发育按每7年一个周期来划分。7岁以前，儿童的“以太体”（etheric body）与母亲保持着联系。这时候对儿童进行专门教育没有意义，只会耗尽那些“本应保存用于下一阶段发育的”力量。疫苗就像阅读和写作一样，也是一种外在的影响物，会破坏母亲对孩子的精神引导。斯泰纳警告说，总有一天医学界会研发出一种疫苗，“然后尽早把它们注射给婴儿，有可能刚出生便立即接种，以确保这具人类躯体永远不会产生灵魂和精神的观念”，然后某一天，“信仰唯物论的医生将被委以重任，由他们来负责驱逐人类的灵魂”[42]。斯泰纳的这些理论与克莱默偏执的论点非常相似，一位人智论医生最近撰文论及阐释了斯泰纳的观点，文章还散发于旧金山华德福学校。菲利普·印考医生（Dr. Philip Incao）就是将这些理论编撰起来的人，他认为斯泰纳的评论“已清楚地表明，让全世界的孩子尽可能接种足够多的疫苗，其背后的‘阴谋’就是要破坏儿童的精神发展和心灵成长”[43]。

华德福教育在美国的特许机构为北美华德福学校协会（Association of Waldorf Schools of North America），当我向该机构的负责人咨询他们的疫苗政策时，其发言人表示该组织不会就疫苗接种议题表态，但向我推荐了当时住在丹佛市的印考医生。[44] 2002 年 11 月，芭芭拉·洛·费希尔和凯蒂·威廉斯举办了一场探讨疫苗接种议题的会议，印考受邀在会上发表演讲，事后我终于得以与他交谈。我发现印考忠实地概述了斯泰纳的理论，只是增加了一点科学包装。印考蓄着络腮胡子，仪表堂堂，头戴一顶灰色贝雷帽，拄着手杖步入“北滩咖啡屋”，看上去就像回到自己家里一样闲适。约 300 人参加了这场会议，其中大多为支持自然疗法的反疫苗接种者。印考演讲时，他们不断欢呼雀跃。印考称医学正面临着整体性变革，逐渐远离“基于恐惧范式”的现代科学。他声称由疫苗导致的损伤是“一种逐渐逝去的范式的症状”。疾病和康复都是宿命事件，有助于拓展人类的意识和觉悟；我们残酷地压制自然方式，疫苗不过是其中的一种手段而已。“疾病就像车祸一样不期而至”，印考医生强调，但“在上述情形的罪魁祸首通常是司机，而非机械故障。新的范式将重新发现人类精神”。

印考接受过传统医学和人智论医学的训练，于 1973 年在纽约哈勒姆区开业行医，他还是附近残障儿童之家的医学主任。印考所在的华德福社区位于城市北部，他在当地工作的 23 年间，接诊过数百例因未接种疫苗而感染百日咳的儿童病例。“百日咳会席卷而来，一次感染二三十人”，印考告诉我。没有人死亡，尽管最小的患者只有 4 个月大，印考也从未让任何患儿住院治疗。他对他们实施顺势疗法。“最幸福、稳定的家庭出身的孩子恢复得最好”，印考说，“养育条件较差的孩子病得更重”。1988 年，该州医学委员会调查了他的病历记录，大概是为了方便推行疫苗接种，但此事后来不了了之。1996 年，在第一任妻子因患乳腺癌去世后，印考将诊所搬至博尔德和丹佛，在那儿他的大多数病人都是成年人，印考称他们患有“神秘的小病”。

印考把自己和其他替代医学的医师视为“当代伽利略”，他们都不见容于位居统治地位的医学范式，后者带有强烈的沙文主义倾向。印考写道：“相比于占主导地位的理论，异议者一般不会得到承认，然而异议才是医学或者任何领域取得进步的唯一途径。”[45] 假如一名医生提倡患上严重的传染病将对儿童有益，很难想象他会处在医学世界的主流地位。印考医生倒是占据着这样的位置，并且他一点都不感到难为情。在印考看来，“确保您的孩子健康的最好方式之一就是让他们生病”[46]。“典型的儿童疾病如麻疹、腮腺炎甚至百日咳，对于儿童免疫系统的发育可能至关重要，所以采用免疫接种的方式压制这些疾病是不明智的。”

为了给替代医学披上科学的外衣，印考经常引用“卫生假说”（hygiene hypothesis），借以把人智论有关免疫系统的传统信条转化为现代版本。这种理论很吸引人，有一定数据支持，值得加以验证。

“卫生假说”试图解释发达国家一些过敏性疾病和免疫介导性疾病发病率升高的缘由，诸如哮喘、多发性硬化和糖尿病。其基本观点如下：即在一个缺乏细菌或病毒暴露、过于“干净”的环境里长大，其实不利于健康。缺乏这些暴露会导致两类辅助 T 细胞（一种白细胞）优势比例的变化。这两种 T 细胞分别被称为 1 型和 2 型辅助 T 细胞（Th1 和 Th2），它们能激活其他免疫细胞释放各类被称为细胞因子的炎症蛋白。根据该理论，种类和数量适当的微生物暴露会在呼吸系统中产生大量 1 型辅助 T 细胞，从而产生细胞因子级联反应以杀灭微生物，这正是人们所希望的。在缺乏 1 型辅助 T 细胞感染刺激的情况下，2 型辅助 T 细胞级联反应则占主导地位，从而导致免疫球蛋白 E（IgE）过度产生，这种抗体会与猫的皮屑和花生等物质结合，最终导致过敏性或特应性反应发生。

1997 年，英国牛津丘吉尔医院（Churchill Hospital）的朱利安·霍普金斯（Julian Hopkins）和白川太郎（Taro Shirakawa）合作在《科学》上发表论文，由此提出了“卫生假说”的现代科学版本。[47] 他们发现接种过结核疫苗的日本儿童发生过敏的概率极低。因为结核疫苗属减毒活疫苗，两人还认为接触结核分枝杆菌等微生物可能有助于预防过敏性疾病。从那时起，迄今已有超过 200 项研究陆续开展来检验这一理论，只是众说纷纭。有很好的数据表明，在农场或大家庭里长大的孩子发生过敏性疾病的几率更低。英国的研究者发现，青少年糖尿病和最常见的儿童肿瘤急性淋巴细胞白血病（达到每百万人 30 例），在早期较少感染疾病的儿童身上发病率更高。[48] 此外，同比其他兄弟姐妹，第一个出生的孩子罹患过敏性疾病和多发性硬化的风险更高。[49]

但是证据并非完全支持接触病菌可以预防过敏性疾病。儿童如果在很小的时候就接触特定病毒的话，比如说呼吸道合胞病毒，那么会更容易得哮喘。接触内毒素的情况较为复杂，内毒素是百日咳以及全细胞百日咳疫苗的致热成分，在有些研究中它对过敏能起保护作用，在另一些研究中却会诱发过敏反应。所以应该存在一些特定的微生物蛋白，能使一部分儿童免于过敏性疾病，但现在这样说还太绝对。至于疫苗接种，一些小型研究认为与儿童期哮喘和过敏相关，然而大型的研究结果都是阴性的。[50] 此外，因为有证据表明现代生活的产物即疫苗在摧毁婴儿的免疫系统，科学家们开始尝试研发由小片段重组细菌蛋白的疫苗，以激活免疫系统中的 1 型辅助 T 细胞。这些肽段加入疫苗后，可以推动免疫反应朝健康的方向发展。[51]

美国国立卫生研究院一位资深科学家表示：“‘卫生假说’非常精

密、巧妙，既有数据支持它，也有数据反对。就像任何宏大的假说一样，真理与纰漏并存。”[52] 根据现有证据，“卫生假说”尽管很吸引人，却很难成为是否进行免疫接种的基础理论。但在哲学层面，该假说与占据反疫苗事件主导地位的文化悲观主义非常匹配。“卫生假说”回溯了这样一个时代，即人们更多地还只是从理论上期待获得“健康”，而那时我们更开心、与更多的病菌接触，当然也更健壮。它利用科学手段使早年被视为非科学的“智慧”重新恢复了名誉。它使我们中的一些人回忆起祖父母辈的洞见，那就是每年生活得不干不净、反而没病。它把激发免疫反应的职责从医学专家手中接过，传到我们自己恭顺的、有些肮脏的手中。

诚然，这类怀旧和文化悲观主义不只局限于医学卢德派。很多科学家都在思索人造免疫的不确定性意义。诺贝尔奖获得者亚力克西斯·卡雷尔（Alexis Carrel）曾在洛克菲勒研究所工作，他在病毒培养方面进行的开创性实验为病毒疫苗的发明贡献良多；在结束职业生涯时，他却发出了悲观的感慨。卡雷尔写道：“我们都相信医学在努力减少人类的痛苦，但真正实现的其实非常少。”[53]“确实，由于感染传染病而死亡的人数已大幅下降。但我们还是会死，而且大多数人都会因为身患退行性疾病去世。我们通过抑制白喉、天花、伤寒等延长了生命……我们由此赢得的时间却饱受慢性疾病的折磨，由此经受更为长久的苦痛及更为漫长的死亡过程。”

对现代化的隐约不适也是反疫苗人士世界观中不可或缺的一部分。尽管过去几十年间哮喘等儿童疾病数量有所增长，但芭芭拉·洛·费希尔一再表达的、对未来深感悲观的论调几乎没有任何事实基础。费希尔坚称在公共卫生部门要求接种更多疫苗后，自闭症和注意缺陷多动障碍等慢性疾病迅速增加。但残障率从 1984 年到 1998 年基本未变，其中 5 岁至 17 岁青少年的患病率为 7%。因为传染病得到了控制，癌症成为 15 岁以下儿童的主要致死病因，然而它依然相当罕见的，每年 1 万名儿童中仅发生一两例病例，这同比 20 年前略有下降。

“卫生假说”为人智论学说的阐发提供了便利的科学掩饰，但其哲学观其实源自古代的医学理念。在最近的反疫苗人智论聚会上，费希尔宣读了一篇文章，印考则为康斯坦丁·赫林（Constantine Hering）的理论大唱赞歌，后者于19世纪初期将顺势疗法引入美国。[54] 赫林相信天花、麻疹发出的独特皮疹是健康的迹象，因为“人体在康复过程中，疾病特有的症状会从五脏六腑及血液转移到皮肤，通常表现为皮疹或渗出其他分泌物，借此就可逐渐‘摆脱疾病’”。通过接种疫苗来防控感染，只是把疾病留存在了体内，从而可能会导致更多损害，印考也赞同这种观点。因此，感染麻疹比接种疫苗更有利于健康。印考写道，其实“我们自己并未积极努力地与疾病抗争”，从而“被经过伪装的敌人渗透，并遭受慢性过敏或自身免疫疾病”。

人智论者诠释疾病时常套用免疫学术语来装点门面，为了增强说服力甚至随意断章取义，他们宣称“疾病是儿童的宿命”，“采取措施使他们免于生病”不见得是件好事。[55] 印考写道：“每一种儿童炎症，每次感冒、咽痛、耳痛、发烧和皮疹都是一次病愈反应和清洁过程，是人类精神为重塑身体付出的巨大努力，以便肉身成为最适宜精神栖居的场所。”[56] 这样激动人心的隐喻几乎令人禁不住怀念起天花来。当然只是“几乎”而已。

西部的雅典

2001年10月，白雪已飘洒在博尔德地区高耸的山峰上，山杨树叶也已变成橘黄色。尽管就读于闪亮山华德福学校的孩子经常感染百日咳，但该校近些年来并未暴发大的疫情；校长罗伯特·斯基亚帕卡塞（Robert Schiappacasse）已经47岁了，还留着络腮胡子，看上去却非常年轻；他觉得我关注“百日咳这类非常无趣的议题”显得颇为滑稽，尽管他很乐意在忙于接听电话和处理案头工作的间隙简短地与我就此展开讨论。斯基亚帕卡塞说，“相比于传染病”，该校学生的父母

“怕是更担心新地毯着火”。学校并未向家长推荐任何预防措施。斯基亚帕卡塞的女儿就曾罹患百日咳，但并未发生什么不良反应，不过，听说一位秘书的婴儿在学校感染百日咳并“由咳嗽引发了腹疝”后，他承认自己这时确实有点担心该病的后果。

相反，我在学校停车场遇到的一群家长却非常热切地表达了她们对疫苗的反对态度。这些人都是全职太太，她们认为应该由母亲而非公共卫生官员来决定如何处置孩子的健康问题。这些妈妈对疾病充满怀旧之情，憧憬着往昔的生活，正如电视剧《草原上的小木屋》（*Little House on the Prairie*）所描绘的那样，在过去，人们相依相伴，孩子们勇敢、有责任心，对简陋的木制玩具爱不释手，家长虽然担心传染病肆虐，却相信只要他们抱定信念，加上采用流传已久的治疗方法，就完全能够渡过难关。“我有点儿迷恋疾病，这让人容易对所见所闻产生共鸣”，克里斯蒂娜·安德森（Christine Anderson）说；她有一个13岁的女儿莫妮卡（Monika），克里斯蒂娜非常后悔直到女儿接种疫苗后自己才了解到疫苗是多么糟糕。“有时人们认为经过发烧后才能看出孩子之间的差距。它会使孩子们强壮。没人希望孩子患上脊髓灰质炎，然而我们似乎走向了另一种极端。我们把自己的孩子当成一台从不会减速的机器，始终保持着运转，不用我们放下工作去照料他们。对我来说这就是极端。我们从来不愿意让他们体会生病中所蕴含的情感。这是一种人类经验，在病中我们携手并进，与营养师和护理员共同协作，照料患者，这简直称得上是一门生活的艺术。”

克里斯蒂娜的朋友约翰尼·埃佳斯（Johnnie Egars）赞同友人的观点。“我与女儿情感联系最紧密的时候，正是她有那么五六天都感到‘不适’时。你知道的，这种‘不适’并非脊髓灰质炎或者其他威胁生命的疾病，只不过补充一点‘心灵鸡汤’就好了。”埃佳斯回忆称，作为四个孩子中最小的一个，她自己也只有生病时才会得到母亲的关注。她从不希望剥夺孩子们的这种乐趣，所以并未给他们接种疫苗，但破伤风疫苗除外，因为她觉得接种这种疫苗可能引发的伤害其实和“自然”感染破伤风很类似。

我那时也有了小孩，自然能理解埃佳斯的感受。我和我的妻子都是典型的治疗虚无主义者，不到万不得已我们都会尽量避免采取医学措施，直到最后入学时刻，我们才按照学校的要求给儿子接种了水痘疫苗。我们的儿科医生觉得疫苗无关紧要，美国疾控中心的推荐清单也主要强调接种疫苗不过是有助于减少误学误工。但我颇为困惑的是，为了得到父母的关爱，孩子们非得感染有可能致命的疾病不可吗？难道一次普通的耳部感染还不足以使家长们暂时放下工作，以便在家陪伴小孩，给他们备好鸡汤、饼干等食物和图画书，一起享受天伦之乐？

埃佳斯后面的故事让我感到有些震惊。她的 3 个孩子全都患过百日咳，其中包括最年幼的埃莉斯（Elise）；埃莉斯只有 2 岁，因患有先天性小儿肾母细胞瘤正接受化疗。“他们病得很严重，”埃佳斯说道，“他们剧烈咳嗽到全身颤抖，猛然吸气时会发出喘息声。他们一直要咳到呕吐为止，然后睡上一两个小时，醒来后一切重演。埃莉斯的症状持续了 3周。”埃佳斯的女儿在儿科传染病病房住院 3 天，其间一直在吸入雾化的类固醇激素。“抗生素也许救了她一命”，埃佳斯承认这点。代价高昂却又是世上最好的医疗护理也起到了一定作用。尽管如此，埃佳斯声称她依然不愿让孩子们接种疫苗。她坚信疫苗会削弱免疫系统，倒是疾病能强化它们，所以她很高兴孩子们经受住了疾病的考验。埃莉斯现已 10 岁，梳着马尾辫，在母亲身旁发放学校活动的传单，看上去非常健康。在我看来，这一切都要感谢现代医学。

我撰写了一篇有关博尔德百日咳疫情的文章刊于 2002 年出版的《大西洋月刊》(*The Atlantic Monthly*)，文章结尾部分引用了一位整体医学治疗师的观点，他把博尔德的家长与纽约世贸中心救火员进行比较后认为：“他们的观点是，‘我们要让其他人的孩子承受风险，但不是我的孩子。’这种看法并不前卫和高明，而是非常原始的。”可以理解的是，疫苗批评者们都憎恶类似言论，然而我觉得它很公道。群体免疫真实存在：一个社区内要是不给孩子接种疫苗的成员越多，那么每个人罹患传染病的风险就会相应增加，包括那些因为家长贫穷、漠视甚至只是由于不会说英语而没能接种疫苗的孩子，此外，即便已接种疫苗的孩子染病的概率也会增加，因为百日咳疫苗的效果并不完美。为了说服这些美国人能让自己的孩子接种疫苗，数百万美元已被投入到无细胞百日咳疫苗研发项目中。而且百日咳是种严重的疾病。在2000年至2002年，科罗拉多州有3名婴儿因此死亡，还有很多孩子因出现了严重的呼吸问题而住院。然而博尔德的很多人不愿意为公共利益承担一丁点风险，甚至不愿意考虑自己孩子的人身安全。3年后，当我重返科罗拉多州时，我发现该州的疫苗接种率甚至更低了，而百日咳疫情也变得更加严重。到2004年年底，该州上报了1200例百日咳病例。科罗拉多州人遭遇了自1964年以来最严重的百日咳疫情。

诚然，这并非倒回到了20世纪30年代，那时每年高达2万人死于百日咳感染。由于儿童整体的身体素质更健康了，并且重症监护医疗措施更为完备，美国后来每年大概只有20名孩子死于百日咳。但依然约有2000人病重，需要住院治疗，这可不是小事。我与科罗拉多州朗蒙特市的马蒂和海伦娜·莫兰夫妇（Marty and Helena Moran）交谈后，得知他们的女儿埃维莉娜（Evenlina）刚出生就被母亲传染了百日咳。海伦娜在一家牙科诊所担任卫生员，她本人可能是被一名未接种疫苗的年轻患者传染的。很多个晚上，埃维莉娜会咳嗽到脸色发青，夫妇俩尽全力照顾女儿。在一家电信公司上班的马蒂回忆称：“那些轮流照料女儿的日日夜夜真是不堪回首。每当咳嗽发作时，你得把她抱起来，一只手搭在她的肚子上，另一只手轻轻拍她的背；因为咳嗽得厉害，女儿的整个身体都蜷曲起来，脸色青紫。而停止咳嗽时，女儿往往憋得难受，脸色同样很差，所以她咳嗽我反倒感觉好些。”最终，他们把女儿送入新生儿重症监护病房，她在那里住了5周。数月后，每当埃维莉娜生病，她都会剧烈咳嗽，好些年她的肺部都是伤痕累累的状态。埃维莉娜后续的医疗费用高达20万美元。

在美国很多地方，反疫苗情结不断集聚，甚至转变为一种传统观念，继而成为当地通行的“治疗标准”。2003 年，密歇根州免除接种疫苗的比率为 5%，位居全美榜首，该州有些县的免除率甚至高达 20%。纽约州偏僻之地的疫苗接种免除率也持续走高，让人不由得回想起 20 世纪 20 年代尼亚加拉瀑布城的情形。[57] 很多州的疫苗接种免除率较往年翻倍，甚至增加到 3 倍，这与 20 世纪之初的情况相仿。一项有关未接种疫苗者染病情况的研究显示，当百日咳疫情暴发时，未接种疫苗的儿童感染的概率是接种者的 6 倍。[58] 尽管危机四伏，有些在公共机构任职的人士对于公共卫生安全问题却不屑一顾。[59] 在 2002 年进行的一次访谈中，约翰·霍普金斯的研究者表示，他们发现约有 1/4 的家长在免疫接种计划规定的时间内并未让孩子接种疫苗，虽然因为学校的要求后来都进行了补种。对疫苗的不信任感不断蔓延，甚至逐渐扩散到那些本应致力于推广疫苗的专业群体。有一项调查旨在考察人们对疫苗接种的态度，涉及对象包括科罗拉多州、马萨诸塞州、密苏里州和华盛顿 1000 所学校的护士以及其他负责疫苗接种记录的人士，结果 19% 的受访者担心接种太多疫苗会损害儿童的免疫系统。[60] 14% 的受访者赞同以下看法，即“儿童若是接种的疫苗种类过多，这对他们的健康有害而无益”。

美国医学研究所委员会就疫苗安全问题发布了许多报告，读过这些报告的人的疫苗接种免除率反而最高。这看上去颇为荒谬，因为医学研究所的报告明确声称疫苗总体上是安全的。但有证据表明，拒绝接种疫苗者总是喜欢大做文章，认定疫苗和不良反应之间可能存在因果联系。[61] 这些免除了接种义务的家长并非马虎、没有见识的人。他们“懂得许多但没能抓住关键信息”，百日咳专家詹姆斯·谢里这句评论不太客气却属实话。因为疫苗接种是由政府主导的常规项目，那些不信任政府的人于是转而会用拒绝接种疫苗的方式来表达自己的立场。相比于毕生投入疫苗研究领域的专家而言，他们倾向于认为正是那些通过互联网搜索疫苗负面文章来研究接种效果的家长说出了更多真相。

不幸的是，对于那些没能接种疫苗的儿童来说，疫苗原本可预防的疾病还在流行。截至2004年年底，由于新闻报道充斥着疯狂寻找流感疫苗的新闻，这些报道遮蔽了一场逼近的瘟疫，那就是美国各地的医疗机构将要面临自1991年麻疹暴发以来最严重的一场百日咳疫情，而这本是疫苗接种可以有效防控的。当年上报的百日咳病例超过了19000例，而2003年为11647例。这一数据自20世纪80年代末期便开始逐步增长，最终在21世纪初迎来大暴发。我好奇的是，得知自己的行为正导致一种可以使婴儿致死或致残的疾病流行后，这些反疫苗人士会有怎样的反应。

落基山脉西麓居民的生活

2004年冬天，我开始四处寻找百日咳暴发事件。芭芭拉·洛·费希尔的网站上有一篇由一位叫唐·温克勒（Dawn Winkler）的女士撰写的长文，主要谈的仍是反对疫苗接种，所以我决定去拜访这位作者；温克勒住在科罗拉多落基山脉西麓的甘尼森（Gunnison）小镇，当地生活着数千淳朴的居民，这里也是美国本土最冷的地方之一。当我开过一条结冰的州道进入县境时，当地广播电台正在播放一条令人不快却极为生动的新型止咳药广告。那是11月下旬的一个早晨，气温约-26.7℃。我在主干道上的一家宾诺咖啡馆（The Beanery）见到了温克勒。她33岁，方脸、高颧骨、金发齐肩，眼睛呈现青蓝色泽，戴着一副金边眼镜。像该镇上其他人一样，她穿着羽绒服，里面是一层套一层的毛衣和背心。她不太爱笑，嗓音略带金属质感，说话带有西部口音。

温克勒和丈夫有个8岁大的儿子利瓦伊（Levi），在利瓦伊一生的大多数时间里，这家人都过着迁徙式的生活。温克勒的丈夫供职于土地管理局（Bureau of Land Management），他经常在加利福尼亚州、内华达州、科罗拉多州和华盛顿州这几个州之间轮岗。温克勒并不喜欢甘尼森的冬天，但丈夫现在的工作还不错。他参与了野外生态恢复项目，主要负责设置可以被人控制的植被焚烧工作。其理念为燃烧闲置的牧场将使一些特定草种恢复生长。而以这些青草为食的雪兔相应就会回归，随后人们再引进喜欢捕食雪兔的猞猁。通过这种方式，几十年前就基本在科罗拉多州消失的猞猁将重新繁衍生息，不再濒临灭绝。

丈夫忙于管理公共用地，温克勒也没闲着，她不断挑动公共卫生的神经。温克勒算得上是一名四处漂泊的反疫苗人士，每当暂居某地时，她都会与强制性的疫苗接种活动做斗争，同时打点零工贴补家用。在我见到温克勒前，甘尼森周边城镇杜兰戈（Durango）的一位公共卫生流行病学家就跟我提起过她。“这位家长以阻止人们接种疫苗为己任，并且在一定程度上成功了”，这名官员表示，他很担心这点，因为 2004 年与甘尼森接壤的三个县都突然出现了百日咳病例。按情况来看，距离疫情暴发只是时间问题，何况新生儿的数量也在逐渐增加。[62]

阅读过温克勒的文章后，我并不意外地发现她患有慢性疾病，并且一场悲剧占据了她生活的核心，因为她的一个孩子夭折了，原因则不明。[63] 根据我多年来与疫苗反对者的交谈体验，我总结出一套算不上有多严谨的疫苗反对者群像特征，而温克勒的个人经历与之相符。她的女儿海莉（Haley）生于爱荷华州的基奥卡克（Keokuk），那儿也是温克勒的故乡。海莉本是一个可爱的棕发婴儿，却在 5 个月大的时候莫名其妙夭折，这是 1995 年的事了。海莉去世的那个晚上，温克勒在她母亲的厨房里学习税务会计课程，而海莉就在楼上的一个房间里。家人都不会忘记那个夜晚。温克勒曾参加过婴儿猝死综合征互助小组的聚会，却依然难以抚平创伤。据温克勒回忆：“他们总说这一切都是冥冥之中的定数。但这对我没用。如果有人去世，那一定有其原因。”温克勒听到有些妈妈指责百白破疫苗导致她们小孩的死亡。但海莉接种疫苗后并未出现抽搐或休克症状，她最后一针疫苗是死前 6 周接种的。数年后，硫柳汞这种含汞的疫苗防腐剂被广为报道、受到许多人诟病。温克勒推断海莉属汞中毒。但那时她已再婚并搬到了西部地区生活。

得出这一结论后，温克勒开始将生活中遭遇的许多困难均视为疫苗的副产物。她指责儿时接种的天花和伤寒疫苗导致她免疫功能差。温克勒多年来一直患有严重的子宫内膜异位症，“哪怕只吃一口汞含量高的鱼肉，比如金枪鱼，我就得住院。我难以呼吸、剧烈呕吐甚至因此拉伤背部肌肉”。温克勒认为这一切都可以用汞含量高的鱼肉来解释，并且显然自己把对汞的过敏反应遗传给了女儿。

通过网上交流，温克勒联系上了几位和她持相同观点的医生。她非常自信地使用医学术语来说明为何疫苗会使儿童生病，诸如T细胞分化、组织缺氧和apoe4基因变体等。她还驾驶着一辆沾满尘土的丰田SUV穿行在峡谷间，车尾贴着反疫苗宣传的贴纸。虽然温克勒只是将接种疫苗的人视为上当受骗者而非恶魔，她还是无法克制自己用愤怒的眼光来看待世界：孩子们因为接种疫苗而乱发脾气；那些冷静的孩子都是没接种过疫苗的。与温克勒一样可以享受山峦美景的邻居是一对在当地学院教书的夫妇，他们收养了一个来自俄罗斯的女孩。“她肯定接种过疫苗，因为每次我见到她时，她脸上都挂满了鼻涕。”温克勒说。

温克勒是反疫苗接种激进分子组织中的一名斗士。该团体规模较小，与费希尔和威廉斯保持着若即若离的隶属关系，她们在美国各地的网络上开战。温克勒的目标是一点点募集资金，直到凑够数千美元，然后委托一家化学公司测试各种疫苗，以证明它们仍含有少量硫柳汞。J. B. 汉德利（J. B. Handley）最终捐助了这笔费用，他是旧金山的一名风险投资人，并且将自己孩子所患的自闭症归罪于硫柳汞。温克勒在撰写一本书籍，试图论证汞导致了婴儿猝死综合征。她举办研讨会来“教育”民众，告诉他们疫苗的危害，她还与反疫苗的激进律师合作，为那些有免疫接种特殊需求的家长提供法律咨询服务。天气晴好时，温克勒时不时现身于小小的甘尼森市政公园，向逛公园的妈妈们递送卡片，指导她们如何查阅印在上面的反疫苗网址。经过温克勒不断推动，短短3年间，甘尼森学校的疫苗接种率下降了10%。王冠峰

（Crested Butte）小镇距离甘尼森峡谷约20分钟车程，这儿是滑雪胜地，也是温克勒的儿子利瓦伊上学的地方，结果该私立学校接种疫苗的学生寥寥可数。

然而没有人能扭转这种局面。甘尼森缺乏儿科医生，两位全科医平时的接诊工作已非常繁重，因此很难把购买疫苗和实施接种列为自己的首要职责。他们只得把孩子转诊给县公共卫生护士，那里每周都有一次免疫接种门诊。从1999年起，担任县公共卫生护士的是由加利福尼亚州调任过来的卡罗尔·沃勒尔（Carol Worrall）。能够来诊所的家长事先都已经打定主意，至少要给孩子接种一种疫苗，沃勒尔于是想方设法让他们把推荐清单上列的疫苗完整接种。然而家长们都很随意，究竟是否采纳这些建议往往要看他们的心情。温克勒是沃勒尔潜在的强硬对手，两人即使在超市碰面也不会彼此打招呼。实际上，甘尼森有一位“兼职”的疫苗接种者和一名“全职的”反疫苗人士。在我们交谈时，沃勒尔根本不愿意提及温克勒的名字，而用“那个人”来指代她，就好像她是《哈利·波特》中的伏地魔（Voldemort）一样。沃勒尔试图向家长们解释百日咳疫苗已比过去的产品安全很多，而且现在的都不含汞，但许多人依然不愿相信。根据沃勒尔的经验，家长一般会在孩子未满一岁的时候为他们接种疫苗，但当孩子进入托儿所后，这些父母逐渐听到其他人对疫苗的非议，他们于是感觉自己上当受骗了。由此导致甘尼森的很多孩子只接种了部分疫苗。一些妈妈对疫苗持本能的反对态度，她们也运营着镇上最大的托儿所。沃勒尔称：“我接触过一些给孩子接种疫苗的家长，他们某种意义上都曾遭受过人身攻击；‘你的孩子将会死去，你是糟糕的家长。’托儿所的骨干力量非常反对疫苗。她们年轻、受过高等教育，都是大学毕业生。她们也经常上网，希望任何东西都是有机的。”

在甘尼森，最为严格接种疫苗的反倒是来自墨西哥北部的科拉印第安人（Kora Indians）的孩子，这些移民来到甘尼森峡谷，受雇于富有的滑雪者们，主要从事工程建设、水果采摘、公寓保洁等工作。沃勒尔说："你提供任何疫苗他们都非常感激。无论多穷，当他们出现在诊所时，总是随身带着墨西哥的黄色免疫接种卡。"

沃勒尔自己有两个十几岁的孩子，她在公共卫生领域已工作多年，但对她而言，甘尼森的情况也是闻所未闻的。"这让人非常沮丧。你不希望人们生病或者死亡，尤其是婴儿，但你会有种感觉，如果不发生严重的疾病或者死亡事件，人们根本不会重视。这种感觉很糟糕。只要死亡人数近于零，许多后果就会被刻意忽略，在当今的医疗状况下，让人不死还是很有可能的；但是，一些人因感染百日咳而进了重症监护室，或者需要借助呼吸机才能保命，或者免疫系统因此受损，而这些人根本不会被登记在任何报告中。"

我和温克勒在宾诺咖啡馆坐了一会儿后，一位名叫萨拉莉·佩德森（Sharalee Pederson）的女士前来与我们攀谈，她看上去 20 来岁的样子，非常活泼，有一双棕色的眼睛。佩德森的儿子格里芬（Griffen）已经一岁半了，在参加过一场由温克勒举办的研讨会后，她决定不给儿子接种疫苗。当我询问佩德森是否担心孩子感染百日咳时，她看着温克勒。"也许我有点天真，我应该对此了解更多一些情况。但我听说疫苗根本不能确保人们免于疾病侵害……我对涉及孩子的一切都非常警惕，甚至有点吹毛求疵，只要能强化孩子免疫系统的任何事情我都愿意做。"佩德森解释道，如果儿子生病了，她会先带他去看顺势疗法医师，如果这不起作用，她就接着去找执业的其他医生，甚至不惜使用抗生素。但要是孩子真的因为感染了某些用疫苗原可预防的疾病而致死，她认为这便是上帝的旨意了。"就像我可能走出门就被车撞了一样，没有人能够采取措施来阻止这一切的发生。想要精细化地把所有潜在的危险都从我们的生活中排除出去，这是不可能做得到的。"佩德森称她永远不会给自己的孩子接种疫苗。

温克勒后来开车载着我来到她家，并给我看了一张她儿子利瓦伊的滑雪照；照片中的利瓦伊正越过回转标杆，看上去十分强健，好像没有接种过疫苗。温克勒告诉我，美国国民的体质自二战后开始下降，这全怪疫苗，而脊髓灰质炎的消除应归功于营养改善以及禁止使用DDT杀虫剂。由此我发现要想在讨论中改变其他人的观点，这实在太难了。

最后，温克勒给我看了一些让人伤感的婴儿视频，其主角就是那个生于1995年2月的小女孩海莉，她出生时的体重和身高都很正常。其中一段视频海莉看上去有点儿严肃，而在另一段视频里，她却非常活泼，躺在婴儿床里，拍打着挂在上面的毛绒动物玩具。5月27日，海莉手持紫罗兰花束，冲着镜头咯咯地笑；6月8日，距离注射4个月大时应当接种的疫苗没过几天，海莉对妈妈的声音反应已比较敏锐了，不过她时而高兴时而烦躁，又哭又笑，有时还流口水。温克勒说："她的瞳孔散大了。"到7月14日，海莉背靠垫子坐着，正摆弄着与幼教电视节目《芝麻街》（*Sesame Street*）同款的一些益智玩偶，一边笑一边用自己的小脚探来探去。这是一个很典型的婴儿。但仅仅3天后她就莫名其妙去世了。我告诉温克勒，她女儿看不出有发育迟滞症状。"也许你不能发现症结所在。但我有母亲独特的直觉。"温克勒答道。每次让孩子接种疫苗时，温克勒就觉得每针扎进去"似乎都是错误的决定"。

与温克勒会面后不久，我发现霍奇基斯（Hotchkiss）小镇暴发了百日咳疫情；如果大雪没有封路的话，从温克勒在甘尼森的家出发，开车约45分钟可到达该镇。当我来到南福克小学（South Fork Elementary School）时，霍奇基斯的百日咳已流行了一周；该小学坐落于大山脚下，校舍小巧、精致。校长比尔·艾勒（Bill Eyler）是一位四十来岁的男士，头发淡黄，蓄着整齐的范戴克式胡须，一双蓝眼睛里透露出友善。比尔·艾勒擅长蒙台梭利式教育、经验丰富，1999年，他从丹佛市来到霍奇基斯协助创办公立特许学校。该校学生的家庭情况较为多元，有的父母是乡下贫穷的农民，有的属回归田园生活的人士，另有一些为都市白领，后者通过网络便能完成工作，无论他们正栖居于山村还是在丹佛的高楼大厦里上班。

公共卫生部门命令与百日咳患者有过接触的孩子留在家中隔离观察或使用抗生素来防控疾病。有些教师因咳嗽在家中休假，艾勒便邀请我与在校的职员共进午餐。在公路对面的高中自助餐厅里，艾勒为大家点了意大利面、沙拉和蒜香面包；尽管我当时很饿，午餐也美味可口，但我禁不住联想起一位肌肉松弛的“伤寒玛丽”（Typhoid Mary）① 在厨房忙活的场景来。于是我很快吃完了。清嗓子时我发出了较大的声响，结果整屋子的人都对我“刮目相看”。“莫非你也开始剧烈地咳嗽了？”有人问道。她这么说有点开玩笑的味道。

“这确实很糟糕，”艾勒摇摇头说，“好在不是天花。”

11 月上旬，一例成人百日咳病例确诊，这是当地高中的第二例教职工病例，科罗拉多州这时也宣布疫情暴发并启动了调查程序。11 月 22 日，艾勒目睹了第三例官方通报的病例，3 岁大的诺亚·斯通（Noah Stone）感染了。据艾勒回忆，那天正好在举行糕点义卖活动，以便为学校年度的实地考察项目募集资金，他在杂货店邂逅了诺亚和他妈妈瓦莱丽（Valerie）。“我陪他们走到汽车旁，看到诺亚不停地咳嗽，甚至还出现了抽搐。他刚刚经历了一场最为恐怖的咳嗽。”诺亚没接种过疫苗，他的小伙伴布莱斯·基南（Blaise Keenan）同样如此，结果布莱斯稍后也确诊了。另有三四名学龄前儿童陆续感染，其中包括阿基·布莱克（Aki Blake）的儿子芬恩（Finn），芬恩接种过一两针百日咳疫苗，但没能完成所有注射。芬恩最初病情不重，镇上的家庭医生由于对百日咳诊断没有经验，于是告诉他的家人，小孩没有感染。阿基·布莱克一家人感恩节时照常访亲会友，致使所有亲戚都成了百日咳的密切接触者，其中包括她的外甥女，而这位外甥女自己也已有小

① “伤寒玛丽”的原型为玛丽·马伦（Mary Mallon，1869—1938）。她早年从爱尔兰移民美国，虽然自身携带着伤寒杆菌，却是一名“无症状感染者”。因擅长烹饪，玛丽先后担任了一些雇主家的“厨娘”，结果导致疾病扩散，感染多人。“伤寒玛丽”后来成为“超级传播者”的代名词。——译注

孩，并且小孩未接种过百日咳疫苗，属易感人群。

当人们最终调查清楚南福克小学未接种疫苗的学生占比超过 40% 时，严重的两极分化情形显现出来了。对于那些不接种疫苗者而言，他们孩子的患病带有某些政治意味，而其他人并不能理解这点。疫苗成了一条文化分界线，分属两边的社群势均力敌。大多数疫苗反对者都是没有工作的女性。那些有工作的女性则觉得不接种疫苗者威胁到她们孩子的健康，给大家的生活制造了许多不必要的麻烦。然而，当不接种疫苗派的女性感到自己遭受攻击后，她们进行了反击。这些反对派人士认为，接种疫苗便可预防的疾病诸如百日咳和水痘，只是令人讨厌而已。如果人们采取正确的态度去对待它们，就会有正面的体验。在反疫苗接种者看来，那些有工作的女性照料孩子时总是粗心大意。她们匆匆忙忙四处奔波，让自己的孩子充满压力。如果她们觉得疫苗接种真这么重要，那就应该去其他地方生活。

阿基·布莱克是个"骑墙派"。就像南福克小学的大多数家长一样，她自从有了孩子后才开始朦朦胧胧地觉得疫苗有害。但阿基·布莱克也知道不接种疫苗存在风险，所以她采取了折中方案，等孩子大一点再接种疫苗，并且将疫苗接种间期拉长。布莱克与丈夫一同经营着一家公司，负责移植一种沙生柽柳，她本人此前没怎么接触过与疫苗有关的资料，对疫苗的影响也不甚明了。"我可能没有调查清楚，"布莱克说，"我找不到一个可以坐下来好好谈谈疫苗接种这个问题的医生。"布莱克将孩子的首次疫苗接种时间推迟到他们年满一岁之后，但随后又没能及时跟进，以致她的孩子都漏种了几针百日咳疫苗加强针。她儿子芬恩的咳嗽已持续了一周，紧接着女儿塞雷娜（Serena）也病了。布莱克可是受够了这种疾病的困扰。"我猜自己就是医生用来劝告人们要按清单及时接种疫苗的好例子"，她告诉我。布莱克还跟一位朋友表示："我的态度转变了。如果有人现在问我，我会说赶紧去接种疫苗吧。"

即便百日咳促使布莱克转变了观念，该病对于社区的大多数人来说则没有产生实质性影响。诺亚可能是被一名更小的男孩伊桑·巴特利特（Ethan Bartlett）传染的，据伊桑的母亲梅琳达·多登（Melinda Doden）反馈，他从万圣节起就开始剧烈咳嗽，"肠子都要咳出来了"，尽管他从未被正式确诊。多登本人是一位按摩师，平常她尽量避免去诊所请医生看病。多登用草药来治疗儿子的病，连续3周都未见好转，伊桑每天晚上会因为剧烈咳嗽及呕吐惊醒十来次。最终，多登带伊桑去了家庭诊所，只是医生也未能找出这种咳嗽的病因，所以他又返校上了三天课。之后，多登带儿子拜访了一位怀孕的针灸师，这位友人自己2岁大的女儿正在与百日咳搏斗，经常咳得满面青紫。该针灸师为伊桑做了"身体治疗"，依然没有起到多少作用。这名针灸师后来因宫颈脱出不得不前往县医院就诊，这是长期剧烈咳嗽的并发症，为此她只得把生病的女儿托付给同样生病的丈夫照料。在多登采取措施隔离她儿子之前，伊桑无意中已与参加万圣节派对的许多孩子有过密切接触，并且他还在山上的温泉疗养中心消磨了一天时间。圣诞节到来时，伊桑仍在咳嗽，好在几乎不呕吐了，多登对此很满意。只不过她一如既往认为疫苗是罪恶的，应该尽量避免。

我问艾勒是否会因为校内高达41%的儿童未接种疫苗而感到困扰。就像我咨询过类似问题的其他科罗拉多州公务员一样，他的回答略有些难为情。艾勒说："州法律规定家长有权利按自己的意愿做出决定。我是否希望科罗拉多州能重新审视这项法律？也许吧。但我们其实没有什么可做的。"

"有些人相信科学，"艾勒补充道，"有些人则信仰巫术。"

霍奇基斯和邻近的佩奥尼亚（Paonia）小镇人口加起来大约2500人。他们形成了特殊的社会经济结构，主要因为陆续有人迁居过来。这一进程始于19世纪80年代，首先来到此地的是白人牧场主和水果种植者，之后是煤炭开采者、基督教原教旨主义者以及嬉皮士。近些年前，拜互联网所赐，年轻的都市白领得以摆脱窄小的工作间自由开展工作，因而他们逐渐从丹佛市等地迁居于此，希望能在淳朴自然且有益健康的地方把孩子养大。你很难找到比这里更符合他们期待的地方了，当地高耸的沙漠台地与充满达利画风的岩礁、峭壁交相辉映，变幻无穷的山景波澜壮阔、连绵不绝。由于霍奇基斯毗邻佩奥尼亚，两地不同圈子的人其实经常能聚到一块儿。他们面对面就南福克小学百日咳疫情所展开的论辩，恰恰是全美范围内有关疫苗接种争议的一段缩影。

见过艾勒后，我驱车沿甘尼森河上行至佩奥尼亚，然后漫步于郁郁葱葱的主干道旁的木板路上，街上遍布精品店，店主们正忙着兜售各种雅致、昂贵的圣诞礼品。霍奇基斯的街景看上去较为破旧、市井气息更浓，佩奥尼亚则充满了各种魅力，这里很少遇到喜欢传统西部城镇风情的观光客。2005 年，《美国新闻与世界报道》（*U.S. News and World Report*）杂志将佩奥尼亚评为田园诗般的"第二家园社区"（second-home communities）。在主干道某个街区外的家长资源中心里，我遇到了罗恩·埃德蒙森（Ron Edmondson）和莫尼·斯莱特（Moni Slater）。两人都是疫苗接种的支持者，他们刚刚意识到一些邻居并不在意百日咳这种危险疾病的播散。这让两人颇为忧心。矮小健壮的埃德蒙森是一位 49 岁的商人，戴着一副双焦眼镜，他有两位不愿接种疫苗的姐妹生活在丹佛，家人都非常熟悉"疫苗导致自闭症"这种论调。"我们的想法是，接种疫苗其实是在玩俄罗斯轮盘赌。哪一支枪会有更多子弹呢？"总的来说，埃德蒙森发现不接种疫苗风险更大。他是正确的。埃德蒙森的女儿患有哮喘，这使她在感染感冒病毒时更容易引发严重的呼吸问题，更别说是百日咳了。因为女儿很脆弱，即使在用抗生素，埃德蒙森仍让她待在家里。埃德蒙森本人对未接种疫苗的儿童并不抱有成见。莫尼附和称："让人沮丧的是并非每个人都意识到问题的严重性。一部分未接种疫苗者很快开始使用抗生素进行治疗。然而还是有人无所谓，没有采取预防措施。我有时真的很难对这些人产生同情之心。"

另一位在霍奇基斯附近特许学校教书的朋友金吉·莫拉塞克

（Gingy Molacek）则对那些不接种疫苗者没那么多耐心；该校主要给未婚先育的少龄妈妈开办，校内有一个托儿所，这无疑是一个非常脆弱的群体。莫拉塞克和丈夫从西雅图迁居过来，两人认为自己属于典型的自由主义者。但他们送孩子去医院，在区域性的连锁杂货店“城市市场”（City Market）和健康食品店购物，这反而使他们成了当地人眼中的保守派。“我听到有朋友将我们描述为‘在城市市场购物的人’。大家的分歧显而易见。”莫拉塞克的父亲和姐夫都是儿科医生，所以她知道，要是自己 4 岁和 6 岁大的孩子罹患了百日咳，“这虽然不会致命，但情况将变得非常糟糕，我可能几个月都要误工。这可不行。我听了几位朋友的言论后深为惊讶。他们称‘如果孩子生病了，我们就留在家里陪着’。我还觉得他们真的相信这样的观念，那就是孩子假如患上了传染病，反倒会变得更加坚强，以后能更好地抵抗疾病。我觉得大部分不愿接种疫苗的人其实都不懂风险分析。他们不明白虽然免疫接种有风险，但与不接种的危害对比的话，孰高孰低呢？”

在莫拉塞克的朋友圈中，瓦莱丽·斯通便不愿给孩子接种疫苗；瓦莱丽是诺亚的母亲，早年生于纽约长岛一个种植有机食物的农场家庭；瓦莱丽承认儿子的病使她重新审视不愿让孩子接种疫苗的决定，但并不后悔当初做出的选择。“人们住在这里的部分理由就是想体验一些与众不同的事物，而不是每周工作 40 小时，”她说，“如果已密切接触过患者，那你就应当让孩子接种疫苗。但我是家庭主妇，整天待在农场，所以我把病传染给其他人的风险并不高。”到感恩节的时候，她儿子诺亚几乎无法吃下任何食物，看上去非常疲惫。“诺亚有一次咳嗽发作时的状况非常糟糕。他用脚勾住家具才能稳住身体，并且出现了腹肌痉挛症状。看上去非常可怕。总算消停后，他问道，‘我永远都无法停止咳嗽。为什么我会得这样的病？’”瓦莱丽事后没有从自己身上找原因，她倒是记得当地医院的医生曾让她和诺亚在候诊室等了两个小时，一同待在候诊室的还有两名非常虚弱的婴儿，很有可能儿子就此感染了百日咳。

莫拉塞克发现和瓦莱丽谈论疫苗非常让人沮丧。“瓦莱丽总是说，‘如果我们生活在另一个国家，我就会让孩子接种疫苗，但在美国我们实在没什么好担忧的。’我也经常这样告诉她，‘是的，这是因为其他人在承受重负。’这就像缴税一样。有了税收才能保障一切运行正常。我不想缴税，但我在路上开车行驶，享受着到各种福利，为孩子接种疫苗也是同样的道理。这些人都有权利不为自己的孩子接种疫苗，因为我们其他人会去接种。相应地，他们把包袱甩给了我们。”

“是的，”瓦莱丽回答道，“我其实是搭了个顺风车，因为这个国家有很好的疫苗接种项目，很多疾病已经被根除。但我不觉得自己做错了什么，以致危及其他人的安全。我选择了另类的生活方法，所以我习惯于做出让别人感到受了冒犯的选择。我不想买其他国家制造的劣质玩具，不用纸盘……有些父母有全职工作，让他们的孩子忙得团团转，很多这样的孩子为此精疲力竭。我觉得这才是忽视了自己的孩子。不过，这些都是不同的人各自对事务轻重缓急所做出的排序而已。”

我为撰写本书采访了很多不愿接种疫苗的人，他们都表示能够抵抗百日咳等疾病，因为他们有健康的生活方式。在替代医学文化中，寻找替代疗法本身就是健康的表现，正如吃全谷物食品、充分休息、在全食超市（Whole Foods）或 Alfalfas 购物，而不是去西夫韦（Safeway）或者克罗格超市（Kroger）。这些人看上去并不那么健康，他们只是对“健康”异常着迷。他们似乎忘记了自然医疗本身可能是矛盾的。能够彰显“自然”品质的事物，不仅有新鲜的蔬菜、木制玩具和汤姆（Tom's）牌牙膏，还包括病原细菌和患了狂犬病的浣熊。“自然”可以杀死你，让你消亡的过程变得臭不可闻、面目可憎。霍奇基斯就像任何其他地方一样，未接种疫苗的孩子病得很重，而大多数接种过疫苗的孩子病情较轻或者根本不会得病，这与他们的疫苗接种水平和暴露在病菌中的程度有关。有效防控疾病恰恰是医学界期待的结果，并且已被多项疫苗实验所证实。两者的区别在于，选择不接种疫苗的家长寄希望于通过生病的考验来保障孩子将来的健康。而且因为这些母亲大多不用外出工作，即便孩子生病，对她们的生活影响也不大。坚持使用偏方来治疗一种可怕但尚不致命的疾病，这种行为无非强化了一种“特立独行”的感觉，有些人试图以此来彰显自己疏离“主流”的姿态。

“我觉得死亡病例可以改变这种情况，”支持接种疫苗的教师莫拉塞克表示，“如果出现了死亡情形，我们将更容易去批评不接种疫苗的做法。”尽管科罗拉多州几乎每年都会发生百日咳致死情况，但是人们对这些信息视而不见，因此大多数家长看起来依然故我，坚持认为如果疾病并未杀死他们的孩子，就会让孩子变得强壮。埃德蒙森几个月后告诉我说：“即便暴发了百日咳疫情，我也不认为人们的观念与此前相比发生了转变。那些做出不接种疫苗决定的人的反疫苗观念早已根深蒂固。他们只会说，‘你看，没错吧，我们根本不需要担心任何事情。’”

科罗拉多州德尔塔（Delta）距离霍奇基斯不远，该县卫生官员邦妮·凯勒（Bonnie Koehler）已有20多年职业生涯，她非常熟悉百日咳与疫苗接种之间的争论。每当疫情暴发时，凯勒的主要职责便是订购抗生素，要求学校采取隔离措施，提醒家长让自己的小孩远离电影院、商场等人口密集场所。凯勒坦言：“我的工作就是填补现有的漏洞，而不是告诉家长该如何带孩子并管理好他们的免疫系统。”2004年，凯勒的助手、一名公共卫生护士感染了百日咳，并且传给了自己的孩子。此前一年，一位在大章克申（Grand Junction）工作的同事被丈夫传染百日咳，她丈夫在沃尔玛超市工作，后者因剧烈咳嗽甚至咳断了一根肋骨。尽管已经有过这些教训，公共卫生工作者还是接纳了不愿接种疫苗的人士，把主要精力用于拯救婴儿的生命。他们遵守当地的法律，其中包括科罗拉多州民众拒绝进行免疫接种的权利。凯勒说：“我多次志愿申请担任当地疫情情况的全局监察员。但科罗拉多仍属于各自为政的州。我们相信每个人都应修补好自己的篱笆，照料好牲口，对自己做出的选择负责。”

逐渐地，我感觉凯勒谈论的不仅仅是科罗拉多州的情况。整个美国其实都在慢慢背离二战时的精神状态，那时人们服从指令，期待最好的结果，不在意接种疫苗后产生的肿块和酸痛，因为他们认为这全是为了让大家的身体更加健康。然而，现在的人似乎宁可相信从网上或者书中看到的信息，也不愿意听取儿科医生的忠告。有太多家庭在抚养子女方面持自由主义和利己主义的观点，我行我素，从不为他人考虑。因此在某些地区，人们对百日咳的集体抵抗力正逐渐消失，这种情况在全美都较为普遍。随着疫苗接种率一点点下降，我们失去了防控疾病的保障，将面临灾难性的后果，这就好像一辆车正在慢慢漏油，司机已隐约意识到了问题，却没有采取任何应对措施。

百日咳弥漫的国家

21 世纪之交，百日咳在美国大部分地区蔓延开来，城镇、郊外和农村均未能幸免，这虽然不能全怪拒绝接种疫苗的人，但他们或多或少难辞其咎。从 2001 年到 2002 年，阿肯色州超过 1300 例病例确诊；人们直到一场高中足球赛开赛后才真正意识到这一问题的严重性，因为一位医生注意到比赛间隙有些运动员会走到边线旁大口喘息，甚至呕吐。[64] 新泽西州、俄亥俄州、弗吉尼亚州的百日咳病例数均报上升，芝加哥及其附近郊区亦然。威斯康星州 2004 年出现了 5000 例病例。2002 年至 2003 年，纳什维尔儿童医院（Nashville's Children Hospital）共有 4 例死亡病例；这一情况促使范德比尔特大学的一位百日咳专家决定改变防控策略，他建议给刚出生的小孩广泛接种百日咳疫苗，而不是按现行的做法等他们两个月大的时候再开始接种。[65] 甚至北达科他州也上报了 800 例患者。百日咳疫情还影响到 2004 年的参议员竞选：北达科他州的共和党议员迈克・利夫里格（Mike Liffrig）在妻子和两个孩子被确诊为百日咳后，好几周都没能抽身参加竞选演说活动。最终，他败给了民主党议员拜伦・多根（Byron Dorgan），两者之间的得票差距其实很小。自 20 世纪 80 年代后期以来，费城的疫苗接种率已降至 34%；而在天普大学医院（Temple University Hospital）新生儿病房值班的护士暴发了百日咳疫情，最终导致一名新生儿死亡，还有 27 名新生儿患病。公共卫生官员芭芭拉·沃森（Barbara Watson）有着丰富的百日咳防控经验，她本人曾罹患此病，她的一个孩子接种全细胞百日咳疫苗后出现了 41℃的高烧，这令她非常愤怒。芭芭拉见过许多来自贫困家庭的患儿，“然而很多反疫苗组织的成员都是富有的白人，他们固执己见，不把疫情当回事。这让我非常恼火。他们没见过死去的孩子，也不知道自己的行为会造成多么严重的后果”。

甚至在纽约的富人聚居区韦斯特切斯特县（Westchester County），人们普遍也不接种疫苗。截至 2004 年 4 月 14 日，该县当年便已经发现了 98 例百日咳病例，这场疫情是从 4 名未接种疫苗的孩子那里扩散开来的。在丹佛，约翰·希肯卢珀（John Hickenlooper）参加市长竞选期间，他 4 个月大的儿子特迪（Teddy）被一名尚未完成所有疫苗接种流程的小伙伴传染了百日咳。结果特迪在当地儿童医院重症监护室抢救了两天，咳嗽症状则持续了 4 个月。经过这番遭遇后，希肯卢珀夫妇成了疫苗的信徒。当年 7 月顺利当选市长后，希肯卢珀推动该州为疫苗项目追加了 40 万美元资金投入。“我们此前从未意识到百日咳竟然就在身边。”希肯卢珀说道。

然而，百日咳疫情的卷土重来并不能完全归罪于拒绝接种疫苗的人。2004 年，博尔德县又发生一次百日咳流行，上报的患者超过 150 例。但与过去不同的是，这次很多病例为青少年，其中近 90% 的患者都接种了所有计划中的疫苗。只有 10% 的病例是小于 4 岁的儿童，而且卫生当局发现成年人感染百日咳的病例也在增加。县卫生官员一直密切关注着闪亮山地区的情况，然而截至 12 月，当地华德福学校并未出现任何病例。该县流行病学家希思·哈蒙（Heath Harmon）表示：“根据我们今年掌握的情况，数据显示未接种疫苗者不是引发博尔德疫情的主要原因。”虽然那些拒绝接种疫苗的人群是博尔德的“疾病储存库”，但百日咳也在接种了疫苗的群体间播散。

美国其他地区也出现了类似的情况。为什么在全美儿童疫苗接种率不断刷新纪录的情况下，百日咳依然能够死灰复燃？难道把一切责任都推给唐·温克勒、菲利普·印考和梅琳达·多登，因为他们总在宣扬错误的信条，诸如百日咳疫苗是危险的毒物，感染百日咳反倒是振奋人心的生命冒险？抑或相反，一切其实应该归罪于疫苗本身？

事实证明百日咳从未离开我们。20 世纪 90 年代的研究显示，很多经常咳嗽的成年人虽然未被确诊为患上了百日咳，但还是具有传染性。直到 10 年后，随着诊断技术的不断进步，科学家才得出了上述结论。[66] 2004 年，据加州大学洛杉矶分校儿科医生乔尔·沃德（Joel Ward）估计，美国每年有 70 万到 150 万人患百日咳。其中超过 600 万人发生了血清转化，也就是说这些人接触过百日咳杆菌但并未患病。按照沃德的说法，近些年来百日咳报告率之所以增高，主要是由于“检测手段改进后导致的一种假象”。

直到最近，我们才能够给成年人或年龄较大的青少年百日咳患者提供确诊报告。因为他们的咳嗽症状不像儿童那样严重，所以除非连续咳嗽几周都未见好，否则他们通常很少就诊。但这时他们气道内存留的细菌已不足以得到良好的培养结果，所以百日咳检测会呈现“阴性”。在研发能够被检测和量化的无细胞百日咳疫苗过程中，科学家们发明了抗体检测手段，从而可以在百日咳患者与健康的对照组之间进行比较。马萨诸塞州实验室直到最近才制备出自己的百日咳疫苗，该州在美国最早实现了百日咳抗体滴度比较系统的标准化。在创立标准的几年间，马萨诸塞州的百日咳报告数超过了国家平均值。然而没有理由认为马萨诸塞州比其他州出现了更多的百日咳病例。因为这一结果主要是因为检测水平提高了。

20 世纪 90 年代中期，科罗拉多州开始采用聚合酶链式反应（PCR）这种非常灵敏的检测方法。过去检测百日咳时，医护人员需要将长拭子伸入患者的鼻腔，然后刮取上咽壁组织，希望拭子能够提取到“臭名远扬”的百日咳杆菌，并且能够在培养基中繁殖它们；对于一个有咳嗽、呕吐症状的孩子而言，这种体验实在恐怖。如果采用聚合酶链式反应方法的话，医生只需喷洒一些盐水到孩子的鼻腔里，然后用小桶收集好洗液。哪怕从中只提取到细菌的一点点 DNA，人们都可以快速得知是否为阳性的检测结果。如今，不仅检测技术提高了，越来越多的人也在关注这种疾病。儿科医生对百日咳有了更深的了解，也能进行更多的百日咳检测。自 2001 年 10 月参议院办公楼爆出炭疽袭击事件后，国会敦促联邦政府拨款用于流行病学监测。科罗拉多州现在已有一名流行病学方面的生物反恐专家，该州 11 个卫生区也已形成了监测网络，并且每个区都配备了一名流行病学家。更多人关注意味着会有更高的检测率，而更高的检测率也容易得出更高的发病率。就连小学电子邮件群发系统这种简单的手段也能起到宣传作用。希思·哈蒙说：“对于百日咳，你越关注就会有越多的发现。”

只是更好的检测手段并不能解释整个故事。科罗拉多州多年来持续关注百日咳的动态，并且自 1995 年起就开始使用聚合酶链式反应监测方法。但是到 2004 年，该州的百日咳发病率仍然达到近 40 年来的最高水平。约翰·罗宾斯是美国国立卫生研究院的一位疫苗研发者，他相信在无细胞疫苗问世前，那些因家长对疫苗恐惧而未能接种疫苗的孩子依然会造成百日咳的扩散。加州大学洛杉矶分校儿科医生詹姆斯·谢里则持有一种更具争议的假设。他告诉我：“直到最近，我们现在所使用的百日咳疫苗，还不如我们一直用到 1985 年的全细胞疫苗有效。”[67] 美国迄今仍在使用的第一代无细胞百日咳疫苗，似乎也不像欧洲和加拿大所使用的那样能够提供足够长久的免疫力。[68]

由于百日咳疫苗不能提供持续多年的免疫力，所以导致疫情反弹。随着年龄的增长，那些在婴儿时获得疫苗保护的人在接触到足够多的病菌后也会染病。反过来，这些患病的成年人又会威胁到新生一代未接种疫苗的小孩。意识到这点后，美国食品药品监督管理局于 2005 年给一种新的百白破疫苗颁发了许可证，而美国疾控中心和儿科医生也都建议青少年和成年人进行加强接种。

虽然新的无细胞百日咳疫苗令人颇为失望，但它们还是使儿童免于遭受致死性的百日咳疫情威胁，许多未接种或未完全接种疫苗的婴儿患病后往往需要住院治疗。[69] 从 1990 年到 1999 年，美国卫生部门共报告了 18500 例百日咳婴儿病例。在 93 例死亡病例中，90% 都属从来没有接种过任何疫苗的患儿。2003 年，美国共报告了 2000 例不到 6 个月大的百日咳患儿病例，其中 2/3 的患者接受住院治疗。[70] 一项研究显示，在死因报告为婴儿猝死综合征的病例中，6% 其实是未确诊的百日咳病例。[71] 百日咳而非百日咳疫苗才是导致婴儿猝死综合征的主要原因，这种假设能否成立？这一假设非常有趣，因为百日咳患儿并没有出现喘息症状，却经常不经意间就停止了呼吸。

不接种百日咳疫苗就好像参加一场赌博。然而对于数千名博尔德人来说，这种胜负揣测似乎没有任何影响，他们一天天过着日子，坚称自己的生活方式非常健康。斯蒂芬·M. 弗里斯（Stephen M. Fries）是一名在博尔德执业的家庭医生，平常工作繁忙，他说："我并不会指责那些未给孩子接种疫苗的家长，但我觉得他们根本不了解疫苗的本质"。"我搭档的两个小孩就死于百日咳。但这并未给他人产生任何压力。你不会去找媒体诉苦，要求他们'搞个大新闻吧，我的孩子死了。我没让他们接种疫苗，真是个傻瓜'。你试图让人们明白感染百日咳可不是开玩笑，后果将会很严重，但他们根本不相信你。"

第十章

疫苗导致自闭症？

生活是不公平的。然而，生活对自闭症患儿尤为不公平，以致难以描述。

——迈克尔·D. 格申（Michael D. Gershon）

两岁半的威利·米德（Willie Mead）脸上长了斑点，头发呈棕褐色，他的父母却感到这个儿子有些不太对劲儿。每次他想说话时，只会发出吱吱声，要么就是一副生无可恋的表情。“他似乎有点不在状态，”威利的父亲乔治·米德说，“他总是在重复自己的言行举止，用眼角的余光看人，不断念叨着‘滴答—滴答—滴答—滴答’这个词。”乔治和妻子托里（Tory）多方寻医问药，向儿科医生、发育神经病学家和特殊教育顾问求助，最终确诊了一种灾难性的疾病：他们的儿子罹患自闭症，这是一种无法治愈的疾病，患者伴有严重的人际交往障碍。

自闭症直到 1943 年才被视为一种疾病，那时来自维也纳的移民利奥·坎纳（Leo Kanner）在美国开创了儿童精神病学这一新的研究领域，他报告了在巴尔的摩市约翰·霍普金斯大学接诊的 11 个病例。坎纳写道：“从 1938 年起，我们注意到一些儿童的表现非常独特，此前从未被报道过，以致值得对每个病例令人着迷的特性都展开细致研究，我希望最终能做到这点。”[1] 这些孩子“从出生之日起即无法以正常方式与其他人或情境建立联系”，这是他们最突出的特点，虽然部分孩子婴儿时期看上去似乎很正常，随后却出现了退化。孩子们躲避家庭成员的关爱，将自己封闭在一个与世隔绝的世界里，不断重复自己的言行，有时甚至还会自残。“父母认为他们总是处于自给自足的状态……‘就像躲在贝壳里’；‘独自待着时最高兴’；‘旁若无人’……这种原初而极端的自闭、孤独感使孩子们排斥或忽视任何外在的事物。”极少数罹患自闭症的孩子拥有非凡的记忆力或数学天赋，但大多数患者都严重智障。所有患者都沉迷于既有的秩序或行为模式，不愿做出任何改变。

30 年后，自闭症依然被人们认为是一种罕见的疾病，估计每 1 万名孩子中有 3—5 人患病。1971 年，在《自闭症与儿童精神分裂杂志》（*Journal of Autism and Child Schizophrenia*）创刊号上，坎纳撰文披露了他此前报告过的 11 名患儿的最新追踪情况，结果发现 8 人被收入精神病院，另 3 名已工作的患者则相对幸运些，其中一人在银行担任出纳员，一个在打印店上班，还有一人是农场的拖拉机司机。然而其他孩子的境遇实在令人伤心。坎纳写道：“这些孩子被关在公立医院里，其实就跟判了终身监禁一样。他们通过死记硬背展现出来的超强记忆力仅仅是昙花一现；早期所采取的病理学治疗措施原本有助于改善患者刻板的生活，如今也被抛弃了；他们对身边的事物失去了兴趣，更何况与他人的关系本就非常糟糕；换句话说，这些患者已全方位退化到几近虚无的状态。（坎纳强调）……尽管心怀治病救人的良好愿望，并且进行了近 30 年的研究，但是仍没有人找到真正有效的方法、药物和技术，以便让所有的自闭症患者的病情有所缓解和改善。

到 2000 年，也就是威利 · 米德被诊断为患了自闭症那年，自闭症的发病率据估算已上升至每 1000 名孩子中 3—5 人。然而医生和顾问们告诉米德夫妇，目前几乎没有改善自闭行为的方法。米德夫妇来自俄勒冈州的波特兰（Portland），两人充满魅力、工作体面；就像同时代其他遭遇重症恶疾、关注医疗新闻的人一样，他们通过上网来研究这种疾病。有些家长坚信是政府强制接种的疫苗导致自己的孩子罹患自闭症，米德夫妇很快便认同了这样的故事。

到 2000 年的时候，美国孩子在 2 岁前至少要接种 16 种疫苗。自闭症症状经常首发于 1—2 岁的孩子之间。大多数自闭症研究者相信这两个事件纯属巧合，然而少数医生和一些直言不讳的家长（包括米德夫妇在内）则不认同这种观点。主流医疗界不支持疫苗接种会引发自闭症的看法，然而认为两者存在关联的人对此根本不买账，因为现有的医学能为自闭症患儿家长提供的救助手段实在太少了，他们觉得即便不采纳美国儿科学会的建议也没什么损失。自闭症似乎正在流行，却没有持续有效的药物可用于治疗。也没有资金支持自闭症患儿巨大的教育开销，然而最糟糕的可能是没人能够揭开充满痛苦的自闭症本身的神秘面纱。谁来照顾这些孩子？如果米德夫妇离世了，谁能继续看护威利？米德夫妇为何要在意别人的想法？

在 2000 年夏天遭受儿子罹患自闭症这一打击前，乔治·米德从事医疗事故律师职业，主要为院方和药厂辩护。他的妻子托里是青年联盟（junior leaguer）成员，性格活泼；从纽约大学取得新闻学硕士学位后，她在新闻界和商界从事过一系列有趣的工作，直到生下威利的姐姐埃莉诺（Eleanor）。此后，托里成了一名全职太太，她受过良好的高等教育、精力充沛，对生活心满意足，就像“后女权时代”（postfeminist generation）的许多其他女性一样。某天，托里给在新的律师事务所上班的丈夫打电话求助。原来儿子威利正躺在楼梯上，盯着墙疯狂地大笑。她吓坏了。自闭症的诊断结果让人不寒而栗。“我走到威利的房间里坐下来，感到严冬正在降临，我觉得这辈子算是完了，”托里回忆道，“一旦得到这样的诊断，你生活中的一切都会乱套。医生也爱莫能助。”

激进主义者提供了应对之道。米德夫妇觉得疫苗致病理论有道理，他们于是找到了抗争的目标，两人的愤怒、悲伤和挫败也有了宣泄点。此外，许多替代疗法医师在尝试不同手段探索如何治疗自闭症，当然，其前提是他们认为自闭症确系疫苗损伤所致。有人指责麻风腮疫苗，有人怪罪百白破疫苗，有人抱怨疫苗防腐剂硫柳汞（含有乙基汞），还有人仇视所有疫苗，因为它们已融入我们所生活的这个“毒物”世界里。某种程度上看来，那些指责疫苗的人提供的治疗措施似乎可以改善自闭症患者的状况，甚至有极少数案例被“奇迹治愈”；经过治疗，威利的身心状况稍微有些好转后，米德夫妇更确信疫苗是罪魁祸首。

疫苗会导致自闭症，这一观念源于一系列难以被完全证实或证伪的假设。确实，在20世纪90年代，确诊的自闭症患者远超从前。然而，对自闭症的界定比以前更灵活了，对该病的筛查也有了更多投入，这些进展会在何种程度上导致发病数据攀升呢？如果自闭症患儿增多了，究竟是什么导致的？自20世纪90年代以来，儿童疫苗接种率显著增加。疫苗含有什么？不错，一些疫苗含有汞，尽管含量并不高。汞是已知的神经毒素，短语“像制帽匠一样疯狂”产生于18世纪，当时的制帽匠由于经常用汞来加工皮帽原料，因而有时会出现“疯疯癫癫”的汞中毒症状。如果按照汞导致自闭症的思路来进行治疗，孩子看上去似乎有所好转，那么你的观点就得到了证实，是这样吗？这样的推论并不科学，但还是非常具有诱惑力。

威利被确诊为自闭症后，他的父母着实伤心了一阵子，但几乎隔天他们就转变了态度。米德夫妇坚信是疫苗中所含的硫柳汞伤害了威利，于是把儿子托付给一位环境卫生专家治疗；这位专家工作时喜欢穿夏威夷花衬衫，他的座驾是一辆沃尔沃轿车，车身上装饰着红绿相间的喷漆涂鸦；他给威利开了一柜子膳食补充剂当作食疗用药。米德夫妇起诉了他们的儿科医生和疫苗制造商。他们还加入了一场政治运动，与芭芭拉·洛·费希尔和国会议员丹·伯顿结为同盟，后者动用了大量国会委员会资源来寻找疫苗和自闭症之间的关联。遭遇自闭症这一医学难题后，米德夫妇越过了心灵的鸿沟；他们离开与专业人士为伍、安逸富足的世界，迈入幽灵般的领地，这里充斥着草药师和宣扬民粹主义的标新立异者，不客气地说，其实是各种“疯狂的阴谋论者”，在这些人眼里，美国如同一座充满毒物的地狱。米德夫妇称自己像《爱丽丝漫游奇境记》(*Alice's Adventures in Wonderland*) 中的爱丽丝一样“掉进了兔子洞”。两人现在的生活需要照顾一个饱受病痛折磨的小孩，他有时连续数小时焦躁不安，甚至把头往墙上撞，把尘土放进嘴里，从来不与人说话交流，但会强迫症式地不断搔抓被蚊子叮咬后长出的大包，所有的一切都颠倒、扭曲了。与爱丽丝不同的是，米德夫妇没能游历仙境。他们以及数千家长们相信疫苗是毒药，尽管大多数人都认为疫苗安全、有益健康、能拯救生命。这些质疑疫苗的人在互联网上分享各自的观点和经验，希望能找到解药。

久负盛名的疫苗学家的孤独

要不是因为尼尔·哈尔西，硫柳汞根本不会成为疫苗怀疑论者、自闭症患儿家长和律师攻击的焦点。这种情形特别具有讽刺意味。哈尔西医生是二战时期著名指挥官威廉·F. 哈尔西海军上将 (Adm. William F. Halsey) 的远亲，他恪尽职守，全身心投入于美国的疫苗接种项目。1999 年 6 月，哈尔西卸任为期 4 年的美国儿科学会传染病委员会主席一职，这是他繁忙而高产的职业生涯中担任过的最重要的一个职位。早年在科罗拉多州时，哈尔西在亨利·肯普手下完成了儿科住院医师受训，随后入职美国疾控中心，负责研发麻疹疫苗等。1997 年，他在约翰·霍普金斯大学成立疫苗安全研究所。

哈尔西对疫苗安全议题深表关切，这有多种缘由。他见证过 3 例与疫苗有关的脊髓灰质炎病例，于是着手开展灭活脊髓灰质炎疫苗研究，探究从萨宾疫苗向索尔克疫苗转变的可行性。他还与其他人一同参加了推广无细胞百日咳疫苗的行动。哈尔西明白，要想让疫苗发挥作用，这有赖于家长们积极响应公共卫生当局的号召。哈尔西时年 56 岁，留着络腮胡子，戴着厚厚的眼镜，体格魁梧，周身弥漫着一股乖张的气息，这是在向世人传达出要尊重事实、认同专业训练和致敬医学权威的信息。哈尔西关心儿童的健康，在疫苗界，没有人比他更懂得信任关系对于保障疫苗接种事业顺利实施的重要意义。

在马里兰郊区列席美国食品药品监督管理局生物评估和研究中心的午餐会时，哈尔西获悉了一些令人不安的消息。[2]会上，美国食品药品监督管理局科学家莱斯莉·鲍尔（Leslie Ball）和她的丈夫罗伯特以及道格拉斯·普拉特（Douglas Pratt）做了汇报，他们展示的数据显示，成百万美国儿童暴露于硫柳汞的水平线远远超过了美国环境保护署（Environmental Protection Agency，EPA）推荐的汞上限标准。三种在例行婴儿访视中接种的儿童疫苗含有硫柳汞成分，它们分别是已经常规接种多年的百白破疫苗以及乙型流感嗜血杆菌疫苗、乙肝疫苗，后两种疫苗分别于1991年和1993年被列入通用疫苗计划清单。人们在制备某些疫苗时会采用硫柳汞来预防细菌污染，有时汞含量高达49.5%。20世纪90年代，身为美国免疫实施咨询委员会和“红书委员会”成员，哈尔西曾负责推行乙肝疫苗和乙型流感嗜血杆菌疫苗，以备婴儿接种。大多数百白破疫苗和乙型流感嗜血杆菌疫苗每支含有25微克乙基汞，而在出生之际、2个月和4个月大时接种的乙肝疫苗含有12.5微克乙基汞。很难确定这些疫苗中的汞含量与美国环境保护署上限标准之间的关系。

美国环境保护署制定汞摄取上限是为了防止孕妇进食大量含乙基汞（一种相关化合物）的鱼类。美国环境保护署认为每升新生儿脐带血中含有0.1微克汞是安全的，因为考虑到母亲会将少量汞传递给胎儿，由此造成慢性暴露，而不是像疫苗接种那样一次性注入一定量的汞。不过，美国环境保护署设定的汞上限标准并不意味着血汞浓度超过此水平线就会不安全或造成危害，当然也未提及引发自闭症的风险。尽管如此，从出生到半岁大的时候，一名婴孩若是完整接种了计划清单中在这个年龄段要求接种的疫苗，那么摄入的乙基汞可达187.5微克。莱斯莉·鲍尔和同事计算后发现，如果取平均值的话，理论上婴儿血中汞浓度远远超过每千克体重含 0.1 微克的标准。然而究竟超过多少，这又是否有意义呢？

一系列问题悬而未决。硫柳汞中有多少汞被吸收到血液中，并通过血液循环进入脑部？婴儿在出生时、2 个月、4 个月和 6 个月大的时候会分别接种疫苗，每次间隔期又有多少汞留在了体内、脑部？在毒副作用上，乙基汞和研究得更为透彻的甲基汞之间有多少可比性？令哈尔西忧虑的是，通过单次、相对大剂量的疫苗接种所注入的乙基汞可能比逐渐摄入甲基汞更危险。哈尔西认为相关数据非常可怕。

“我的第一反应是难以置信，这几乎也是疫苗界每个人最初的观感。”几年后哈尔西回忆称。[3]“在大多数疫苗容器上，硫柳汞被标注为汞衍生物，汞质量占比 1/100 不等。我曾和大多数人一样认为这些汞含量很少，从生物学角度看简直微不足道。不过我承认，如果汞含量一开始就用微克标注的话，这一问题多年前就应该被人发现了。但在莱斯莉之前没有人做过计算。”

新泽西州民主党人弗兰克·帕洛内（Frank Pallone）对环境问题非常感兴趣，他对美国食品药品监督管理局的一项重新授权法案提出了修正意见，由此引发了人们对硫柳汞安全问题的质询。[4]按照帕洛内的要求，美国食品药品监督管理局应当在两年内“编制出所有主动添加了汞化合物的药物和食品清单……并且对列表中的物品所含的汞化合物分别做出定量与定性分析”。该提案最终演变为《食品药品监督管理局现代化法案》（FDA Modernization Act），并于 1997 年 11 月 21 日获得美国总统签署同意。1999 年 4 月，美国食品药品监督管理局在《联邦公报》（*Federal Register*）上发布通知，要求疫苗制造商提供产品的汞含量数据报告。同时，美国食品药品监督管理局将注意力转向硫柳汞，因为其姊妹机构欧洲药品评估局（European Agency for the Evaluation of Medicinal Products）刚刚完成为期 18 个月的风险评估。1999 年 6 月，欧洲药品评估局认为“尽管没有证据表明疫苗的暴露水平会造成伤害，全面推广没有添加硫柳汞的疫苗，较为谨慎和妥当”[5]。

在与约翰·霍普金斯大学的同事共同验证了鲍尔的计算结果后，哈尔西开始召集全世界的汞专家来正视这一严重的问题。他后来还找到奥伦斯坦，并说服对方应该有所行动。哈尔西事后告诉我："很多从事接种相关事务的儿科医生其实并不知道疫苗中所含的汞的危害……我也是其中之一。但我尽了最大努力来学习。"

哈尔西在美国及其他国家研究疫苗已达30余年，他从不隐瞒疫苗潜在的危险性。早在20世纪90年代初期，哈尔西就协助揭露了高滴度麻疹疫苗试验的风险；1996年，他又提醒美国疾控中心，二甘醇中毒事件正在海地流行，且已导致30人死亡，而他在海地已工作多年。[6]哈尔西当时在海地开展研究受到了一家公司的赞助，这家公司为海地一个有权势的家族所有，尽管如此，他仍决定披露中毒事件情况，不惜遭受这家公司的指责。同时，哈尔西坚定支持戳穿过度夸大疫苗危害性的谬论。在同事保罗·奥菲特看来："尼尔会做他认为正确的事情，有时近乎狂热。"但硫柳汞让他忧心。哈尔西和其他公共卫生权威人士曾敦促美国儿童广泛接种疫苗，为此，他们很难接受疫苗有可能会毒害儿童身心健康的情况。但在接下来的几个月里，不同于很多其他同事，哈尔西内心强大到足以接受这种可能性及其后果。

2002年，哈尔西在位于约翰·霍普金斯大学布隆博格公共卫生学院的办公室接受了我的采访，从这栋位于山顶的建筑里能够俯瞰巴尔的摩大部分贫民区；"大多数对疫苗的担忧都基于假设和时序关系，几乎没有证据支撑"，哈尔西告诉我。他怀疑硫柳汞可能与其他疫苗造成的恐慌不同。哈尔西向我展示了一幅由美国疾控中心研究者绘制的图表，数据显示随着硫柳汞摄入量的增加，神经发育问题如抽搐及语言障碍相应增多，两者呈现正相关关系。这些证据还不足以说服哈尔西，他并不认为疫苗中所含的硫柳汞就必定会造成损伤，他也确信不会因此导致自闭症。但在2001年的时候，美国医学研究所认定硫柳汞在"生物学上具备引发某些伤害的可能性"；当时我正为准备《纽约时报杂志》的报道采访了哈尔西，他表示"同意这种观点"。

面对这些不确定性，哈尔西感到不采取措施将汞从疫苗中清除，将有可能损害疫苗接种项目的公信力。1998 年，美国国家科学院（National Academy of Science）开展的一项科学复查发现，8% 的美国产妇血汞水平超过了美国环境保护署推荐的标准。一罐 5.6 盎司（1 盎司=28.35 克）的金枪鱼平均含有的有机汞与一针乙肝疫苗所含的剂量相当；[7] 从出生到半岁大的时候，母乳喂养的儿童从母乳中摄取的甲基汞剂量大约是他们从疫苗中吸收的乙基汞的两倍。[8] 这些数据削减了将要围绕硫柳汞危害展开辩论的正反两方的说服力，然而哈尔西还是担心大量食用鱼类的产妇所生的婴儿可能面临乙基汞和甲基汞的累加效应。此外，一些孕妇因注射抗 D 免疫球蛋白（Rhogam）摄入乙基汞，通常当胎儿的血型与母体不合时便需要进行这种注射来预防胎盘排斥反应。

1942 年，硫柳汞被当作疫苗防腐剂引入疫苗业，因为当年一批破伤风抗毒素被葡萄球菌污染了，结果导致 11 人死亡。这种物质用于灭活全细胞百日咳杆菌，以便制备百白破疫苗，并且在生产环节被添加到疫苗中，以期保持全程无菌。大多数硫柳汞随后都会被清除掉，但在多剂量疫苗瓶中有少量残留，以防止医生或护士用针头抽取疫苗制剂准备注射时造成污染。硫柳汞不用于脊髓灰质炎疫苗或麻疹疫苗。硫柳汞最初被用于疫苗研发时，它被人们视为一种无害的物质，尤其是相比汞在医药中的其他应用，硫柳汞被添加到疫苗中的剂量显然符合顺势疗法要求。18 世纪后期，当医学尚未摆脱蛮荒状态之际，大剂量的汞曾被用作泻药。即便到了 20 世纪 60 年代，用于腹绞痛的出牙粉很容易就会使婴儿在几个月内接触到多达 1 克的汞。人们涂抹上厚厚的乙基汞作为消毒剂来护理伤口。温度计里当然也有汞，“婴儿潮时代”长大的孩子可能不难回想起这样的场景来：打碎温度计后，在手掌上滚动闪闪发光的银色汞滴，此举同样会吸入有毒的汞蒸气。

哈尔西发现环境卫生学者和传染病专家对硫柳汞持有不同的观点。研究微量金属对脑部影响的科学家要处理不准确的数据和大量变量，他们倾向于采取谨慎的态度。而疫苗界习惯于评估新疫苗实实在在的风险和收益。创建过疫苗不良事件报告系统的鲍勃·陈表示，“我们有大量优质数据”。[9]哈尔西开始站在毒理学家的立场上看问题。他说：“显然对于我而言，汞暴露导致的问题和铅中毒引发的后果类似。”距离约翰·霍普金斯大学校园不远的贫民窟里生活着许多儿童，与他们有关的铅中毒研究已经开展。科学家们对铅研究越多，它的危险性便越明显，甚至是在很低的剂量时。

医学文献中记载的大多数汞中毒病例往往比婴儿通过疫苗接种吸收的硫柳汞剂量高出几千倍。微量汞暴露会引发什么危害，这方面的结论模棱两可，因为这些研究经常试图在特定的环境暴露与医学问题之间建立关联。不仅如此，即使在动物研究领域，有关乙基汞的数据也很少。这属于监管失误，并且与疫苗监管职能部门的演变史有关。1972 年，当疫苗的监管职权由美国国立卫生研究院移交给美国食品药品监督管理局时，疫苗制备的很多流程都不受新规定限制。添加硫柳汞便是其中之一。鲍勃·陈说：“美国食品药品监督管理局的工作人员每次只关注一种产品。没有人全盘负责研究毒理学。”

美国环境保护署发布的指南主要基于一系列研究；其研究对象包括 917 名于 1987 年出生在法罗群岛（Faeroe Islands）的儿童；该地位于北大西洋，长年受海风侵袭。孩子们在胎儿时期的血汞水平参差不齐，因为他们的母亲会食用巨头鲸肉。有些孩子的脐带血汞浓度为美国环境保护署参考剂量的 4 倍，并且他们在 7 年后出现了“神经心理”效应。根据菲利普·格朗让（Philippe Grandjean）的发现，相比于没有遭受“汞污染”的同学，这些孩子的反应时间延长、注意力不够集中、词汇量较少且记忆力下降。菲利普本是丹麦人，他负责主持这项仍在法罗群岛进行的研究，同时在波士顿大学教授环境健康和神经病学。

洛克菲勒大学的汞毒理学家托马斯·克拉克森（Thomas Clarkson）查看了硫柳汞相关证据后，认为结果还是令人放心的。甲基汞比乙基汞在人体内停留的时间更长。克拉克森相信大多数由注射疫苗带入人体的汞并不会通过血脑屏障（blood / brain barrier）。在1999年8月召开的一场有诸多疫苗专家参加的会议上，克拉克森指出，母亲必须食用大量鲸肉后她们血液中的汞才能被检测到。疫苗中的汞不会立刻转化为血液中的汞，进入脑部的则更少。格朗让虽然比克拉克森更为担忧，但他并不认为疫苗中的汞接触会导致严重脑部损伤。除少数人外，大部分与会专家都认为硫柳汞导致美国儿童自闭症发病率增高这种观点是荒唐的。疫苗学家对汞问题置之不理，这种倾向令部分科学家颇感棘手，因为他们正着手评估汞是否会导致其他损害。正如一位美国疾控中心的科学家在写给同事的电子邮件中所说的那样，法罗群岛的调查和硫柳汞暴露“就像苹果与梨一样具有可比性。不幸的是，太多疫苗专家根本不愿意去比较它们”[10]。

汞专家觉得预防性消除硫柳汞是个不错的选项。市场上有不含硫柳汞的疫苗。在欧洲，人们使用预装在注射器内、仅为一针剂量的疫苗制剂，这种疫苗不必也不会额外添加硫柳汞。[11]尽管美国食品药品监督管理局没有工作人员当时愿意承认这一点，但该机构至少从1991年初期就开始关注硫柳汞问题了，因为当时莫里斯·希勒曼在提交给默克制药公司管理层的备忘录中已提及潜在的隐患。希勒曼特别指出，到6个月大的时候，婴儿如果按照预期时间表接种了乙型流感嗜血杆菌疫苗和乙肝疫苗的话，那么即便按照美国食品药品监督管理局指南中最高的食品消耗量来计算，他们通过疫苗摄入的汞剂量也将是从食用鱼类所吸收剂量的87倍。希勒曼写道：“从这个角度看，汞负荷确实很大。但问题的关键是，经疫苗注射给人体的硫柳汞究竟会不会构成安全威胁？未雨绸缪同样重要。”美国食品药品监督管理局似乎并不担心这一问题，希勒曼说，但他认为清除疫苗中的硫柳汞是“合理的”。[12]

切换到完全不含硫柳汞的疫苗接种项目上来，这会耗费大量资金并导致疫苗暂时供给短缺，但哈尔西觉得这是谨慎的做法。1999年6月30日，来自学术界、制药业和政府部门的科学家进行了激烈的交锋之后，美国儿科学会在位于华盛顿第十三街的办公室内召开了一次紧急会议。与会专家唇枪舌剑。一个吁请团事后公布了一封电子邮件，其中援引美国食品药品监督管理局一位官员的话称，移除硫柳汞的决定会使大家陷入难堪的境地，因为归根到底，这一切风险只需用一个九年级的代数方程式便可简单地推导出来，然而数百名科学家竟然都没有发现问题。正如这位官员所暗示的那样，美国食品药品监督管理局和美国疾控中心近 10 年来原来都在“玩忽职守”。哈尔西、维克森林大学的儿科医生乔恩·艾布拉姆森（Jon Abramson）以及学术机构环境卫生委员会的成员希望在有替代品的情况下，所有儿科医生能停止使用含有硫柳汞的疫苗，同时认为只要母亲未感染乙肝，就应当等她们的孩子 6 个月大的时候再接种第一针乙肝疫苗。美国疾控中心领导层和很多其他学术机构的成员认为硫柳汞属理论上的风险，哈尔西操之过急可能会威胁到公共卫生的基石。最终，多方达成妥协。疫苗制造商被要求尽快从所有疫苗中清除硫柳汞。儿科医生允许推迟到 2-6 个月后再给新生儿接种疫苗。

这一决定距离哈尔西首次得知硫柳汞的危害几乎不到一周。美国儿科学会的反应非常快，或者说过于迅速了。有些人钦佩哈尔西的紧迫感，然而其他人对此心生厌恶。几天后，之前两周基本没怎么睡觉的哈尔西前往缅因州度假。在那里，他划着独木舟在美丽的湖泊里钓鱼，不时会看到提醒孕妇避免吃鱼的标语。“我想，‘我们既然已在宣传不要吃鱼了，又怎么能把硫柳汞直接注射到婴儿体内呢？’”当年 8 月，在由国家疫苗咨询委员会主办的硫柳汞研讨会上，哈尔西几乎是孤军奋战，周围全是持反对意见的同行。斯坦·普洛特金扮演了检察官的角色。他说，乙基汞不是甲基汞，而且与鱼相关的研究自相矛盾。一项大型调研以塞舌尔（Seychelles）群岛的居民为对象，结果显示，孕妇即便每天摄入每公斤平均 78 微克的甲基汞，她们的孩子也没有遭受任何伤害，也就是说，一位约 45 公斤重的女士每天足以消耗 3500 微克的甲基汞。甚至在法罗群岛，接种疫苗的学童和头发中汞含量更高的儿童也比同龄人学业表现更佳。对硫柳汞实施禁令会重创第三世界国家的疫苗接种项目，因为他们往往依赖于多次接种，以便分担疫苗成本。普洛特金还预言："如果医生和各州的公共卫生机构坚持使用不含硫柳汞的疫苗，混乱将随之而起。"学术界因为恐慌而匆忙做出决定，实在不够冷静。他将这一决定与《爱丽丝漫游奇境记》中"红皇后"（Red Queen）的审判相提并论："先定罪，再审理！"论及公众的看法，普洛特金抱怨说，"即使反疫苗者没有抓住汞这一问题，他们也会挑起其他纷争，这些人始终我行我素，谁都无法阻止他们。"

少数与会代表陈述了各自的观点。迪克西·斯奈德（Dixie Snider）是美国疾控中心经验丰富的科学主任，他表示环境科学家和反疫苗的人士都在关注硫柳汞。虽然有限的证据表明乙基汞会比甲基汞更快地从血液中排出，但这并不意味着它不会通过血脑屏障。相比食用鱼类逐渐累积的剂量而言，单一大剂量的疫苗接种可能引发更大的问题。公众的关注对于疫苗项目的未来越来越重要，无论我们对此表示喜欢抑或反感。"那个我们可以把这些问题都随手推开并称它们没有关联的时代已经过去了"，萨姆·卡茨附和道。沃尔特·奥伦斯坦则建议美国疾控中心运用疫苗安全数据库（Vaccine Safety Database）的数据开展研究。[13]

哈尔西强烈支持奥伦斯坦，然而新的研究带来的争议超出了任何人的预料。结果，把哈尔西的忧虑牢记于心的人恰恰是他最不愿意接触的群体。那就是律师，他们开始与坚信硫柳汞导致自己孩子罹患自闭症的家长们签约。尽管哈尔西相信即使没有他的呼吁，反疫苗游说团体最终也将聚焦在硫柳汞问题上，然而他鼓吹人们应当采取预防措施的言行显然结出了苦果。甚至在尚未进入庭审阶段的情况下，大批诉讼就已经使疫苗业蒙受的损失超过了 2 亿美元。疫苗怀疑论开始在美国社会流行起来，反疫苗者也找到了最强有力的工具来削弱公共卫生系统。

掉入“兔子洞”以及充满争议的里姆兰德

2004 年公布的一项调查显示，1/3 受自闭症影响的家庭至少部分依赖替代医学疗法。[14] 鉴于很多自闭症患儿家长已对神经病学家不抱希望，尝试替代饮食或补剂疗法的家庭数量可能更高。很多自闭症患儿有一系列令人挫败的症状，身心俱受影响。医学博士埃里克·科尔曼（Eric Colman）是美国食品药品监督管理局的减肥药审查官，因儿子患有轻度自闭症，他表示：“我们的态度是，如果这种疗法看上去没有伤害且已有人反馈会有所帮助的话，那我们就会试试看。”[15]

数十年来，这种“任何可能性都愿尝试一下”的态度在自闭症情境下非常普遍，不时有人会宣称已经“治愈”了自闭症。一些“江湖郎中”喜欢信誓旦旦强调其方法绝对有效，是首选良方，这令人很难反驳他们，因为其中很多人都是自闭症患儿的家长。“对任何有助于缓解自闭症症状的事物，许多机构、团体表现出独占性态度，强调自身的唯一性，并不时用所谓奇迹般‘治愈的病例’来博取追求轰动效应的媒体的赞叹。”利奥·坎纳于 1968 年写道。[16]40 年后再来看这段评论，更令人觉得入木三分。任何调查硫柳汞争论的人都会被自闭症患儿家长的痛苦和肆无忌惮所震惊，但谁能责怪他们呢？还有什么会比失去一个孩子且每天都得面对这一痛苦更让人难受的？在托里·米德看来，“自闭症患儿的家长比癌症患儿的家长更抑郁。这就好像直接坠入谷底。很多母亲都在服用抗抑郁药物。这本来应该是我人生中最美好的时光。我们家曾经满是嬉戏的孩子，现在却空荡荡”。

依据伯纳德·里姆兰德（Bernard Rimland）的观点，某些自闭症的痛苦可以追溯至某位充满心酸遭遇的家长，他采取了许多措施来改善自闭症患者的境况。里姆兰德很像《疯狂》（*Mad*）这本杂志的创刊人威廉·盖恩斯（William Gaines），留着灰白的络腮胡子，穿着类似上次流感大流行那个年代的衣服。友善却又固执的里姆兰德曾是圣迭戈的海军心理学家，他负责筛查水手的智商等能力，这些结果将决定他们服役的岗位。1955年，里姆兰德的妻子格洛丽亚（Gloria）生下儿子马克（Mark），但马克不久即出现自闭症症状。这个男孩大部分时间都在凝视虚空，有时会用头撞击墙壁，剧烈摇晃婴儿床以致散架。只要所处的环境稍有改变，马克就会被激怒，格洛丽亚为此不得不为自己、母亲和婆婆买了同款的印花连衣裙，免得儿子看见不同的裙子后大呼小叫。[17]

马克有不可思议的数学天赋，他能从一个人的出生日期迅速算出那一天是星期几，最终成了一名才华出众的艺术家。但马克的童年就像炼狱。令里姆兰德夫妇更为痛苦的是，依据当时主流的精神病学理论，他们是造成孩子不幸境遇的罪魁祸首。那时弗洛伊德学说认为无论精神病患儿出现了什么样的脑部疾病，都是因为他们和父母糟糕的关系所致。坎纳本人对这一观点模棱两可。他在发表首篇论文时写道："我们必须假设这些孩子带有与生俱来的先天缺陷（坎纳强调）"，从而难以与他人建立情感联系，"就像那些有先天生理或智力缺陷的孩子一样"。但到了1949年，在已经接触过55例患者后坎纳写到，自闭症患儿的家长对人际关系的反应通常非常"机械"，他们的态度会影响孩子。[18]"许多这样的家长宣称与人相处时深感别扭，他们更愿意阅读、写作、绘画、演奏音乐或者只是'思考'……首次就诊时，母亲显然对自己的小孩爱理不理。在他们上楼梯时，孩子跟在母亲身后，仿佛被遗弃了一样，这些母亲甚至不愿意回头看一眼。"孩子们"在像冰箱一样冷酷的环境里被严厉地培养长大，他们很小的时候就发现，只有无条件服从凡事都追求完美的标准才能获得赞许"。只是坎纳那时似乎没意识到，这些母亲之所以要与孩子保持一臂之隔，原来这是自闭症患儿与他人一起时所能耐受的最近距离。

坎纳会再次改变看法，到20世纪60年代的时候，他认为家长们并没有过错。然而与此同时，布鲁诺·贝特尔海姆（Bruno Bettelheim）这位能说会道、表情阴郁的集中营幸存者开始在儿童精神病学领域崭露头角。贝特尔海姆将自闭症患儿的经历与他在德国达豪（Dachau）

和布痕瓦尔德（Buchenwald）集中营的遭遇相对比。在贝特尔海姆看来：“有的家长希望自己的孩子从未存在过，这样的愿景正是婴儿自闭症的诱因。我一直在研究那些由于母亲的憎恶而一生都被毁掉的孩子们。”许多自闭症患儿似乎都在一两岁时发生了退化，这样的事实进一步支撑了贝特尔海姆的理论，那就是他认为有些妈妈产后会对孩子进行心理上的侮辱。贝特尔海姆所主张的“冰箱妈妈”（refrigerator mother）理论后来大行其道。

里姆兰德才不会接受这种胡言乱语。作为自闭症领域研究的新手，里姆兰德曾利用在海军部门出差的机会到大学图书馆中查阅文献，持续数年不断深入，但他并未发现自闭症患儿家长比其他家长更为冷漠的证据。得知里姆兰德决定将其成果结集成册出版时，坎纳很支持，特意为书稿撰写了序言。贝特尔海姆却断然拒绝了里姆兰德索要资料信息的请求，可能因为他自己正准备写《空虚的堡垒》（*Empty Fortress*）一书，该书几年后出版，好评如潮。里姆兰德奋笔疾书，每天写到凌晨两三点，激动的时候他会“张牙舞爪、咬牙切齿”。“布鲁诺·贝特尔海姆，你这货给我记着，我会证明给你看的。”[19]

里姆兰德的新书《婴儿自闭症》（*Infantile Autism*）于1964年出版，他在书中用大量证据驳斥了贝特尔海姆的观点。此后，里姆兰德创建了一家研究机构，开始联络全美各地的自闭症患儿家长；这些人与他一样，都在寻求帮助，希望查明孩子的病因和得到救治、安慰。心理疗法显然于事无补。这些家长的生活异常艰难。为了控制孩子的行为，他们应该体罚孩子吗，或是采用厌恶疗法（aversion therapy）；要知道这些孩子有时会突然冲到车流滚滚的公路上去，或者攻击其他孩子，甚至捡起狗屎就往嘴里塞。当孩子拒绝睡觉时，这些父母又如何保持头脑清醒呢？服用抗精神病药物氯丙嗪和氟哌啶醇有效吗，或者它们只会让孩子变得木讷？

除了行为方面的问题，很多自闭症患儿还会遭受胃肠疾病、食物耐受性不佳和过敏的折磨。家长渴望找到一些方法来帮助孩子克服这些问题，甚至愿意尝试极端手段。里姆兰德一马当先，只是他的许多做法一直与主流科学家的理念相冲突；科学家们质疑其疗法，因为它们的效果经不住双盲实验的检测。在他的书出版后，里姆兰德开始推广用大剂量维生素 B 和镁来改善自闭症症状。他与俄勒冈州波特兰市的柯克曼实验室（Kirkman Labs）合作，委托这家补充剂制造商为自闭症患儿制备水溶性维生素和其他补充剂，然后在自己研究所的网站上兜售。[20] 直到 20 世纪 90 年代，里姆兰德倡导的方法以及其他一些替代治疗手段仍未经受过严格检验。主流医学和替代医学总是分道扬镳。

无麸质、无酪蛋白饮食是自闭症患儿家长偏爱的替代疗法之一。多年来，消化科医生采用这种疗法来治疗乳糜泻；这是一种遗传病，患者无法耐受含有麸质的谷物。然而很早以前，人们就认为饮食与疯癫存在联系，19 世纪的科学家研究过是否因为“自身中毒”即“肠内发酵产物”而引发精神疾病。[21] 20 世纪 60 年代中期，费城临床医生 F. C. 杜汉（F. C. Dohan）将这些观点理论化，他认为营养不良是精神分裂症和自闭症等精神疾病的病因。营养科学家注意到乳糜泻患者除了不能耐受麸质，还经常发生抑郁。为什么不效法乳糜泻患者，通过无麸质饮食来治疗精神疾病患者呢，看看他们的精神问题是否会消失？三位纽约精神病医生发表了一篇病例报道，他们从自己接诊的 65 名自闭症患儿中随机选出 21 个孩子，结果发现其中 7 人遭受严重的胃肠疾病困扰，如肠梗阻、慢性腹泻和脱水。早些时候，其中一位医生曾收治了一例患有乳糜泻的自闭症患儿，这个孩子在食用无麸质饮食后，自闭症行为明显改善。[22] 研究发现这些孩子对饮食中的麸质有不良反应。保罗·沙托克（Paul Shattock）是一位英国自闭症研究者，卡尔·赖歇尔特（Karl Reichelt）则是一位挪威生化学家，他的小孩也患有自闭症，他们均关注着杜汉的研究成果。赖歇尔特在奥斯陆儿童医院的研究团队相信，儿童对食物不耐受会引发自闭症。其他自闭症专家则倾向于认为，自闭症是由共同遗传的精神及免疫特性所致。

截至20世纪90年代末期，没有人质疑自闭症是一种生物学疾病。然而，自闭症多大程度与遗传相关，或是环境所致，这些影响产生于怀孕时还是出生后？这些问题的解决非常有助于人们研判自闭症发病率是否增高，以及何时开始增加。越来越多的自闭症患儿涌入诊所。很多相关人士将自闭症病例的增多描述为一场“流行”。用这个词并不合适，因为流行病通常是不遗传的。如果有流行病发生，那么应该能找到环境因素。没有人能否认自闭症患病率是伴随着疫苗使用率的增加而升高的。对很多人来说，这个联系非常有价值，无论它是否出于巧合。

疫苗导致自闭症的说法在替代医学界这个阴暗的角落已喧嚷了多年。里姆兰德开始相信，任何像诸如维生素B这样“天然”的物质都可以无限量服用，而各种由制药公司合成的药物本质上都是危险的，他还在20世纪60年代认为百白破疫苗会引发自闭症。[23]20世纪90年代，里姆兰德大肆吹捧医学历史学家哈里斯·库尔特有关百白破疫苗的社会病理学书籍，他在封底推荐文字中称之“全面揭示了儿童疫苗的危险性”，“无疑将引起激烈而及时的讨论，事关儿童疫苗接种项目已知的获益和隐藏的代价”。1998年，《柳叶刀》杂志发表一篇涉及12名自闭症患儿的病例报道，这些孩子都存在严重的便秘、腹泻和免疫缺陷。[24]安德鲁·韦克菲尔德（Andrew Wakefield）为这篇论文的第一作者，作为伦敦一位文雅且受人尊敬的肠胃病学家，他之前曾推断麻疹病毒会导致克罗恩病。韦克菲尔德在论文中提到，8名家长认为孩子身心状态的退化与他们15个月大时注射的麻风腮疫苗有关。在久负盛名的伦敦皇家自由医院（Royal Free Hospital）举行记者招待会时，韦克菲尔德声称分别接种麻疹疫苗和风疹疫苗可能是个较好的解决办法。

韦克菲尔德将这些孩子的情况描述为“炎症性肠病的新变种”，暗示他找到了一种新的致病因素。实际上，早在1971年就已有了关于自闭症患者肠病的报道，甚至坎纳接诊的部分患儿也报告了胃肠疾病，这些都远在麻风腮疫苗出现前。英国一家法律援助委员会（Legal Aid

Board）经常给那些相信自己的孩子是被疫苗所害的家长提供服务，该机构资助韦克菲尔德10万美元进行研究；1997年，韦克菲尔德申请了两项专利，一为单一的麻疹疫苗，另一项发明据称能治愈由麻风腮疫苗接种引起的自闭症。一位记者于2004年报道了韦克菲尔德的研究进展后，没想到《柳叶刀》撤销了韦克菲尔德的论文，并且曾与他有过合作的12位作者中的大多数人都公开抨击其研究。[25]

1998年3月，在韦克菲尔德的研究发表一周后，芭芭拉·洛·费希尔领导的小组携手里姆兰德和"现在治疗自闭症"（Cure Autism Now）组织共同召开了新闻发布会。"现在治疗自闭症"组织行动激进，其部分资助来自好莱坞的自闭症患儿家长和他们的朋友。波西娅·艾弗森（Portia Iverson）担任该组织主席职务，根据她的描述，每个月都有数百个电话打到她的办公室，其中半数以上的家长表示他们的孩子接种疫苗后很快便出现了自闭症症状。艾弗森承认这种时间关联可能存在巧合，然而她还是深受困扰，因为《柳叶刀》杂志在韦克菲尔德的文章旁配发了美国疾控中心的评论，该评论警告说这些未经严格证实的研究可能导致家长放弃免疫接种。"难道政府不应该立场鲜明地保障自闭症患儿的权益吗，为何反倒要采取一种防御性措施呢？"她质问道。[26]

这次新闻发布会预示了来年反疫苗运动激进主义浪潮的到来。1998年下半年，佛蒙特州女性维多利亚·贝克（Victoria Beck）为韦克菲尔德的论点提供了很好的佐证；参加美国广播公司的新闻节目时，维多利亚声称儿子帕克（Parker）经注射猪促胰液素后治愈了自闭症，她此前认定正是麻风腮疫苗导致儿子患病。在维多利亚看来，用于诊断胰腺疾病的促胰液素修复了帕克被疫苗损伤的肠道，从而阻止阿片样肽流向脑部。维多利亚为促胰液素用于自闭症治疗注册了专利，并将这一专利转让给里姆兰德，里姆兰德又将其以大约100万美元的价格卖给了瑞普利金（Repligen）生物科技公司，后者打算人工生产该激素。瑞普利金董事长沃尔特·赫利希（Walter Herlihy）有一个罹患自闭症的女儿，她从促胰液素受益良多。里姆兰德那时告诉我，他期望70%的自闭症患儿能够因使用促胰液素而改善症状。只有“病态的怀疑论者”才会拒绝相信这种物质的好处，里姆兰德表示，“我实在为他们感到可怜”。

里姆兰德在这些年引发了大量争议。很多人钦佩乃至是崇拜他，因为他推翻了站不住脚的“冰箱妈妈”理论。但很多治疗自闭症或赞助此类研究的人感觉里姆兰德的主张利弊参半。一位得克萨斯州的儿童发展专科医生告诉我：“如果读过里姆兰德医生的通讯稿，你将不难发现他对每个病例都提供五六种自闭症治疗措施。要是你每个月都得接受五六种治疗，可想而知这些治疗肯定是有问题的。”

1999年5月，佛罗里达州的众议员约翰·迈卡（John L. Mica）在他所属的政府改革附属委员会中举行了听证会，声称乙肝疫苗会导致多发性硬化等自身免疫疾病，这时，促胰液素狂热达到高潮，成千上万儿童被注射这种物质。约翰·迈卡的兄弟丹·迈卡10余年前曾推动召开了有关百白破疫苗问题的听证会，自那以后，这是首次就疫苗损伤议题启动重要的国会调查。与约翰·迈卡类似，对丹·伯顿而言，自从主持政府改革委员会工作以来，这也是他围绕疫苗安全问题主办的首场听证会，截至2002年年末，他就同类议题举行过十几次听证会。

这次听证会的重头戏是几位杰出的科学家为有关自身免疫疾病的报告作证。[27] 1998年，法国政府暂停了乙肝疫苗接种，因为一位法国研究者搜集到600例据称是由该疫苗接种导致的自身免疫疾病病例。邦妮·邓巴（Bonnie Dunbar）为美国贝勒大学的一名动物疫苗研究者，她注意到自己的兄弟以及实验室搭档在接种乙肝疫苗后，他们的健康状况都有所恶化。邓巴报告了100多例接种疫苗后出现多发性硬化等自身免疫疾病的病例。她认为乙肝疫苗的部分成分会模拟人体蛋白，进而刺激神经连接周围的蛋白鞘发生免疫反应。邓巴的假设具有生物学上的合理性，美国医学研究所安全委员会于是着手调查流行病学数据，以便验证其推论。

约翰·迈卡注意到美国疾控中心于1996年报告了10637例急性乙肝病例，其中279例为14岁以下的儿童。为此他提出了质疑，考虑到疫苗的害处，婴儿难道非得接种乙肝疫苗吗？迈卡显然不了解推荐婴儿接种乙肝疫苗背后那些复杂但强有力的因素。来自科德角（Cape Cod）的朱迪·拉弗莱尔·康弗斯（Judy Lafler Converse）于1999年5月某天作证。她的孩子出生后接种了乙肝疫苗，结果4天后出现惊厥，最终被诊断为患有自闭症和癫痫。没有证据证明两者相关，康弗斯却依然坚信是疫苗导致自己的孩子患病。

由于公共卫生界难以把给新生儿接种疫苗的理由解释清楚，加之乙肝是一种已被污名化的疾病，有关疫苗危害性的报告引发了人们的愤怒。很多美国人似乎不愿冒任何风险来防控一种他们相信自己能够妥善预防的疾病。这些反疫苗接种者本能地不相信任何强迫他们归属于一些自己不会主动加入的团体的人，特别是当这些组织中包括某些他们觉得其道德品质可能有问题的人时。那些之前没遭遇过乙肝这种疾病的中产阶级母亲非常愤怒，因为她们的孩子将被迫面临疫苗副作用的风险。定居在芝加哥郊区的家庭主妇凯瑟琳·罗斯柴尔德（Kathleen Rothschild）收到过一份由学校护士寄发的信函，通知她新的法律要求她的女儿在升入五年级前接种乙肝疫苗，为此她参加了争取疫苗接种豁免权的斗争。罗斯柴尔德“开始调查并深感震惊”，她告诉伊利诺伊州立法委员会，因为药品说明书声称暂时无法确认疫苗是否“会影响生育能力”。这本是任何未在孕妇身上测试过的药品的标准说明，但罗斯柴尔德觉得政府威胁到了她10岁女儿未来生儿育女的能力。

这一事件也引起了人们对部分宗教权利的关注。天主教徒很久前就讨论过接种疫苗是否算一种罪恶，例如风疹疫苗便是从流产胎儿提取的细胞系中制备出来的。尽管教皇赦免了这类疫苗，乙肝疫苗却引发了新的宗教抵抗。苏珊·布罗克（Susan Brock）起诉了阿肯色州的强制接种法律，其诉讼状称（她相信）疫苗能够预防的疾病仅会通过性和毒品传播。她写道：“我的孩子唯一需要的保护在《以弗所书》第六章第十三节和第十四节已有明确说明，它告诫基督徒‘拿起神所赐的全副装备’，同时‘保持坚定立场’……我觉得给我的孩子接种乙肝疫苗就好像他们以后会性乱交或吸毒一样。”另一位阿肯色州的家长辛西娅·布恩（Cynthia Boone）控诉疫苗“在竭力帮助恶魔，从而诱惑她的女儿沉湎于性行为和毒品”。[28] 保守的反女权主义者菲利斯·施拉夫利和她的儿子安德鲁则宣称，强制性疫苗接种不过是为了达到控制国民目的的政府阴谋的一部分。[29]

约翰·迈卡听证会 3 年后，美国医学研究所专家组就乙肝和自身免疫疾病关系问题给出了结论——并未发现任何联系，尽管疫苗法庭的特别专家有时会认定病人存在由乙肝疫苗造成的神经损伤。[30] 然而这种看法并不新奇，这只是此后数年在其他听证会上被拿来说事的多种疫苗损害中的一种。

丹·伯顿发起的听证会经过精心策划，其目的是尽可能多地让人们对疫苗接种系统产生负面观感。参加听证会的家长大多数为普通人，看上去诚实、靠谱，他们一个接一个地在委员会面前陈述自身的悲惨经历。通常，这些家长会把身体残缺、精神不正常的孩子带到听证厅里。一些科学家或替代医学提倡者则会为家长的理论背书，并要求对自闭症病因及其疗法进行更多研究。随后，代表政府的专家组会拿出大量缺乏动人故事情节的统计数据进行反驳，他们一方面得保持对家长们的尊重，另一方面得戳穿那些奇谈怪论，最终为疫苗做出担保。

伯顿从不掩饰自己坚信疫苗是自闭症等疾病病因的看法，他使政府科学家面临严酷的交互讯问。伯顿经常指责这些科学家不诚实、吃里爬外，甚至有时威胁要削减资助，如果他们找不到他想要的东西的话。在 2001 年的一次听证会上伯顿发话：“如果你们认为这些问题很快就会消失，这不是瞎扯吗。要是卫生机构不尽快有所作为，那么对不起，你们会面临大麻烦的。”[31]

伯顿素来支持传统医学和替代医学，但凡了解这点的人，对他攻击疫苗业的言行便不会感到惊讶。20世纪70年代，当时在印第安纳州参议院任职时，伯顿成功领导了一场使苦杏仁苷在印第安纳州销售合法化的运动；苦杏仁苷是从杏仁中提取出的一种其实并无效果的癌症治疗药物；而这场活动受到美国极右组织约翰·伯奇协会资助。1977年，伯顿骄傲地站在位于印第安纳波利斯的州议会大厦台阶上，宣称他为印第安纳州民争取到接受这种治疗的权利，尽管它被证实无效且可能产生致命的副作用。[32] 20世纪90年代早期，伯顿的妻子罹患癌症，在格奥尔格·施普林格（Georg Springer）处接受治疗，他是来自德国的医生，当时住在伊利诺伊州。但美国食品药品监督管理局阻止了施普林格的癌症疫苗试验；这一行为激怒了伯顿，并可能促使他开展多项反对该局的运动。伯顿认为政府没有权力对人们接受何种治疗指手画脚。[33]

伯顿于1983年加入国会，因擅长指责、攻击民主党对手而出名。针对古巴的《赫尔姆斯-伯顿法案》（*Helms-Burton Act*）是试图颠覆菲德尔·卡斯特罗政权而未果的众多严厉制裁手段之一，也是伯顿在立法方面最为知名的成果。伯顿认为克林顿总统的助手文斯·福斯特（Vince Foster）是被人暗杀的，为此支持自己的这一看法，他曾戏剧性地在自家后院枪击了一个西瓜。更重要的是，伯顿一直反对美国食品药品监督管理局对膳食补充剂和替代治疗产品生产商进行严密监控的举措。作为伯顿的主要支持方，纤美（Metabolife）公司是一家生产颇具争议性的减肥药麻黄素（Ephedra）的领航企业。[34] 伯顿未受过专业的科学教育，他从辛辛那提圣经神学院取得大学文凭。根据其网站描述，2000年的时候，伯顿从卡皮特尔大学获得整合医学（Integrative Medicine）荣誉博士学位。他的幕僚都是替代医学提倡者。他的民主党反对者亨利·韦克斯曼则雇用了一名医生和一位在美国食品药品监督管理局长期工作过的官员做“智囊”。

伯顿之所以发动反对疫苗的立法“圣战”，这是因为他确信外孙克里斯蒂安（Christian）成了疫苗的牺牲品，这个孩子在2岁时（1998年）被确诊为患有自闭症。据伯顿的女儿丹妮尔·伯顿-萨金（Danielle Burton-Sarkine）描述，克里斯蒂安在单独一次就诊中同时接种过百白破疫苗、麻风腮疫苗、乙肝疫苗和口服脊髓灰质炎疫苗。[35]她称这些疫苗使自己的孩子一天内摄入了62.5微克汞。但在她提及的疫苗中，只有百白破疫苗这一种含有硫柳汞，总计25微克。[36]如果这四种疫苗是补种的，那么这个男孩在婴儿期摄入的硫柳汞含量会更少，而这个时期硫柳汞才最有可能导致伤害。

贝丝·克莱（Beth Clay）曾任职于美国国立卫生研究院补充和替代医学中心（NIH's Center for Alternative and Complementary Medicine），1998年，她成为伯顿的幕僚；克莱接到过伯顿的电话，得知他的外孙被确诊为自闭症，那时芭芭拉·洛·费希尔正好走进她的办公室来讨论疫苗相关自闭症。"我是那种相信巧合的人，但我在得知伯顿外孙的遭遇前从未亲身经历过，"克莱说，"当这种事情发生时，你只需要集中注意力倾听即可。我放下听筒，转向芭芭拉说，'你绝对猜不到刚才发生了什么。'"克莱相信美国疾控中心的疫苗部门是被制药业掌控的腐败机构。显然，她的老板伯顿持同样的观点。

"想到我可怜的外孙我就非常生气，并且公共卫生官员们沆瀣一气、掩盖真相。"伯顿在2002年6月举行的听证会上愤怒地说道；当时韦克斯曼指责伯顿只顾煽动愤怒情绪，却没有提出实质性对策。"为什么要这样呢，这些言行只会让我恶心想吐！"韦克斯曼作为美国国家疫苗伤害补偿计划的发起人之一，在切实帮助那些被疫苗伤害的儿童方面，他远比伯顿更有作为。韦克斯曼在听证会上主要负责重新审查那些被伯顿粗暴攻击的证据，以便明晰哪些内容属实，哪些又是推测乃至谬误。为此，韦克斯曼有时会被听证厅里的观众喝倒彩。对于那些先入为主、抱有偏见的人而言，韦克斯曼对疫苗益处和风险的谨慎评估并不受欢迎。

讽刺的是，制药业长期以来把韦克斯曼视为攻击的靶子，因为他支持药品廉价化和安全化。韦克斯曼在药品安全方面的成就包括揭露默克制药公司试图隐瞒消炎药“万络”会造成心脏病风险的数据。尽管两人间存在明显敌意，但韦克斯曼也像伯顿一样，认为他协助创立的疫苗伤害补偿计划其实没有真正帮到某些牵涉其中的家庭。为此，他与伯顿携手合作，支持有助于扩展该项目的法案。然而此类法案根本没能走到投票表决阶段。在20世纪90年代，无论是伯顿还是韦克斯曼，他们在国会山的影响力都非常有限。

伯顿围绕疫苗与疾病议题举行了一系列听证会，其中最显著的成果当数2001年的一份报告，该报告暴露出美国疾控中心和美国食品药品监督管理局各自所属委员会之间就疫苗监管问题的利益冲突。在伯顿展开调查时，他的女儿丹妮尔成为美国首个在疫苗法庭因小孩患有自闭症而提出赔偿要求的家长。伯顿推动改革时较为随性，可能某种程度上正是因为这样的原因，他相应放宽了疫苗法庭受理案件的标准，并提高了赔偿额度。只是伯顿从未在听证会上公布自己的“小算盘”，那就是他外孙的案例即将在疫苗法庭进行审判。[37]

当伯顿为反对疫苗“揭竿而起”时，许多专业人士纷纷自愿支持他，他们大多是自闭症患儿的家长，因为孩子的不幸境遇充满了愤怒和悲伤，并且他们确信找到了罪魁祸首。一批受过良好教育的、富裕的家长把自己的组织命名为“健全心智——采取理智行动终止汞所致神经疾病”（Safe Minds—Sensible Action for Ending Mercury-Induced Neurological Disorders）。该组织的产生得益于互联网的普及，新泽西州、佐治亚州以及加利福尼亚州的家长因为坚信疫苗伤害了他们的孩子，于是借助网络联合起来。很多家长都在尝试里姆兰德推广的替代治疗。一些医生追随里姆兰德并成立了他们较为松散的组织“立即战胜自闭症！”（Defeat Autism Now!）有时直接简称“DAN!”；1998年10月，这些医生举行集会，首次探讨了汞中毒问题。来自路易斯安那州首府巴吞鲁日市的医生斯蒂芬妮·凯夫（Stephanie Cave）是一位疫苗怀疑论者，她在会上报告称已经让两三位血铅水平升高的自闭症男孩生成了“螯合物”。所谓“螯合”就是采取静脉输液或涂抹外用乳霜形式，给患者一剂强效巯基化合物二巯丁二酸，它可以结合患者随后分泌出的汞等重金属。凯夫告诉其他医生，这些孩子经螯合作用后，他们的认知和行为能力均得到改善。一种新的自闭症疗法诞生了。

唯一一种没有任何争议的与自闭症有关的环境因素是风疹病毒，这种病毒在怀孕第一个月感染胎儿后经常会导致自闭症。[38] 先天性风疹已经被麻风腮疫苗消灭。《医学假说》（*Medical Hypothesis*）杂志所刊文章的观点往往容易引起兴趣却未经证实；2001 年，一些“健全心智”组织成员在该刊发表了一篇题为《自闭症：汞中毒的新奇形式》的文稿。作者分别为萨莉·伯纳德（Sallie Bernard）、琳恩·雷德伍德（Lyn Redwood）、艾伯特·恩纳亚蒂（Albert Enayati）、海迪·罗杰（Heidi Roger）和特雷莎·宾斯托克（Teresa Binstock）。关于作者们，奇怪的是其中几位的孩子并未接触过大剂量的硫柳汞，这种物质通常被认为与自闭症“流行”有关而饱受诟病。[39] 伯纳德的儿子比利患有自闭症，他出生于 1987 年，那时乙型流感嗜血杆菌疫苗和乙肝疫苗尚未对婴儿进行强制接种。比利是三胞胎之一，比预产期提前 5 周出生，出生时体重仅 3 磅（1 磅＝0.454 千克），随后住院 1 个月，这是一种极可能引发脑损伤的常见情境。宾斯托克患有阿斯伯格综合征（Asperger's syndrome），属比较轻型的自闭症。雷德伍德和罗杰的孩子接种了所有含有硫柳汞的疫苗。该组织另一位领导人利兹·伯特（Liz Birt）则指责麻风腮疫苗使她的孩子罹患自闭症。[40]

多年来，对于很多自闭症患儿或其他患者的家长来说，有些事实显而易见，那就是替代疗法至少是部分缓解了他们孩子的身体症状，这是他们相信自己能克服疫苗造成的损害的前提。如果无麸质、无酪蛋白饮食改善了孩子的健康状况，家长们便相信疫苗确实损害了肠道。要是螯合作用生效了，那就证明重金属以及硫柳汞会导致自闭症。事实上，疫苗业、美国医学会和美国儿科学会支持推广疫苗接种，并对无麸质饮食和螯合疗法持怀疑态度，这些情况反倒坐实了家长们的看法，即这些企业、机构对自闭症“治疗方法”漠不关心恰恰为了掩盖他们是罪魁祸首的角色。“我们对抗他们”的动力机制描述了里姆兰德和费希尔抗争的特点，并且成为自闭症战斗中的利刃。无论他们是科学家、医生还是家长，双方似乎都生活在平行宇宙中。大多数医生相信已发表的研究，即没有证据支持疫苗和自闭症之间存在联系。而那些指责疫苗的人也有他们独特的饮食方式和医生，甚至包括属于他们那派的流行病学家和基础科学家。

无疑，自闭症的一些症状和体征与文献中的汞中毒表现可以大致对应起来，而汞中毒的症状有时在接触后数月才出现，仅会使小部分暴露人群患病。例如在20世纪上半叶，成千上万名美国和欧洲的儿童罹患粉红病，或称肢痛病，表现为肢端蜕皮、精神障碍、病态的害羞和行动能力退化。1945年，一位观察力敏锐的辛辛那提儿科医生约瑟夫·瓦卡尼（Josef Warkany）注意到，这些罹患粉红病的儿童有共同的危险因素：他们都曾使用过含有甘汞或称氯化亚汞的出牙粉。在瑞士，用含汞药剂“驱虫巧克力”来清除寄生虫的孩子也会出现类似症状。500名使用出牙粉的儿童中仅有1人患上粉红病，与美国儿童的自闭症发病率相仿。20世纪50年代末，汞从出牙粉中被移除后，粉红病便消失了。从言行举止方面来看，有时，粉红病患儿会被描述成“需要被关起来隔离的人”；一位母亲说她罹患粉红病的孩子“表现得像条疯狗”。虽然某种意义上汞有可能使粉红病患儿陷入“疯狂”状态，但它从未使他们“自闭”。何况粉红病患儿在一岁内摄入的汞超过了1克，而大多数大量接种疫苗的自闭症患儿的汞摄入量只有0.005克。

《医学假说》上的文章在互联网上被广泛讨论和播散。随后一大批将硫柳汞与疫苗联系起来的文献涌现出来，有的论述较为合理，有的经不起推敲。如果你下载了足够多的文章，就会发现汞是一个很好的组织原则。它可以解释很多问题，无论孩子的疾病抑或文化层面的弊端。它能说明注意缺陷多动障碍症以及基普·金克尔（Kip Kinkel）、科伦拜恩（Columbine）校园枪击案这类恶性事件为何不断增加。“它改变了你对事物的看法，”乔治·米德说，“我在机场中看到孩子们以非常典型的样子发脾气，我们总是习惯性地辩解，‘哦，他只是一时冲动。’但只要随便和哪位老师聊聊，他们都会告诉你事实并非如此。事态越来越糟糕了。有大量孩子受到影响。我相信重金属可能是造成所有问题的原因。”

2002年夏天，螯合疗法成了治疗自闭症的新热点，我恰好在那时拜访了米德夫妇。然而这一治疗过程可能导致肝脏损伤，所以让孩子接受螯合疗法的家长还会使用一大堆补充剂来保护他们。家长们承认，有必要等到汞与自闭症关系的权威研究发布后再进行治疗，这才是明智之举。但就像《爱丽丝漫游奇境记》中的白兔子一样，他们早就感到“等不及了”！他们孩子的大脑还在发育，需要立即采取行动。所以他们对孩子使用螯合疗法，有时每周喂给孩子一次螯合剂，有时则持续数月。汞并不是唯一从尿液中被排出的金属，此外有砷、铅、镉以及有益健康的锌；家长们在每一疗程螯合治疗后都会给孩子喂食含有有益金属的补充剂。毒理学家指出，任何普通人接受了强效的二巯丁二酸后也会排出这些金属。儿童体内含有多少汞属“正常”，何种程度的螯合作用才恰当，这些都还没有统一标准。然而多种金属被排出体外的现象使米德夫妇将自闭症的病因从单一的汞扩大到所有重金属。

实际上，米德夫妇最初将孩子的病因归咎为麻风腮疫苗，因为儿子威利的症状在他两岁后不久发生。刚开始，托里·米德称“麻风腮疫苗中的汞”导致了她儿子患病。我提醒她，麻风腮疫苗并不含汞。此后，米德夫妇接受了“立即战胜自闭症！”组织中的医生提出的新理论，即硫柳汞损坏了孩子的免疫系统，致使他们无法抵抗麻风腮疫苗中的活病毒。这种观点有点哗众取宠了，如果真这样的话，孩子们又如何在日常生活中应对不计其数的其他病毒呢？不过，这种看法倒是很方便地使反对麻风腮疫苗的和反对硫柳汞的人站到了同一个阵营里，而不是相互否定对方的观点。

2001年8月，米德一家成为美国首个状告疫苗业使用硫柳汞的家庭。他们提起两次诉讼，将所有赌注都押在这种化学物质的危害上。一次是针对威利所患自闭症的疫苗产品责任诉讼；一次是以威利的姐姐埃莉诺为代表的集体诉讼，金发的埃莉诺喜欢芭比娃娃，这次她为3000万孩子代言。代理律师迈克尔·L. 威廉斯（Michael L. Williams）称，埃莉诺"就目前所知没有任何缺陷"。以她的名义提起的诉讼事关医疗监管，旨在要求疫苗生产公司为专门的科研提供资助，以便检查接种疫苗的孩子是否因为摄入汞而出现轻微的神经和心血管不良反应，无论他们看上去多么正常抑或不正常。医疗监管诉讼之后被撤回，因为米德家通过联邦疫苗补偿项目发起诉讼，而该项目不受理集体诉讼。

当我见到米德夫妇时，他们住在波特兰市郊一栋气派的农庄式大别墅里，室内装潢以白色为主调，墙上挂着奥杜邦（Audubon）的画作，有一个种满了玫瑰和花旗松的大院子。无论从法律、政治层面看，还是从医学、营养角度分析，米德一家的生活其实是在与汞做斗争。他们抵押自家的房产，由此获得了40万美元的信用额度，以便支付威利的特殊护理开销，其中包括一个每天家访的治疗师团队。据米德夫妇估算，为了给威利治病，他们每个月要花费8000美元。所有自闭症专家都赞同早期干预是克服该病所致缺陷的关键。而米德夫妇的策略就是全面进攻，他们在传统行为疗法的基础上辅之以营养、促胰液素、螯合剂和补充剂。在他们宽敞的厨房里有一块大白板，上面写着孩子们应服用的药剂和治疗时长；埃莉诺也需要预防性服用其中的多种药物。

橱柜里满是装在蓝瓶里的补充剂，诸如水飞蓟、糖质营养素和二巯丁二酸；橱柜立在另一面墙边上，旁边就是电话。仅橱柜里就有45个药瓶。很难知道这些药物和疗法哪些真正起了作用。但鉴于他们的儿子使用"立即战胜自闭症！"组织的养生方案后症状有所改善，米德夫妇觉得这一切都是值得的。他们对医疗界感到愤怒，对自己的成果甚至有点沾沾自喜，他们的生活中不再出现任何正统医疗专业人士。在米德家，流传已久的传统美式实用主义完胜循证医学。

乔治·米德将他从“立即战胜自闭症！”组织和其他网站搜集到的信息整理成三个画满框格和箭头的大幅流程图。2002 年，他特别关注威廉·沃尔什（William Walsh）的理论，后者是一名生物化学家，并在芝加哥郊区开了一家专门治疗儿童心理问题的诊所。沃尔什的理论之后被东北大学的化学家理查德·戴斯（Richard Deth）和亚利桑那大学的营养学家吉尔·詹姆斯（Jill James）发展完善，其要点是自闭症患儿在金属代谢方面存在缺陷，从而导致他们的脑部会被换作其他孩子便可排泄掉的毒物损伤。根据乔治令人不安的快速念叨，沃尔什的理论构成了一种世界观的基础，可以用来解释年幼威利的日常生活状况。

我和威利及其父母亲相处了一天，希望感受一个“立即战胜自闭症！”组织家庭的日常生活。某个周二早晨 8 点，我造访米德家，发现威利的早餐是藜麦粉华夫饼干和切碎的梨；他借助鸭嘴杯灌下一大杯用甜叶菊增甜的水来协助吞咽；而他母亲已调制好一大堆补充剂，包括高剂量的矿物质和维生素、鱼肝油、抗真菌药、糖蛋白、氨基酸和消化酶。螯合治疗会使酵母在威利的胃中生长，所以米德夫妇暂停了一段时间。糖蛋白据说可以杀死酵母。威利吃早餐时蹦蹦跳跳，不断捻转他的头发。“看到他在跳吗？”乔治问。“那是因为他胃中的酵母被杀灭了。而酵母死亡时会释放毒素，从而导致他那样蹦蹦跳跳和旋转。”

早餐后，威利平静下来。米德夫妇相信那些食物和补品改善了威利整体的健康状况。他们还使用应用行为分析（Applied Behavioral Analysis）疗法，这种辛苦的训练项目被认为是自闭症治疗的“黄金法则”。贝丝·斯特格（Beth Steege）负责威利的行为治疗，她于 8 点 30 分到达家里。略经提示后，威利跟斯特格打了招呼。斯特格是一名整洁、强壮的女性，留着一头棕色短发；她将威利领到地下室的游戏室内开始训练。威利的学习从发音课开始。斯特格给他展示了一张绘有电灯开关图案的卡片。一头棕发、长了一双蓝眼睛的威利当时身着格子图案法兰绒短裤和红色拉链衬衫，他盯着卡片看了一会儿。“开，”斯特格试图引导他明白卡片的含义。

“康康康——”威利回应道。

她随后换了一张有鬼魂图案的卡片给威利看，威利倒是没有大惊小怪，不过开始抓头发、抠鼻子。斯特格抓住他的手，摇了摇他的胳膊。威利这时跳到她腿上，放声尖叫。过了一会儿他们才继续学习卡片，但威利始终扭头看别处。他看上去很困。“威利有时很用心，”斯特格说，“然而其他时候并不这样。刚开始他甚至不能指出自己想要的东西。”

不久，他们决定休息一下。威利被许可在后院转转，此时他母亲正为他准备由有机鸡肉香肠和胡萝卜组成的午餐。托里有些得意扬扬地告诉我：“我们所做的一切都充满了争议”。托里称自己变得“严肃、靠谱了，不再会对鸡尾酒感兴趣”；她年轻活泼、精神抖擞、苗条又漂亮，喜欢将黑直头发打理成娃娃头样式，这其实是另一种形式的自我展示。据托里描述，很多老朋友都与他们疏远了，但这种经历加深了她对世界的认知。她补充道：“我们不会那么吹毛求疵的，当然要是人们对我们所处的困境多一点同情那就更好了。”

在威利开始自闭症治疗的日子里，4 岁的埃莉诺时不时会发下脾气，要不就被噩梦惊醒或故意捣乱。米德夫妇的反应是检测她的汞浓度。“结果让我们吓了一跳，于是我们让她也进行特殊饮食和螯合治疗，你看她现在的表现多好。”托里说。确实，埃莉诺状态不错，喜欢跟人说话，她的满头金发被扎成辫子。我问托里，埃莉诺是不是可能在“装病”，因为得知弟弟患上了一种可怕的疾病后，她对此感到沮丧，同时希望自己也得到父母更多关爱？托里则称：“当我们让她也开始特殊饮食时，她就不再发脾气了。如果你已经被自闭症夺走了一个孩子，你之后会非常小心的。”

公共卫生沦为人民公敌

1943 年，在坎纳创造出“自闭症”这个术语时，他注意到自己最初接诊的 11 个孩子都来自“高知家庭”。[41] 不仅他们的父亲受过良好教育，大多数母亲也接受过大学教育，这在当年并不常见。近来，《连线》（*Wired*）杂志发表文章将自闭症称为“极客病”（geek disease）；英国一位自闭症权威则假设技术进步导致了自闭症患病率增加，因为它至少为具有特殊才能的“高功能”自闭症患者提供了符合进化论学说的生态位；这些患者的特殊能力包括专注于细节工作和数学天赋等。近几十年来，许多人基于“选型婚配”模式，在择偶上更倾向于选择同类的伴侣，于是，越来越多受过教育又有些书呆子气的女性迈入职场，结识那些经历和个性都与她们相仿的男性，这意味着相比从前，坎纳所描述的有部分自闭症倾向的男性也更有可能与他们同类的女性结婚。[42]

“健全心智”团体中的激进分子被这些文章惹怒了，认为它们把责任都推给受害者。[43] 但 2003 年在加利福尼亚州开展的一次大型流行病学调查发现，年龄超过 35 岁的女性所生小孩罹患自闭症的概率是 20 岁以下女性所生小孩的 4 倍。受过良好教育的女性更容易受影响。相比于没上过大学的女性而言，获得研究生学位的女性有 4 倍可能性生下自闭症患儿。即使排除生育年龄的影响，受过高等教育的女性还是有两倍可能性生下自闭症患儿。[44] 这篇文章并未提供对这种情况的解释。也许因为这些受过良好教育的母亲更可能带孩子去看病，从而使患病率增高。但也有可能是因为“选型婚配”，过分聪明的人们结为伴侣，结果生出更为自闭的孩子。当然，这只是个理论。

在我为撰写本书而采访的自闭症患儿家长中，既有知名医学院的小儿免疫科主任和一名在美国食品药品监督管理局任职的资深科学家，也有许多优秀的律师、一些富裕的商人，还包括一位美国国立卫生研究院的遗传学家以及一名从急诊科医生转型为恐怖小说写手的作家。

无论这些成功人士的遗传特征是否与各自孩子的疾病相关，他们的职业经验和执着精神无疑使他们的自闭症理论被推到聚光灯下。

在波士顿多达 1100 人参与的“立即战胜自闭症！”大会上，我见到了很多家长。其会议日程包括抗病士气训练、科学展示、饮食建议以及谴责医学界。在介绍芭芭拉·洛·费希尔时，主持人问她，“您的理论被证实是正确的，感觉怎样？”而观众们全体起立、长时间为她的演讲欢呼。一天晚餐会上，我坐在里姆兰德旁边，询问他在自闭症方面的多年经历。里姆兰德风度翩翩、令人印象深刻，他告诉我从来没有判断失误过。“我每次发表言论前都非常小心”，他解释道。他目前的论点是疫苗可能不是使一些疾病患病率下降的原因，诸如百日咳、麻疹和白喉。我们旁边坐着里姆兰德的一些自闭症朋友，里姆兰德与这些友人情感深厚。人们时常走过来，跟他分享笑话或者拍拍他的背表示支持。显然，这些年来里姆兰德累积了许多忠实的“粉丝”。

我还见到了马克·布莱克希尔（Mark Blaxill），他是波士顿一位英俊的管理顾问，头发梳得一丝不苟，看上去有点严厉，并且负责管理“健全心智”组织。布莱克希尔日常的工作是协助财富 500 强企业在知识产权、市场营销和经营管理层面进行改进，以便公司的运营更为高效，获利更多。布莱克希尔在自己公司的网页上发布了一些他的“核心理念”，例如“基于时间的竞争”和“周期缩短”。他特别自信，精通很多复杂概念。布莱克希尔已经把批评流行病学研究当成了第二职业，他并不认同这些研究，因为它们宣称硫柳汞与自闭症无关，或者自闭症患病率并未增加。

“这是一个现有科学并未涉足的领域”，布莱克希尔对我说，那时我俩正经过一些销售商的柜台，他们在推销无麸质食品和自称“有助于治疗自闭症”的补充剂。我见到了布莱克希尔 6 岁大的女儿，她 2 岁时被确诊为自闭症；布莱克希尔称在补充剂和特殊饮食的帮助下，女儿的病况有所改善。“所以我们要敢于冒险。‘我们要有所作为’，这才是应有的精神状态，而非‘袖手旁观，逆来顺受’。”鉴于他丰富的商业管理背景，布莱克希尔对疫苗接种项目进行批评时喜欢用一些“大词”。他用“政府规制问题”来形容公共卫生界的“乱搞”；“幕后乌合之众的瞎想”是他对“自闭症只是发现率升高而不是患病率升高”这种观点的鄙视性概述。在布莱克希尔看来，缺乏自闭症治疗方法反映出制药界糟糕的经营业绩，这好比通用汽车公司造了一辆破车。如果中国的装配线都能制造出零失误的计算机主板，为何默克制药公司不能研发出零事故的疫苗？“医学界并未着手解决（自闭症）这一问题，这是严重的、令人难过的失职，”布莱克希尔向我“吐槽”，“他们不知道当前在发生什么，只顾着忽视证据，搪塞不利事实。他们不把超出常规的治疗当回事，而任何人都知道无麸质、无酪蛋白饮食是有效的。只是还没有人知道它们为什么会发挥作用罢了。”

布莱克希尔、伯纳德和其他“健全心智”组织成员在模仿“艾滋病患者力量联盟”（AIDS Coalition to Unleash Power，ACT-UP）的做法，后者旨在维护艾滋病患者的权益，该组织成功促使当局加大了艾滋病研究及治疗力度，并且不断取得进展。正如艾滋病激进分子在20世纪80年代抨击了美国国立卫生研究院一样，2001年，反汞激进分子振臂高呼要打倒那些受邀前来讨论自闭症研究的高校科学家。“我们再也不会听信你们的煽动了！”一位母亲咆哮道。[45]“艾滋病患者力量联盟”的战术不太体面，然而是有效的。“健全心智”组织将来大概也会得到类似的评价，因为他们近来已大幅度推进了自闭症研究。一位被围攻的美国疾控中心科学家表示：“要是我有一个宣传团队的话，我也会像他们那样做的。”

批评者声称让美国疾控中心来负责疫苗安全研究就“好像让福特公司和费尔斯通轮胎公司来调查SUV翻车事故”，正如里姆兰德所嘲讽的那样。这些与当局对抗的人士并非孤军奋战。美国疾控中心是世界首屈一指的公共卫生机构，虽然大多数公共卫生界人士都不相信该机构会从事欺骗公众的活动或打压异己分子，但考虑到疫苗安全系统的组织结构，有些人士认为哪怕仅仅存在一点涉及该机构的负面疑虑，也足以使得人们有理由要求把历来从属于美国疾控中心免疫接种项目的安全部门剥离出来。

伯顿在国会对疫苗系统发起的攻击很快得到了戴夫·韦尔登（Dave Weldon）的支持响应，后者是一位来自佛罗里达州的共和党人和医生，属众议院拨款委员会（House Appropriation Committee）成员。受友人杰夫·布拉德斯特里特（Jeff Bradstreet）邀请，韦尔登才参加了反对疫苗接种的事业；而杰夫有一个孩子罹患自闭症，为了给孩子治病，他把替代医学、传统医疗与《圣经》的教导结合起来。2002年，安德鲁·韦克菲尔德因工作压力从伦敦皇家自由医院离职后，有一段时间便在佛罗里达州布拉德斯特里特的诊所执业；他们登广告宣称之所以能够有效治疗儿童自闭症，这有赖于布拉德斯特里特的“大量研究和对《圣经》的理解”。[46]

2001年年末，芝加哥律师、“健全心智”组织激进分子利兹·伯特根据《信息自由法》(Freedom of Information Act)，要求公开政府科学家就硫柳汞问题展开讨论的分类研究资料、会议记录和电子邮件。“健全心智”组织和伯顿将会用这些文献作为武器来攻击疫苗业。通过这些文献可以很清楚地看出，科学家们已预料到了随后将会发生的由硫柳汞导致的严重公共关系问题。这些文件和资料并不包含硫柳汞与自闭症或其他神经疾病存在联系的决定性证据。但是，一个民事陪审团却有不同的观感。1999年8月，奥伦斯坦和哈尔西在华盛顿会议上讨论过要开展疫苗安全数据链研究，到2000年6月的时候，该研究已基本完成，结果令人担忧。

该研究的第一作者是美国疾控中心的比利时籍流行病学家托马斯·菲尔斯特莱腾（Thomas Verstraeten），他发现两家西海岸管理式医疗机构的孩子在摄入相对大剂量的硫柳汞后，孩子们的抽搐、言语发育迟缓及其他神经发育迟滞风险略有所增加。然而有很多因素使这些早期结果不可信。菲尔斯特莱腾试图明确硫柳汞摄入量的微小差别是否会对婴儿发育造成不同影响，这些硫柳汞的差别仅为50微克，并且是在几个月之内分别摄入的。他将婴儿分成3组，在他们3个月大的时候分别注入25微克、50微克和87微克汞，进而观察数年后这些孩子是否存在神经疾病的水平差异。但一名原本拟分在“25微克组”的婴儿在2个多月大的时候就很可能已经摄入了50微克甚至更多的汞，因而该研究的“分层”存在一些问题。由于母亲们血液和乳汁中的硫柳汞含量也未知，从而使该研究中的“比较”根本没有意义，与此同时，人们尚不清楚乙基汞的毒理代谢动力学原理。此外，那些会按时带孩子接种疫苗的家长有可能最为留心，因而很早就会注意到孩子的言语发育迟缓和抽搐现象，他们的孩子接种某些疫苗后早期即累积的硫柳汞含量最高。但依据言语发育迟缓等症状并不一定能做出自闭症的诊断，所以“健康维护组织”不会仔细追踪这些软性指标。

这些疑虑促使奥伦斯坦召集讨论会来评价这些研究结果。共有54人参加了在亚特兰大市郊辛普森伍德（Simpsonwood）度假村召开的会议。此次会议未邀请媒体代表参加，美国疾控中心官员也要求与会者对数据保密，直到他们把这些数据提交给美国免疫实施咨询委员会2个月后才允许另行发布。菲尔斯特莱腾在会上做了报告，罗伯特·戴维斯（Robert Davis）和菲尔·罗兹（Phil Rhodes）这两位美国疾控中心的流行病学家随后评议了他的研究成果。顾问团成员受邀发表各自的看法，他们包括环境卫生学、毒理学、传染病学和其他学科的专家。有些参会专家被这些数据搞得心烦意乱。美国医学研究所疫苗安全委员会前主席理查德·约翰斯顿（Richard Johnston）表示：“我在8点时接到电话，得知我的儿媳妇刚通过剖腹产生下一名男婴。在我们搞清楚硫柳汞究竟有哪些影响之前，我不希望我的孙子接种含有硫柳汞的疫苗。”其他人则更担心这项研究结果本身可能导致的后果，而非硫柳汞实际造成的损伤。费城儿科医生罗伯特·布伦特（Robert Brent）认为：“该研究在医学和法律层面的发现都是可怕的，无论它们相互之间是否存在因果关系。如果有人主张儿童神经行为问题是由含硫柳汞的疫苗所致，即使那些不入流的科学家都有相当程度的把握支持这一声明。你却很难找到严谨、靠谱的科学家来提出反证。因而要是有人提起诉讼，我们便很被动。”

会议结束之际，与会专家们被问及菲尔斯特莱腾的研究数据是否会加深人们对硫柳汞危害的担忧，并且在“1—5 分”区间内分别打分（“1 分”表示强相关关系，“5 分”则意味着微弱关联），除了一人外，其他人都相信有关硫柳汞危害的证据在“1—2 分”之间。只有来自密歇根州的环境卫生专家威廉·韦尔（William Weil）打了“4 分”。（韦尔后来告诉我，尽管他也对硫柳汞的安全性不放心，但认为它会导致自闭症这种观点还是太过牵强。）

“健全心智”组织最终在 2001 年获取并发布了与硫柳汞安全议题有关的会议记录，这些素材成了该组织成员和部分国会议员攻击“国家免疫计划”的“主要弹药”，这些“异见人士”认为涉及硫柳汞危害的证据曾遭到极力压制。与此同时，为了使研究更具说服力，硫柳汞安全项目组成员从另一家“健康维护组织”选取了 3.4 万名儿童作为研究对象。这些孩子已经足够大了，要是他们患有某类精神疾病的话，能很好地被诊断出来。“健全心智”组织将这次范围扩大的研究解读为试图给原来的结论“灌水”。新的研究结论并不支持硫柳汞造成儿童早期精神损伤的观点，这让每个人都松了一口气，除了那些期待坏结果的“既得利益者”。菲尔斯特莱腾在该研究完成前已离开美国疾控中心并加入葛兰素史克公司，“健全心智”组织咬住这一情况不放，认为这是他被收买然后保持沉默的证据。实际上，菲尔斯特莱腾在美国的签证到期了。而葛兰素史克公司在比利时的里克森萨特（Rixensart）生产疫苗，这是他回国后所能获得的最合适的工作。

诚然，很多事项的推进都取决于这些研究结果，但不可否认，如果换种方式重做研究，其结果也有可能发生改变。2002 年的时候，尼尔·哈尔西告诉我：“很多人都不希望他们发现其中的关联性。你可以想想看。制造商、其他个体……莫不如此。疫苗安全部门的工作人员更是首当其冲，受到两面夹击。”但在哈尔西、美国医学研究所的专家和其他我采访过的科学家看来，人们不断取得新的发现并不意味着真相就被掩盖了。对于此类困难重重的研究，在其成果发表前被不断检验、调适、完善，这再正常不过了。

在亚特兰大，针对批评者的各种质疑，由鲍勃·陈负责主持的疫苗安全和发展部（Vaccine Safety and Development Branch）着手完善实验。当“健全心智”组织攻击科学家们在研究对象中纳入了年龄过小的孩子时，他们就增加了更高年龄段的孩子来充当受试者。当“健全心智”组织指责他们排除了有先天性或围产期缺陷的儿童时，他们便将一些所谓“围产期缺陷”的婴儿也纳入进来，这些婴儿其实患的是尿布疹一类的疾病。即便如此，新的实验也不可能回答所有问题。鲍勃·陈于是又组织了一次随访调研，仔细评估了大约1000名接触过不同剂量硫柳汞的孩子的身心状况。这项耗资200万美元的研究使用了菲利普·格朗让在法罗群岛上做调研时所应用的方法，并且外包给外聘顾问团队来负责具体实施，以期尽量避嫌。

不用从阴谋论角度去看，人们也很容易相信硫柳汞可能导致损伤。辛普森伍德会议后，又有多项研究评估了硫柳汞与自闭症及其他发育障碍之间的关系。英国、丹麦、瑞典、加拿大和美国的流行病学试验倾向于否认硫柳汞致病的观点。2002年年末发表于《美国医学会杂志》的丹麦研究是其中最为重要的成果。虽然丹麦儿童都不接种乙型流感嗜血杆菌疫苗或乙肝疫苗，但几乎所有孩子都接种百白破疫苗，并且其硫柳汞含量多于美国的疫苗。20世纪60年代，丹麦孩子在15个月大的时候，他们接种百白破疫苗后会摄入200微克乙基汞。而自1970年到1992年，孩子们在10个月大时接种的疫苗含有125微克乙基汞。美国6个月大的孩子接种疫苗后摄入的乙基汞最高可达187.5微克，尽管丹麦孩子的摄入量没这么高，但两者仍具有可比性。更为关键的是，所有丹麦儿童自1992年开始接种不含硫柳汞的疫苗。结果很明确。1990年以前，丹麦往年的自闭症发病率几乎持平，倒是在硫柳汞被从疫苗中移除后稳步上升。[47] 里姆兰德和“健全心智”组织攻击这项研究，因为它由丹麦国家血清研究所（Statens Serum Institut）资助；这是一家官方疫苗生产机构，而该研究的主要作者均在其中工作。[48] 反对人士的敌意非常明显。当论文的第一作者莫顿·维德（Morton Hviid）于2004年造访美国医学研究所时，不得不从后门悄悄进入，因为他收到过死亡威胁信息。2005年，英国研究以及1000名孩子的神经发育测试结果被谨慎地共享给了美国科学家和激进分子，这些研究结果显示，儿童如果过早接触到硫柳汞的话，似乎与其智商及语言发育状况相关。[49] 此外，两项研究均发现偶尔的抽搐增多与硫柳汞用量的增加相关，不过这可能是巧合。

这些都是主流儿科医生和传染病专家关注的数据。然而就在他们研读这些令人心宽的成果时，马克·盖尔和戴维·盖尔（Mark and David Geier）这一对在马里兰州银泉市工作的父子搭档则在一些普通期刊上发表了一系列负面评价。盖尔父子经常代表原告为疫苗伤害补偿项目提供证据。当然他们并不十分靠谱。在至少10次诉讼中，疫苗法庭的特别专家根本没有采信父子俩的证据，因为他们缺乏相应的专业知识。[50] 在很多疫苗科学家看来，盖尔的硫柳汞研究充满漏洞，他们除了吹嘘在疫苗诉讼中的法律策略外空洞无物。致力于研究疫苗与自闭症联系的医学研究所专家组认为他们的结果“无法自圆其说”。[51]

当盖尔父子发掘疫苗不良事件报告系统的数据时，他们所依据的方法论是假设所有报告都真实、可信，但事实上任何人在任何时间都可以填报、提交此类报告。例如2003年的时候，盖尔父子统计了使用含有硫柳汞的百白破疫苗时期的情况，以及1992年至2000年推广无硫柳汞疫苗时期的报告，结果发现“含硫柳汞时期”自闭症或精神发育迟滞的风险比后来高出6倍。然而这项研究漏洞百出。它完全基于疫苗不良事件报告系统未经证实的数据；并且没有提供孩子们接种其他疫苗的信息；其样本量也存在问题，因为哪怕只有一名自闭症患儿被错误分类，相对危险度的统计都可能发生非常大的变动。最重要的是，作者并未指出以下事实，那就是大多数家长把自闭症视为疫苗副作用上传到疫苗不良事件报告系统是在 1999 年媒体开始报道二者间存在关联之后。换句话说，盖尔父子报告的其实是疫苗恐慌导致的假象。[52]

疫苗批评者们经常引用那些谴责硫柳汞和麻风腮疫苗的报告，把它们当作疫苗导致流行病的证明。某些数据来自加利福尼亚州发展服务部（Department of Developmental Services）于 1999 年发布的一份报告。就像其他州的报告一样，据加州报告显示，试图得到本州相关救助和服务的自闭症患儿从 1987 年的 2778 名迅速增长到 1998 年的 10360 名。[53] 在一次由丹·伯顿发起的听证会上，他公开展示了一幅描述这种增长趋势的图表，令人印象深刻。伯顿称："大家看看这幅图，他们那儿正流行自闭症呢。"[54] 但如果仔细推敲的话，你就会发现被伯顿指责为自闭症病因的疫苗其实不太可能导致这种增长。因为从 1980 年到 1994 年，麻风腮疫苗接种率提高了 14%，而被加利福尼亚州服务项目纳入的自闭症患儿数增长了 373%。直到 1991 年，乙型流感嗜血杆菌疫苗才被广泛用于婴儿接种；乙肝疫苗则从 1993 年开始普及。然而，自闭症病例数增长最快的人群是出生在 1987 年至 1992 年的儿童。[55]

自闭症研究领域的主流专家为加利福尼亚州的增长趋势找到了更为显而易见的解释，相关因素包括诊断技术的改进，新法案增加了联邦政府对自闭症患者的护理投入，家长对这些资源有了更多了解，以及高龄父母的孩子罹患自闭症的风险可能更大。加利福尼亚州自闭症诊断的跳跃性增长紧随诊断指南修订之后，该指南拓展了对自闭症谱系障碍的界定范围。这些变化分别发生于 1980 年、1987 年和 1994 年。1990 年，美国国会通过了《残疾人教育法》（Individuals with Disabilities Education Act，IDEA），要求提供联邦基金来资助自闭症患者。随后，各州政府必须上报所有自闭症病例。明尼苏达州的一项研究表明，随着监控面的拓展和知晓率的提升，自闭症病例的统计数据相应增加。[56] 1995—1996 学年间，明尼苏达州 6 岁孩子的自闭症确诊率从 13/10000 人增长到 1999—2000 学年度的 35/10000 人。与此同时，因为项目逐渐纳入更多病例，自闭症患者在同一群体中的数量增长了3倍。例如在1995年，生于1989年的孩子中，自闭症谱系障碍的患病率为13/10000人。而到了2000—2001学年度，同样一组孩子的患病率增长为33/10000人。在6—11岁大的孩子中，他们有接近3倍的风险会“变成”自闭症患儿。显然，因为当局更为积极地将这些患者纳入救助项目，所以出现了上述自闭症病例增长的情况。[57]

相比于硫柳汞，英国的自闭症患儿家长们更愿意归罪于麻风腮疫苗，并且该国的自闭症患者数从1979年开始稳步增长，到1992年达到高峰。英国从20世纪80年代开始接种麻风腮疫苗。[58]有一项研究旨在考察父母们所认为的自闭症诱因是什么，结果发现在1998年以前，人们往往把家庭压力、癫痫或病毒性疾病视为退行性自闭症的病因。等到韦克菲尔德的论文发表后，家长们则更倾向于怪罪疫苗接种。另一项调查重新审查了92名自闭症患儿的病历，他们的父母都将麻风腮疫苗当成罪魁祸首，结果显示其中36个孩子的家长在孩子接种麻风腮疫苗前就已担心他们的心理健康。[59]

如果人群调查法不支持疫苗相关心理疾病大幅增加的观点，那么采取更为精细的生物学研究，结果又会如何呢？在这一点上，分别于1999年和2005年开展的两项研究自相矛盾。在进行一项有关硫柳汞的研究时，人们发现硫柳汞在人体内的新陈代谢相当快，该研究为此一度暂停，但随即又开展了两项新的试验。[60]一项在猴子身上进行的关键研究比较了注射及口服乙基汞的代谢情况，结果发现注射乙基汞从猴子体内清除的速率是口服的5.4倍。[61]乙基汞在猴脑内的半衰期也相对短些，尽管它们更多时候会转化为可能更危险的无机汞，而猴脑内的乙基汞浓度仅为其血汞浓度的1/3至1/4。

无论如何，这些在一小群动物身上进行的试验无法选出遗传易感的群体。其他相关研究认为，自闭症患者可能存在生化反应或细胞方面的缺陷，由此导致他们对硫柳汞的损伤更为敏感。由肯塔基大学的博伊德·黑利（Boyd Haley）和贝勒大学的戴维·巴斯金（David

Baskin）开展的体外试验发现，硫柳汞对脑细胞伤害极大。黑利曾担任该校化学系主任，他曾提出富有争议性的理论，即补牙用的汞是导致阿尔茨海默病的主要因素。他用类似猪叫的“呼噜和呼噜—呼噜”（oink and oink- oink）声来分别指代甲基汞和乙基汞，并且认为“海湾战争综合征”（Gulf War syndrome）是由士兵接种的疫苗中所含有硫柳汞所致。[62] 但黑利有关金属毒性的体外测试被认为无法可靠预测金属对健康的影响。[63] 其他研究者试图证明自闭症患儿存在独特的新陈代谢机制，从而致使他们对汞等重金属的伤害易感。哥伦比亚大学的科学家马迪·霍尼格（Mady Hornig）发现，一种小鼠品系在接触硫柳汞后表现出了某些“自闭症”行为，例如它们会强迫性地梳毛，发生了老鼠之间的社交障碍，并且好斗、富于攻击性。2005 年初期，亚利桑那大学的营养学家吉尔·詹姆斯和同事合作发表了一篇论文，其中提到他们发现自闭症患儿的谷胱甘肽水平偏低，而这是一种能够保护细胞免受自由基损伤的蛋白。[64] 由于自闭症患者的饮食偏好通常较为怪异，而谷胱甘肽对饮食又非常敏感，这可能是造成其水平偏低的原因；总体来看，詹姆斯的研究与上述两组人的研究其实有很大的重叠部分和误差边际，他的观点虽然很吸引人，但尚需进一步验证。

2001 年，美国医学研究所的疫苗安全专家组发布报告，他们宣称硫柳汞与神经发育迟滞之间“貌似具有生物学上的合理性”，并呼吁开展更多研究。到 2004 年 6 月，美国医学研究所发布了跟进报告，表示已进行了足够多的研究，现在可以做出更为确定的判断了。专家组否定了盖尔父子的研究，因其存在“方法论瑕疵，论证也不明晰”；他们还表示大规模的人口研究并没有发现硫柳汞或麻风腮疫苗会对儿童的心理健康造成严重影响。同时，专家组认为菲尔斯特莱腾试验虽然颇具争议，但其操作规范、妥当。[65] 专家组直截了当地驳斥了韦克菲尔德关于麻风腮疫苗导致自闭症的结论，但同时肯定他的研究并非一无是处：“如果发育异常的孩子之前患有未被识别的肠道病状，进而导致不适、疼痛或交替出现腹泻和便秘，那么积极治疗便可以改善他们的生活质量，甚至有助于提升学习能力。”

而在涉及硫柳汞损伤的证据方面，专家组指出有大量文献显示自闭症患者的免疫模式或遗传免疫学存在异常。然而这些研究并未表明免疫问题会导致自闭症。更有可能免疫和行为问题其实是某种紊乱病状的一部分，据科学家推测，这种病状十有八九源自遗传。[66]专家组还认为与头发中汞含量相关的研究没有说服力。诸如琳恩·雷德伍德这样的家长，在发现他们孩子的头发中汞含量较高后就坚信汞是致病因素。[67]还有人认为自闭症患儿体内的汞很少会通过头发进行代谢，因为他们不能将已经与脑细胞结合的汞排出体外。[68]

美国医学研究所疫苗安全委员会意识到少数儿童理论上可能对汞具有遗传方面的易感性，但尚未发现能够把疫苗或疫苗成分与自闭症在遗传易感性上关联起来的确凿证据。有可能一些自闭症患者甚至是其中的亚组，最终可以被遗传标记识别出来，由此显示出异常的免疫反应和汞代谢；“对于这些个体而言，接种疫苗并不是导致这些异常或自闭症的直接原因”，专家组得出这样的结论。“从公共卫生角度来看，针对疫苗与自闭症理论上存在联系的研究议题，委员会并不认为当时的大量投入真正发挥了作用……疫苗接种的益处是经过证实的，而易感人群的假设目前还处于推测阶段。用无确实根据的假设去质疑疫苗接种的安全性，以及政府机构和那些倡导疫苗接种的科学家的伦理行为，这样的举措可能会令普罗大众拒绝接种，进而不可避免地导致严重传染病增多。”[69]

至于硫柳汞和疫苗的“敌人”，不出所料深感愤怒。最受尊敬的专业医学机构已告诉他们不必再浪费自己的时间了。但“健全心智”组织的负责人布莱克希尔一个劲地感叹：“今天，科学受到了严重伤害。”激进分子们厌恶严谨的专家组主任玛丽·麦考密克（Marie McCormick），并称她为“修女”。众议员韦尔登则坚信美国疾控中心的专家们篡改了菲尔斯特莱腾的研究。[70]

尽管“健全心智”组织成员怒火难平，但数据持续削弱他们的观点和影响力。在2006年第二季度，超过6000名3—4岁的新发自闭症患儿进入加利福尼亚州心理健康系统，这一数量同比2002年第四季度高出近40%。相较于2002年的自闭症患者，新纳入的患儿几乎都没有通过疫苗接种而摄入相关剂量的硫柳汞。[71]

大多数疫苗专家相信由硫柳汞以及麻风腮疫苗所引发的恐慌很快将成为历史，就像自闭症领域最近的狂热一样，如果事实果真如此，那么无论结果好坏，该来的总会来，要去的终将去。保罗·奥菲特从一开始就在批评从疫苗中清除掉硫柳汞的做法，现在他认为自己的判断是正确的。其他人如奥伦斯坦则觉得抛弃硫柳汞是个好主意。他从美国疾控中心离职后告诉我："显然，你肯定希望能有证据证明存在风险。但我们既然已经能够制备出少含甚至不含硫柳汞的疫苗，那就应该把它移除。"

硫柳汞争议引发的短期效应是百白破疫苗和破伤风疫苗的短缺。美国食品药品监督管理局敦促惠氏制药公司升级其所在宾夕法尼亚州玛丽埃塔的工厂，那里自19世纪80年代起就在制备疫苗。但惠氏制药公司只是勉强占到百白破疫苗1/4的市场份额。该公司倾向于退出这一市场，而无硫柳汞疫苗的要求成为压死骆驼的最后一根稻草。它的竞争者安万特和葛兰素史克已经推出了新的疫苗品种，这些新品将百白破疫苗与乙肝疫苗或乙型流感嗜血杆菌疫苗合为一剂，注射时非常方便；惠氏制药公司也没有兴趣重新启用即将被淘汰的工厂来制备不含硫柳汞的疫苗。另一家相对小型的百白破疫苗生产商百特（Baxter Hyland）公司也退出了市场，因为约翰·罗宾斯的实验室研发出了一种单一抗原的百日咳疫苗"Certiva"，这令百特公司颇为郁闷和沮丧。1999年9月，默克制药公司宣称它的无硫柳汞乙肝疫苗已上市，但直到2002年该公司仍在销售含有硫柳汞的疫苗存货。[72]

人们要求制备不含硫柳汞的疫苗，这一行动也使消除乙肝的努力更为复杂。如果母亲的乙肝表面抗原呈阳性，医院就应当给她们的孩子接种乙肝疫苗。但很多高危女性从未接受过乙肝表面抗原检查，或者是在分娩的医院以外的机构进行的检测。1999年年末，费城儿童医院有4名新生儿感染了乙肝病毒，而由于院方疏忽，他们未能及时接种乙肝疫苗。“20年后，这些孩子可能罹患肝癌”，公共卫生官员芭芭拉·沃森说。

从积极一面看，涉及硫柳汞的争论使主流神经病学家密切关注着患者们尝试过的疗法[73]。梳理现有证据后人们发现，无论是大剂量的维生素B6，还是无麸质、无酪蛋白饮食，它们的疗效均未被恰当研究过，然而它们早已被用于治疗成千上万的自闭症患儿。螯合疗法也是如此，虽然有迹象显示它正逐渐被新流行的甲基维生素B12搭配亚叶酸治疗所取代，这种新疗法可以直接提高孩子们的谷胱甘肽水平，而詹姆斯的研究表明自闭症患儿往往缺乏这种蛋白质。[74]尤其是到了2005年，有两名自闭症患儿因注射螯合剂而死亡，由此进一步引发了人们对这种疗法的疑虑。

尽管里姆兰德坚称促胰液素是天赐良药，科学研究却得出了不同结论。由于美国国立卫生研究院和美国疾控中心很快提供了资助，13项针对促胰液素这种具有潜在风险的激素的安慰剂对照研究陆续开展，其中12项试验结果显示促胰液素的作用甚至不如盐水。[75]有些研究证明盐水很有效果，至少短期来看如此。其中一项研究中的患者先分别使用促胰液素或者安慰剂，几周后两组再相互对调，结果有27个家庭猜出了他们孩子的分组，然而还有27家猜错了。[76]阿德里安·桑德勒（Adrian Sandler）和詹姆斯·博德菲什（James Bodfish）在北卡罗来纳大学开展了促胰液素测试，他们发现经输液后两组均有30%的患者发生明显改善。两人的研究是在1999年早些时候进行的，那时促胰液素还广受媒体追捧。

在约定好输液时间的早晨，许多家长带着小孩聚集在候诊室里，他们在等待注射的过程中相互闲聊，分享各自的希望和梦想；吃药看上去似乎不如输液可靠，输液时患者能直观地看到血液流经导管的过程，神秘的液体随后通过注射器被注入体内。我们的研究在安慰剂效应的机理方面有何收获呢？令人难以置信的是，自闭症患儿如果自身期待改善症状的话，那么他们的行为真的会表现得更好。相应地，自闭症患儿家长对他们孩子言行举止的改变非常敏感，所以这种日常变化也可能被认为是治疗后的效果。值得注意的是，自闭症症状本身往往起伏不定。[77]

与此同时，涉及硫柳汞的话题在公共生活中仍然保持着一定热度。唐伊穆斯（Don Imus）是纽约一名声名狼藉的杂谈节目主持人，2005年至2006年间，他好几次在广播中大放厥词，抨击硫柳汞。自由撰稿人戴维·柯比（David Kirby）经常受邀参加这些节目，他出版过一本从“健全心智”组织及其反疫苗同盟视角来讲述硫柳汞故事的书。伯顿一如既往坚持质询疫苗业的所作所为，且越战越勇，尽管到2002年年底的时候，他已被降职，只负责主持政府改革卫生小组委员会的工作。伯顿的一系列调查成功营造了一种怀疑疫苗功效的社会氛围，并促使反对疫苗项目的自闭症患儿家长纷纷提出索赔，类似诉讼案将近1万起。

2005年年初，戴夫·韦尔登和纽约民主党人卡罗琳·马洛尼（Carolyn Maloney）提出要通过立法将汞从所有疫苗中清除掉，尽管事实上给婴儿接种的疫苗中的汞含量已经达到近60年来的最低水平。加利福尼亚州、密苏里州、爱荷华州以及其他17个州的立法机构紧跟潮流，通过法律禁止在疫苗中使用汞。伊利诺伊州禁止发放即使只含有极微量汞的疫苗，此举迫使疫苗生产商表示将暂停向该州运送疫苗。由于使用硫柳汞是制备疫苗流程的一部分，人们对硫柳汞的诋毁实际上已扩展为对疫苗接种本身的攻击。

大量新闻媒体参与报道了硫柳汞的故事，特别是以唐伊穆斯、查克·斯卡伯勒（Chuck Scarborough）以及其他一些电视和广播从业人员为代表的偏激媒体。硫柳汞在新闻故事中扮演着类似演员、模特帕梅拉·安德森（Pamela Anderson）的角色——可能有点傻傻的，但无疑非常性感。对待类似硫柳汞这样的议题，科学界的态度与下意识追逐热点的媒体可谓南辕北辙。科学界的风气是过分谨慎，从来不会过早接受某一假设或随便抛弃已经得到证明的原则。但已经被证明的原则往往枯燥、乏味，如果它们不够新奇的话就不会成为新闻，没有血泪的故事也不会成为头条。硫柳汞事件具备伪调研型、哗众取宠型新闻报道不可或缺的元素。其中包括“药厂代表和政府官员”私下举行的“秘密会议”；而（主要来自盖尔父子）“已发表的研究”显示出多种伤害；此外，少数患有严重自闭症的孩子居然“奇迹般康复了”，因为他们接受过“勇敢的异议者”如韦克菲尔德和里姆兰德的治疗。还有像弗吉尼亚州里士满（Richmond）圣公会牧师莉莎·赛克斯（Lisa Sykes）这样的家长；莉莎在2004年召开的科学听证会上展示她孩子的照片时声称：“希腊神话中伊卡洛斯（Icarus）① 的故事已经给了我们足够多的教训。我们飞得太高了……我们正在毁坏人类基因组的一个完整分支，选出我们最出色的孩子来充当牺牲品。传染病的受害者是随机的，硫柳汞则有明确的针对对象。”

有些环保人士也赶上了硫柳汞热潮。[78] 小罗伯特·F. 肯尼迪（Robert F. Kennedy Jr.）本是一名因与河流污染和燃煤电厂做斗争而知名的律师，他宣称“不断增加的证据”表明硫柳汞导致自闭症“流行”，他还上了乔恩·斯图尔特（Jon Stewart）主持的喜剧中心频道（Comedy Central）脱口秀节目来推广自己的观点。[79] 将孩子的健康问题归罪于硫柳汞的家长们变得越发尖刻了，甚至发展到不可知论的地步。“在你心中你知道解释必须简洁、干脆，硫柳汞问题就是如此。我们有一代孩子遭受了汞污染。”旧金山的投资银行家J. B. 汉德利写道。“事实就是这么简单。我们只要研究它们，真相便会带来解脱，其中根本没有什么值得争议的。”[80] 汉德利的小组自称为“拯救下一代”（Generation Rescue），他们在《纽约时报》上刊登了一系列全版广告，

① 伊卡洛斯（Icarus）借助用蜡和羽毛制造的双翼准备飞离希腊克里特岛时，因飞得太高导致双翼上的蜡被太阳逐渐熔化，最后跌入大海而丧生。——译注

不断要求小布什政府支持无汞疫苗。[81]

美国疾控中心的垮台

当美国医学研究所专家审慎考虑硫柳汞议题时，由伯顿和韦尔登领导的反疫苗游说团体把枪口瞄准了“国家免疫计划”。韦尔登声称他发现了一种“令人不安的模式，需要由美国疾控中心、卫生与公共服务部和疫苗业以外的研究者联合进行一次全面、公开、及时和独立的审查”，并且要求美国疾控中心披露菲尔斯特莱腾研究的原始数据。[82]这些数据由“健康维护组织”持有，并且提供给了美国疾控中心做参考，而韦尔登的请求会引发法律和科学伦理问题。疫苗机构并不信任盖尔父子。“健康维护组织”拒绝了他们试图获取数据的请求，因为这会侵犯患者隐私。有些科学家和卫生官员担心盖尔父子会利用数据来为他们在法律界的合作伙伴寻找顾客。即使隐去患者姓名，他们还是很容易通过数据库中的病历信息精确找到对应的人。最终多方打破僵局、达成妥协，盖尔父子获得了浏览部分数据的权限。盖尔父子随后发表了一系列将硫柳汞与疫苗联系起来的研究。为了打赢官司，他们有可能在法庭上用到这些数据和研究。

截至2006年中期，被纳入“国家疫苗伤害补偿计划”的索赔案高达5100起。另有4700起与自闭症有关的诉讼等待疫苗法庭宣判，家长们委托的律师共提供了大约20.8万页文档作为证据。[83]此外大约300个案例经疫苗法庭审理9个月后被转送民事法庭。[84]硫柳汞抗议事件极大地干扰了免疫接种项目权威的科学家们。美国疾控中心的疫苗研究者觉得他们在从事与上帝一样救死扶伤的工作，实在无法理解为何会遭到公众的攻击。这某种程度上反映出这些科学家的自我形象稍有瑕疵。一位美国疾控中心的科学家曾告诉我：“对于很多从事免疫工作的人来说，疫苗接种甚至成了一种信仰，他们为达到目的可以不择手段。整个圈子都很混乱。并非这一领域如此。问题是这里的人总抱有一种幻想，即他们所从事的是好事，任何威胁到他们工作的就是不好的。”

作为一批务实的、习惯于解决问题的人，有些科学家开始思考如何才能增强公众对他们工作的信心。这些科学家不断遭受国会“霸道者”的暴击。科学家们就像“聪明的孩子”，虽然比“小霸王”聪明，但于事无补，因为这些“欺凌者”掌握着权力。最终两位科学家找到了新方法来应对挑战。其中一位是罗杰·伯尼尔（Roger Bernier），他来自新罕布什尔州，早在1969年就开始供职于美国疾控中心。有一次，当伯尼尔为国会作证后，里克·罗伦斯（Rick Rollens）走过来告诉他，称美国疾控中心的研究毫无价值，甚至报告刚印出来就成了“一潭死水”；罗伦斯来自加利福尼亚州，是一名很有影响力的疫苗批评者。伯尼尔感到很沮丧，因为他们优秀的研究竟然被如此蔑视。2003年休假时，他开始思考自己可以做些什么。“我知道里克·罗伦斯并不代表2.8亿美国人，但还是应该关注到这一问题，”伯尼尔回忆道，“我认为这种情况其实是因为相互缺乏信任所致。”为此，他决定通过增进公众参与的方式来为免疫接种项目重建信任关系。

刚开始，伯尼尔召集了一场由“利益相关者”参加的非正式会议，会场设在威斯康星州一个靠近拉辛（Racine）的度假村里；此处提及的“利益相关者”是一个将所有讨厌疫苗的人都囊括在内的词，该词看着还令人有点反感。疫苗接种支持者和反汞激进分子均受邀参加了会议，制药企业代表也列席。伯尼尔觉得会议开得很成功，他们成功说服国家疫苗咨询委员会暂停部分问题的解决流程，其中包括如何让公众对流感大流行做好准备，并将这些问题交由他的公众参与小组来做出决定。这一小组涵盖了各方代表，从美国原住民部落领袖到消费者联盟（Consumers' Union）成员，等等。

伯尼尔并不认为美国疾控中心的疫苗接种项目犯过什么大错，“我是个乐天派”。然而科学家和大众之间的分歧太大了，直接参与决定能让人感觉好些。公共政策涉及价值问题，而公众可以协助判断哪些价值应当在决策过程中加以考虑。听着伯尼尔描述他的目标和愿景，不由得给人耳目一新甚至是振奋之感；伯尼尔热情、强壮，经常露出顽童似的微笑，带有新英格兰口音。他告诉我："目前缺少一种机制将公众所表达的共同价值理念吸收进来，也不知他们如何权衡事物的好坏。身为科学家，除了自己的价值观外，我们同样缺乏其他方式来决定到底该如何评价事物的利弊。"[85]

作为免疫接种项目的顶尖科学家，伯尼尔是项目主管的得力助手，他的言行比较随心所欲。与此同时，鲍勃·陈提出了一个更为具体的方案，即把"疫苗安全"议题从免疫接种项目中整体拎出来，并且赋予其在美国疾控中心的独立地位，或者让它成为像美国国家运输安全委员会（National Transportation Safety Board）那样专门负责调查空难的独立安全机构。有些人认为鲍勃·陈的建议提出了一种更为实在的方法来重获大众对疫苗的信心，但伯尼尔和奥伦斯坦持反对意见。这些情况略显讽刺，近两年来，对于疫苗安全问题，鲍勃·陈一直被禁止向媒体发表意见，因为他的观点并不代表官方说法。在免疫接种项目的安全部门，由硫柳汞争论带来的压力让大家付出了巨大代价。但25名职员依然对鲍勃·陈忠心耿耿，他们受到过法律威胁，收到过法院传票，并且需要不断满足韦尔登和伯顿的大批信息调用、审查要求。有些反疫苗激进分子甚至打电话到科学家家中，指控他们篡改、伪造数据，威胁要杀死他们。2004年2月，美国联邦调查局给这些职员和专家做了简单培训，告诉他们如何搜查炸弹。在亚特兰大的项目组办公室所在地，也安排了警卫值勤。

鲍勃·陈无可避免地越来越游离在疫苗项目主流之外。尽管他和奥伦斯坦的密切合作已超过10年，然而从2002年开始他俩逐渐疏远了，因为奥伦斯坦带来了新副手史蒂夫·科基（Steve Cochi），而梅琳达·沃顿（Melinda Wharton）成了鲍勃·陈的直接上司。科基和沃顿关系很紧密，但鲍勃·陈与他们相处得都不好。鲍勃·陈开始受到训斥，因为他一直在宣扬自己的提议。压力既源自于紧张的人际关系，也来自组织层面，因为“国家免疫计划”架构本质上存在利益冲突，硫柳汞问题只是加深了矛盾。虽然确切地说这些主政者并未压制菲尔斯特莱腾开展研究，但高级免疫接种官员花费了更多时间、精力来清理其影响。对于是否应该把疫苗安全部门从免疫接种项目中剥离出来，有的人赞同，有的人反对，有的意见偏理想化，有的则较为实际；不管怎么说，“疫苗安全”在整个项目中已成了令人垂涎的领域。奥伦斯坦、科基和其他人都觉得“疫苗安全”问题应该归他们管，这样疫苗学专家便能就已经发现的问题及时做出回应。例如，他们对轮状病毒疫苗“Rotashield”事件的快速介入和处置，就是系统运转良好的绝佳佐证，而那些敦促国家给孩子接种疫苗的人也应该承担起确保疫苗安全的责任。

2004 年 2 月初，奥伦斯坦离开了免疫接种项目，他之前已经领导该项目长达 15 年；科基接任他的职位，成为代理主管。一个月后，美国疾控中心主任朱莉·格贝尔丁（Julie Gerberding）宣布将由蓝丝带专家组来决定疫苗安全部门未来的归属；早些年，她曾被国会议员韦尔登寄来的大量信函“狂轰滥炸”，一再要求她推进免疫接种项目改革。然而疫苗批评者并未意识到他们所要求的变革其实是鲍勃·陈期盼已久的。就在格贝尔丁发布她的宣告前几周，一位助手召集疫苗安全部门的科学家举行了两次座谈会；科学家们表示部门利益冲突已经令他们的工作变得更加复杂了。虽然没有确凿的证据表明科学家开展研究时被施压，然而职员们纷纷抱怨，只要他们发现了疫苗的危害，上司就会过分仔细地审查他们的结果。一位科学家称，他曾发现人们接种流感疫苗后会导致格林—巴利综合征发病率增加，为此遭到批评。他被告知该研究“可能会减弱我们推广流感疫苗的能力”。（不过论文最终还是发表了。）另有一些职员指出，所有参与免疫接种项目的成员曾被要求签署保证书，以协助提高国家的免疫接种率。好在疫苗安全部门成员意识到这与他们的职责冲突，他们才免于签署这些“霸王条款”。

座谈会之后，格贝尔丁禁止疫苗安全部门成员与蓝丝带专家组直接交流，该专家组包括费希尔、布莱克希尔、自闭症组织领袖和其他顾问。很多安全部门的科学家对此深感震惊。鲍勃·陈虽然率先提出了要将疫苗安全部门独立出来，但他在向专家组做报告前，必须先得向上级汇报并进行排练。当鲍勃·陈的回答偏离了之前准备的讲话稿时，科基极其愤怒，以致后来给他发了一封官方的批评函件。最终，科基把鲍勃·陈叫到办公室，请他另谋高就。鲍勃·陈在美国疾控中心疫苗安全部门担任主管的 16 年职业生涯就此黯然落幕。同事说，鲍勃·陈后来心灰意懒、非常气馁。他觉得有关疫苗政策的理性辩论被权力侵犯了。那些熟识鲍勃·陈的人都说，他作为体验过极权主义的移民，对上司的粗暴举措必定特别反感。鲍勃·陈被解职的消息也令哈尔西、卡茨等疫苗学家震惊。"这几乎是犯罪"，美国食品药品监督管理局一位与鲍勃·陈共事过的监管者表示。另一些人得知消息后纷纷摇头、叹息，颇感意外和遗憾。有些人说，这是一场官僚政治的冲突，鲍勃·陈被卷入其中，注定会失败。

到 2005 年 3 月，鲍勃·陈被证明是正确的，因为格贝尔丁采纳了蓝丝带专家组的建议，宣称疫苗安全部门将被并入她的办公室，其具体工作由美国疾控中心的首席科学家迪克西·斯奈德直接负责。这一次该轮到鲍勃·陈在美国疾控中心的对手来控告政治势力简单粗暴地践踏了科学的领地。正如疫苗安全部门的成员感觉他们在遭受攻击一样，一些资深疫苗科学家觉得他们的主任已经跳入了"火坑"，如果按史蒂夫·科基的话来说，就是已陷于"思想被毒害的可怜的家长"的请求里而难以抽身。"我们是牺牲品，"科基苦笑着告诉我，"主任（格贝尔丁）盘算着，既然我们已经给他（韦尔登）扔了根骨头，他或许不会再以其他方式咬住美国疾控中心不放了吧。这是一种颇具讽刺意味的讨价还价过程。这也是反疫苗运动希望发生的情形。理性的声音一旦被清除，监管系统原本试图寻求科学真相的努力就会付诸东流。其目的就是使整个疫苗项目无效、毁坏或遭到削弱。"[86]

与自闭症群体的战争让疫苗学家们伤痕累累。尽管鲍勃·陈据说很高兴疫苗安全项目发生了变动，但在费希尔等更为多疑的批评者看来，该项目由于受美国疾控中心主任直接掌控，可能并不会具有真正的独立性。这一事件显示了疫苗项目的脆弱性，尤其是当它遭受公众和一些固执己见的国会成员的批判时。这些喧嚣和真实情况相关吗？这是一个真正的丑闻吗，还是一场名副其实的政治迫害，或者纠缠于二者之间？有关自闭症的争议尚未结束，至少这些年依然如此。要是自闭症患病率突然跌回20世纪90年代以前的水平，人们便很难不去怀疑硫柳汞理论有一定事实基础。但截至2006年中期，这一假设并未发生。自闭症患病率像以前一样维持在高位。

结　语

我们最好的疫苗

每个人都有权发表自己的观点，而非披露所掌握的事实。

——丹尼尔·帕特里克·莫伊尼汉（Daniel Patrick Moynihan）

当硫柳汞从疫苗的成分中已被清除很久之后，还是有许多人认为他们的孩子因为硫柳汞的副作用才患上自闭症。试图找到答案的人不断思索、搜寻，最终发现了这个有吸引力的解释，并且紧紧抓住不放。“绝对是疫苗的原因，我和我的丈夫对此深信不疑。”来自亚利桑那州图森（Tucson）的安德烈娅·陶布（Andrea Taube）在2005年对一位记者如是说道。安德烈娅说她的儿子出生后一切正常，直到一周岁生日前几天，当注射了4针含有汞的疫苗后，她的孩子开始出现自闭症的症状。[1]这个孩子的第一次生日是在2003年，而事实上到这个时候，仅剩一种用于预防流感病毒的疫苗尚且含有硫柳汞。

在2005年一个潮湿、闷热的夏日，大约250名自闭症患儿的家长在华盛顿举行集会，呼吁政府去除所有疫苗中的汞成分。作者戴维·柯比、丹·伯顿以及另外5名国会议员不断向这些集会者煽风点火，一名妇女把印刻有“汞伤人，真相治愈人”的橡胶手环分发给大家。激进分子声泪俱下地控诉政府的背叛行为，一名自闭症患儿羞涩地来到扩音器前高声呼喊：“给孩子注射汞是一种愚蠢的行为！”集会的发言人强调，他们并非反对疫苗，而是希望能将汞从疫苗的成分中清除，并且使政府意识到自己所犯错误的严重性。家长们带着各自患病的孩子参加集会，他们高举手中的牌子，上面画着三只猴子，分别指代美国国立卫生研究院、美国疾控中心和医学研究所，旁边的标语写道："听听心声，说说痛苦，看看真相"。另一块牌子写出了他们的吁求："疫苗对预防疾病作用很大，但请先确保孩子们注射的疫苗是安全的吧！"

当天更早的时候，当集会者行进到卫生和公共服务部大楼前时，芭芭拉·洛·费希尔不断呐喊："卫生和公共服务部，请披露有关疫苗的事实！"费希尔跟我说："这是她很久以来一直想要做的事情！"烈日下，在国会大厦西草坪等待向公众发表演讲时，费希尔仍然感到对未来有一些担忧。她承认即便汞从疫苗中被去除后，若干年内自闭症发病率还是有可能保持在一个较高的水平。那时人们或许会认为硫柳汞不应该再受到谴责，继而对疫苗的整体安全性产生一种错误的认识。"硫柳汞只是整个问题的一小部分"，费希尔深信疫苗会导致免疫系统的异常，从而通过某种方式对人的心智产生影响。这种方式也许是微生物毒素跨越了血脑屏障，或者因不断接种疫苗造成免疫系统不堪重负，要么由于疫苗原本要预防的疾病并没有暴发，从而某种程度上导致了机体的失衡。[2]

人们不难找到一些支持上述理论的哲学博士或医学博士，但这些理论往往被认为属边缘科学，从未得到重视。不过，费希尔早已学会如何应对专业人士的冷嘲热讽。费希尔曾向驳回她所有质疑的公共卫生部门提出过开展一场大型试验的构想，早在19世纪就有反疫苗人士倡议进行这项实际上不可能完成的试验：即给10000名儿童注射疫苗，而另外一组同样人数的儿童不接种疫苗，20年后再观察和分析这些人的健康状况。与此同时，人们也强调采取预防性原则来防控疾病。费希尔曾问我："我们怎会知道人类难道不应该在生命开始阶段就接受一些传染病的洗礼，从而建立起一套免疫系统，以便在随后的生命中帮助我们应对病毒和细菌挑战呢？你们又是怎么知道这些的？”

像许多疫苗怀疑论者一样，费希尔情愿“以身试病”，这是一种勇敢面对疾病的个人主义方法。费希尔期待她本人以及其他普通民众的这种源于直观经验的精神价值能够进入制定科学政策的殿堂。费希尔表示，代表民众的立法机关而不是那些具有功利主义倾向的专业精英才有权决定哪种疫苗能够被应用于儿童。某种程度上，费希尔的愿景正逐步实现。无论对费希尔抱以何种看法与说辞，政策制定者们已经为她敞开了一扇大门。从 1999 年到 2003 年，费希尔一直是美国食品药品监督管理局疫苗顾问团的一员；并且就在集会前一周举行的一场实施流感疫苗接种的讨论会上，费希尔与保罗·奥菲特平起平坐，两人发生了争论，结果费希尔因此而哭泣；这看上去是不是很民主呢？约翰·霍普金斯大学的免疫专家丹·萨蒙（Dan Salmon）曾邀请费希尔参加一场有关疫苗豁免法律议题的学术研讨会。到 2003 年，美国有 13 个州分别通过立法，放松了对于疫苗接种的要求，这很大程度上归功于费希尔及其团队的努力。萨蒙和哈尔西援引一条示范法予以反击，即允许基于哲学和宗教的原因免于注射疫苗，但同时严格限制了疫苗豁免的条件，从而确保免于接种疫苗的人都是出于个人信念而非纯粹是为了省事。[3]

在美国疾控中心疫苗专家罗杰·伯尼尔看来，随着人们可以便捷地获取大量信息，那些已经形成固有认知的人很容易置身于一个像是挂满了镜子的房间，在这里，他们只能看到自己想要的信息，这正是互联网时代众多具有讽刺意味的现象之一。“那将会是一个严重的打击，”伯尔尼对我说，“因为在一个民主国家中，我们需要交换意见并达成妥协。要是我们不擅长这一点，那么就会出问题。”伯尔尼的目标是改善氛围，以便能够完善疫苗接种公共政策，“随着时间的流逝，如果有足够多的来自不同阶层的人携手合作、共同推进，整体的风气就会改观。芭芭拉·洛·费希尔和我都相信公民能够发出他们有意义的声音。我想这是最好的一次机会。此前从未有过。如果这件事能够成功，则会创造出一个讨论的天地，不同的观点能够以比以往更有效的方式交流、碰撞”[4]。

疫苗接种项目需要得到尽可能多的帮助。当许多家长正为疫苗与自闭症尚未证明的关联深表忧虑之际，一个潜在的更为严峻的问题正威胁着整个免疫系统，那就是疫苗的短缺。研究流感病毒的科学家们相信，一场流感大流行已在所难免，数以百万计的人将因自身免疫系统无法抵御这种流感病毒而致死。这些专家中的许多人认为，在2006年导致数十名亚洲农民死亡的致命性H5N1型禽流感病毒株有可能在整个世界暴发，并且可以人传人，这将使得病毒在全球范围内迅速传播、增殖。1918—1919年的“大流感”死亡率接近5%，造成大约5000万人死亡。感染H5N1型禽流感病毒的患者已知的死亡率则高达50%。这种大规模的死亡数据，尽管基于数学推演得出，但仍令人感到恐惧。

当公共卫生官员正准备迎战2004年流感季的到来时，流感大流行的幽灵成为这些官员最为担忧的事情，这时英国政府却突然于10月3日宣布关停希龙制药公司旗下的一家疫苗工厂，该公司是获得美国批准的三家流感疫苗生产商之一。美国食品药品监督管理局立即派遣调查员前往英国，他们证实这家工厂遭到了非常常见的黏质沙雷氏菌的污染。工厂的停产使美国流感疫苗的供应几近腰斩，并且引发喜欢猎奇的媒体纷纷跟进报道，多场国会听证会也先后举行，一直折腾了数月。令人尴尬的是，美国疾控中心刚把中年人以及6—23个月大的婴儿纳入到推荐接种流感疫苗的清单中。现在因为货源短缺，该机构却不得不告知民众，除非老年人或患有慢性病的人，否则无须接种流感疫苗。

一年前的流感季到来得略为早一些，而福建（Fujian）流感病毒株似乎尤为致命，其间造成152名儿童死亡（没有人能够断定该数值是否异常高，因为这是开始记录儿童流感死亡事件的第一年）；因为有了前车之鉴，所以许多人在2004年获悉无法接种流感疫苗后感到了巨大的恐慌。人们在提供流感疫苗接种服务的超市和药店门前排起长队，生病和体弱的人们有时只能无功而返。当愤怒的人群在纽约曼哈顿上西区（Upper West Side）社会服务中心遭到驱赶时，一位虚弱的老人喊道："你们不能这样对待老百姓！这是犯罪！"[5]

最终公众无奈放弃了流感疫苗接种，而我们后来剩下了许多疫苗。像往年一样，数以百万计的疫苗被丢弃。与此同时，美国食品药品监督管理局成了"替罪羊"，他们被指责未能提早注意到希龙制药公司的问题；此外，因资金不足，该机构在举行内部会议时已不再提供咖啡饮品。美国食品药品监督管理局顶着来自国会方面的怨怒尽最大可能为自己辩护。他们解释道，流感疫苗是在鸡胚中培养的，科学家每年都会遴选新的病毒株来制备疫苗。每个株系可能比上一年的生长得更好或更差，每一年疫苗的效果也会有高有低。此外，人们接种流感疫苗的状况起伏不定，根据新闻媒体报道的严重程度，他们有时根本不当回事，有时则火急火燎地去接种。制造商每年可能卖出 8000 万支疫苗，但也可能仅卖出 2000 万支。剩余的疫苗则会被销毁。基于类似的原因，疫苗生产并不是一桩利好的生意。

布鲁斯·椰林医生（Dr. Bruce Gellin）是卫生与公共服务部一名高级疫苗官员，他曾对记者这样说道："我们天生会低估疫苗的作用。当疫苗发挥效果时会发生什么呢？什么也不会发生。普通人很难判断疫苗的价值。"[6] 实际上，只有当人们无法获取疫苗时才会想到要接种。只是在 2004 年的秋季，疫苗这口"水井"最终枯涸。

流感疫苗并不是我们所短缺的唯一一种疫苗。从 2000 年到 2002 年，我们曾经历过麻风腮疫苗、百白破疫苗、水痘疫苗和肺炎球菌疫苗的供给不足。每次缺货的具体原因有所差异，但都与疫苗产业较小的规模有关。默克制药公司遵照美国食品药品监督管理局的要求，部分翻修了公司设在西点的工厂，受施工影响，麻风腮疫苗和水痘疫苗的产量大幅下降。惠氏制药公司研发了新款肺炎球菌疫苗"Prevnar"，因其市场反馈远高于预期，这也使得该产品一度缺货。2000 年，惠氏制药公司放弃了改装工厂以生产无硫柳汞疫苗的计划，干脆直接退出了百白破疫苗市场。

我们过去已有过类似危机的教训。1976—1977 年遭遇猪流感疫情防控的惨败后，许多人怀疑美国的疫苗生产体系正分崩离析。权威杂志《科学》就此发表了一篇题为《我们最后的疫苗？》的社论，哀悼了处于“垂死”状态的生物制品产业。高难度的技术、严格的监管及微薄的利润正迫使制药公司逃离这一领域。“工厂和研究设施被闲置，或者被卖给外国公司；疫苗研发和制备陷于停滞。”《科学》评论道，唯一的解决办法是让政府肩负起疫苗生产的合法责任，甚至接管疫苗生产与分配的所有流程。[7] 索尔克呼吁实施一个“迷你版曼哈顿计划”（mini- Manhattan Project）。[8] 但一切均未能如愿。[9]

到 2004 年，党派之间开始就疫苗供给问题打嘴仗。所有这些疫苗公司将何去何从？共和党人把矛头指向了充当民主党代理人的辩护律师。颇为讽刺的是，佛罗里达州的众议员约翰·迈卡也加入了控告人之列，他曾组织过批评乙肝疫苗接种的听证会。迈卡称：“你知道的，在美国我们甚至不生产梯子。为何不生产梯子和疫苗？这是因为我们费力不讨好，从事梯子和疫苗生产只会在法庭上给辩护律师提供展示他们口才的机会。我对此相当苦恼。”[10] 共和党人指出，由于 1986 年通过的疫苗接种赔偿法案存在漏洞，即允许那些对联邦疫苗法庭裁决不满的家长将案件上诉至民事法庭，为此造成数以千计的自闭症诉讼案如潮水般涌向法院；而该法案正是民主党领导人韦克斯曼力主推动才生效的。在参议院领导人比尔·弗里斯特（Bill Frist）的支持下，自 2002 年起，小布什政府试图通过新的立法来堵住这一漏洞。正如以往经常唱对台戏一样，公共利益集团以及民主党反对新的法案，并将其称作是共和党政府对制药行业放松管制的一个例证。

责任归属无疑是个问题，一旦明确就需要为之付出代价；不到自己需要辩护时，人们往往难以认识到诉讼律师的价值，因而很容易诋毁他们。但实际上，诉讼本身并非使疫苗生产者出局的主要力量。美国疫苗系统所面临的麻烦是疫苗生产成本的高昂和生产过程的复杂；安全、有效的疫苗能保护我们免遭传染病的侵害；但疫苗的价格又必须足够低廉，以便能够大范围推广、接种，否则就无法起到保护社群的作用。疫苗犹如一颗四四方方的“钉子”，并不适合市场资本主义的三角形“孔洞”。

1967 年的时候，美国共有 26 家疫苗生产企业。[11] 到 2006 年，疫苗市场上仅存 4 家主要的制药公司，它们分别为默克、赛诺菲（前身为安万特—巴斯德公司）、葛兰素史克和惠氏。希龙制药公司和医学免疫公司（Medimmune）也为美国市场生产流感疫苗，此外加拿大流感疫苗生产企业 ID 生物医药公司（ID Biomedical）也准备涉足这一市场。另外，由于数十亿美元的巨额税收被用于研发能够预防生物恐怖主义袭击的疫苗，这也吸引了阿坎比斯（Acamis）生物技术公司、瓦克斯根生物科技公司进军疫苗领域，后者曾尝试制备艾滋病疫苗，但未能成功。

在过去的 40 年间，许多公司出于盈利能力的考虑而退出了疫苗市场。1967 年的时候，26 家疫苗生产企业中，有 7 家公司都只是在制备一种不具有战略意义的专用疫苗，3 家州属药厂也仅限于生产为数不多的百白破疫苗。[12] 剩余的 16 家公司中，11 家逐渐合并、重组，从而形成了目前的四大制药公司。另外 5 家制药公司则直接停止了疫苗生产业务，它们分别为礼来、皮特曼—摩尔（陶氏化学公司的子公司）、辉瑞、卡特以及帕克—戴维斯。首先选择放弃的是卡特实验室，该公司曾被脊髓灰质炎疫苗诉讼案搞得焦头烂额，并且因利润太低而从百白破疫苗市场抽身离去。辉瑞制药公司紧随其后。该公司从美国国防部租借了一座原来用于研发生物武器的工厂来制备疫苗，地点位于印第安纳州特雷霍特（Terre Haute）。早在 20 世纪 60 年代，辉瑞制药公司就退出了灭活脊髓灰质炎疫苗市场，1967 年召回了存在风险的灭活麻疹疫苗后，该公司完全不再涉足人类疫苗市场。但辉瑞制药公司目前仍是宠物及牲畜疫苗领域的佼佼者。

接下来选择退市的是礼来制药公司和陶氏化学公司。1914年，礼来制药公司在印第安纳州格林威尔建成了生物制品工厂，最初生产天花疫苗，公司方面后来采纳了索尔克的建议，认为另建新厂拓展疫苗业务无利润可图。陶氏化学公司准备退出的时候，该公司生产的麻疹疫苗仍占有一定的市场份额。20世纪70年代初期，在美国食品药品监督管理局的整个疫苗监管体系中，琼·奥斯本（June Osborn）主要负责监察麻疹疫苗；她回忆称，刚开始进行审查的时候，共有5家得到许可的疫苗生产商；而当审查结束之际，仅剩默克制药公司的麻疹疫苗生产执照未被吊销。琼·奥斯本记得一名同事曾发出感慨："如果我们对默克制药公司也发起猛烈的攻击的话，我们将遭遇巨大的麻烦。"[13]

早在1902年，帕克—戴维斯制药公司便最早从美国财政部获得了疫苗生产许可执照，这也是最后一家放弃疫苗业务的大公司。20世纪60年代初期，帕克—戴维斯制药公司因需为有缺陷的百白破—脊髓灰质炎结合疫苗承担责任，从而遭受巨大损失；而到了1976年，该公司又因疫苗中含有错误菌株的抗原而报废了一大批猪流感疫苗。数年后，沃纳—兰伯特（Warner-Lambert）制药公司收购了帕克—戴维斯，将其疫苗业务剥离出来，成立国王制药公司（King Pharmaceuticals）。帕克代尔制药公司（Parkedale Pharmaceuticals）则在底特律附近设厂生产流感疫苗，但到2002年的时候，由于美国食品药品监督管理局对其生产线提出了太多的改进要求，以致该公司最终放弃了疫苗产业。

没有一家制药公司主要是因认责问题而放弃疫苗业务的。"这真是悲哀，你可以看到所有这些公司都因无法盈利而撤出了市场。"唐希尔（Don Hill）回忆道。从1964年到1990年间，他在生物制品部门先后担任执照官和执照主任之职。希尔愿意给制药公司颁发疫苗生产许可证，只要它们能够重返市场。"让我们面对现实吧，预防性药物并不很受欢迎，这是因为人们一旦接种了疫苗就认为万事大吉了，不是吗？"保罗·帕克曼补充道："生物制品并不会带来好消息。要是去研发一系列新的胆固醇药物的话，即便存在大量竞争对手，你也将赚到钵满盆满。如果选择生产疫苗，那真是自找麻烦。一些乐于奉献的人仍会选择这一行业，但他们不会是天生的赢家。”[14]

疫苗产业的转型一定程度上反映了20世纪后期美国工业的变革态势。制药公司不断扩张、兼并、整合，同时扬弃利润较低的业务，其中就包括生产疫苗这种“亏本出售的产品”。[15]在这些制药公司的官方历史中，生物制品沦为可有可无的注脚。疫苗很少成为这些企业的主打产品；[16]以2005年为例，疫苗在默克等四大制药公司的销售总额中大约只占10%的比例。[17]保留了疫苗业务的公司长期肩负着疫苗生产的历史重任。默克制药公司虽然有时遭到莫里斯·希勒曼的挞伐，但仍选择了留在疫苗市场中。1980年后，即使是受人尊敬的默克制药公司也至少两次差点就砍掉了疫苗板块。[18]赛诺菲公司源于两家国有企业：一为加拿大安大略省所属的康诺特实验室，一为巴斯德—梅里埃（Pasteur- Merieux）公司，后者由巴斯德主义者夏尔·梅里埃（Charles Merieus）创办，该公司一度归法国政府所有。惠氏制药公司在宾夕法尼亚州生产疫苗的历史已超过一百年。而葛兰素史克的分公司自1956年起便开始在比利时克里森萨特制备疫苗。[19]

许多复杂的因素造成了疫苗目前高风险、低收益的现状。微生物时刻都在发生变化。在人体身上进行疫苗测试相当耗时费力，正如默克制药公司副总裁艾伦·肖（Alan Shaw）所说的那样，因为这种疗效测试会“受制于自然的进程”。[20]为了检测抗胆固醇药丸的疗效，你可以让胆固醇高的人服用，很快就会见分晓。而当开展疫苗的安慰剂对照试验时，你只能等待某次疾病的暴发以验证疫苗的效果。你不能为了试验而故意使其他人暴露于危险的病原体环境中。

流感疫苗有一个特别矛盾的地方，那就是人们无法保证今年有效的疫苗到明年是否继续可靠。每当新的流感季即将到来之际，公共卫生官员总是宣称“狼来了”，但实际情况可能不会比上次流行糟糕；而当前的流感疫苗或许可以预防流感，也有可能根本不起作用。即使是最好的年份，在减少老年人群体的流感发病率和死亡率方面，流感疫苗的效果其实也微乎其微。胸腺中的 T 细胞能激活抗体，而老年人萎缩的胸腺不再像年轻时一样对疫苗产生良好的反应。2005 年开展的一项研究比较了不同流感季中的疫苗接种率和流感死亡率，结果发现历年的数据并没有显著差别，尽管老年患者的接种比例在不断提升。[21] 参与该研究的一位作者赶紧补充说道："我们并不是说流感疫苗毫无用处，但可以肯定的是，它们并没有我们所期待的那么有效。"[22]

从群体角度上看，给儿童接种能够提高流感疫苗的整体疗效；实际上，免疫实施咨询委员会和"红书委员会"已于 2002 年开始鼓励 6—23 个月大的儿童接种流感疫苗。如果你年老体弱的父亲生活在养老院，那么保护他的最好方法就是给来访的小孩（以及为他打扫房间的女服务员）接种流感疫苗，尽管小孩本身可能并不会因此而获得免疫。[23] 并且由于大多数流感疫苗都含有硫柳汞，这使它们成了一种被硬性销售的产品。[24] 扩大流感疫苗接种范围的另一原因显然是可以开拓市场，这意味着生产疫苗的公司将会赚到更多的钱，并且确保来年亟需疫苗的时候能够生产出更多可用的疫苗。制造商们正促使美国疾控中心出面建议每个人接种流感疫苗，这样"便可以激励制造商们提升疫苗产能，以满足日常的需求"，医学免疫公司的詹姆斯·扬（James Young）在一场国会听证会上表示。[25]

疫苗生意中的价格问题也令人烦心。2004 年，每支灭活流感疫苗的售价为 8 美元。考虑到制药商每年都无法准确预判到底有多少人会接种流感疫苗，这也就不难理解为什么惠氏制药公司会在 2003 年决定退出这一市场，转而生产每支售价达 50 美元的鼻喷流感减毒活疫苗。（当流感疫苗的需求低于预期后，惠氏制药公司彻底放弃了这块业务，并将其鼻喷流感减毒活疫苗转让给了合作伙伴医学免疫公司。）默克制药公司于 1982 年离开了疫苗市场。希勒曼长期以来一直对流感疫苗持怀疑态度，制药商因大量生产疫苗也在不断亏损。那时制药公司允许医生和药剂师退回未使用的疫苗。有一年，几乎所有默克制药公司制备的疫苗都被退回。[26]

只有一位买家的情形同样限制了疫苗的售价。在用于儿童免疫接种项目的疫苗中，被联邦政府购买的约占 55% 比重。这样虽然有助于保障制药商的市场，但同时带来了价格方面的压力。疫苗生产企业支持该项目，因为它带来了稳定的市场，但制药商们也希望能提高政府采购的价格。惠氏制药公司科学事务部副主席彼得·帕拉迪索（Peter Paradiso）表示："政府既有责任节约开支，更有义务保护公众的健康。过于强调前者则会给后者带来威胁。"[27]

当疫苗的前景较为乐观的时候，大多数制药公司似乎寄希望于新型疫苗，以便攻克此前未能防控的病菌。新型疫苗的售价往往更高，但它们也戴着紧箍咒。这些疫苗致力于预防更为罕见的疾病，例如流行性脑脊髓膜炎，或者是轮转病毒感染等症状较轻的疾病。相较于此前的疫苗而言，新型疫苗的收益更加有限，并且它们需要先开展大规模的临床试验来评估其风险，后续才能被推荐给民众进行广泛接种。自 1989 年起就主持英国疫苗接种项目的戴维·索尔兹伯里（David Salisbury）认为："由于疫苗能保护人们免遭麻疹、脊髓灰质炎、百日咳等常见传染病的侵害，相应地，你所承担的重负也大大减轻了。而现在我们正在把目光转向影响人群越来越小的疾病，但仍需要所有人都接种才能起到相同的防控效果。"[28] 监管上的条条框框越来越多，这意味着制药公司可以名正言顺地提高疫苗的售价，不过随着价格的提高，疫苗对于政府以及保险公司的吸引力日渐降低，因为他们需要为此买单。这成了一个恶性循环，但并非永远无法克服。

从技术层面看，疫苗业正处于前途光明的时代。可吸入的流感、麻疹和风疹疫苗即将上市，它们更安全、便捷，同时具有更好的免疫原性。通过基因工程研发的伤寒疫苗正在印度首都新德里等地进行测试，这些地区每年仍有 2% 的人会罹患伤寒。[29] 科学家正尝试在土豆和烟草中生产抗体，这样更容易收获制备疫苗的原料，然后将其制成粉剂以供服用。携带抗原的细菌经重组后，正被尝试植入糖果和香蕉中培养，不过这种疫苗距离上市还需多年，并且它们可能不一定会起到预防疾病的作用。DNA 疫苗能够直接在人体细胞中对抗原蛋白进行编码，从而产生强有力的免疫反应。生物学家现在已能快速完成微生物全基因组的测序工作，此举有助于疫苗生产商进一步了解病原体信息及其周边诸多的新分子结构，从而有助于新型疫苗的制备。[30] 呼吸道合胞病毒疫苗和 A 组链球菌疫苗这两种针对常见传染病的疫苗似乎也呼之欲出，只是在 20 世纪 60 年代的时候，这两种疫苗的研发一度折戟沉沙，从而被束之高阁多年。[31]

在不久的将来，大部分新的疫苗都将以青少年以及 13 岁以下的儿童为目标人群进行设计。2005 年，美国疾控中心及美国儿科学会咨询委员会提出了建议，即 11—12 岁的青少年以及之前未接种过疫苗的大学新生都应该常规接种针对 4 种脑膜炎球菌的新型疫苗。这种疫苗主要是为了防控脑膜炎奈瑟菌（*Neisseria meningitis*），后者可以造成严重的急进性感染，致死率高达 10%。这种细菌在大学宿舍极易定植，加上不时有大学生在宿舍突然病亡的惨剧被报道出来，新型疫苗想必会非常受欢迎。另一种即将上市的重要疫苗为人乳头瘤病毒（Human Papilloma Virus，HPV）疫苗，这种疫苗非常有效，能够预防多种同类病毒，但也充满争议。宫颈涂片检查可以较早地发现由 HPV 感染所造成的宫颈细胞早期病变，从而极大地降低了宫颈癌的发病率，即便如此，美国每年仍有 4000 名女性死于该病，而一些贫困国家每年的死亡人数都数以万计。

由于人乳头瘤病毒通常存在于人类下体并且主要通过性行为感染，因此人乳头瘤病毒被赋予了与乙肝病毒类似的政治寓意。尽管 HPV 疫苗反对者的论据与 200 年前牧师所阐述的理由别无二致，但是反对的声音在互联网上快速传播。毫无疑问，许多生长于宗教保守主义环境的孩子将来还是至少会与一人发生性关系，他们中的某些人甚至还会吸毒。而在一些文化保守主义者看来，强制性的乙肝疫苗接种所提供的保护只会鼓励他们的子女去干一些邪恶的勾当。基督徒对乙肝疫苗的反对意识是逐渐形成的，但他们在 HPV 疫苗上市前一年就已明确抵制这种疫苗了。皮娅·德·索勒妮（Pia de Solenni）担任家庭研究理事会（Family Research Council）“生活及女性事务”主任职务，她说：“如果十来岁的小孩接种了预防性传播疾病的疫苗，这就意味着他们可以参与危险的性行为。”[32] 该团体反对给儿童接种疫苗。该组织另一位发言人布里奇特·马厄（Bridget Maher）表示：“疫苗接种不应成为一种强制行为。而应由父母来做决定。”[33]

但要是不采取强制性的疫苗接种措施，那就很难改善女性罹患宫颈癌的状况，这种疾病在美国已成了一种“贫困病”。很多女性例行体检时不会筛查宫颈癌项目。贫穷的女性群体更是很少求医问药，她们甚至难以支付 50—75 美元的疫苗费用。这些人无法得到疫苗的保护，除非她们还在学校读书的时候就已接种了疫苗。

监管过度？

无论是尝试推出新型疫苗还是维持旧工厂的运转，随着监管措施的快速增多，疫苗生产商们怨声载道。制药公司的代表和美国食品药品监督管理局的官员都提及了两个主要的因素：一是当局要求进一步整合良好的生产流程，即生产线上的每个环节都得由一套类似犹太法典《塔木德》的严苛规则来管控；一是生产企业与监管人员之间缺乏友好的互信关系。20 世纪 70 年代，生物制品监管者只检测成品的无菌性。而到了 2005 年，他们会检查生产过程中的所有步骤，以确保产品绝对无菌、安全。这貌似一种很好的预防措施，但没有人能举出一个实例来证明这种做法确实挽救了一些人的生命，同时这一复杂的监管过程会耗费大量金钱和时间。另外，以往申请疫苗执照的时候，制药公司所提交的材料往往只需几个活页夹便能搞定，而现在几乎都能装满联邦快递送货车的后备厢了。当制药公司利用鸡胚来制备疫苗时，人们其实很难事无巨细地把每个环节的特点都描述清楚。帕拉迪索曾向我“吐槽”：“你需要更多的人来采样，更多的人来监管你采样的过程，同时有更多的文件需要签署。有时你都搞不清这些事是如何开始的，但看到它们收场时的繁杂、严苛，多少还是让人有点怕怕的。”

帕拉迪索以及其他一些人士均表示生物制品部门从美国国立卫生研究院被分离出来后的几十年间，其文化氛围逐渐发生了变化。像约翰·罗宾斯、蕾切尔·斯尼尔森、保罗·帕克曼这些既是疫苗发明家又是监管者的人物都已相继离开。迈克·威廉斯（Mike Williams）曾于1968—1997年在生物制品部门负责流感疫苗事务，他说：“在美国国立卫生研究院的时候，我们是手握监管大权的研究型组织，而归属于美国食品药品监督管理局后，我们则成了仅承担少量研究工作的管理机构。”据一些知情者回忆，监管的收紧始于20世纪90年代中期，那时美国食品药品监督管理局的现场巡视员开始负责疫苗工厂的监管工作，他们原本只督查其他一些药厂的生产情况。这一新组织由现场巡视员主导，他们称自己为“生物制品别动队”，监管措施十分严格。越来越多的警告信纷至沓来，疫苗生产商们都私下称呼这些人为“监管纳粹”。[34]

迈克·威廉斯提到发生于20世纪80年代的一段插曲：因灌装线上的一个问题，监管员关停了默克制药公司设在宾夕法尼亚州西点的整个生产工厂。好在生物制品部门主任汉克·迈耶（Hank Meyer）及时介入，他劝说美国食品药品监督管理局高层最终取消了这一决定，从而使全美唯一的麻风腮疫苗的供货源免于枯竭。威廉斯说：“这是涉及疫苗收益与风险决策的典型案例。停止已有5—10年库存的疫苗生产是一回事，但关闭一种儿童疫苗的唯一生产商却是另外一回事，决策者在做出决定前需要考虑清楚各种可能出现的严重后果。”

美国食品药品监督管理局的监管流程固然可以有所改进。只是放松少许监管措施、小修小补，并不能实质性缓解美国可能暴发的疫苗危机。进入21世纪后，美国制药公司更希望实现“一夜暴富”的目标，而这一愿景根本无法通过销售廉价的流感、麻疹和百日咳疫苗达成。正如一位专家所述，美国的疫苗接种项目目前处于“有毒的混合体”状态：一方面，逐利的企业文化使制药公司对疫苗失去了耐心；另一方面，多一事不如少一事的政治氛围令政府不愿承担过多的责任。预算的削减以及外包服务使我们应对传染病的危机处理能力不断下降。政府只有对危机真正感到恐慌时才会出手干预。一旦某种事物与“恐怖主义”沾上边，为其付出多高的价格都是可能的。例如，国会希望拨款19亿美元用于建设和维护天花疫苗的库存，并计划拿出14亿美元来建造和制备一种新型的炭疽疫苗，以防不测。从2002年到2006年，美国用于防御生化武器攻击的支出高达33亿美元。[35] 但在2003年，美国国立卫生研究院投资了将近7000万美元用于流感疫苗的研发。政客们可能认为他们会因为没有准确预测到一场生化恐怖袭击而受到民众的谴责，病菌的危害却不是任何人的错误。“卡特里娜”飓风使小布什政府认识到流感流行这样的自然灾难可以与恐怖袭击一样造成重大的伤亡，并且同样要付出巨大的政治成本。何况类似情况的发生概率都很大。[36] 一项旨在防控流感的计划曾被许多主管部门来回“踢皮球”，连续多年遭到无视，后来最终签署生效，这就是高达70亿美元的全国性流感预防项目；但即便如此，就疫苗伤害议题，小布什政府甚至依然试图剥夺人们上诉或要求赔偿的权利。

经历过2004年的流感危机后，美国国立卫生研究院同意为赛诺菲巴斯德的一座疫苗工厂提供1.5亿美元的资助。2006年3月，美国免疫实施咨询委员会又建议2—5岁的儿童每年接种一次流感疫苗，此举可以保证疫苗生产商不至于亏损。[37] 另一项提案则建议政府能够集中采购疫苗，或者效仿英国等国家的做法，成为独家的疫苗分配者。[38] 英国政府能够稳定供给所有必要的疫苗，当局每年与制药公司订立新的合同，据此采购疫苗。英国政府将这些疫苗集中储存，并根据那些负责为儿童接种疫苗的全科医生的订单情况进行分配。英国政府同时为国民免疫接种建立起一套完备的系统。

据英国疫苗接种项目主任戴维·索尔兹伯里介绍：“当你的孩子长到6—7周大的时候，你就会收到一封来信，上面写着‘请带着你的孩子于下周三下午 3 点到这个门诊去接种疫苗’。4 周后，你又会收到另外一封同样内容的函件。你的全科医生也会收到类似的卡片提醒，即你将带孩子前来接种疫苗。”英国人显然并不讨厌“老大哥”（Big Brother）告诉他们何时去接种疫苗。尽管疫苗接种在英国并非强制性的，并且英国人通常比美国人更怀疑疫苗的效用，但他们在对待给孩子接种疫苗这件事上表示出了惊人的配合意愿。到 2 岁大的时候，超过 94% 的英国婴儿已接种了 4 针百白破疫苗，接种率远远高于美国。甚至在麻风腮疫苗不良事件引发巨大恐慌的情况下，英国 1 岁婴儿接种该疫苗的比率也仅从先前的 92% 下降到 79%。

索尔兹伯里和他的团队认为乙肝在英国并不常见，因而无须就此进行大规模的婴儿疫苗接种，但可以对妈妈们进行筛查，并为乙肝检测结果呈阳性的母亲的孩子接种疫苗。对于水痘的防控，英国政府稳扎稳打，希望防患于未然。索尔兹伯里和其他专家担心在儿童中消除水痘却可能增加成年人的发病率以及导致带状疱疹患者增多。索尔兹伯里承认面对质疑之声，“我们每一步都必须走得十分小心，否则会适得其反”。他领导的机构每年开展两次例行调查，以便研究公众对于疫苗接种的态度，这主要是了解他们获取信息的来源以及对疫苗与疾病的忧虑是什么。20 世纪 90 年代后期，英国曾出现了一系列因感染脑膜炎而致死的病例，但当局积极回应民众的关切和忧虑，顺势推荐婴儿接种丙型脑膜炎球菌疫苗，于是很快便消除了隐患；反观美国，人们到现在仍需预防脑膜炎的肆虐。

援助第三世界

美国疫苗的供应已经非常困难。但是热带地区最贫穷的国家由于根本无法获取疫苗，结果导致每年数以百万计的儿童死亡，而很多致命的疾病原本都可以通过疫苗进行预防。由于救命的疫苗迟迟未能到来，数百万人因艾滋病、疟疾、结核纷纷死亡。1998 年，一个新的希望出现了，它能在这场疫苗战争中给第三世界国家供货。就像一个世纪以前的约翰·洛克菲勒一样，比尔·盖茨是一位极具商业手腕的世界富豪，然而他决定从巨额财富中拿出相当大的一部分用于攻克传染病。洛克菲勒用他的财富率先建立起世界最先进的医学研究所，并且通过资助成功消除了黄热病、雅司病和钩虫病等热带疾病。盖茨的慷慨捐赠则更集中于“疫苗”这种生物技术中的有效防疫工具。

1999年2月6日，比尔和梅琳达·盖茨基金会（Bill & Melinda Gates Foundation）宣布将为一个致力于第三世界卫生事业的西雅图团体提供1亿美元的疫苗研究资助。在接下来的5年间，该基金会总共提供了高达20亿美元经费用于疫苗和疫苗学研究，并且承诺后续将再提供数十亿美元的资助。其中一部分资金用于采购已经上市的疫苗，乙型流感嗜血杆菌疫苗便是该计划中的第一种疫苗，这些都是贫穷国家难以大批量购买的。截至2003年6月，比尔和梅琳达·盖茨基金会已经为400万儿童提供了乙型流感嗜血杆菌疫苗。2005年，位于非洲冈比亚的一个试点项目成功消灭了侵袭性乙型流感嗜血杆菌感染。[39] 比尔和梅琳达·盖茨基金会的另一部分资金则投入新疫苗的研发中，以便防控疟疾、艾滋病、肺结核和其他疾病，同时用于改进注射器针头，这些医疗器械通常也是疾病的传播源。尽管有了资金资助，从2005年的水平来看，人们若想研发出能够有效预防艾滋病的疫苗，似乎还得再等上10年之久。因为艾滋病病毒攻击的正是疫苗需要激活从而产生免疫力的细胞，这给疫苗研发工作带来了巨大挑战。

原理不同但同样伤脑筋的难题让疟疾疫苗的研发进展缓慢。因为疟原虫在人体和蚊子两种宿主内会经历不同的生长阶段，这让它变得难以捉摸。美国海军研究医院（Naval Medical Research Hospital）坐落在马里兰州贝塞斯达市，这里的科学家们已耗时数十年致力于疟疾疫苗研究；这项研究由于军方感兴趣，至今保持着活力，以期能保护军队的安全。葛兰素史克公司早在1999年就准备不再进行疟疾疫苗试验，好在盖茨及时提供了资助。[40] 比尔和梅琳达·盖茨基金会聘请列吉娜·拉比诺维奇（Regina Rabinovich）来主持此次耗资数百万美元的疟疾疫苗研发计划，后者曾担任美国国家过敏症和传染病研究所微生物组负责人。2005 年，该项研究首次传出喜讯，前海军研究员、现供职于葛兰素史克公司的里普·巴卢（Rip Ballou）发布了一项研究成果，称一种针对虫媒疟原虫的疫苗已在莫桑比克进行了临床试验，结果保护了 58% 的受试者免于患上严重的疟疾。

比尔和梅琳达·盖茨基金会聘请了美国国家癌症研究所（National Cancer Institute，NCI）前主任理查德·克劳斯纳（Richard Klausner）担任医学顾问，并且积极与新组建的全球疫苗免疫联盟进行密切合作。截至 2005 年，这一全球联盟已获得 13 亿美元的资助，其中用于疫苗项目的经费超过 4 亿美元。盖茨承诺在接下来的 10 年内将继续提供 7.5 亿美元资助，挪威政府也资助了 1.8 亿美元。英法两国创设了国际免疫融资机制（International Financing Facility for Immunization，IFFIm），呼吁各国政府承担长期资金投入的义务，发行的政府证券可在债券市场进行交易和套现，以便筹措资金。虽然小布什政府刚开始拒绝提供资助，但它仍有望在 10 年内向疫苗研发计划投资 80 亿美元。[41] 总之，自从盖茨"参战"以来，捐赠者已保证至少有 350 亿美元资助将用于发展中国家的传染病防治。[42]

根据《微生物猎人传》一书作者保罗·德·克吕夫令人印象深刻的描述，这样一笔"巨款"将增加疫苗的需求，推动跨国制药公司重返已燃起希望的疫苗竞技场，同时也会激励第三世界国家的疫苗制造商们，他们能把亟需且廉价的疫苗提供给大家。截至 2005 年，生产疫苗最多的制药公司既不是默克，也非赛诺菲巴斯德，而是一家总部位于浦那（Pune）的印度公司，即印度血清研究所。这家公司生产的许多疫苗都比其他跨国公司的产品要便宜得多。拉丁美洲国家从印度采购了大量麻疹疫苗和麻疹、风疹二联疫苗，乙肝疫苗则从一家韩国公司购买。印度尼西亚和巴西的制药公司也开始进入国际市场。这些公司普遍缺乏技术与知识产权，无法制造出复杂的结合疫苗和重组疫苗，但是盖茨及其搭档正努力促成技术转让协议的实现。

当比尔和梅琳达·盖茨基金会登上疫苗舞台的时候，先前便已启动的“儿童疫苗倡议”（Children's Vaccine Initiative，CVI）却日渐式微。1980 年，官方证实天花病毒已在全世界范围内被消灭，但与此同时，在贫穷的国家里，只有不到 20% 的儿童有条件接种可以抵抗其他致命性疾病的疫苗。1984 年，在洛克菲勒基金会的资助下，公共卫生官员和积极倡导疫苗接种的人士定期会晤，着手解决这一难题。1990 年，联合国儿童基金会宣布“儿童疫苗倡议”正式启动。到其结束的 1999 年，这一共同的努力结出了累累硕果：该项目为世界 75% 的人提供了预防麻疹、白喉、百日咳、风疹、脊髓灰质炎和破伤风的疫苗。[43]

进入 21 世纪后，随着疫苗接种在第三世界国家日益普及，这同样有望解决一个已争论了数十年的问题，那就是为贫穷国家提供技术支持究竟会起到什么样的效果。20 世纪 50 年代，科学哲学家 C. P. 斯诺（C. P. Snow）认为科技有助于减轻第三世界的贫困状况，唯有给他们带去这些工具，我们才不会“仅仅舒适地坐在自家客厅里，冷眼旁观电视节目播放这些人死去的报道”。文学评论家 F. R. 利维斯（F. R. Leavis）则反驳称，科学变革只有在基础性保障完备的前提下才能发挥作用。利维斯相信，第三世界若想改善卫生状况，先得完善国家的政治和经济体系。[44] 利维斯的论断呼应了英国流行病学家托马斯·麦基翁（Thomas McKeown）的观点，后者认为 20 世纪西方国家健康水平的提升主要得益于营养保障和环境卫生的改善，而非特定的医疗干预措施。在许多支持第三世界发展的左翼分子看来，因为贫穷与落后，这些国家遭受着大量卫生问题的折磨，因而疫苗接种活动本身没有长久的价值。

其他一些人士的观点恰恰相反，他们包括 D. A. 亨德森、哈佛大学经济学家巴里·布卢姆（Barry Bloom）以及美国疾控中心前主任比尔·福奇等。比尔·福奇告诉我：“在我看来，免疫接种是现代公共卫生事业的基石，因为它们便宜并且民主，保障着每个人的社会正义。

只需经过几次简单的接种，疫苗便通常能为儿童提供终身的免疫力，你不会像使用抗生素和杀虫剂那样被其副作用所威胁，而且它们涉及公共卫生的方方面面。我们必须监管疫苗的安全性，其间会遇到疫苗分发的物流问题，并且需要招募大量的试验对象，疫苗效果也有待评估专家审核、认定。所有这些辅助举措将完善整个公共卫生系统。要是你连疫苗项目都无法推进，想必你也不可能做好其他事情。”

某些国家因战乱和政治贪腐导致免疫项目收效甚微，无法实现降低儿童病死率和减轻他们痛苦的目的。但实际上，在大多数国家，自上而下组织起来的疫苗接种活动证明是成功的，至少极大地降低了儿童死亡率。这方面有很多典型案例，例如 1985 年的时候，泛美卫生组织疫苗项目负责人西罗·德·夸德罗斯在拉丁美洲组织了一场旨在清除脊髓灰质炎和麻疹的运动。德·夸德罗斯是一位身材瘦长、结实的巴西人，他曾以首席流行病学家身份在埃塞俄比亚承担起消灭天花的任务，并为之进行了艰苦卓绝的奋战；这一次，他又用自己的坚持、智慧和人格魅力让清除脊髓灰质炎和麻疹的活动顺利实施。古巴已经战胜了这两种传染病，一定程度上受此鼓舞，德·夸德罗斯主导的这场免疫运动也在一些饱受贫穷、贪腐、独裁和战乱困扰的地区取得了胜利。例如，为了努力在萨尔瓦多推广疫苗接种，德·夸德罗斯和当地左翼游击队代表在华盛顿举行了会晤，最终达成共识，交战双方在“和平日”暂时停战，以便当地民众接种疫苗。西半球最后一名罹患脊髓灰质炎的病例发生在 1991 年 8 月，名叫路易斯·费尔明·特诺里奥·科尔特斯（Luis Fermin Tenorio Cortez），他是秘鲁一位年仅 2 岁的跛足儿童。2002 年，委内瑞拉发生了麻疹疫情，这是该病在拉丁美洲最后一次局部暴发。从那以后，拉丁美洲偶尔会有来自韩国和日本的输入性麻疹病例出现，不过立马就会被有效防控；相对而言，日本和韩国的麻疹疫苗接种项目倒略显粗放。

虽然人们通过疫苗战胜了许多可被预防的疾病，取得了有目共睹的成就，但彻底消灭天花的辉煌至今未能被复制。1988 年，联合国儿童基金会开始了消灭脊髓灰质炎的行动，期待于2000年实现这一目标，但直到2006年年底，这一计划仍没有取得明确的胜利。毫无疑问，全球脊髓灰质炎的病例数已显著减少，从1988年的35万例降至2003年的784例。[45]然而，这一行动代价巨大，截至2005年上半年已耗费约30亿美元。进入21世纪后，脊髓灰质炎病例数一度大幅回升，这令许多参与这项行动的人沮丧不已。同比来看，消灭天花共计大概花费了1亿美元，耗时10年多一点，比原定完成目标的时间仅仅晚了9个月。脊髓灰质炎本身是一种十分难缠的疾病，况且整个世界范围内贫民窟的数量在不断增加，这使得监管和消灭这种疾病仍面临诸多挑战。

早在20世纪70年代，科学家们就发现脊髓灰质炎疫苗在热带地区效力有所降低，这是由于生活在热带地区的人的肠道菌群更为丰富，因此干扰了疫苗的保护作用。打个比方，如果美国的儿童仅需3剂口服脊髓灰质炎疫苗就能获得相应的免疫能力，那么刚果的儿童则需要8剂才能达到同样的效果。并且要想连续8次在刚果丛林里召集人们接种有活力的脊髓灰质炎疫苗，这将是一件极其困难的事情。此外还有其他难以预料的障碍挡在消灭脊髓灰质炎的路上。尤其是疫苗病毒变异的风险。2003年，海地和多米尼加共和国出现了23例脊髓灰质炎病例，他们都与一种已在人群中传播的疫苗病毒株有关。两年后，口服脊髓灰质炎病毒株竟然神秘地出现在了明尼苏达州3个阿米什人（Amish）儿童身上，尽管这种疫苗已多年不在美国使用了。看来有极少数人在接种脊髓灰质炎疫苗20年之后，他们的排泄物中仍然会含有这种病毒，而这些人就像“伤寒玛丽”一样，很可能就是那段时间里隐性传播疾病的“脊髓灰质炎玛丽”（Polio Marys）。下水道中的脊髓灰质炎病毒能够被人们检测出来。野生脊髓灰质炎病毒的传播渠道同样能被有效阻断。但我们确实需要再花费许多年时间才能停止对人类的脊髓灰质炎疫苗接种。与此同时，每年有250—500人因接种脊髓灰质炎疫苗而瘫痪。[46]

尽管如此，到2003年的时候，消除脊髓灰质炎的行动似乎不断取得进展。脊髓灰质炎仅在尼日利亚、巴基斯坦、印度、阿富汗和埃及局部暴发，世界卫生组织为此决定将国家免疫接种日的重点放在这五个国家上。结果证明这是一大决策错误。2003年5月，一则谣言开始在尼日利亚北部卡诺州（Kano state）传播，声称脊髓灰质炎病毒已被艾滋病病毒或是会导致不孕不育的激素所污染，当地居民大部分为穆斯林。该州物理学家易卜拉欣·达蒂·艾哈迈德（Ibrahim Datti Ahmed）是流言最直言不讳的支持者，他同时担任尼日利亚伊斯兰教法（Sharia Law）最高委员会主席一职，进而认为美国企图利用脊髓灰质炎疫苗来实现其种族灭绝的目的。他的信息来源于网络。[47] 当年，根据伊斯兰教法，脊髓灰质炎疫苗在尼日利亚的一些地区被禁用；世界卫生组织官员则努力说服当地阿訇，接种脊髓灰质炎疫苗并不是西方国家的阴谋。检测结果表明脊髓灰质炎疫苗不含艾滋病病毒等不相关的成分，但这些阿訇的怒火仍难以平息，直到世界卫生组织同意从同样属伊斯兰国家的印度尼西亚进口疫苗，双方才达成妥协。

上述问题对于全球免疫运动而言并不新奇。比尔·福奇说："40年前我就明白了，如果医学与文化发生了争论，文化总是获胜的一方。"但在一些批评者看来，脊髓灰质炎疫苗接种运动的组织者这次没能很好地预见文化问题将引发的后果。德·夸德罗斯告诉我："这简直就是一部疾病宣布暴发的编年史。问题不在于尼日利亚，而是接种活动没能在与尼日利亚接壤的国家继续推进。如果他们能持续在尼日利亚周边地区开展国家免疫接种日活动，尼日利亚就不可能向这些国家不断地输入脊髓灰质炎病例。如此一来，尼日利亚将会成为全世界唯一一个仍暴发脊髓灰质炎疫情的国家，于是当局必然会采取措施来解决这一问题。"然而，病毒从尼日利亚迅速传播到周边的7个国家，包括尼日尔、布基纳法索、乍得、加纳、多哥、贝宁和喀麦隆；前不久又有报道称脊髓灰质炎蔓延至11个国家和地区，涉及埃塞俄比亚、印度尼西亚等。南亚一直在努力抗击着脊髓灰质炎，但在其他健康问题也很严重的地区，人们早已疲于应对这种看似没完没了的防控活动。[48]

对于脊髓灰质炎斗士来说，这段时期尤显艰难。麻疹比脊髓灰质炎更为致命，要想在全世界彻底消灭麻疹，这无异于做白日梦。虽然从生物学角度而言，它似乎比清除脊髓灰质炎更具可行性，但是“启动一项疾病根除运动的政治负担太重，在不远的将来我都无法看到它们真正能够实现”，沃尔特·奥伦斯坦颇为悲观地告诉我。

一条未被选择的路

20 世纪中期，勒内·杜博斯（Renc Dubos）是洛克菲勒研究所最伟大的生物学家之一，这位微生物学家通过研究新泽西州蔓越莓上的细菌进而研发出了世界上第一种抗生素。对于环境因素在生物领域所扮演的角色，杜博斯的理念非常“善变”，到晚年时期，他逐渐对现代医学产生了怀疑。[49] 出生于法国的杜博思也是巴斯德的传记作者之一，他尤其被巴斯德的聪明才智所吸引，因为巴斯德既能思考纯科学议题，又能创造出各种方法解决法国工业、整个国家乃至世界的实际问题。[50] 1865 年，巴斯德对蚕病的研究拯救了丝绸行业，但是他在这方面也留下了深深的遗憾。多年后巴斯德写道：“要是能开展一项关于蚕病的新研究，我将把精力放在探索提高桑蚕活力和抵抗力的环境因素方面。”文化和环境间复杂的关系以及它们对人类健康的影响不是巴斯德当年所能钻研的问题；巴斯德擅于把复杂的问题简单化，这方面的才华使他名垂青史，特别是他发现特定的病菌会引发不同的疾病。

直到 21 世纪初，仍然有人在追问，是否存在某些与生俱来就极具欺骗性的疾病，因此不可避免地导致我们注定得采取疫苗接种这种简单但又不断被技术完善的方式来应对它们。采取整体疗法是否会更好些？就像消灭脊髓灰质炎的运动有可能激发人们探索新的疾病防控策略一样，现在有了一个更为关键却不引人注意的健康目标，那就是是否可以通过某种疫苗接种的方式将免疫细胞直接从其高度进化的系统中分离出来，以帮助人类应对生命的考验？我问过奥伦斯坦，引进一种结果未知的新疫苗是否曾令他寝食难安。“嗯，当你做任何一件事的时候，你都不会知道它们会产生什么样的深远影响，”他回答道，“如果人生是一场安慰剂对照试验就好了，这样你就可以根据已有的经验重头再来过。但我们总是不得不选取最好的决定，建立各自反馈机制以理解将要发生的一切，有时需要做出适当的调适。你总是担心‘从长远来看，现在所做的事情将来是否会让局面变得更糟？’但是如果过于在意这些担忧的话，它将让你变得没有任何行动力。”

因为疫苗学家有着非常明确的目标，并且知道实现的方法，所以即便许多其他科学研究的前景并不明朗，他们仍感到一种要继续勇往直前、与造成疾病和死亡的新病因做斗争的紧迫感。这是一种难能可贵的进取心，和其他事业一样自带光芒。政策制定者当然可以通过疫苗接种按部就班、一点点地推进免疫项目，借以改变整体的微生物环境。但如果尸位素餐、不作为则必定无益。“因为无法确知年龄相对较高的儿童是否会感染乙型流感嗜血杆菌，我们就应当弃用针对该病的疫苗吗？”奥伦斯坦反问道。“对于20世纪70年代的儿科医生来说，乙型流感嗜血杆菌就是一个噩梦，每年造成1.2万例脑膜炎，另外引发2.5万例侵袭性疾病。社会生态会不会因为其他嗜血杆菌而发生改变，这方面暂时没有确切答案，这些事情都只能从长远来看才会有结果，但若是因此而放弃疫苗，显然得不偿失。我们不得不冒险试试，同时做好后续的随访工作。”

虽然我们都知道系统是相互联系的，改变其中一个元素就可能影响其他部分，但还原论仍是科学的基础。疫苗的发展历程已经表明，那些未曾预料的结果与其说是例外不如说是一种无法规避的法则。记住这一点后，疫苗学家将做得更好，他们正不断向新的发现迈进，同时推荐新的疫苗接种方案，这些专家在疫苗事业上已经取得了巨大成就。

数十年来，通过给儿童接种疫苗，我们已经拥有了大量免疫人群。与此同时，公众和政治家都需要明白，轻率的行动会给这些群体带来威胁。如果疫苗接种确实重要，我们则需要支持它，并且欢迎利益相关方共同探讨其真实的风险和效益。被推选出来的卫生官员则应当摒弃意识形态偏见，各司其职、发挥作用。我们疫苗接种项目的历史已经表明：免疫人群需要被认真对待，必要时应确保他们能够获得疫苗补助；对于那些诚信生产安全疫苗的公司，应当在诉讼中为它们提供法律保障；至于那些因疫苗接种而遭受意外伤害的人，给予他们合理的赔偿也是必须坚守的底线。唯其如此，疫苗接种才能真正兑现我们的集体承诺，即保护儿童免受传染病的侵害。

注　释

前言　疫苗接种与政治

1 *The Smallpox Vaccination Program: Public Health in an Age of Terrorism* (Washington: Institute of Medicine, 2005): 26.

2 Cf. Ken Alibek and Stephen Handelman, *Biohazard: The Chilling True Story of the Largest Covert Biological Weapons Program in the World, Told from the Inside by the Man Who Ran It* (New York: Random House, 1999); Judith Miller, Stephen Engelberg, and William J. Broad, *Germs: Biological Weapons and America's Secret War* (New York: Simon & Schuster, 2001).

3 2003 年 6 月，约翰・莫德林在华盛顿接受作者的采访。

4 Marvin Olasky, "Premature Obituary," *The Washington Times*, 12 November 2001, A17.

5 Bruce Gellin, Edgar Marcuse, et al. "Do Parents Understand Immunizations? A National Telephone Survey," *Pediatrics* 106 (November 2000): 1097-102.

第一章　科顿・马瑟的天花疫苗试验

1 Linda Pollock, *A Lasting Relationship: Parents and Children over Three Centuries* (Boston: University Press of New England, 1987): 102.

2 The synopsis of Mather's shortcomings owes much to Kenneth Silverman, *The Life and Times of Cotton Mather* (New York: Harper & Row, 1984).

3 Cotton Mather, *The Angel of Bethesda* (Worcester: American Antiquarian Society, 1972): 96.

4 Ola Elizabeth Winslow, *A Destroying Angel: The Conquest of Smallpox in*

Colonial Boston (New York: Houghton- Mifflin, 1974): 48; and Donald R. Hopkins, *The Greatest Killer: Smallpox in History* (University of Chicago Press, 2002): 249.

5 Cotton Mather, *Account of the Method and Success of Inoculating the Smallpox, In Boston and New England* (Boston: J. Peele, 1722): 3. 在征引类似 18 世纪的文献资料时，为了便于读者阅读，我在本书中贸然采用了当下通行的拼写形式。

6 Mather, *Angel of Bethesda*, 50.

7 Mather, *Account*, 17.

8 Alexander Hamilton, and Carl Bridenbaugh, *Gentleman's Progress: The Itinerarium of Dr. Alexander Hamilton, 1744* (Chapel Hill: University of North Carolina Press, 1948): 116 17.

9 Winslow, *Destroying Angel*, 34.

10 William Douglass, *Dissertation Concerning Inoculation of the Small- pox: Giving Some Account of the Rise, Progress, Success, Advantages, and Disadvantages of Receiving the Small Pox by Incisions; Illustrated by Sundry Cases of the Inoculated* (London: D. Henchman, 1730): 5.

11 Ibid., 4; and Dennis Melchert, *Experimenting on the Neighbors: Inoculation of Smallpox in Boston in the Context of Eighteenth Century Medicine*, doctoral dissertation, University of Iowa, 1974, 153-54.

12 William Douglass, *The Abuses and Scandals of Some Late Pamphlets in Favour of Inoculation of the Small Pox, Modestly Obviated, and Inoculation Further Consider'd in a letter to A— S— M. D. & F. R. S. in London* (Boston: J. Franklin, 1722): 2.

13 Melchert, *Experimenting*, 200.

14 Mather, *Angel of Bethesda*, introduction.

15 Melchert, *Experimenting*, 226-27.

16 Douglass quoted in John B. Blake, *Public Health in the Town of Boston, 1630-1822* (Cambridge: Harvard University Press, 1959): 65.

17 Douglass, *Abuses*, 8-9.

18 Ibid., 28.

19 Benjamin Franklin and William Herberden, *Some Account of the Success of Inoculation for the Small- pox in England and America: Together with Plain Instructions, by Which Any Person May Be Enabled to Perform the Operation, and Conduct the Patient through the Distemper* (Philadelphia: W. Strahan,

1759): 6.

20 Melchert, *Experimenting*, 218-19.

21 William Cooper, *A Reply to the Objections Made against Taking the Small Pox in the Way of Inoculation from Principles of Conscience: in a Letter to a Friend in the country / By a Minister in Boston* (Boston: S. Gerrish, 1730).

22 Louise A. Breen, "Cotton Mather, the 'Angelical Ministry,' and Inoculation," *Journal of the History of Mediciine and Allied Science* 46 (3) (July 1991): 335-37.

23 Melchert, *Experimenting*, 160.

24 Ibid., 159-60.

25 Breen, "Cotton Mather," 338.

26 Mather, *An Account of the Incident and Method.*

27 Thomas H. Brown, "The African Connection. Cotton Mather and the Boston Smallpox Epidemic of 1721-1722," *Journal of the American Medical Association* 15 (21 October 1988): 2247-49.

28 Ibid.

29 Isobel Grundy, *Lady Marty Wortley Montagu* (Oxford: Clarendon Press, 1999).

30 Ibid., 98-104.

31 Ibid., 211.

32 Ibid., 217.

33 Zabdiel Boylston, *An Historical Account of the Small- Pox Inoculated in New England, upon All Sorts of Persons, Whites, Blacks, and of All Ages and Constitutions* (London: S. Chandler, 1726); Mead cited in Arnold C. Klebs, "Historic Evolution of Variolation," *Bulletin of the Johns Hopkins Hospital*(1) (1913): 73.

34 Henry Lee Smith, "Dr. Adam Thomson, the Originator of the American Method of Inoculation for Smallpox," *Johns Hopkins Hospital Bulletin* 20 (February 1909): 50.

35 D. Carroll, "Medical Practice and Practitioners in Eighteenth Century Maryland," *Maryland State Medical Journal* 21 (1972): p. 57-58.

36 Thomas Ruston, *Essay on Inoculation* (London: J. Payne, 1767) 10.

37 David Van Zwanenenberg, "The Suttons and the Business of Inoculation," *Medical History* 22 (1) (1978).

38 Reginald Fitz, "The Treatment for Inocluated Smallpox in 1764 and How It Actually Felt," *Annals of the History of Medicine* (1942): 110-13.

39 John Adams autobiography, *Adams Family Papers: An Electronic Archive*. Part

1, 1764-1765, sheet 9 of 53, retrieved from www.masshist.org/digitaladams/aea/browse/autobio1.html.

40 Patrick Henderson, "Smallpox and Patriotism, The Norfolk Riots, 1768-69," *The Virginian Magazine* 73 (1965): 413-24; Frank Dewey, *Thomas Jefferson, Lawyer* (Charlottesville: University Press of Virginia, 1986): 45-56; Willard Sterne Randall, *Thomas Jefferson, a Life* (New York:Henry Holt, 1993): 130-35.

41 Elizabeth A. Fenn, *Pox Americana: The Great Smallpox Epidemic of 1775-82* (New York: Hill and Wang, 2001): 84-85.

42 1776 年，约翰・亚当斯致阿比盖尔・亚当斯的信函件（电子版），*Adams Family Papers: An Electronic Archive*, Massachusetts Historical Society, retrieved from www.masshist.org/digitaladams.

43 Natalie S. Bober, *Abigail Adams, Witness to a Revolution* (New York: Simon & Schuster, 1995): 78.

44 Sarah B. Dine, "Inoculation, Patients, and Physicians: The Transformation of Medical Practice in Philadelphia, 1730-1810," *Transactions and Studies of the College of Physicians of Philadelphia* 19 (1997): 67-94.

45 Blake, *Public Health in Boston*, 76-78.

46 Ibid., 94.

47 Franklin and Heuberden, "Some account," 7.

48 Ibid., 140.

49 Benjamin Waterhouse, *A Prospect of Exterminating the Smallpox. Part II* (Cambridge: Harvard University, 1802): 6. 约翰・布莱克认为天花给费城造成的危害要比波士顿大，因为费城的穷人难以支付天花接种的费用，从而导致他们缺少疫苗的保护。但萨拉・戴恩（Sarah Dine）查阅过 18 世纪后期费城医生的账簿后发现，当时医生已经给许多木匠、雇农和农场主接种了天花疫苗。到 18 世纪 90 年代的时候，该城医生春季时节超过 1/3 的收入都源于接种所得。本杰明・拉什本人也接种过数以千计的人。

50 Dine, "Inoculation, Patients," 71.

51 Roy Porter, *English Society in the 18th Century* (London: Allen Lane, 1982): 273; Statistical Table.

52 See www.census.gov/population/censusdata/table- 2.pdf.

53 John Haygarth, *An Inquiry How to Prevent the Small- pox: And Proceedings of a Society for Promoting General Inoculation at Stated Periods, and Preventing the Natural Small- pox, in Chester* (London: J. Monk, 1784): 157-60.

54 John Haygarth, *Sketch of a Plan to Exterminate the Smallpox from Great*

Britain (London: Johnson, 1793).

第二章　牛痘的奇特历史

1 Albert Marrin, *Edward Jenner and the Speckled Monster* (New York: Dutton, 2003): 64.

2 John Baron, *The Life of Edward Jenner, MD*, Vol. 1 (London: Henry Colburn, 1827): 6-7.

3 A. S. MacNalty, "The Prevention of Smallpox: From Edward Jenner to Monckton Copeman," *Medical History* 12 (1) (1968): 5.

4 Thomas Dudley Fosbroke, *The Berkeley Manuscripts* (London: Nichols, 1821): 165-66.

5 Edward Jenner, *An Inquiry into the Causes and Effects of the Variolae Vaccinae.* (London: Sampson Law, 1798): 37.

6 Donald R. Hopkins, *The Greatest Killer: Smallpox in History* (Chicago: University of Chicago Press, 2002): 81-82.

7 Ibid.

8 John Blake, *Benjamin Waterhouse and the Introduction of Vaccination: A Reappraisal*. (Philadelphia: University of Pennsylvania Press, 1957): 25.

9 Hopkins, *Greatest Killer*, 262-67.

10 Jenner, *An Inquiry*, 30-31.

11 Peter Razzell, *The Conquest of Smallpox: The Impact of Inoculation on Smallpox Mortality in Eighteenth Century England* (London: Caliban, 1977) and *Edward Jenner's Cowpox Vaccine: The History of a Medical Myth* (London: Caliban, 1977).

12 Derrick Baxby, *Edward Jenner's Cowpox: The Riddle of Vaccinia Virus and Its Origins* (London: Heinemann, 1981); A. Herrlich et al., "Experimental Studies on Transformation of the Variola Virus into the Vaccinia Virus, *Artchiv fuer die Gesamte Virusforschung* 12 (1963): 579.

13 Herrlich, "Experimental Studies," 579.

14 Joseph J. Esposito, personal communication, June 2005.

15 Thomas Malthus, *An Essay on the Principle of Population* (London: Murray, 1817).

16 E. Blanche Sterling, "Child Hygiene in Human Ecology," in *A Decade of Progress in Eugenics: Proceedings of the Third International Congress of Eugenics* (Baltimore: Williams and Wilkins, 1934), 343-49. 斯特林是美国公

共卫生署的一名官员，他告诉这些聚集在一起的优生学家："毫无疑问，我们应当拯救所有患者……在任何公共卫生项目中，如果刻意把所谓健康、适合的人从不合格的群体中挑选出来并给予优待，这根本就行不通。我们不能因为对方是大学教授的孩子就免除他们的白喉接种义务；同样地，我们不能因为对方是临时工的儿子且存在智障就拒绝给他们接种疫苗。"

17 Gillray's drawing can be viewed at www.bl.uk/onlinegallery/features/pictures.html. The monstrous description of Jenner is mentioned in Genevieve Miller, *Letters of Edward Jenner* (Baltimore: Johns Hopkins Press, 1983): 38.

18 Benjamin Moseley, *Commentaries on the Lues Bovilla or Cow Pox* (London: Longman, Hurst, Rees, and Orme, 1806).

19 Genevieve Miller, *Letters of Edward Jenner* (Baltimore: Johns Hopkins Press, 1983): 28, 62.

20 Miller, *Letters of Edward Jenner*, 41.

21 Henry J. Parish, *A History of Immunisation* (London: Livingston, 1965): 26-29.

22 Carlos Franco- Paredes et al., "The Spanish Royal Philanthropic Expedition to Bring Smallpox Vaccination to the New World and Asia in the 19th Century," *Clinical Infectious Diseases* 41 (2005): 1285-89.

23 Joseph C. Hutchison, *Vaccination and the Causes of the Prevalence of Smallpox in New York in 1853-4* (Brooklyn 1854).

24 Hopkins, *Greatest Killer,* 85.

25 John Duffy, *The Sanitarians* (Champaign: University of Illinois Press, 1990): 56.

26 Hopkins, *Greatest Killer,* 89-91.

27 John Duffy, "School Vaccination: The Precursor to School Medical Inspection," *Journal of History of Medicine and the Allied Medical Sciences* 33 (3) (1978): 344-55.

28 Frank Foster, *A Report on Animal Vaccination at the New York Dispensary in the Year 1872* (New York: J. Amerman, 1872): 1-16.

29 Ibid., 11.

30 John J. Buder, "Letters of Henry Austin Martin: The Vaccination Correspondence to Thomas Fanning Wood, 1877-1883," master's thesis, Uni versity of Texas, 1991, 1-12.

31 S. Monckton Copeman, *Vaccination: Its Natural History and Pathology* (New York: Macmillan, 1899): 183-84.

32 Jean-Charles Sournia, *The Illustrated History of Medicine* (London: Harold Starke, 1992): 431.

33 Wade Oliver, *The Man Who Lived for Tomorrow; a Biography of William Hallock Park* (New York: E.P. Dutton, 1941): 132-33. The establishment was later moved to 916 Second Avenune, then to 326 East 44th Street and eventually to Otisville, Long Island.

34 See, for example, Tom Rivers, *Reflections on a Life in Medicine and Science* (Cambridge: MIT Press, 1967).

35 据惠氏制药公司已退休的疫苗生产者艾伦·伯恩斯坦（Alan Bernstein）回忆，公司直到 1975 年停止制备天花疫苗的时候，依然延续着这一生产流程，并且配置了专门的铲斗来进行卫生清理。

36 Copeman, *Vaccination,* 198, 217.

37 Nadja Durbach, "They Might as Well Brand Us," *Social History of Medicine* 13 (2000): 47-57.

38 H. Rider Haggard, *Doctor Therne* (London: George Newnes, 1902): 123-25.

39 Alfred Russel Wallace, *Vaccination a Delusion; Its Penal Enforcement a Crime* (London: Anti- Vaccination League, 1901).

40 Ibid., 267-68.

41 Ibid., 223.

42 Ibid., 242-74.

43 Scott Edward Roney, *Trial and Error in the Pursuit of Public Health: Leicester, 1849-1891*, doctoral dissertation at the National Library of Medicine, 2002.

44 Michael Shermer, *The Borderlands of Science* (Oxford University Press, 2001): 162-64.

45 This comes from Steven Lehrer, *Explorers of the Body* (New York: Doubleday, 1979).

46 William G. Rothstein, "When Did a Random Patient Benefit from a Random Physician: Introduction and Historical Background," *Caduceus* 12 (3) (1996): 3, cited in Bert Hansen, "New Images of a New Medicine: Visual Evidence for the Widespread Popularity of Therapeutic Discoveries in America after 1885," *Bulletin of the History of Medicine* 73 (1999): 629-78.

47 George Bernard Shaw, *The Doctor's Dilemma, with a Preface on Doctors* (New York: Brentano's, 1913): vi-xc.

48 Cyril M. Dixon, *Smallpox* (London: Churchill, 1962): 452-69. 根据迪克逊的统计，从 1953 年到 1957 年，英格兰和威尔士共出现了 34 例天花患者，其中 10 例死亡。而在 1951—1958 年，天花疫苗接种导致 243 人出现严重不良反应，共造成 42 人死亡。

第三章　疫苗大战：20 世纪之交的天花

1 Alfred Russel Wallace, *Vaccination a Delusion; Its Penal Enforcement a Crime* (London: Anti- Vaccination League, 1901): 1.

2 Edmond Esquerre, "Safeguarding Virus and Antitoxins," letter in *The New York Times*, 24 November 1901, 5.

3 Robert D. Johnston, *Radical Middle Class: Popular Democracy and the Question of Capitalism in Progressive Era Portland, Oregon* (Princeton University Press, 2003): 353.

4 微生物遗传学领域已经发现了多种低死亡率的天花类型，20 世纪初期它们又被称为"亚天花""类天花"等。为了叙述的简洁，我把所有这些相对温和的天花都称为"轻型天花"。

5 参见 www.fda.gov/oc/history/makinghistory/100yearsofbiologics.html。特别需要注意的是，疫苗与血清相关监管法案的出台，一定程度上是对费城发生过的疫苗悲剧和其他医疗事故的回应。1901 年 11 月，据圣路易斯细菌实验室披露，13 名儿童因感染破伤风死亡，感染源来自白喉抗毒素，这是阿曼德·雷沃德医生从一匹昵称为"乔"（Joe）的马身上制备的，事后证明这匹马感染了破伤风。

6 Ibid.

7 John F. Anderson, "Federal Control of Vaccine Virus," *Journal of the American Medical Association* 44 (1905): 1838-40.

8 Cf. Lincoln Steffens, *The Shame of the Cities* (New York: Hill & Wang, 1904).

9 Edward T. Morman, "Scientific Medicine Comes to Philadelphia: Public Health Transformed," doctoral thesis, 1986, 100-12.

10 Sam Alewitz, *Filthy Dirty: A Social History of Unsanitary Philadelphia in the 19th Century* (New York: Garland, 1989): 6, 50-57.

11 Walter Reed, "What Credence Should Be Given to the Statements of Those Who Claim to Furnish Vaccine Lymph Free of Bacteria," *Journal of Practical Medicine* 5 (1895): 532-34.

12 C. Probst, "Smallpox in Ohio," *Journal of the American Medical Association* 33 (23 December 1899): 1589-90.

13 It was eventually determined (Joseph Esposito, personal communication) that *V. minor* and *V. alastrim* were distinct entities. Both were considerably milder than *V. major*.

14 Charles Chapin, "Variation in Type of Infectious Disease as Shown by Changes in Smallpox in the United States, 1895-1912," *Journal of Infectious Diseases*

13 (2) (1913): 172.

15 "Isolation, Its Value and Limitations," 1921 speech in *Papers of Charles V.Chapin*, (New York: Commonwealth Fund, 1934); Chapin and Joseph Smith, "Permanency of the Mild Type of Smallpox," *Journal of Preventive Medicine* (1932): 273-320.

16 Chapin, "Variation," Chapin and Smith, "Permanency," and "Changes in Type of Contagious Disease," *Journal of Infectious Diseases* 1 (1) (1926-1927): 1-29.

17 "Smallpox Spreads Despite Vaccination," *Philadelphia North American*, 15 December 1901, 1.

18 "Law Requiring Vaccination of School Children Sustained," Pennsylvania Board of Health, *Annual Report* 16 (1899-1900): 892-93.

19 Pennsylvania Board of Health, "Proceedings and Papers of the 8th Annual Meeting of the Associated Health Authorities of Pennsylvania," *Annual Report* 17 (1900-1901): 298.

20 "More Cases of Lockjaw," *Philadelphia North American*, November 11, 1901.

21 "Vaccination Boy, Tetanus- Struck, May Recover," *Philadelphia North American*, 11 November 1901; "Three More Are Killed by Lockjaw," 12 November 1901.

22 Pennsylvania Board of Health, *Annual Report* 17 (1901): 20.

23 "Forty Doctors to Fight Smallpox," *Philadelphia North American*, 6 December 1901.

24 Pennsylvania Board of Health, *Annual Report* 18 (1902): 25.

25 "Smallpox Shows No Abatement," *Philadelphia North American*, 17 December 1901.

26 "Camden's Smallpox Scare," *The New York Times*, 5 December 1901, 5; "Health Board to Take City in War on Smallpox," *Philadelphia North American*, 4 December 1901.

27 Statistics from Chapin and Smith, "Permanency," 280; Joel G. Breman, et al., "The Last Smallpox Epidemic in Boston and the Vaccination Controversy, 1901-1903," *New England Journal of Medicine* 344 (5) (2001): 375-79.

28 Joel G. Breman et al., "The Last Smallpox Epidemic in Boston and the Vaccination Controversy, 1901-1903," *New England Journal of Medicine* 344 (5) (2001): 375-79.

29 Most of this account is drawn from Patsy Gerstner, "Smallpox, the Chamber of Commerce, and the Reshaping of the City's Public Health Department in

the Early 20th Century," paper presented at the 16th annual Western Reserve Studies Symposium (2001); and from "How We Rid Cleveland of Smallpox," *Cleveland Medical Journal* (February 1902), which reports on a speech by Friedrich, and a spirited debate that followed among various city physicians, at the December 1901 meeting of the Cleveland Medical Society.

30 See, for example, Judith Walzer Leavitt, *The Healthiest City: Milwaukee and the Politics of Health Reform* (Madison: University of Wisconsin Press, 1996); and J. J. Morclay, "Variola in Buffalo," *Buffalo Medical and Surgical Journal* 21 (8) (1882): 345.

31 Martin Friedrich, "How We Rid Cleveland of Smallpox," *Cleveland Medical Journal* (February 1902): 77-78.

32 Ibid., 79-81.

33 "Tom Johnson's Man Defeats Smallpox," *Philadelphia North American*, 15 December 1901, 1.

34 Friedrich, "How We Rid," 81-89.

35 Charles- Edward A. Winslow, "Man and the Microbe," *Popular Science Monthly* (July 1914): 19.

36 与这些美国协会创办相关的描述源自一份 1916 年的打印稿文献，作者为波特・科普，现藏于宾夕法尼亚州布林埃莎的皮特凯恩档案馆（Pitcairn Archive）。其中包括一封怀尔德（Wilder）写给科普的信件的副本，他在信中回忆了早期反疫苗接种运动的情况。其他相关信息则源于一本题为《美国反疫苗接种协会：1895—1898》（*Anti- Vaccination Society of America, 1895-1898*）的记录本，现藏于费城医学院伍德研究所。

37 Henry Bergh, "The Lancet and the Law," *North American Review* 134 (February 1882): 161-80; and Zulma Steele, *Angel in Top Hat* (New York: Harper and Bros., 1942): 137-40, 273.

38 Susan Lederer, *Subjected to Science; Human Experimentation in America Before the Second World War* (Baltimore: Johns Hopkins Press, 1995): 90-107.

39 Quoted in Annie Riley Hale, *These Cults* (New York: National Health Foundation, 1926), retrieved from www.soilandhealth.org/02sov/0303critic/03031cults/cults- toc.htm.

40 F. L. Oswald, cited in W. J. Furnival, *Professional Opinions Against Vaccination* (London: Stone, 1906).

41 2005 年 6 月，芭芭拉・洛・费希尔与作者进行的访谈；In addition to the Cope account, letters and diary entries on the early history of the antivaccination

movement, including a list of early members, are contained in two logbooks filed as Z10c 17 [antivaccinationist list, Philadelphia? 1900], Wood Institute for the History of Medicine, College of Physicians of Philadelphia.

42 Reuben Swinburne Clymer, *Vaccination Brought Home to You* (Terre Haute: Hebb, 1904): 30.

43 Ibid., 53.

44 在玫瑰十字会信徒看来，克莱默是一位令人景仰的不朽先知；他把许多看似不相关的事物都融入自己的卫生哲学里。

45 Correspondence in logbook, filed under Z10c17, Wood Institute for the History of Medicine, College of Physicians of Philadelphia.

46 参见波特·科普未正式出版的回忆录（第 10 卷）中有关美国反疫苗接种运动的记录，现藏于宾夕法尼亚州布林埃莎的皮特凯恩图书馆（Pitcairn Library）。

47 "Porter F. Cope, 81, Author and Editor," *The New York Times*, 21 December 1950, 29.

48 Pennsylvania Board of Health, *Annual Report* 18 (1901-2), 25.

49 Ibid., 266.

50 Ibid., 7, 482.

51 Pennsylvania Board of Health, *Annual Report* 19 (1902-3): 27.

52 Ibid., 201-4.

53 Proceedings of State Public Health Conference, 9 May 1902, in Pennsylvania Board of Health, *Annual Report* 19, 316-17.

54 "Vaccination Is the Only Remedy," *Cleveland Plain Dealer*, 20 June 1902.

55 Philadelphia Bureau of Health, *Annual Report* (1902): 114-17.

56 Ibid., 90-91.

57 Philadelphia Bureau of Health, *Annual Report* (1903): 41.

58 Ibid., 30-31.

59 Joseph McFarland, "Tetanus and Vaccination: An Analytical Study of 95 Cases of This Rare Complication," *Proceedings of the Philadelphia County Medical Society* 2 (1902): 166-78.

60 Milton Rosenau, "The Bacteriological Impurities of Vaccine Virus," *U.S. Hygienic Laboratory Bulletin* 12 (March 1903): 5-49.

61 H. M. Alexander to McFarland, 31 January 1902, Cage Z10/204/Box 1, Corre spondence, McFarland Papers, College of Physicians of Philadelphia.

62 John P. Anderson, "Federal Control of Vaccine Virus," *Journal of the American*

Medical Association (10 June 1905): 1840.

63 Anderson to SGO, 21 June 1906, Folder 3655-1901, Box 345, Central File 1897-1923, Records of the PHS, Record Group 90, National Archive II.

64 This account comes from Alan Bernstein, who was in charge of Wyeth's Marietta plant from 1975 to 1987.

65 Alexander to McFarland, 31 January 1902, McFarland Papers, Box 1 Medico-Legal, Wood Institute for the History of Medicine, College of Physicians of Philadelphia.

66 "Exposure of a Disreputable Proceeding," Mulford pamphlet dated 2 February 1902 in McFarland Papers, Box 1 Medico- Legal, Wood Institute for the History of Medicine.

67 Parke- Davis letter to McFarland, CageZ10/204/Box 3, correspondence, Wood Institute for the History of Medicine.

68 Clymer, *Vaccination Brought*, 46.

69 Rosenau to SGO, 2 February 1906, Folder 3655-1906, Box 342, RG 90, National Archives.

70 Joan Retsinas, "Smallpox Vaccination; A Leap of Faith," *Rhode Island History* (November 1979): 113-28.

71 "Justifiable Measures for the Control of Infectious Disease," in *Papers of Charles V. Chapin*, 78.

72 Barbara Guttmann Rosenkrantz, *Public Health and the State: Changing Views in Massachusetts, 1842-1936* (Cambridge: Harvard University Press, 1972): 124.

73 Lora Little, "Mass Meeting in Philadelphia," *The Liberator* (June 1906): 82.

74 Ralph C. Williams, *The US Public Health Service, 1798-1950* (Landover: Commissioned Officers Association of the USPHS, 1951).

75 Charles M. Higgins, *Vaccination and Lockjaw: Assassins of the Blood* (Brooklyn, 1916): 26.

76 Cf. Cotterrill to Wyman, 8 February 1907, Folder 3655-1907, Box 343, RG 90, National Archives; and Rosenau to Wyman, 16 March 1908, Folder 3655-1908, Box 344, RG 90, National Archives.

77 Ibid., numerous letters in Folder 3655-1907, Box 343; also W. C. Hassler to Wyman, 3 July 1906, Folder 3655-1906, Box 342, RG 90, National Archives.

78 宾夕法尼亚州要求严格保持清洁卫生并为此做好记录，一名医生或兽医连同一名聘请的全职工作人员专门负责敦促人们及时清理牛粪，同时一年得进行两次大扫除，以确保生活环境彻底干净。

79 1901 年，雷沃德医生名誉扫地，因为 13 名儿童在注射了由其实验室制备的白喉抗毒素后感染破伤风，最终死亡。

80 John R. McKiernan, “Fevered Measures: Race, Communicable Disease and Community Information on the Texas Mexico Border, 1880-1923,” doctoral thesis, University of Michigan, 2002, 221-23, 257-96.

81 C. S. Carr quoted in Clymer, *Vaccination Brought*, 77-79.

82 From Martin S. Pernick, “Public Health Then and Now: Eugenics and Public Health in American History,” *American Journal of Public Health* 87(11) (1997): 1768-70.

83 Johnston, *Radical Middle Class*, 205.

84 Josepha Sherman, *Johnny Gruelle and the Story of Raggedy Ann and Andy* (Hockessin: Mitchell Lane Publishers, 2005): 87-92. 这幅名为“蓬发安”的作品经装裱后，被芭芭拉·洛·费希尔张挂在国家疫苗信息中心接待处的墙面上。

85 “A Prayer,” *Life* 1268 (14 February 1907): 239; Lederer, *Subjected*, 42.

86 Cope to Pitcairn, 10 December 1915, Anti- Vaccination File, Pitcairn Archive.

87 Richard R. Gladish, *John Pitcairn, Uncommon Entrepreneur* (Bryn Athyn: Academy of the New Church, 1989): 331.

88 Quoted in Pitcairn’s obituary, *Vaccination Inquirer*, 1 September 1916.

89 J. F. Potts, *Vaccination* (London, National Anti- Vaccination League, 1883).

90 Naomi Rogers, *An Alternative Path: The Making and Remaking of Hahneman Medical College and Hospital of Philadelphia* (Piscataway: Rutgers University Press, 1998): 9.

91 John Pitcairn, *Both Sides of the Vaccination Question* (Philadelphia: Anti-Vaccination League of America, 1911): 1.

92 Gladish, *Pitcairn*, 335.

93 Little, “Mass Meeting,” 82.

94 Cope, report to Miss Cyrial Odhner, 12 December 1916, 21-22. Anti- Vaccination File, Pitcairn Archive.

95 Clymer, *Vaccination Brought*, introduction.

96 Little has been ably memorialized by Robert D. Johnston. See “The Myth of the Harmonious City,” *Oregon Historical Quarterly* (Fall 1998); *The Radical Middle Class; Popular Democracy and the Question of Capitalism in Progressive Era Portland, Oregon* (Princeton University Press, 2003).

97 “Harmonious City,” 275.

98 Ibid., 273.

99 *Vaccination Inquirer*, 2 August 1909.

100 Charles V. Chapin, "A Report on State Public Health Work Based on a Survey of State Boards of Health," 1915, in Folder 191, Box 3, Series 908, RG 3, Rockefeller Foundation, RAC.

101 Frank Schamberg, "What Vaccination Has Really Done," *Ladies' Home Journal*, June 1910.

102 Correspondence in Vaccination file, Pitcairn Archive.

103 "Anti- Vaccination Reports on Alleged Injuries from Compulsory Vaccination in the Philadelphia Area," 183-paged report, Philadelphia, 1912 at Wood Institute for the History of Medicine, College of Physicians of Philadelphia.

104 J. M. Hodge, "A Physician's Reasons for Having Renounced Vaccination," *Medical Century* (February 1914): 136.

105 *Buffalo News*, 24 January 1914, 1; "Conditions at the Falls," *Buffalo Express*, 29 January 1914, 1.

106 Charles-Edward A. Winslow, *The Life of Herman M. Biggs* (Philadelphia: Lea & Febiger, 1929): 264-66.

107 "Biggs Threatens the City Again," *Niagara Falls Gazette*, 13 February 1914.

108 "City Will Not Be Quarantined," *Niagara Falls Gazette*, 12 February 1914.

109 "History and Frequency of Smallpox Vaccinations and Cases in 9,000 Families," *Public Health Reports* 51 (16) (1936): 445-48.

110 Chapin, "Permanency," 275.

111 Johnston, *Middle Class*, 212.

112 "State again Defied by Delaware town," *Philadelphia Bulletin*, 15 January 1926; "Freed in Vaccination Row," *Philadelphia Bulletin*, 31 January 1926.

113 最重要的一项进展是美国公共卫生署的詹姆斯·P. 利克改进了疫苗接种方式，即只需将一滴疫苗涂抹在皮肤上便可完成接种，此前经常需要通过无菌针头注射的方式由此被取代。

114 "Deliberately Endanger the Public," *The New York Times,* 6 May 1914, 10.

第四章　战争对婴儿有益

1 Deborah Dwork, *War Is Good for Babies and Other Young Children: A History of the Infant and Child Welfare Movement in England, 1898-1918* (London: Tavistock Publications, 1987): 209.

2 2004 年 10 月，理查德·克鲁格曼接受作者的采访。

3 Henry Mustard and Philip W. Hendrick, "Generalized Vaccinia; A Study of 15 Cases," *Journal of Pediatrics* (1948): 281-94.

4 Michael Pollak, "A Distant, Troubling Echo from an Earlier Smallpox War," *The New York Times*, 17 December 2002, F1.

5 Tom Rivers, *Reflections on a Life in Medicine and Science* (Cambridge: MIT Press, 1967): 385-89.

6 *U.S. News and World Report*, 7 May 1947, 26; James S. Simmons, "Mr. LeBar and World Health," *Public Health in the World Today* (1949).

7 Albert Cowdrey, *War and Healing: Stanhope Bayne- Jones and the Maturing of American Medicine* (Baton Rouge: Louisiana State University Press, 1992).

8 Gerald L. Geison, *The Private Science of Louis Pasteur* (Princeton University Press, 1995): 125-31.

9 Most Pasteur material comes from Geison, *Private Science*; Rene Dubos, *Louis Pasteur, Free Lance of Science* (New York: Little, Brown, 1950); and Arthur M. Silverstein, "Pasteur, Pastorians and the Dawn of Immunology: The Importance of Specificity," *History and Philosophy of the Life Sciences* 22 (2000): 29-41.

10 Burt Hansen, "New Images of a New Medicine: Visual Evidence for Widespread Popularity of Therapeutic Discoveries in America after 1885," *Bulletin of the History of Medicine* (December 1999): 647.

11 Zulma Steele, *Angel in Top Hat* (New York: Harper and Bros., 1942): 137-40.

12 托马斯·赫胥黎（Thomas H. Huxley）号称是“达尔文的爪牙”，他曾为进化论鼓与呼，同样地，他为巴斯德辩护时慷慨陈词。赫胥黎写到，反对派有几个不同的来源：首先是那些自由放任的狂热分子，他们情愿生病腐烂、自生自灭也不愿有助于确保身心健康的国家干预介入；其次是对合理的生理学实验持盲目反对态度的人，这些人宁可人类遭受伤害也不想看到兔子或小狗在实验中受苦；此外，一些人士强烈反对任何被证明会影响社会福利的严格的科学调查方法，这些措施原本对解决人们所面临的问题极具价值。

13 Geison, *Private Science*, 218-20.

14 Wade Oliver, *The Man Who Lived for Tomorrow, a Biography of William Hallock Park* (New York: E. P. Dutton, 1941): 103; also Paul de Kruif, *Microbe Hunters* (New York: Harcourt Brace, 1926): 197-200.

15 Oliver, *Man Who*, 70.

16 Evelynn Maxine Hammonds, *Childhood's Deadly Scourge: The Campaign to Control Diphtheria in New York City, 1880-1930* (Baltimore: Johns Hopkins

University Press, 1999): 169, 202-3; Oliver, *Man Who*, 459.

17 Oliver, *Man Who*, 106-25.

18 De Kruif, *Microbe Hunters*, 199; Hammonds, *Deadly Scourge*, 124-25.

19 Oliver, *Man Who*, 36.

20 George Bernard Shaw, "Quintessence of Ibsenism Now Completed" (Boston: B. R. Tucker, 1891).

21 Von Pirquet and Schick, *Serum Sickness*, 1905; quoted in Antoni Gronowicz, *Bela Schick and the World of Children* (New York: Abelard-Schuman, 1954): 64-69.

22 E. W. Goodall, "A Clinical Address on Serum Sickness," *The Lancet* (2 March 1918), and *The Lancet* (9 March 1918).

23 Barbara Guttman Rosenkrantz, *Public Health and the State. Changing Views in Massachusetts, 1842-1936* (Cambridge: Harvard University Press, 1972): 115-18.

24 Hammonds, *Deadly Scourge*, 189.

25 John Duffy, *The Sanitarians* (Champaign: University of Illinois Press, 1990): 196.

26 Cf. Anne B. Newton, "Must Children Have Children's Diseases?" *Ladies' Home Journal*, April 1910.

27 "A Plan to Make All Children Immune to All Acute Infections," *Current Opinion* (November 1916), 328.

28 Elaine Goodale Eastman, "The Waste of Life," *Popular Science Monthly* (August 1915): 187-94.

29 Duffy, *Sanitarians*, 249.

30 *The Rockefeller University, Achievements* (New York: Rockefeller University Press, 2000): 39, 118-19.

31 *Siberian Husky: A Brief History of the Breed in America*, retrieved from www.shca.org/shcahp2d.htm.

32 Hammonds, *Deadly Scourge*, 213.

33 Joseph McFarland, "The Beginning of Bacteriology in Philadelphia," *Bulletin of the History of Medicine* 5 (1935): 148-72.

34 On display at the New Orleans Historical Pharmaceutical Museum.

35 Paul de Kruif, *The Sweeping Wind, a Memoir* (New York: Harcourt, Brace & World, 1962): 30.

36 Rivers, *Reflections*, 170.

37 Duffy, *Sanitarians*, 264.

38 Charles F. McKhann, "The Prevention and Modification of Measles," *Journal*

of the American Medical Association 109 (25) (1937): 2034-37.

39 Peter Aaby, "Severe Measles: A Reappraisal of the Role of Nutrition, Overcrowding and Virus Dose," *Medical Hypothesis* 18 (2) (1985): 93-112.

40 George Edgar Vincent, "Standards and Authority," *Journal of the American Medical Association* 56 (12) (1911): 894-96.

41 Susan Lederer, *Subjected to Science: Human Experimentation in America Before the Second World War* (Baltimore: Johns Hopkins Press, 1995): 126-31.

42 Paul Starr, *The Social Transformation of American Medicine* (New York: Basic Books, 1982): 160.

43 Quoted in Hammonds, *Deadly Scourge*, 15.

44 "Heath and National Security," speech at the Harvard School of Public Health on 24 November 1944, in *Collected Papers of James Simmons*, National Library of Medicine collection.

45 Elizabeth Fenn, *Pox Americana: The Great Smallpox Epidemic of 1775-82* (New York: Hill & Wang, 2001): 35-50.

46 U.S. Department of the Army, Office of Surgeon General, *Medical and Surgical History of the Civil War* 6: 625-38.

47 Ibid., 5: 67; 6: 638-48.

48 William A. Green, "Vaccination and its Results," *Atlanta Medical and Surgical Journal* 8 (6) (1867): 241-46.

49 Mary Gillett, *The Army Medical Department, 1865-1917* (Washington: Center for Military History, 1995): 237-38.

50 Ibid., 258, 273, 301, 395.

51 Walter Reed, Victor C. Vaughan, and Edward O. Shakespeare, *Report on the Origin and Spread of Typhoid Fever in US Military Camps During the Spanish War of 1898* (Washington: GPO, 1900).

52 Most of this account comes from Leonard Colebrook, *Almwroth Wright, Provocative Doctor and Thinker* (London: Heinemann, 1954); Anne Hardy, "Straight Back to Barbarism; Anti- typhoid Inocluation and the Great War, 1914," *Bulletin of the History of Medicine* 74 (2000): 265-90, and an exchange of letters between Wright and Pearson in the *British Medical Journal* (5 November 1904): 1243-46; (12 November): 1343-45; (19 November): 1432; (26 November): 1489-91; (3 December): 1542; (10 December): 1614; (24 December): 1727; (31 December): 1775-76).

53 Myron M. Levine, "Typhoid Fever Vaccines," *Vaccines*, 3rd ed. (Philadelphia:

W. B. Saunders Co., 1999): 788.

54 Churchill, *London to Ladysmith via Pretoria*, 1900, quoted in Hardy, "Straight Back," 274-75.

55 Gillett, *Medical Department*, 348.

56 M.W. Ireland, "Communicable and Other Diseases," *History of the Medical Department of the U.S. Army in the World War*, IX (Washington: GPO, 1928): 45.

57 Allan Chase, *Magic Shots, a Human and Scientific Account of the Long and Continuing Struggle to Eradicate Infectious Diseases by Vaccination* (New York: Morrow, 1982): 68-69.

58 William Osler, *Bacilli and Bullets* (London: University of Oxford Press, 1914): 1-8.

59 At a November 1918 Fargo, North Dakota, gathering of the American Medical Freedom League, the group called "public attention to the usurpations of State Medicine, holding the same to be un- American, despotic and intolerable." *Vaccine Inquirer*, 11 November 1918.

60 Derek Linton, "Was Typhoid Inoculation Safe and Effective During Word War I?" *Journal of the History of Medicine* 55 (2000), 123-31.

61 Ireland, *History of the Medical*, 15-45, 314.

62 Victor Vaughan, *A Doctor's Memories* (Indianapolis: Bobbs- Merrill, 1926): 397-99.

63 In Willa Cather's novel of World War I, a shipboard physician is stunned that "vigorous, clean- blooded young fellows of nineteen and twenty turned over and died," and wonders whether "all these inoculations they've been having, against typhoid and smallpox and whatnot, haven't lowered their vitality." *One of Ours* (New York: Vintage, 1922): 264.

64 James H. Cassedy, *Charles Chapin and the Public Health Movement* (Cambridge: Harvard University Press, 1962): 191.

65 Jeffrey P. Baker and Samuel L. Katz, "Childhood Vaccine Development: An Overview," *Pediatric Research* 55 (2) (2004): 394; G. Feldberg, *Disease and Class: Tuberculosis and the Shaping of North American Society* (Piscataway: Rutgers University Press, 1995).

66 "The Present Status of Antityphoid Vaccination," *Journal of the American Medical Association* 56 (25) (1911); F. W. Hachtel and H. W. Stoner, "Inoculation Against Typhoid," *Journal of the American Medical Association*

59 (15) (1912): 1364-69.

67 Selwyn Collins, "History and Frequency of Typhoid Fever Immunizations and Cases in 9,000 Families," *Public Health Reports* 51 (1928): 897-926; "Typhoid in Large American Cities," *Journal of the American Medical Association* 74 (10) (1920): 673.

68 Michigan Department of Health, "Typhoid Fever Eradication, 1934," mimeographed report in National Library of Medicine collections, 5.

69 "General Simmons of Harvard dead," *The New York Times*, 2 August 1954.

70 J. S. Simmons, "Health, the Number One Freedom," *Southern Medicine and Surgery* 107 (1945): 4-11.

71 Interview with Monroe Eaton, May 1951, Lewis W. Hackett Notes for International Health Division history, V. III, 1117-18, in Folder 191, Box 3, RG 3, International Health Division, Rockefeller Archive Center.

72 Excerpt from Trustee Bulletin, December 1940; Folder 100, Box 11, Series 100, RG 1.1, International Health Division, Rockefeller Archive Center. For examples of correspondence see Influenza Vaccine—Distribution, January 20-June 18, 1941, Folder 164, Box 15, RG 5/4, and Influenza Vaccine— Inqiuiries 1936-1947, same folder.

73 Arthur P. Long, "The Army Immunization Program," *Preventive Medicine in World War II,* vol. 3, *Personal Health Measures and Immunization* (Washington: U.S. Army Medical Dept., 1955): 288- 97.

74 Ibid., 328.

75 Ibid., 285.

76 Fred Soper, *Ventures in World Health: The Memoirs of Fred Soper*, ed. John Duffy (Washington: Pan American Health Organization, 1977): 260.

77 Albert Cowdry, *Fighting for Life: American Military Medicine in World War II* (New York: Free Press, 1994): 123.

78 Paul Weindling, "La Victoire par les Vaccins," in Anne- Marie Moulin, *L'Aventure de la Vaccination* (Paris: Librairie Atheme Fayard, 1996): 229-47.

79 Ibid., 246.

80 Herald R. Cox and John E. Bell, "Epidemic and Endemic Typhus," *Public Health Reports* 55 (110) (1940): 110-15.

81 Lewis Hackett note from interview with George Strode, Folder 86.101, Box 7h, Series 908, Rockefeller Foundation Archives, Rockefeller Archive Center.

82 Allen Raymond, "Now We Can Lick Typhus," *Saturday Evening Post*, 22 April

1944; Fred Soper et al., "Typhus Fever Control in Italy With Louse Powder," *American Journal of Hygiene* 45 (1947): 305-44.

83 Typewritten speech in folder "Talks, 1944," USA Typhoid Commission Papers, History of Medicine Division, National Library of Medicine.

84 P. O. Williams, "Brief Reviews," *Medical History* (1983).

85 Thomas Norton, mimeographed report, "The Foundation's Research Center in New York," 1946, in Folder 92, Box 11, Series 100, Record Group 1, Rockefeller Foundation, Rockefeller Archive Center.

86 Wilbur Sawyer, "Discourse on Receiving Richard Pearson Strong Medal, 7 April 1949, in folder 1939-51: "Articles, Speeches and Bibliography," Box 1, Wilbur Sawyer Collection, History of Medicine Division, National Library of Medicine.

87 Karl F. Meyer, Johannes Bauer, Wilbur A. Sawyer, et al., "The Recent Outbreak of Jaundice Among Soldiers in the Western United States," *American Journal of Hygiene* 40 (1944): 35-104.

88 Interview with Harry Burruss, 17 April 1986, Harry Burruss Collection, Folder 3, p. 5, History of Medicine Division, National Library of Medicine.

89 John P. Fox et al., "Observations on the Occurrence of Icterus in Brazil Following Vaccination Against Yellow Fever," *American Journal of Hygiene* 36 (2) (1942): 104.

90 BJ to Bauer, 7 April 1943, Folder 142, Box 17, Series 100, RG 1, Rockefeller Foundation Archive, Rockefeller Archive Center.

91 Notes on Wilbur A. Sawyer, History, Greer Williams, Box 7h, Series 908, RG3; Greer Williams Notes, Infectious Hepatitis- Jaundice in Army. Etc., folder 86.18, Box 7b Series 908, RG 3, Rockefeller Foundation, Rockefeller Archive Center.

92 Hacket to Bayne- Jones; Hackett to Soper, Folder 18.2, Box 2, Series 908, RG 3, Rockefeller Foundation Archive, Rockefeller Archive Center.

93 George Merck, "Bioterrorism," *Military Surgeon* (March 1946): 237-43.

94 Fox in Ed Regis, *Biology of Doom* (New York: Henry Holt, 1999): 9-11.

95 Statement of J. H. Bauer, Folder 397, Box 36, Series 4, International Health Bureau, RG 5, Rockefeller Institute Virus Laboratory, Rockefeller Archive Center.

96 Bauer to Sawyer, 11 April 1942, Folder 131, Box 16, Series 100, RG 1, Rockefeller Foundation Archives, Rockefeller Archive Center.

97 Cowdrey, *War and Healing*, 144-45.

98 John R. Paul and Horace T. Gardner, "Viral Hepatitis" in *Medical History of World War II*, vol. 5, ed. E. C. and P. M. Huff et al. (Washington: GPO, 1960): 422-23.

99 "Timeline" Folder Jaundice—IHD, 1941-2, Box 1120 HD 710, RG 90, National Archives.

100 Turner to Bauer, 30 July 1940, Folder HD 710 (Virus Disease) Jaundice. Blood Serum in YF Vaccine. Correspondence and Russian Manuscript, WWII Administrative Records—entry 31 (ZI), Box 1132, RG 112, National Archives.

101 Personal journal, January-December 1941, Box 10, Fred Soper Papers. History of Medicine Division, National Library of Medicine.

102 肯尼斯·古德纳曾担任纽约实验室主管一职，他尝试过用鸡胚溶液替代人血清来制备疫苗，但效果不理想。已经公布出来的军方记录则无法证明西蒙斯和贝恩-琼斯当时是否充分意识到含有人血清的疫苗的危险。有人推测他们肯定知道；贝恩-琼斯后来出任耶鲁医学院院长。

103 Sawyer to Soper, 6 December 1941, Folder 129, Box 16, Series 100, RG 1, Rockefeller Foundation Archive, Rockefeller Archive Center.

104 John Farley, *To Cast Out Disease: A History of the International Health Division of the Rockefeller Foundation* (Oxford University Press, 2004): 173.

105 "Greer Williams Notes, Infectious Hepatitis," Folder 86.18, Box 7b, Series 908, RG 3, Rockefeller Foundation Archives, Rockefeller Archive Center.

106 Lawrence K. Altman, "Karl Meyer, Viral Scientist, Dies," *The New York Times*, 29 April 1974.

107 Karl Meyer oral history, HMD Reading Room, National Library of Medicine.

108 Farley, *Cast Out*, 178.

109 2005 年 6 月，伦纳德·塞夫接受作者的采访。

110 "Hawley" to Maj. Gen. James C. Magee, Surgeon General, U.S. Army, 17 July 1942, Folder HD 710 (Virus Disease) Jaundice. Infectious Hepatitis or Icterus, Incidence in ETO in 1942 to 1944. Entry 31 (ZI), Box 1118, RG 112, National Archives.

111 Cowley, *War and Healing*, 145.

112 Philip Minor, remarks at FDA conference, "Evolving Perspectives in Cell Substrates for Vaccine Development," 10 September 1999. Also see Rudi Schmid, "History of Viral Hepatitis: A Tale of Dogma and Misinterpretation,"

Journal of Gastroenterology and Hepatology 16 (7) (2001): 718. Minor states that he heard the story from a late Wellcome- Burroughs executive.

113 "Diary of Dr. J. H. Bauer," Folder 146, Jaundice- Reports, 1942, Box 17, Record Group 1, Rockefeller Archive Center.

114 Meyer to Hackett, 18 March 1960, Folder 86, series 908; J. H. Bauer diary entry, Folder 146, "Jaundice- Reports, 1942," Box 17, Series 100, RG 1. Rockefeller Foundation Archive, Rockefeller Archive Center.

115 Sawyer to Strode, 23 March 1942, Folder 130, Box 16, Series 100, RG 1. Rockefeller Foundation Archive, Rockefeller Archive Center.

116 Bauer to Sawyer, 11 April 1942, Folder 104, Box 12, Series 100, RG 1.1. Rockefeller Foundation Archives, Rockefeller Archive Center.

117 Porter Crawford to Sawyer, 9 September 1942, Folder 138, "Jaundice, Sept-Oct 1942," Box 16, Series 100, RG 1, Rockefeller Foundation Records, Rockefeller Archive Center.

118 Bayne-Jones handwritten notes from a 17 June 1942 meeting, entry 31(ZI) Box 1120, HD 710 (Virus Disease) Jaundice. Infectious Hepatitis or Icterus, IHD 1941 and 1942; Box 1118, HD710, World War II Administrative Records, RG 112, National Archives.

119 Interview with Mason Hargett by Victoria Harden, 1985, Folder 2, Box 1, Mason Hargett Collection. History of Medicine Division, National Library of Medicine, 6-14.

120 Harry Burruss, *Oral History*, 16-17.

121 An estimate of 330,000 people infected by the vaccine comes from James E. Norman and Leonard B. Seeff, et al., "Mortality Follow- Up of the 1942 Epidemic of Hepatitis B in the U.S. Army," *Hepatology* 18 (4) (1993): 790-97.

122 Bayne- Jones to Sawyer, 25 February 1943, Folder 141, "Jaundice," Box 17, Series 100, RG 1, and Memo, J. H. Bauer, 30 October 1942, Folder 138, "Jaundice Sept- Oct 1942," Box 16, Series 100, RG 1, Rockefeller Foundation Archives, Rockefeller Archive Center. Also "Analysis of Yellow Fever Serum Donors," Folder HD 710 (Virus Disease etc...., Box 1118, and "Analysis of Yellow Fever Serum Donors, 1941-43," Box 1120. Entry 31 (ZI), RG 112, WWII Administrative Records, National Archives.

123 Stanhope Bayne Jones, "Vaccination Against Yellow Fever," in *Preventive Medicine in World War II*, vol. 3, 361; and Wilbur Sawyer et al., "Jaundice in Army Personnel in the Western Region of the U.S.," *American Journal of*

Hygiene 40 (1944): 37-104.

124 Paul and Gardner, "Viral Hepatitis," 452.

125 John A. Rogers, "The Outbreak of Jaundice in the Army," SGO Circular #95, 31 August 1942, Folder HD 710 (Virus Disease) Jaundice. Infectious Hepatitis or Icterus, Incidences and Control 1946-47, Box 1118, entry 31 (ZI) RG 112, WWII Administrative Records, National Archives.

126 Morris Fischbein, "Jaundice in the Armed Forces," *Journal of the American Medical Association* 120 (1) (1942).

127 Soper to Hackett, 23 March 1960, Folder 86.18, Box 7b Series 908, RG 3, Rockefeller Foundation, Rockefeller Archive Center.

128 Greer Williams, *Plague Fighters* (New York: Scribners, 1969): 322. In his 5 January 1948 letter to the Nobel Committee for Physiology and Medicine, Albert Sabin nominated Theiler for his 1930-1937 work on the yellow fever vaccine in particular and for furthering viral research in general with his work with tissue cultures and his development of the mouse as a viral test animal. Sabin Archive, Medical Heritage Library, University of Cincinnati.

129 Leonard Seeff, et al., "A Serologic Followup of the 1942 Epidemic of Post-Vaccination Hepatitis in the U.S. Army," *New England Journal of Medicine* 316 (16) (1987): 965-70.

130 Ross L. Gauld, "Infectious Hepatitis in Germany," 15 December 1946 report, Folder HD 710 (Virus Disease) Jaundice. Infectious Hepatitis or Icterus, Incidences and Control 1946-47. Box 1118, entry 31(ZI), RG 112, WWII Administrative Records, National Archives.

131 Tom Rivers, *Reflections on a Life in Medicine and Science* (Cambridge: MIT Press, 1967): 498-99. Paul A. Lombardo, "'Of the Utmost National Urgency': The Lynchburg Colony Hepatitis Study, 1942," *In the Wake of Terror: Medicine and Morality in a Time of Crisis* (Cambridge: MIT Press, 2003): 3-15.

132 Baruch S. Blumberg, *Hepatitis B: The Hunt for a Killer Virus* (Princeton: Princeton University Press, 2002): 129.

133 See Hargett and Harry Burruss oral histories; Jeff Widmer, *Spirit of Swiftwater, 100 Years at the Pocono Labs* (Swiftwater, PA: Connaught Laboratories, 1997): 43.

134 J. S. Simmons, "Public Health as a Weapon for National Defense," *Transactions and Studies of the College of Physicians of Philadelphia* 19 (1)

(April 1951): 1-13.

135 Simmons, "Health, the Number One Freedom," 7.

第五章 美国人反击脊髓灰质炎的战斗

1 John Duffy, *The Sanitarians* (Champaign: University of Illinois Press, 1990): 270-79.

2 A. S. Goldman et al., "What Was the Cause of Franklin Delano Roosevelt's Paralytic Illness?" *Journal of Medical Biography* 11 (4) (November 2003): 232-40.

3 2004 年 5 月 5 日，休・加拉格尔接受作者的采访。

4 Jane S. Smith, *Patenting the Sun: Polio and the Salk Vaccine* (New York: W. Morrow, 1990): 59.

5 休・加拉格尔接受作者的采访。

6 Franklin D. Roosevelt, *Nothing to Fear: The Selected Addresses of Franklin Delano Roosevelt, 1932-45* (Boston: Houghton- Mifflin, 1946): 68.

7 Paul de Kruif, *The Sweeping Wind, a Memoir* (New York: Harcourt Brace and World, 1962): 177-79; see also Correspondence, 1936, De Kruif- Stokes, Joseph P. Stokes Collection, American Philosophical Society.

8 休・加拉格尔接受作者的采访。

9 Natalie Rogers, *Dirt and Disease: Polio before FDR* (Piscataway: Rutgers University Press, 1992): 13.

10 Ibid., 20-64.

11 Ibid., 106-37.

12 Ibid., 123-32.

13 John R. Wilson, *Margin of Safety: The Story of the Poliomyelitis Vaccine* (London: Collins, 1963): 42-43.

14 Kathryn Black, *In the Shadow of Polio: A Personal and Social History* (Boston: Addison- Wesley, 1996): 63-64.

15 Ibid., 60-65.

16 "What Ever Happened to Polio?" Exhibit at American Museum of Natural History, Washington, D.C., 2005.

17 2005 年 2 月，艾伯特・韦伊接受作者采访。

18 Tom Rivers, *Reflections on a Life in Medicine and Science* (Cambridge: MIT Press, 1967): 237.

19 "New Weapon Against Infantile Paralysis," *Literary Digest*, 1 September 1934; "New Vaccine Promises Conquest of Polio, *Literary Digest*, 21 July 1934.

20 At least according to Rivers, *Reflections*, 189-90.

21 "Dr. Brodie, Expert in Serum Research," *The New York Times*, 12 May 1939. This obituary gives no cause of death and does not mention the vaccine fiasco.

22 De Kruif to Stokes, 18 May 1936, Correspondence— de Kruif, Joseph Stokes Collection, American Philosophical Society.

23 Rivers, *Reflections*.

24 Greer Williams, *Virus Hunters* (New York: Knopf, 1959): 268.

25 Wilson, *Margin of Safety*, 147.

26 2004 年 1 月，莫里斯・希勒曼接受作者的采访。

27 Albert Sabin, "St. Louis and Japanese B Types of Epidemic Encephalitis: Development of Non- Infective Vaccines," *Journal of the American Medical Association* 122 (1943): 477-86.

28 Smadel's laboratory later modified the Waring blender to avoid the escape of viral particles, see Smadel, "The Hazards of Acquiring Virus and Rickettsial Diseases in the Laboratory," *American Journal of Public Health* 41 (1951): 788-95.

29 Allan B. Brandt, "Polio, Politics, Publicity and Duplicity: Ethical Aspects in the Development of the Salk Vaccine," *International Journal of Health Services* 8 (2) (1978): 257-70.

30 Black, *In the Shadow*, 77.

31 Richard Carter, *Breakthrough: The Saga of Jonas Salk* (New York: Trident Press, 1966): 102.

32 Williams, *Virus Hunters* 239-43.

33 涉及约翰・恩德斯的描述源于作者与莫里斯・希勒曼、萨姆・卡茨、吉尔伯特・希夫的访谈素材，同时参考了当时的部分文献。

34 Williams, *Virus Hunters*, 252-53.

35 Sam Katz, author interview, February 2004.

36 Williams, *Virus Hunters*, 268.

37 David M. Oshinsky, *Polio: An American Story* (Oxford University Press, 2004): 189.

38 Carter, *Breakthrough*, 69.

39 2004 年 9 月，朱利叶斯・扬纳接受作者的采访。

40 Carter, *Breakthrough*, 115-19.

41 Oshinsky, *American Story*, 100-4, 146-50.

42 Carter, *Breakthrough*, 118-19.

43 Oshinsky, *American Story*, 139.

44 John R. Paul, *History of Poliomyelitis* (New Haven: Yale University Press, 1971): 445.

45 Wilson, *Margin*, 135.

46 有关萨宾个性和经历的素材源于作者与萨姆·卡茨、莫里斯·希勒曼、吉尔伯特·希夫的访谈；萨宾在辛辛那提市的两位邻居同样提供了部分信息。

47 Edwin Lennette, Oral History, History of Medicine Division, National Library of Medicine, 90.

48 Ibid., 285-86.

49 Robert M. Chanock, "Reminiscences of Albert Sabin and his Successful Strategy for the Development of the Live Oral Poliovirus Vaccine," *Proceedings of the Association of American Physicians* 108 (March 1996): 118.

50 Carter, *Breakthrough*, 171.

51 Rivers, *Reflections*, 466-67.

52 "Poliomyelitis: A New Approach," *Lancet* 259(6707) (1953): 552.

53 See Edward Hooper, *The River* (New York: Little Brown, 1999), an enormous book that examines Hooper's theory that Koprowski's 1957 oral polio vaccine trial in Congo spread HIV- AIDS from chimpanzees to humans. Other controversies are outlined in Koprowski's authorized biography, Rogert Vaughan, *Listen to the Music: the Life of Hilary Koprowski* (New York: Springer Verlag, 2000).

54 Rivers, *Reflections*, 234.

55 Smith, *Patenting*, 123.

56 Robert Hull, author interview, August 2004.

57 Carter, *Breakthrough*, 131.

58 Ibid., 135.

59 奥康纳很喜欢哈尔西，对于脊髓灰质炎研究专家而言，这一点有助于平衡各方的诉求。

60 Paul, *History of Polio*, 418.

61 Carter, *Breakthrough*, 194.

62 Ibid., 154.

63 Paul Offit, *The Cutter Incident* (New Haven: Yale University Press, 2005): 43.

64 Karl Meyer, Oral History, History of Medicine Division, National Library of Medicine, 190-96.

65 Williams, *Virus Hunters*, 292-96.

66 Carter, *Breakthrough*, 105.

67 Thomas H. Weller, *Growing Pathogens in Tissue Cultures* (Sagamore Beach, MA: Science History Publications, 2004): 81-83.

68 Smith, *Patenting*, 243-45.

69 See "Bradford Hill and the Randomized Controlled Trial," *Pharmaceutical Medicine* 6 (1992): 23-66, for a complete account of the 1948 trial of streptomycin against tuberculosis. 二战时期，布拉德福德·希尔同样采用随机抽样方式来进行百日咳疫苗试验。

70 James Shannon, Oral History, History of Medicine Division, National Library of Medicine, 94-95.

71 据某些人士（包括惠氏制药公司的艾伦·伯恩斯坦）推测，颇为讽刺的是，添加硫柳汞的做法却有可能保住了索尔克疫苗。由于添加了硫柳汞，试验疫苗中所含的脊髓灰质炎抗原的免疫原性被降低了，它们也杀灭了这些疫苗中可能存在的脊髓灰质炎活病毒。

72 Carter, *Breakthrough*, 223.

73 2003 年 4 月，沃伦·温克尔斯坦接受作者的采访。

74 "Activities of the Department of Health, Education, and Welfare relating to polio vaccine," *15th Report of the Committee on Government Operations* (18 August 1957): 7-19. 礼来制药公司制备了 2/3 的索尔克疫苗，仅 1956 年上半年，该公司就因此获得了 2000 万美元的利润。

75 Offit, *Cutter*, 60.

76 Carter, *Breakthrough*, 271; Rivers, *Reflections* 549-50.

77 Oshinsky, *American Story*, 211-12.

78 Offit, *Cutter*, 63-65.

79 沃伦·温克尔斯坦接受作者的采访。

80 "Miracle of Modern Medicine Failed a Little Girl," *Seattle Post- Intelligencer*, 22 August 1955, 1.

81 Neal Nathanson and Alex Langmuir, "The Cutter Incident. Poliomyelitis following Formaldehyde- Inactivated Poliovirus Vaccination in the United States during the Spring of 1955. *American Journal of Epidemiology* 142 (2) (1995) (reprint): 108-40.

82 Offit, *Cutter*, 89.

83 "Parents Reaffirm Faith in Vaccine After Girl Dies," *Philadelphia Inquirer*, 28 May 1955, 1.

84 作者与尼尔·内桑森、保罗·奥菲特、D. A. 亨德森进行的访谈。

85 *Technical Report on the Salk Poliomyelitis Vaccine* (Washington: U.S. Public Health Service, 1955): 23-46.

86 Maryn McKenna, *Beating Back the Devil* (New York: Free Press, 2004): 11-20.

87 2004年2月，尼尔·内桑森接受作者的采访。

88 2004年9月，朱利叶斯·扬纳接受作者的采访；*Technical Report*, 45-66; *Report on Poliomyelitis Vaccine Produced by the Cutter Laboratory* (U.S. Public Health Service: August 25, 1955): 6.

89 Shannon, Oral History, 94-95.

90 Weller, *Growing Pathogens*, 84-89.

91 "17,000 Pupils Drop Out of Vaccine Program," *Philadelphia Inquirer*, 9 June 1955.

92 2004年6月，威廉·福奇接受作者的采访。

93 Carter, *Breakthrough*, 311.

94 Graham Wilson, *Hazards of Immunization* (London: Athlone Press, 1967): 124-25.

95 J. S. Wilson, *Margin*, 131-32.

96 威廉·福奇接受作者的采访。

97 Wilson, *Margin*, 314-15.

98 Salk noted during the March 1961 hearing (U.S. House of Representatives, Subcommittee of the Committee on Interstate and Foreign Commerce, "Polio Vaccines," 16-17 March 1961, 303) that a large pocket of French Canadians around Montreal had resisted vaccination, as they had during the smallpox epidemic of 1888 (see Michael Bliss, *Plague: A Story of Smallpox in Montreal* [New York: HarperCollins, 1991]). As a result, Montreal suffered a major polio outbreak in 1959.

99 *Public Acceptance for the Salk Vaccine Program*. American Institute of Public Opinion. February 1957 In collection of the National Library of Medicine.

100 Oshinsky, *American Story*, 250-52.

101 Wilson, *Margin*, 211-19.

102 For example, see Geor ge Dick, "The Whooping Cough Vaccine Controversies," in *New Trends and Developments in Vaccines*, ed. A. Voller and H. Friedman (Baltimore: University Park Press, 1978): 184-85.

103 Hilary Koprowski, "Poliomyelitis: Visit to Ancient History," in *Microbe Hunters, Then and Now,* ed. Hilary Kropowski and Michael B. A. Oldstone (Lansing, MI: Medi- Ed Press, 1996): 141.

104 Hilleman to Stokes, folder "Polio, 1955-56 #1," Joseph Stokes Collection, American Philosophical Society.

105 House subcommittee hearing, March 1961, 263-66.

106 Ibid., 279-83, 304, 315.

107 2004 年 9 月，吉尔伯特・希夫接受作者的采访。

108 House subcommittee hearing, March 1961, 255.

109 Ibid., 307.

110 Carter, *Breakthrough*, 356; 索尔克疫苗并非唯一的失败者，科普罗夫斯基和考克斯研发的疫苗同样折戟沉沙。尽管这三种疫苗类似，但美国国立卫生研究院和约瑟夫・梅尔尼克实验室的研究者检测后发现，同比于索尔克疫苗，科普罗夫斯基和考克斯的疫苗通过儿童的肠道后恢复毒性的可能性略高一点。

111 Luther Terry, *The Association of Cases of Poliomyelitis with the Use of Type III Oral Poliomyelitis Vaccines* (Washington: Public Health Service, 20 September 1962).

112 2005 年 6 月，D. A. 亨德森接受作者的采访。

113 Wilson, *Margin*, 26.

114 Bernice Eddy interview with Edward Shorter, 1986, on cassette at History of Medicine Division, National Library of Medicine.

115 2004 年 1 月，莫里斯・希勒曼接受作者的采访。

116 Maurice Hilleman, "Discovery of Simian Virus 40 and Its Relationship to Poliomyelitis Virus Vaccines," *Developments in Biological Standardization* 94 (1998): 183-90.

117 Hilleman interview with Edward Shorter, 1987, on cassette at History of Medicine Division, National Library of Medicine.

118 House subcommittee hearing, March 1961, 311-12. 在科普罗夫斯基主持的威斯塔研究所里，伦纳德・海弗利克（Leonard Hayflick）利用流产的人类胎儿组织培养出了人体细胞，即 Wi-38 细胞系。美国联邦疫苗监管者一度禁止使用 Wi-38 细胞系来制备疫苗，不过，斯坦・普洛特金研发的风疹疫苗使用了该细胞系，并且于 1979 年获得当局许可上市，这种疫苗后来被并入默克制药公司的麻风腮三联疫苗。

119 Louis Galambos and Jane E. Sewell, *Networks of Innovation: Vaccine Development at Merck, Sharpe & Dohme, and Mulford, 1895-1995* (New York: Cambridge University Press, 1995): 60-61.

120 Keerti Shah, "Simian Virus 40 and Human Disease," *Journal of Infectious*

Diseases 190 (15 December 2004): 2061-63.

121 SV-40 is the subject of Deborah Bookchin and Jim Schumacher, *The Virus and the Vaccine* (New York: St. Martin's Press, 2004).

122 "Salk Foresees Cooperation Era," *The New York Times*, 3 November 1970, 17.

123 "Prospects for Peace between the Arab Countries and Israel," Sabin Archive, Medical Heritage Library, University of Cincinnati.

124 Black, *Shadow of Polio*, 371.

第六章　抗击麻疹，重塑社会

1 Proceedings of the conference were published in the *American Journal of Diseases of Childhood* 103 (March 1962). References here are from pages 219-392.

2 *New England Journal of Medicine* 263 (4): 153-84.

3 20 世纪六七十年代，随着廉价而高效的抗生素的普及，制药公司纷纷放弃抗菌疫苗生产业务。宾夕法尼亚大学罗伯特・奥斯特里恩（Robert Austrian）耗时数十年研发的肺炎球菌疫苗则是硕果仅存的一个典型。

4 Neal Halsey, Mark Papania, and Peter Strebel, "Measles Vaccines," in *Vaccines*, 4th ed. (Philadelphia: Saunders, 2004): 389-441.

5 Alexander Langmuir, "Medical Importance of Measles," *American Journal of Diseases of Childhood* 103 (1962): 224-26.

6 Tom Rivers, *Reflections on a Life in Medicine and Science* (Cambridge: MIT Press, 1967): 396.

7 Greer Williams, *Virus Hunters* (New York: Knopf, 1959): 399.

8 See Joel Warren, "Industrial Production of Primary Tissue Cultures," in *Cell Cultures for Virus Vaccine Production*, NCI Monograph 29 (1968): 35-43.

9 2004 年 2 月，萨姆・卡茨接受作者的采访。

10 "The Dr. Maurice Hilleman Symposium August 30, 1999 in Honor of his 80th Birthday," *Journal of Human Virology* 3 (2) (2000): 60-61.

11 2005 年 4 月，保罗・奥菲特接受作者的采访。

12 U.S. Dept of the Army Bureau of Public Relations. "Biological Warfare: Report to the Secretary of War by George Merck," 237-43.

13 2004 年 1 月，莫里斯・希勒曼接受作者的采访。

14 Notes, "George Merck, June 1955," Vannevar Bush Collection, Library of Congress.

15 作者与希勒曼进行的访谈。Louis Galambos and Jane E. Sewell, *Networks*

of Innovation: Vaccine Development at Merck, Sharpe & Dohme, and Mulford, 1895-1995 (New York: Cambridge University Press, 1995): 57-64; Dickinson Richards to Max Peters, 28 August 1969, Sabin Archive, Medical Heritage Library, University of Cincinnati.

16 Galambos and Sewell, *Networks of Innovation*, 62.

17 2004年，作者与莫里斯·希勒曼先后进行了两次访谈。

18 2004年9月，吉尔伯特·希夫接受作者的采访。

19 希勒曼很喜欢讲述施贵宝制药公司天花部门的一则趣事，故事涉及一名兽医、一位助手以及许多饲养的小牛。有一次，公司派遣了一名负责流程与效率管控的工程师前来调查，看看是否可以不用再雇请清理牛粪的助手了。希勒曼活灵活现地描绘这名倡导泰勒式管理的工程师的“报应”：“这家伙忙不迭地捂住鼻子，他倒是享受了一顿牛粪盛宴”；希勒曼拊掌大笑，“经过牛粪臭味的熏陶，看来他的嗅觉不灵了”。

20 See http://poisonevercure.150m.com/diseases/inside_scoop_on_the.htm.

21 与保罗·奥菲特的访谈。

22 Press release in “Measles #4” folder, Joseph Stokes Collection, American Philosophical Society.

23 2004年2月，罗伯特·沙诺克接受作者的采访。希勒曼宣称施瓦茨等在萨宾实验室工作的科学家中有一些属于美国“回形针行动”（Operation Paperclip）的成果，该计划旨在把为德国纳粹服务的科学家秘密引进到美国。我无法证实希勒曼的说法。德国艾滋病研究专家曼里德·科赫（Manreid Koch）早年曾协助萨宾开展科研，后来转向对纳粹生物学家行为活动的研究，不过他表示希勒曼的说法并不准确。

24 作者与吉尔伯特·希夫进行的访谈。

25 Susan Dandoy, “Measles Epidemiology and Vaccine Use in Los Angeles County, 1963 to 1966,” *Public Health Reports* 82 (8) (1967): 659-66.

26 “Cuba Denies Role,” *The New York Times*, 6 May 1960, 3.

27 Cf. Hilleman, confidential 1 July 1959 summary of a WHO conference on live polio vaccine; in “Polio #1, 1955-56” folder, Joseph Stokes Collection,American Philosophical Society.

28 U.S. House, *Intensive Immunizations Programs: Hearing before Committee on Interstate and Foreign Commerce on HR 10541*, 15-16 May 1962, 45-52.

29 Ibid., 77-78.

30 Ibid., 74.

31 尽管美国国立卫生研究院与礼来、辉瑞、卡特实验室等制药公司签署了多年的合约，但实际上收效甚微。

32 "U.S. Health Goal: 75-Year Life Span," *The New York Times*, 6 August 1965, 13.

33 "U.S. Plans Drive to End Measles," *The New York Times*, 6 March 1967, 43.

34 U.S. House, *Intensive Immunization Programs*, 80-87.

35 Edward A. Mortimer et al. "Long- term Follow- up of Persons Inadvertently Inoculated with SV40 as Neonates," *New England Journal of Medicine* 305 (25) (1981): 1517-18.

36 作者与吉尔伯特·希夫进行的访谈。

37 *American Journal of the Diseases of Childhood* 109 (1965): 232-37.

38 C. Henry Kempe and Vincent Fulginiti, "Altered Reactivity to Measles Virus," *Journal of the American Medical Association* 202 (12) (1967): 1075-80; Richard G. Lennon and Warren Winkelstein Jr., "Skin Tests with Measles and Poliomyelitis Vaccines in Recipients of Inactivated Measles Virus Vaccine," *Journal of the American Medical Association* 200 (4) (1967): 275-80.

39 Franklin White, "Prior use of Killed Vaccine as a Factor in Measles Incidence in Canada, *International Journal of Epidemiology* 28 (1999): 1185.

40 Jeffrey Koplan and Alan Hinman, "Public Health Policy Toward Atypical Measles Syndrome in the United States," *Medical Decision Making* 2 (1) (1982): 71-77.

41 E. M. Nichols, "Atypical Measles, Syndrome, a Continuing Problem," *American Journal of Public Health* 69 (2) (1979).

42 D. Annunziato et al., "Atypical Measles Syndrome, Pathologic and Serologic Findings," *Pediatrics* 70 (2) (1982). 20 世纪 60 年代后期，一场更为严重的灾难勉强得以避免，当时文森特·富尔吉尼蒂和其他研究者及时中断了灭活呼吸道合胞病毒疫苗（FI-RSV）的接种。因为儿童接种了试验用的灭活呼吸道合胞病毒疫苗后，依然对野毒株易感，而一旦感染病毒，患者便会出现发炎、危险的肺萎缩等症状。

43 2004 年 5 月，文森特·富尔吉尼蒂接受作者的采访。

44 Warren to Sabin, File 14, Box 22, Sabin Archive, Medical Heritage Library, University of Cincinnati.

45 Huntley Collins, "The Man Who Saved Your Life," *Philadelphia Inquirer Magazine*, 29 August 1999.

46 Galambos and Sewell, *Networks of Innovation*, 101-3.

47 默克制药公司与施瓦茨之间爆发了充满讽刺意味的恩怨，但很快希勒曼成了焦点，因为为了研发自己的疫苗，史克（SmithKline）制药公司（葛兰素史克前身之一）请优秀的微生物学家对“杰瑞尔·林恩病毒”（以希勒曼女儿的名字命名）进行解析。这些科学家培养了默克制药公司的疫苗，并成功分离出两种曾在杰瑞尔·林恩喉咙中生长过的腮腺炎毒株。最终，该公司选定其中一种用于生产疫苗，并为此申请了专利。

48 2004 年 5 月，路易斯·库珀接受作者的采访。

49 Louis Z. Cooper, “The History and Medical Consequences of Rubella,” *Review of Infectious Diseases* 7 (supplement) (1985): S2-10.

50 Thomas H. Weller, *Growing Pathogens in Tissue Cultures* (Sagamore Beach, MA: Science History Publications, 2004): 139-49.

51 萨宾给托马斯·韦勒提供了一个重要的建议，那就是在其已被中和的混合物中加入兔血清，如果产生了抗体复合物，便能确证病毒的存在。

52 2004 年 5 月，保罗·帕克曼接受作者的采访。

53 “German Measles Epidemic,” *Time,* 24 April 1964, 42.

54 Stanley Plotkin, “Birth and Death of Congenital Rubella Syndrome,” *Journal of the American Medical Association* 251 (15) (1984): 2003-4.

55 Walter Orenstein and Barry Sirotkin, “The Opportunity and Obligation to Eliminate Rubella from the Unitd States.” *Journal of the American Medical Association* 251 (15): 1988—94.

56 Stella S. Chess, “Autism in Children with Congenital Rubella,” *Journal of Autism and Childhood Schizophrenia* 1 (1) (1971): 33-47.

57 2004 年 3 月，路易斯·库珀接受作者的采访。

58 Cf. Galambos and Sewell, *Networks of Innovation*, 105-7.

59 Cf. Jon Nordheimer, “Measles Outbreaks Fuel Vaccine Debate,” *The New York Times*, 16 May 1977.

60 从本书第九章中我们将会看到，接种百日咳疫苗若干年后，其免疫保护会逐渐降低，致使年龄相对较大的儿童以及成年人依然对病毒易感。这种疾病一般不会对老年人造成严重的危害，但他们可以把病毒传播给婴幼儿，从而导致后者出现死亡或伤残。

61 2004 年 5 月，艾伦·欣曼接受作者的采访；Jane E. Brody, “City’s Rubella Drive on TV ‘Sells’ Children on Need for Shots,” *The New York Times*, 14 June 1970; Paul Parkman, “Making Vaccination Policy, the Experience with Rubella,” *Clinical Infectious Disease* 28 (suppl 2) (1999): S140-46.

62 Paul Parkman, “Making Vaccination Policy, the Experience of Rubella,” *Clinical Infectious Diseases* 28 (suppl 2) (1999): S140-6.

63 Janet Englund, “In Search of a Vaccine for Respiratory Syncytial Virus: The

Saga Continues," *Journal of Infectious Diseases* 191 (7) (2005): 1036-39.

64 Harold M. Schmeck, "In Health, the Accent Switches to Prevention," *TheNew York Times*, 12 January 1970; "Measles Have Just About Had It," *The New York Times*, 26 March 1967.

65 Ruth Kempe, H. K. Silver, V. Fulginiti et al., "C. Henry Kempe, MDPhysician, Investigator, Mentor and Humanist," *American Journal of the Diseases of Childhood* 138 (3) (1984): 223-32.

66 肯普的简历，由安妮·肯普（Anne Kempe）提供。

67 C. Henry Kempe, "Acceptance of the Howland Award," *Pediatric Research* 14 (1980): 1155-61.

68 "Notes & Discussion," *Proceedings of the American Pediatrics Society* 5 pt. 2 (1967): 1017-22.

69 Maurice Hilleman, "Toward Control of Viral Infections of Man," *Science* 164 (879) (1969): 506-14.

70 2004 年 6 月，威廉·福奇接受作者的采访。

71 Cyril M. Dixon, *Smallpox* (London: Churchill, 1962): 402.

72 Thomas J. Halpin et al., "Measles in Ohio— Update," *Ohio State Medical Journal* 73 (3) (1977): 147-49.

73 Discussed in Walter Orenstein, Alan Hinman, and Lance Rodewald, "Public Health Considerations in the United States," in *Vaccines*, 4th ed. 1011.

74 "Back to Quarantine?" *Newsweek*, 28 October 1974, 107.

75 Charles L. Jackson, "State Laws on Comuplsory Immmunization in the United States," *Public Health Reports* 84 (9) (1969): 787-95.

76 "Report and Recommendations of the National Immunization Work Group on Consent," Annex A, 1977, in collection of the National Institutes of Health Library; Nordheimer, "Measles Outbreaks."

77 Dandoy, "Measles Epidemiology," 659-66.

78 Peter Isaacson, "Allergic Reactions Associated with Viral Vaccines," *Progress in Medical Virology* 13 (1974): 240.

79 James D. Cherry et al., "Urban Measles in the Vaccine Era: A Clinical, Epidemiologic, and Serologic Study," *Journal of Pediatrics* 81 (2) (1972): 217-30.

80 Alan Hinman and Walter Orenstein, "The Immunization System in the United States— the Role of School Immunization Laws," *Vaccine* 29 (17, Supplement 3) (1999): S19-24.

81 Alan Hinman, "The New U.S. Initiative in Childhood Immunization," *Bulletin*

of the Pan- American Health Organization 13(2) (1979): 169-76.
82 Joseph Califano, *Governing America* (New York: Simon & Schuster, 1981): 172-81.
83 Hinman, "U.S. Initiative," 171.
84 Rudy Johnson, "Patterson Fights Rise in Measles," *The New York Times*, 27 December 1973, 78.
85 Foege interview; also Plotkin, *Vaccines*, 1012.
86 Orenstein and Hinman, "Immunization System," S19-24.
87 Califano, *Governing*, 180.

第七章 "百白破"与疫苗安全运动

1 2004 年 4 月，杰弗里·施瓦茨接受作者的采访。
2 2004 年 6 月，芭芭拉·洛·费希尔、凯蒂·威廉斯接受作者的采访。
3 2004 年 9 月，杰弗里·施瓦茨接受作者的采访。
4 Vincent Fulginiti, "Controversies in Current Immunization Policy and ractices: One Physician's Viewpoint," *Current Problems in Pediatrics* 6 (6) 1976): 4.
5 U.S. Senate, Committee on Government Operations, *Consumer Safety Act of 1972: Hearing before the Subcommittee on Executive Reorganization and Government Research*, 92nd Congress, 20, 21 April and 3, 4 May 1972 (Washington: GPO, 1972): 487.
6 Nicholas Wade, "Division of Biologics Standards: In the Matter of J. Anthony Morris," *Science* 175 (24) (1972): 861-66; "Division of Biologic Standards: Scientific Management Questioned" *Science* 175 (25) (1972): 966-69; "DBS: The Boat that Never Rocked," *Science* 175 (27) (1972): 1225-30; "DBS: Agency Contravenes Its Own Regulations," *Science* 176 (1) (1972): 34-35.
7 Wade, "DBS Agency Contravenes," 34; U.S. Senate, Comptroller General of the United States, *Problems Involving the Effectiveness of Vaccines: Report to the Subcommittee on Executive Reorganization of Committee on Government Relations* (Washington: GPO: 1972); U.S. Senate Hearing, *Consumer Safety*, 435, 469-71.
8 《病毒与疫苗》(*Virus and the Vaccine*)期刊的报道把安东尼·莫里斯描绘成英雄式的人物；在帕克曼、希勒曼、沙诺克等接受过我采访的人看来，当莫里斯与罗德里克·默里爆发冲突时，他是值得同情的，不过他们也认为莫里斯难管理，所以他最终采取了不受欢迎的揭发行动。莫里斯本人未接受我的采访请求。

9 莫里斯在哈里·迈耶主政疫苗监管部门时期得以复职，不过在 1975 年的时候，莫里斯因一项申诉惹怒了“新老板”。参与评估莫里斯第二轮工作水准的科学家认为他的整体表现欠佳。

10 M. Mitka, “1918 Killer Flu Virus Reconstructed, May Help Prevent Future Outbreaks,” *Journal of the American Medical Association* 294 (19) (2005): 2416-19.

11 Richard E. Neustadt and Harvey Fineberg, *The Swine Flu Affair* (Washington: Department of Health, Education and Welfare, 1978): 57.

12 Therman E. Evans, “Blacks’ Fear of the Swine- Flu Shots,” *The Washington Post*, 26 November 1976.

13 Richard Cohen, “Science as Fiction Makes Skeptical Fan,” *The Washington Post*, 14 November 1976.

14 Cf. Victor Cohn, “All Vaccine Drives Falter,” *The Washington Post*, 13 November 1976; “Washington and Business: Vaccine Puts Focus on Liability Problem,” *The New York Times*, 14 October 1976; Stuart Auerbach, “States Low in Polio Vaccine,” *The Washington Post*, 14 September 1976.

15 Philip M. Boffey, “Soft Evidence and Hard Sell,” *The New York Times Magazine*, 15 September 1976; Bayard Webster, “Man in the Middle of Flu Vaccine Program,” *The New York Times*, 16 October 1976; Lawrence K. Altman, “Disease Unit Plans Big Re- Evaluation,” *The New York Times*, 17 April 1977.

16 David S. Gillmor, “How Much for the Patient, How Much for Medical Science,” *Modern Medicine* (7 January 1974): 30-33.

17 My reading of the Willowbrook case is based largely on *The Willowbrook Wars*, by Sheila M. and David J. Rothman (New York: Harper and Row, 1984): 262-77, which casts Krugman’s experiments as unscrupulous, and on my interviews with Richard Krugman and Louis Cooper, who maintain that the scientist was unfairly villified.

18 Richard Krugman, “Editorial: Immunization ‘Dyspractice’: The Need for ‘No Fault’ Insurance,” *Pediatrics* 56 (2) (1975): 159-60.

19 “Compensation for Vaccine- Related Injury,” *AAP Notes and Comments* (March 1979).

20 Paul Offit, *The Cutter Incident* (New Haven: Yale University Press, 2005): 148-53.

21 Barbara Loe Fisher and Harris Coulter, *DPT: A Shot in the Dark* (New York: Warner Books, 1984).

22 2004年6月，保罗·帕克曼接受作者的采访。
23 Irving Ladimer, "Mass Immunizations: Legal Problems and a Proposed Solution." *Journal of Community Health* 2(3) (1977): 189-208.
24 Margaret Pittman, "History of the Development of Pertussis Vaccine," *Devlopments in Biological Standardization* 73 (1991): 11-29.
25 James Cherry, "Pertussis in the Preantibiotic and Prevaccine Era," *Clinical Infectious Diseases* 28 (suppl 2) (1999): S107-11.
26 Cf. L. A. Lurie and S. Levy, "Personality Changes and Behavior Disorders of Children Following Pertussis," *Journal of the American Medical Association* 120 (12) (1942): 890-94.
27 "Pertussis vaccines omitted from NNR," *Journal of the American Medical Association* (February 1931): 613.
28 Grace Eldering, "Symposium on Pertussis Immunization in Honor of Dr. Pearl L. Kendrick in her 80th Year: Historical Notes on PertussisImmunization," *Health Laboratory Science* 8 (4) (1971): 200-19.
29 Pittman, "History," 11-29；2004年6月，约翰·罗宾斯接受作者的采访；2004年8月，查尔斯·曼克拉克接受作者的采访。
30 J. Cameron, "Some Problems— and Their Solutions— in the Control of DTP Vaccines," *Developments in Biological Standardization* 41 (1978): 45-53; "Problems Associated with the Control Testing of Pertussis Vaccine, *Advances in Applied Microbiology* 20 (1976): 57-80.
31 In a 1985 deposition in *Nelson v. American Cyanamid*, Henry Piersma, Lederle's director of biologics (1944-54) and quality control (1954-72) described how Lederle switched from acellular to whole- cell pertussis vaccine after the Kendrick/Eldering tests were developed.
32 Thorvald Madsen, "Vaccination against Whooping Cough," *Journal of the American Medical Association* 101 (3) (1933): 187-88.
33 R. K. Byers and F. C. Moll, "Encephalopathies Following Prophylactic Pertussis Vaccine," *Pediatrics* 1 (4) (1948): 437-57.
34 John A. Toomey, "Reactions to Pertussis Vaccine," *Journal of the American Medical Association* 139 (7): 448-50.
35 Reimert Ravenholt, Astrid Ravenholt, et al., "Immunizable Disease Occurrence and Prevention in Seattle," *Public Health Reports* 80 (11) (1965).
36 Eldering, "Symposium on Pertussis," 200-19; and A. A. Miles and G. S. Wilson, eds., *Topley and Wilson's Principles of Bacteriology and Immunity* (Baltimore:

Williams and Wilkins, 1964), 2014-16.

37 Justus Stroem, "Is Universal Vaccination Agianst Pertussis Always Justified?" *British Medical Journal* (October 22, 1960): 1184-86, B. D. Bower and P. M. Jeavons, "Complications of Immunization," *British Medical Journal* (12 November 1960): 1453; Stroem, "Further Experience of Reactions" *British Medical Journal* (11 November 1967): 320-23.

38 Joseph Lapin and Carl Weihl, "Extracted Pertussis Antigen, a Clinical Appraisal," *American Journal of the Diseases of Childhood* 106 (August 1963): 124-29.

39 Charles Manclark, "The Current Status of Pertussis Vaccine: An Overview," *Advances in Applied Microbiology* 20 (1976): 1-7.

40 Ibid., 7.

41 Ibid., 7.

42 "DPT Vaccine under Scrutiny in Wake of Huge Award," UPI, 19 October 1987; Amy Tarr, "DTP Vaccine Injuries; Who Should Pay?" *National Law Journal* (1 April 1985).

43 Kay Johnson and Barbara Richards, "Federal Immunization Policy and Funding; A History of Responding to Crises," *American Journal of Preventive Medicine* 19 (suppl 3) (2000): 99-112.

44 Howard Tint to C. J. Kern, Wyeth Labs, 20 May 1975 (Exhibit 65, *Miller v. Connaught*), courtesy of Victor Harding.

45 C. N. Christensen, "Pertussis Vaccine Encephalopathy," *Eli Lilly Report* (1962): 10.

46 Memo from M. V. Quarry, 29 April 1966 (Exhibit 24, *Miller v. Connaught*).

47 据惠氏制药公司生产经理艾伦·伯恩斯坦透露，礼来制药公司宣称它只拥有百日咳疫苗 20% 的市场份额。惠氏制药公司销售代理却认为礼来其实占据着半壁江山。

48 Internal Lederle memo, 17 April 1967 (Exhibit 18, *Miller v. Connaught)*; Lederle memo, R. Meschke to S. A. Flaum, 26 April 1977 (Exhibit 12, *Miller v. Connaught*).

49 Lloyd Colio, scientist with Richardson- Merrill (Connaught), deposition 21 March 1986 (*Terry Lynn Hall v. Connaught*).

50 Meschke to Flaum.

51 Wyeth scientists Alan Bernstein, Frank J McCarthy, memos, 1977 (Exhibits 14-16, *Miller v. Connaught*).

52 Yuji Sato and Hideo Arai, "Leucoctysosis- Promoting Factor of Bordetella

Pertusiss, I Purification and Characterization." *Infection and Immunity* 6 (6) (1972): 899-904; Sato, Arai, and Kenji Suzuki, "Leucoctysosis- Promoting Factor of Bordetella pertusiss, II. Biological Properties, *Infection and Immunity* 7(6) (1973): 992-99.

53 Yuji Sato, Charles Manclark, et al., "Role of Antibody to LPF Hemagglutinin in Immunity to Pertussis," *Infection and Immunity* 31 (3) (1981): 1223-31.

54 Sato, Manclark, et al., "Separation and Purification of the Hemagglutinins from *Bordetella pertussis,*" *Infection and Immunity* 41 (1) (1983): 313-20.

55 M. Kulenkampff et al., "Neurological Complications of Pertussis Inoculation," *Archives of the Diseases of Children* 49 (1) (1974): 469.

56 E. Gangarosa, R. Chen, et al., "Impact of Anti- Vaccination Movements on Pertussis Control: The Untold Story," *The Lancet* 351 (9099) (1998): 356-61.

57 J. Isacson et al., "How Common Is Whooping Cough in a Non vaccinating Country?" *Pediatric Infectious Disease Journal* 12 (1993): 284-88.

58 Alan Hinman et al., "Acellular and Whole Cell Pertussis Vacines in Japan: Report of a Visit by U.S. Scientists," *Journal of the American Medical Association* 257 (10) (1987): 1351-56.

59 Gangarosa, "Untold Story," 357-59; Hinman, "Vaccines in Japan," 1355; and internal memo, Alan Bernstein to Larry Hewlett, Wyeth, 27 August 1979 (Exhibit 68, *Miller v. Connaught*).

60 2004 年 7 月，佐藤勇治接受作者的采访；2004 年 6 月，查尔斯 · 曼克拉克接受作者的采访。

61 Roger Bernier et al., "Diphtheria- Tetanus Toxoid- Pertussis Vaccine and Sudden Infant Death in Tennessee, *Journal of Pediatrics* 101 (3) (1982): 419-21.

62 A. V. Jonville- Bern et al., "Sudden Unexpected Death in Infants Under 3 Months of Age and Vaccination Status- Case- Control Study," *British Journal of Clinical Pharmacology* 51 (3) (2001), 271-76; M. R. Griffin et al., "Risk of Sudden Infant Death Syndrome After Immunization with Diphtheria-Tetanus-Pertussis Vaccine," *New Engalnd Journal of Medicine* 319 (10) (1988): 618-23. 根据惠氏制药公司内部通信文档，美国食品药品监督管理局一名官员曾建议召回百白破疫苗，但遭到上级的断然拒绝，不过最终该公司自愿回收了疫苗。公司管理层希望把容易患婴儿猝死综合征的人列为百白破疫苗接种的禁忌证，以便规避后续可能面临的诉讼风险。但自从哈里 · 迈耶于 1972 年接替罗德里克 · 默里掌管疫苗监管部门后，他强烈反对这一举措，宣称专家们已做过评估，百白破疫苗与婴儿猝死综合征之间并

没有关联。See also Geier and Geier, "The True Story of Pertussis Vaccine: A Sordid Legacy?" *Journal of the History of Medicine and Allied Sciences* 57 (3) (2002): 249-84.

63 Bernstein to Hewlett (Exhibit 68, *Miller v. Connaught*).

64 2004 年 5 月，艾伦・欣曼接受作者的采访。

65 U.S. Senate Committee on Labor and Human Resources, *Hearing: Vaccination Injury Compensation*, 3-4 May 1984, 37-43.

66 Denis J. Hauptly and Mary Mason, "The National Childhood Vaccine Injury Act: The Federal No- Fault Compensation Program That Gives a Booster for Tort Reform," *Federal Bar News & Journal* 37 (8) (1990): 452-58.

67 U.S. Senate Committee on Labor, *Hearing*, 3-4 May 1984, 8-11.

68 2004 年 4 月，蒂姆・威斯特摩兰接受作者的采访。

69 Donna Middlehurst, "An Open Letter to Parents," *DPT News* 1 (2) (1984): 8-9.

70 U.S. House Committee on Energy and Commerce, *Vaccination Injury Compensation*, 9-10 September 1984, 82.

71 Martin Smith, "National Childhood Vaccine Injury Compensation Act," *Pediatrics* 82 (2) (1988): 264-69.

72 U.S. House, *Vaccination Injury Compensation*, 270-75.

73 蒂姆・威斯特摩兰与作者进行的访谈。

74 Mortimer deposition (Exhibit 52, *Cossette Krause et al. v. F. K. Abbousy, MD, et al.*, Case No. 82-1232, State of Ohio, Stark County).

75 J. D. Cherry and E. A. Mortimer, "An 'Old' Bacterial Vaccine with New Problems," *Pediatric Immunization Today: A Symposium* (Swiftwater: Connaught, 1979); and "Damage Lawsuits Settled for Millions," *Fresno Bee*, 5 December 1984.

76 James Cherry, "Pertussis Vaccine Encephalopathy: It Is Time to Recognize It as the Myth That It Is," *Journal of the American Medical Association* 263 (12) (1990): 1679-80 (Erratum in *JAMA* 263 [16] [1990]: 2182).

77 2004 年 5 月，维克多・哈丁接受作者的采访；Janny Scott, "Researcher to Clarify Ties to Drug Company," *Los Angeles Times*, 24 March 1990, B3; U.S. House of Representatives, *Are Scientific Misconduct and Conflicts of Interest Hazardous to Our Health?* (Washington: GPO, 1990): 65.

78 "Damage Lawsuits Settled."

79 *Hearing on Vaccine Development before the Subcommittee on Oversight and Investigations of the Senate Committee on Energy and Commerce*, 13 March

1985, 241-57.

80 James Cherry et al., "Pertuss and Its Prevention: A Family Affair," *Journal of Infectious Diseases* 161 (March 1990): 473-79.

81 2005 年 9 月，戴维·克莱因（David Klein）接受作者的采访；2005 年 8 月，威廉·乔丹接受作者的采访；and K. Edwards and M. Decker, "Acellular Pertuss Vaccines for Infants," *New England Journal of Medicine* 334 (6) (1996): 391-92.

82 Stanley Plotkin and Michel Cadoz, "The Acellular Pertussis Vaccine Trials: An Interpretation," *Pediatric Infectious Disease Journal* 16 (5) (1997): 508-17.

83 后来证实，20 世纪 80 年代中期在美国使用的全细胞疫苗的效力逐渐衰退了。与此同时，立达药厂发现通过减少溶剂中的微生物数量能够制备出不良反应没那么强烈的全细胞疫苗。这种疫苗很少导致发烧，但它们预防百日咳的效果不佳。儿科医生詹姆斯·谢里相信康诺特制药公司制备疫苗时采取了类似的方法。欧洲进行过一场疫苗测试，选用康诺特制药公司生产的疫苗用于对照组，结果证明其效力比不上任何一种无细胞百日咳疫苗。

84 David Klein, "From Pertussis to Tuberculosis: What Can Be Learned?" *Clinical Infectious Diseases* 30 (suppl 3) (2000): S302-8.

85 此外还有葛兰素史克生产的百白破三价疫苗"Infanrix"以及加拿大康诺特制药公司制备的五价疫苗"Daptacel"。

86 James Cherry and Patrick Olin, "The Science and Fiction of Pertussis Vaccines," *Pediatrics* 104 (6) (1999): 1381-84.

87 2004 年 6 月，蒂姆·威斯特摩兰接受作者的采访。

88 1998 年 3 月，马丁·史密斯接受作者的采访。

89 2004 年 10 月，杰弗里·施瓦茨接受作者的采访。

90 1998 年 1 月，克利夫·休梅克、马克·霍恩（Mark Horn）接受作者的采访。

91 Ibid.

92 Fulginiti, "Controversies in Current Immunization Policy," 3-35.

93 Vincent Fulginiti, "Pertussis Disease, Vaccine and Controversy," *Journal of the American Medical Association* 251 (2) (1984): 251.

94 "Protective Efficacy of the Takeda Acellular Pertussis Vaccine Following Household Exposure of Japanese Children," *American Journal of the Diseases of Children* 144 (8) (1990): 899-901.

95 英国的百白破疫苗争论爆发于 1974 年，结果导致百日咳疫苗接种率大幅下降。直言不讳的医生戈登·斯图尔特（Gordon Stewart）经常在英国医学媒体和大众平台发表精辟的论断。Jeffrey P. Baker's article, "The Pertussis Vaccine Controversy in Great Britain, 1974-1986," in *Vaccine* 21 (25-26) (2003): 4003-10, contains an excellent review.

96 R. J. Robinson, "The Whooping Cough Immunization Controversy," *Archives of Disease in Childhood* 56 (1981): 577-80.

97 Christopher L. Cody et al., "Nature and Rates of Adverse Reactions Associated with DTP and DT Immunization in Infants and Children," *Pediatrics* 68 (5) (1981): 650-60.

98 Larry Baraff et al., "Infants and Children with Convulsions and Hypotonic-Hyporesponsive Episodes Following DTP Immunization: Follow- up Evaluation," *Pediatrics* 81 (6) (1988): 79-94.

99 Walter Orenstein and John Livengood, "Family History of Convulsions and Use of Pertussis Vaccine," *Journal of Pediatrics* 115 (4) (1989): 527-31.

100 See, for example, Mortimer, "Pertussis Vaccines," in *Vaccines*, 2nd ed. (Philadelphia: Sanders, 1994): 102.

101 Institute of Medicine: Committee to Review the Adverse Consequences of Pertussis and Rubella Vaccines, *Adverse Effects of Pertussis and Rubella Vaccines*, Christopher Howson et al., eds. (Washington: National Academy Press, 1991): 86-124.

102 Robert Chen et al., "Risk of Seizures after Receipt of Whole- cell Pertussis or MMR Vaccine," *New England Journal of Medicine* 345 (9) (2001): 656-61.

103 "Hypotonic- Hyporesponsive Episodes Reported in VAERS, 1996-1998," *Pediatrics* 106 (4) (2000): e52.

104 2004 年 9 月，戴维·克莱因接受作者的采访。

105 Transcript, 12 December 1991 meeting of the Advisory Committee on Childhood Vaccines, copy made available to author by Health Resources and Services Administration (HRSA).

第八章　好心没好报

1 Karen De Witt, "Faith over Medicine in Philadelphia's Measles Outbreak," *The New York Times*, 23 February 1991.

2 Mike Owen, "Pastor Urges Congregation to Fight Fear after Four Die in Measles Epidemic," Associated Press, 17 February 1991.

3 Larry Tye, "Bigtime Measles Outbreak Hits US," *Boston Globe*, 26 March 1990.

4 George Curry, "Rights Case Grows over Measles Vaccinations," *Chicago*

Tribune, 25 March 1991.

5 Susan Okie, "Vaccination Record in US Falls Sharply," *The Washington Post*, 24 March 1992.

6 Robert Byrd, "Most 2- Year-Olds Haven't Had Their Shots, Federal Report Says," Associated Press, 13 February 1992; "Nearly Half the Children Entering New Orleans Public Schools Unvaccinated," Associated Press, 16 March 1991.

7 Philip Hilts, "US Vaccine Plan Uses Welfare Offices," *The New York Times*, 17 March 1991.

8 Spencer Rich, "Child Vaccine Shortage Seen at Health Centers," *The Washington Post*, 20 May 1991.

9 Loring Dales, "The Measles Epidemic," 1990 videotaped presentation available at National Library of Medicine.

10 Okie, "Vaccination Record."

11 Holcomb Noble, "Incentive Program Raises Immunization Rates," *The New York Times*, 7 October 1998, A14. 多年来，芝加哥要求接受福利救济者每月而非每季度都报告他们的福利待遇情况，直到这些救济者的小孩完成免疫接种为止。

12 Paul Bedard, "Bush Focuses on Childhood Disease," *Washington Times*, 14 June 1991; Robert Pear, "Bush Defers an Emergency Plan to Provide Vaccines for Children," *The New York Times*, 22 June 1991.

13 Robert Pear, "The 1992 Campaign: White House, Bush Announces New Effort to Immunize Children," *The New York Times*, 13 May 1992.

14 "President Assails 'Shocking' Prices of Drug Industry: Plans a Vaccine Program," *The New York Times*, 13 February 1993, A1; "Clinton, in Compromise, Will Cut Parts of Childhood Vaccine Plan," *The New York Times*, 4 May 1993, A1.

15 这方面的探讨主要源于 2004 年 5 月我与艾伦·欣曼进行的访谈。

16 尼克松政府和里根政府曾提议废除《疫苗拨款法案》以及与之对应的一揽子拨款计划，但国会成功阻止了这项财政紧缩提案。

17 2005 年 2 月，沃尔特·奥伦斯坦接受作者的采访。

18 Neal Halsey et al., in *Vaccines*, 4th ed. (Philadelphia: Saunders, 2004): 395.

19 Sam Katz, "The History of Measles Vaccine and Attempts to Control Measles," in *Microbe Hunters Then and Now*, ed. Hilary Kropowski and Michael B. A. Oldstone (Lansing: Med.-Ed Press, 1996): 69-76.

20 National Vaccine Advisory Committee, "The Measles Epidemic: The Problems,

Barriers and Recommendations," *Journal of the American Medical Association* 266 (11) (1991): 1547-52.

21 "Clinton Seeks 20- Cents- a- Pack Cigarette Levy Hike," *Los Angeles Times*, 24 February 1997; "Child Immunizations Rise Sharply, U.S. Says," *The Washington Post*, 24 July 1997.

22 Rachel Schneerson et al., "Haemophilus Influenzae Type B Polysaccharide Protein Conjugates: Model for a New Generation of Capsular Polysaccharide Vaccines," *Progress in Clinical Biological Research* 47 (1980): 77-94.

23 "Whitestone's Story Speaks Volumes on Courage, Faith," *Chicago Tribune*, 20 July 1995; Paul Bonner, "Miss America Urges State to Invest in Disabled, Encourages Students," *Durham Herald- Sun*, 20 April 1995.

24 J. C. Butler, "Nature Abhors a Vacuum, but Public Health Is Loving it: The Sustained Decrease in the Rate of Invasive Haemophilus Influenzae Disease;" *Clinical Infectious Diseases* 40 (6) (2005): 831-32.

25 S. I. Pelton et al., "Seven-Valent Pneumococcal Conjugates Vaccine Immunization in Two Boston Communities;" *Pediatric Infectious Disease Journal* 23 (11) (2004): 1015-22.

26 "Direct and Indirect Effects of Routine Vaccination of Children with 7-Valent Pneumococcal Conjugate Vaccine," *Morbidity & Mortality Weekly Report* 54 (36) (2005): 893.

27 J. Wahlberg, "Vaccinations May Induce Diabetes- related Autoantibodies in One- Year- Old Children," *Annals of the New York Academy of Sciences* 1005 (2003): 404-8; for record of 26 September 2003 court ruling, see www.uscfc.uscourts.gov/Opinions/Specmast/Millman/MILLMAN.baker.pdf.

28 "Proceedings of the Symposium on Ethical Issues in Human Experimentation: The Case of Willowbrook State School Research," NYU School of Medicine Student Council, 24 March 1972, in collection of the National Library of Medicine.

29 Ibid.

30 Neal Halsey and Caroline Breese Hall, "Control of Hepatitis: To Be nor Not to Be" *Pediatrics* 90 (2 pt 1) (1992): 274-77.

31 Immunization Practices Advisory Committee, "Prevention of Perinatal Transmission of Hepatitis B Virus: Prenatal Screening of All Pregnant Women for Hepatitis B Surface Antigen," *Morbidity and Mortality Weekly Report* 39 (1990): 8-19.

32 2005 年 6 月，伦纳德·塞夫接受作者的采访。

33 Josh Sharfstein, *The American Prospect*, 8 May 2000, 15-18.
34 Sally Squires, "Hepatitis B Vaccinations: Pediatricians Begin Immmunizing Infants to Curb the Spread of the Disease," *The Washington Post*, 5 May 1992.
35 "Experience and Reason," *Pediatrics* 95 (5) (1995): 764-65.
36 Gary L. Freed et al., "Family Physician Acceptance of Universal Hepatitis Immunization of Infants," *American Journal of Family Practice* 36 (2): 153-57.
37 "Hepatitits B Today: New Guidelines for the Pediatrician," *Pediatric Infectious Disease Journal* 12 (5) (1993): 427-53.
38 Halsey and Hall, "Control of Hepatitis," 274-77.
39 David L. Wood et al., "California Pediatricians' Knowledge of and Response to Recommendations for Universal Infant Hepatitis B Immunization," *Archives of Pediatric and Adolescent Medicine* 149 (7) (1995): 769-73.
40 "Achievements in Public Health: Hepatitis B Vaccination— United States, 1982-2002," *Morbidity and Mortality Weekly Report*, 28 June 2002.
41 "Incidence of Acute Hepatitis B, 1991-2002, U.S.," *Morbidity and Mortality Weekly Report*, 1 January 2004.
42 "Questions About Varicella Vaccine," *Baltimore Sun*, 18 March 1995.
43 M. Takahashi and A. Gershon, "Varicella Vaccine," in *Vaccines*, 2nd ed. (Philadelphia: Saunders, 1994): 395-96.
44 Philip Brunnell to Albert Sabin, 28 June 1977, Sabin Archive, Medical Heritage Library, University of Cincinnati.
45 2005 年 6 月，苏珊・埃伦伯格接受作者的采访。
46 Arthur Lavin, "Questions about Varicella Vaccine," *Pediatrics* 98 (6 pt 1) (1996): 1225.
47 Stanley Plotkin, "Varicella Vaccine," *Pediatrics* 97 (2) (1996): 251-53.
48 Lynn Grossman, "Chickenpox Vaccine Slows Rash of Outbreaks," *USA Today*, 18 January 1999, 4D.
49 Jane Seward et al., "Varicella Disease after the Introduction of Varicella Vaccine in the United States, 1995-2000," *Journal of the American Medical Association* 287 (5) (2002): 606-11.
50 Stanley J. Schaffer and Sandra Bruno, "Varicella Immunization Practices and the Factors That Influence Them," *Archives of Pediatric and Adolescent Medicine* 153 (April 1999): 357-62.
51 Kathleen Stratton et al., "Adversen Events Associated with Childhood Vaccines Other than Pertussis and Rubella; Summary of a Report from the Institute of

Medicine," *Journal of the American Medical Association* 271 (20) (1994): 27-34.
52 奥伦斯坦与作者进行的访谈。
53 Penelope H. Dennehy and Joseph S. Breese, "Rotavirus Vaccine and Intussusception: Where Do We Go from Here?" *Infectious Disease Clinics of North America* 15 (1) (2001): 187-209.
54 Margaret B. Rennels, "The Rotavirus Vaccine Story: A Clinical Investigator's View," *Pediatrics* 106 (1) (2000): 123-25.
55 Details of this are contained in the transcript of the 12 December 1997 meeting of the FDA Vaccines and Related Biologics Advisory Committee and were published in Roger Glass et al., "Lack of an Apparent Association between Intussusception and Wild or Vaccine Rotavirus Infection," *Pediatric Infectious Disease Journal* 17 (10) (1998): 924-25.
56 Roger Glass, "Rotavirus Vaccine: When Is a Vaccine Safe Enough?" Symposium, 2003 Biotech Industry Organization Annual Meeting, 23 June 2003, Washington, D.C.
57 Roger Glass, "Cost- effectiveness Analysis of a Rotavirus Immunization Program for the United States," *Journal of the American Medical Association* 279 (17) (1998): 1371-76.
58 American Academy of Pediatrics, Committee on Infectious Disease, "Prevention of Rotavirus Discase: Guidelines for Use of Rotavirus Vaccine," *Pediatrics* 103 (6) (1998): 1483-91.
59 2005 年 3 月，保罗・奥菲特接受作者的采访。
60 Lauran Neergaard, "FDA Approves World's First Vaccine Against Children's Diarrhea," Associated Press, 1 September 1998.
61 "Suspension of Rotavirus Vaccine after Reports of Intussusception—United States, 1999," *Morbidity and Mortality Weekly Report*, 53 (34) (3 September 2004): 786- 89.
62 Mark Benjamin, "UPI Investigates: The Vaccine Conflict," UPI, 20 July 2003.
63 U.S. House, Committee on Government Reform, *Conflicts of Interest in Vaccine Policy Making: Majority Staff Report*, 15 June 2000.
64 Lone Simonsen, "Effect of Rotavirus Vaccination Programme on Trends in Admission of Infants to Hospital for Intussusception," *The Lancet* 359 (9289) (2001): 1224-29.
65 Letter, *The Lancet* (23 March 2002): 359
66 Martha Iwamoto et al., "A Survey of Pediatricians on the Reintroduction of a

Rotavirus Vaccine," *Pediatrics* 112 (1) (2003): e6-10.
67 2005 年 6 月，艾伯特・梅尔与作者的交流。
68 Glass, "Rotavirus Vaccine."
69 Jon Cohen, "Rethinking Vaccine's Risk," *Science* 293 (5535) (2001): 1576-77.
70 Trudy V. Murphy et al., "The First Rotavirus Vaccine and Intussusception: Epidemiological Studies and Policy Decisions," *Journal of Infectious Diseases* 187 (8) (2003): 1309-13.
71 Margaret Rennels, "The Rotavirus Vaccine Story: A Clinical Investigator's View," *Pediatrics* 106 (1) (2000): 123-25; with critical response from Guy Lonergan, a Montreal physician, on electronic edition.
72 Lance Gordon, remarks at "Second National Vaccine Advisory Committee Workshop on Strengthening the Supply of Vaccines in the United States," 25 January 2005, Washington, DC; Orenstein interview.
73 奥伦斯坦与作者进行的访谈。
74 2005 年 3 月，保罗・奥菲特接受作者的采访。
75 Justin Gillis, "Rotavirus Vaccine Urged for Babies," *The Washington Post*, 22 February 2006, A8.

第九章　宁愿感染百日咳的人

1 See, for example, "An Emotional Debate on Childhood Vaccination," *Chicago Tribune,* 10 May 1994, A1; "Parents Weight Decision to Vaccinate in Low-Rate Boulder," *Boston Globe*, 9 September 2002, A3; "Values, Health Concerns Clash," *Albany Times- Union*, 13 March 1977, B1; "To Immunize or Not; Alt Medicine Stokes the Debate," *Seattle Post- Intelligencer*, 31 August 1995, C1; Katherine Seligman, "Vaccine Backlash," *San Francisco Chronicle Magazine*, 8; A. Siedler et al., "Progress toward Measles Elimination in Germany," *Journal of Infectious Diseases* 187 (suppl 1) (2003): S208-16; B. Hanratty et al., "United Kingdom Measles Outbreaks in Non- Immune Anthroposophic Communities: Implications for the Elimination of Measles from Europe," *Epidemiology and Infection* 125 (2000): 377-83; R. Klein et al., "Durchimpfund der Schlanfaenger in Deutschland, Date aus der KJGD- Kampagne," *Kinderarztliche Praxis* 2 (suppl) (1999): 46-51.
2 2004 年 9 月，约翰・希肯卢珀接受作者的采访。
3 George Orwell, *Collected Essays, Journalism and Letters*, vol. 4: *In Front of Your Nose* (New York: Harcourt Brace Jovanovich, 1968): 259-60. 这篇文章写

于 1946 年，主要就萧伯纳剧作《圣女贞德》(*Saint Joan*) 中某个角色的观点进行了回应，大意是现代人反倒远比他们的祖先更容易上当受骗。

4 Cf. Arthur Allen, “Vaccination Rejection,” *The New Republic*, 25 March 1998.

5 Fawn Vrazo et al., “Prescriptions for Painkillers Drop Sharply in Wake of Safety Concerns,” *Philadelphia Inquirer*, 15 February 2005.

6 2005 年 5 月，芭芭拉·洛·费希尔接受作者的采访。

7 Robert D. Johnston, *The Politics of Healing: Essays in the 20th Century History of North American Alternative Medicine* (London: Routledge, 2001): 271.

8 Steve Robison, “Parental Attitudes toward Immunization in Ashland, Oregon,” presented at 38th National Immunization Conference, 11-14 May 2004.

9 2004 年 12 月，艾莉森·肯普接受作者的采访。

10 D. Feikin et al., “Individual and Community Risks of Measles and Pertussis Associated with Personal Exemption to Immunization,” *Journal of the American Medical Association* 284 (24) (2000): 3145-50.

11 Thanks to Robert T. Johnson, ed., *Politics of Healing*, 259, for this gem.

12 Michael Palmer, *Fatal* (New York: Bantam, 2002). 在 2003 年由“立即战胜自闭症！”组织举办的一场会议上，帕尔默宣称疫苗导致他儿子患上自闭症。

13 Phyllis Schlafly, “A Society of Snoops?” *Washington Times*, 1 December 1999.

14 Matthew Schneirov and Jonathan David Geczik, “Beyond the Culture Wars: The Politics of Alternative Health” in Johnston, ed., *Politics of Healing*, 250-51. 这些学者在匹兹堡创立了以工人阶级为主的基督教团体，他们与激进的替代疗法医师过从甚密。

15 Leonard G. Horowitz, *Emerging Viruses: Aids and Ebola: Nature, Accident or Intentional?* (Rockport, MA: Tetrahedron, 1996). Horowitz frequently addresses UFO conferences, where he gives talks such as “DNA and the Alien Threat to Humanity” (see www.tetrahedron.org/speak.htm).

16 Allen, “Vaccination Rejection.”

17 U.S. House, *The Autism Epidemic— Is the NIH and CDC Response Adequate?: Hearing before Committee on Government Reform*, 18 April 2002, 141-42.

18 Ivan Illich, *Medical Nemesis: The Expropriation of Health* (New York: Pelican Books, 1976).

19 In Peggy O’Mara, *Vaccination: The Issue of Our Times* (Santa Fe: Mothering Magazine, 1997): 33, 174-75.

20 *Children’s Healthcare Is a Legal Duty, Inc.*, newsletter #5 (CHILD Inc., 2004);

also see "Importation- Associated Measles Outbreak— Indiana, May-June 2005," *Morbidity and Mortality Weekly Report* 54 (28 October 2005).

21 Charles Rosenberg, "Alernative to What? Complementary to Whom? On Some Aspects of Medicine's Scientific Identity," 18 July 2002 lecture at the National Institutes of Health.

22 Harris Coulter, *Homeopathic Science and Modern Medicine: The Physics of Healing with Microdoses* (Richmond, CA: North Atlantic Books, 1980): 11.

23 "Triumph over the Most Terrible of the Ministers of Death," *Annals of Internal Medicine* 128 (9) (1997).

24 Coulter, *Homeopathic*, 93.

25 Ibid., 122.

26 Ibid., xii-xiv.

27 "Two- Month- Old Baby Dies— Child Abuse Possible," *Orlando Sentinel*, 30 November 1997.

28 Harold Buttram and John Chriss Hoffman, *The Immune Trio* (Quakerstown: Humanitarian Press, 1993): 28-29.

29 Ibid., 60-74.

30 See www.veracity.org/Americans% 20Invasion.html.

31 Ibid.

32 Reuben Swinburne Clymer, *The Age of Treason: The Carefully and Deliberately Planned Methods Developed by the Vicious Element of Humanity for the Mental Deterioration and Moral Debasement of the Mass as a Means to Their Enslavement. Based on Their Own Writings and Means Already Confessedly Employed* (Quakerstown: Humanitarian Press, 1957).

33 Citations from Clymer, *The Age*, 97, 108, 207-8, 221.

34 Cf. Anthony Storr, *Feet of Clay: Saints, Sinners, and Gurus* (New York: Free Press, 1996), for his observations about Steiner.

35 Franz Kafka, *The Diaries, 1910-23* (New York: Shocken, 1975): 45-49.

36 Rudolf Steiner, *The Occult Significance of Blood* (London: Rudolf Steiner Press, 1967).

37 Rudolf Steiner, *Health and Illness*, vol. 1 (Spring Valley, NY: Anthroposophic Press, 1981): 83-86.

38 Rudolf Steiner, *Theosophy of the Rosicrucian* (London: Rudolf Steiner Press, 1981): 68-69.

39 Rudolf Steiner, "Illness Ocurring in Different Periods of Life," in *Health and*

Illness, vol. 1, 34; "Why Do We Become Sick?" 27 December 1922 lecture, in *Health and Illness*, vol. 2, 148-49; "Diphtheria and Influenza, Cross Eyes," 20 January 1923 lecture, vol. 2, 101-2; 247, "Breathing, Circulation— Jaundice, Smallpox; Rabies," 27 January 1923 lecture, in *Health and Illness*, vol. 2, 115.

40 Rudolf Steiner, *Manifestations of Karma* (London: Rudolf Steiner Press, 1995): 140, 146.

41 Francis X. King, *Rudolf Steiner and Holistic Medicine* (York Beach, ME: Nicolas-Hays, 1987): 90-91.

42 Rudolf Steiner, "The Crumbling of the Earth and the Souls and Bodies of Man," Dornbach lectures, 7 October 1917, in an article by Philip Incao at www.waldorflibrary.org/Journal_Articles/GW3414.pdf.

43 2004 年 12 月，作者与丹·杜根（Dan Dugan）的电子邮件通信。

44 2001 年 10 月，斯科特·奥姆斯特德（Scott Olmstead）的私人通信。

45 Philip Incao, "Childhood Illness, Vaccination and Child Health," *Renewal: A Journal of Waldorf Education* 7 (1) (Spring 1998).

46 *Alternative Medicine Digest* 19 (1999); www.industryinet.com/~ruby/vac_child_health.html.

47 T. Shirakawa, J. Hopkin, et al., "The Inverse Association between Tuberculin Responses and Atopic Disorder, *Science* 275 (5296) (1997): 77-79.

48 P. A. McKinney et al., "Early Social Mixing and Childhood Type 1 Diabetes Melitus," *Diabetes Medicine* 17 (3) (2000): 236-42; "Is Atopy a Protective or a Risk Factor for Cancer? A Review of Epidemiological Studies," *Allergy* 60 (9) (2005): 1098-111.

49 A. Ponson et al., "Exposure to Infant Siblings During Early Life and Risk of Multiple Sclerosis," *Journal of the American Medical Association* 293 (4) (2005): 463-69.

50 Michael Odent, "Pertussis Vaccine and Asthma— Is There a Link?" *Journal of the American Medical Association* 272 (8) (1994): 592-93 For example of negative studies, see C. Gruber et al., "Do Early Childhood Immunizations Influence the Development of Atopy and Do They Cause Allergic Reactions?" *Pediatric Allergy and Immunology* 12 (6) (2001): 296-311; L. Nilsson et al., "Allergic Disease at the Age of 7 Years after Pertussis Vaccination in Infancy," *Archives of Pediatric and Adolescent Medicine* 157 (2) (2003): 1184-87; C. Gruber et al., "Transient Suppression of Atopy in Early Childhood is Associated with High Vaccination Coverage" *Pediatrics* 111 (3) (2003): e282-88; H. R.

Anderson et al., "Immunological Symptoms of Atopic Disease in Children: Results from the International Study of Asthma and Allergies in Childhood," *American Journal of Public Health* 91 (7) (2001): 1126-29, G. Martignon et al., "Does Childhood Immunization against Infectious Disease Protect from Development of Atopic Disease?" *Pediatric Allergy and Immunology* 16 (3) (2003): 193-200 In the latter study, the rate of asthma was doubled in unvaccinated children. For a good discussion of the surprising complexity of asthma risk factors, see M. T. Salam et al. "Early- Life Environmental Risk Factors for Asthma: Findings from the Children's Health Studies," *Environmental Health Perspectives* 112 (6) (2004).

51 For example, see A. M. Krieg et al., "CpG DNA: Trigger of Sepsis, Mediator of Protection, or Both?" *Scandinavian Journal of Infectious Disease* 35 (9) (2003): 653-59; Krieg, "Enhancing Vaccines with Immune Stimulation CpG DNA," *Current Opinions in Molecular Therapy* 3 (1) (2001): 15-24.

52 Stephen Smith, "The Asthma Riddle," *Boston Globe*, 13 April 2004.

53 Alexis Carrel, *Man the Unknown* (New York: Harper and Brothers, 1935): 114-15.

54 Murphy, *Vaccination Dilemma*.

55 Ibid., 10.

56 Ibid., 9.

57 丹·萨蒙未发表过的数据。

58 Feikin et al., "Individual and Community."

59 Daniel Salmon, Neal Halsey, et al., "Factors Associated with Refusal of Childhood Vaccines among Parents of School- Aged Children," *Archives of Pediatric and Adolescent Medicine* 195(5) (2005): 470-76.

60 Daniel Salmon, Neal Halsey, et al., "Knowledge, Attitudes and Belief of School Nurses and Personnel and Associations with Nonmedical Immunization Exemptions," *Pediatrics* 113 (6) (2004): 552-59.

61 Kumanan Wilson et al., "Changing Attitudes toward Polio Vaccination: A Randomized Trial of an Evidence- Based Presentation versus a Presentation from a Polio Survivor," *Vaccine* 23 (23) (2005): 3010-15.

62 2004年11月，科罗拉多公共卫生部的洛丽·奎克（Lorrie Quick）与作者进行的访谈。

63 See www.hapihealth.com.

64 J. G. Wheeler et al., "Barriers to Public Health Management of a Pertussis

Outbreak in Arkansas," *Archives of Pediatric and Adolescent Medicine* 158 (February 2004): 146-52.

65 K. Edwards and N. Halasa, "Are Pertussis Fatalities in Infants on the Rise?" *Journal of Pediatrics* 43 (5) (2003): 552-53.

66 K. Edwards, "Is Pertussis a Frequent Cause of Cough in Adolescents and Adults? Should Routine Pertussis Immunization Be Recommended?" *Clinical Infectious Diseases* 32 (12) (2001): 1698-99; and L. D. Senzilet et al., "Pertussis Is a Frequent Cause of Prolonged Cough Illness in Adults and Adolescents," 1691-97 in same issue.

67 2004 年 3 月，约翰·罗宾斯接受作者的采访；2004 年 6 月，詹姆斯·谢里接受作者的采访。

68 此外还有康诺特制药公司的两价疫苗"Tripedia"以及由立达药厂、惠氏制药公司联合推出的低抗原含量四价疫苗"Acel- Immune"，它们分别以日本大阪大学微生物研究会（Biken）和武田制药（Takeda）研发的疫苗为基础。James Cherry et al., "Comparative Effects of Lederle/Takeda Acellular Pertussis Component DTP Vaccine and Lederle Whole Cell DTP Vaccine in German Children after Household Exposures," *Pediatrics* 102 (3) (1998): 551.

69 P. Olin et al., "Declining Pertussis Incidence in Sweden Following the Introduction of Acellular Pertussis Vaccine," *Vaccine* 21 (17-18) (2003): 2015-21; A. E. Tozzi et al., "Clinical Presentation of Pertussis in Unvaccinated and Vaccinated Children in the First Six Months of Life," *Pediatrics* 112 (5) (2003): 1069-75. 1979 年至 1996 年间，瑞典的儿童未接种百日咳疫苗，但 2 岁的幼儿感染百日咳的人数从 1994 年的每 10 万人 1466 例降至 2000 年的 40 例。另一项为期 3 年的调查显示，145 例入院治疗的患者中，116 例未接种疫苗。从 1996 年 6 月到 1998 年，在德国 529 例入院治疗的百日咳儿童患者中，423 例未接种疫苗，只有两人接种过 3 剂或更多的疫苗。See Karen R. Broder, "Pediatric Burden of Pertussis: Infants and Children Aged under 10—United States," 2 September 2004 presentation, Pertussis Working Group; P. Jurertzko et al., "Effectiveness of Acellular Pertussis Vaccine Assessed by Hospital-Based Active Surveillance in Germany," *Clinical Infectious Diseases* 35 (2) (2002): 163-67.

70 C. R. Vitek, "Increase in Deaths from Pertussis among Young Infants in the United States in the 1990s," *Pediatric Infectious Disease Journal* 22 (7) (2003): 628-34.

71 U. Heininger et al., "A Controlled Study of the Relationship Between Pertussis

Infections and Sudden Unexpected Deaths among German Infants," *Pediatrics* 114 (1) (2004): e9-15.

第十章　疫苗导致自闭症?

1 Leo Kanner, "Autistic Disturbances of Affective Contact," *The Nervous Child* 2 (3) (1943): 217-50.
2 2002 年 5 月，尼尔・哈尔西接受作者的采访。
3 2002 年 4 月，尼尔・哈尔西接受作者的采访。
4 The origins of the thimerosal story are described in *Hepatitis Control Report*, Summer 1999.
5 European Agency for the Evaluation of Medicinal Products, "Statement on Thiomersal Containing Medicinal Products," 8 July 1999, at www.emea.eu.int/pdfs/human/press/pus/2096299EN.pdf.
6 Neal Halsey, "Increased Mortality after High Titer Measles Vaccines: Too Much of a Good Thing," *Pediatric Infectious Disease Journal* 12 (6) (1993): 462-65.
7 U.S. Environmental Protection Agency, *Mercury Study: Report to Congress*, vol. 4, *An Assessment of Exposure to Mercury in the United States*, 1997, retrieved from www.epa.govmercury/report.htm.
8 M. Bigham and R. Copes, "Thiomersal in Vaccines," *Drug Safety* 28 (2) (2005): 89-101.
9 2002 年 5 月，罗伯特・陈接受作者的采访。
10 Tom Verstraeten e- mail to Phillipe Grandjean, 14 July 2000, at www.nomercury.org/science/documents/FOIA_emails_11- 03.pdfmemo.
11 Peter Paradiso, speaking at National Vaccine Advisory Committee-Sponsored Workshop on Thimerosal in Vaccines, Bethesda, Maryland, 12 August 1999, 217.
12 Myron Levine, "Merck Knew about Thimerosal, Memo Shows," *Los Angeles Times*, 8 February 2005.
13 National Vaccine Advisory Committee, "Workshop on Thimerosal in Vaccines," Bethesda, Maryland, 12 August 1999.
14 Susan Levy and Susan Hyman, "Use of Complementary and Alternative Treatments," *Pediatric Annals* 32 (10) (2003): 685-91.
15 2002 年 6 月，埃里克・科尔曼接受作者的采访。
16 Leo Kanner, "Early Infantile Autism Revisited," *Psychiatry Digest* 29 (2) (1968): 17-28.

17 I am in debt to Edward Dolnick's book *Madness on the Couch* (New York: Simon & Schuster, 1998) for much of the material on Rimland and Kanner.

18 "Problems of Nosology and Psychodynamics," in *Childhood Psychosis: Initial Studies and New Insights* (Washington: Winston, 1973).

19 Dolnick, *Madness*, 167-233.

20 Bernard Rimland and Stephen M. Edelson, *Treating Autism* (San Diego: Autism Research Institute, 2003): 14-18.

21 Richard Noll, "A Blood Test for Madness? Serology, Psychiatry and Dementia Praecox, 1912-1917," paper presented at American Association for the History of Medicine conference, Madison, Wisconsin, April 2004.

22 Mary and T. Campbell Goodwin, "Malabsorption and Cerebral Dysfunction: A Multivariate and Comparative Study of Autistic Children," *Journal of Autism and Childhood Schizophrenia* 1 (1) (1971): 48-62.

23 2002 年 5 月，伯纳德·里姆兰德接受作者的采访。

24 Andrew J. Wakefield et al., "Ileal- lymphoid- nodular Hyperplasia, Non-Specific Colitis, and Pervasive Developmental Disorder in Children," *The Lancet* 351 (9103) (1998): 637-41; Simon H. Murch et al., "Retraction of an Interpretation," *The Lancet* 363 (9411) (2004): 750.

25 A detailed and convincing version of the MMR controversy is Michael Fitzpatrick's *MMR and Autism: What Parents Need to Know* (London: Routledge, 2004); *MMR: Science and Fiction*, by *Lancet* editor Richard Horton (London: Granta, 2004), is a rushed but thought- provoking account; Murch et al., "Retraction."

26 "Parent Groups and Vaccine Policymakers Clash over Research into Vaccines, Autism and Intestinal Disorders," at www.909shot.com/Press Release/pr030398autism.htm.

27 Eliot Marshall, "A Shadow Falls on Hepatitis B Vaccination Effort; Autoimmune and Nervous Disorders Resulting from Vaccine," *Science* 281 (5377) (1998): 630-31.

28 *Children's Healthcare Is a Legal Duty, Inc.*, newsletter #3, 2002.

29 See, for example, "Who Decides What Drugs Are Forced on Children?" *The Phyllis Schlafly Report* 34 (7) at www.eagleforum.org/psr/2001/feb01/psrfeb01.shtml; "Is Hillary Really for the Children?" www.townhall.com/opinion/column/phyllisschlafly/2000/11/08/167571.htm; Andrew Schlafly,12 May 2003 testimony against chickenpox vaccine, at www.aapsonline.org/stateis/njvac.

htm.
30 Kathleen Stratton, Marie C. McCormick, et al., *Immunization Safety Review: Hepatitits B and Demyelinating Neurological Disorders* (Washington: National Academies Press, 2002).
31 U.S. House, *Hearings before the Committee on Government Reform*, 107th Congress, 1st session, 26 April 2001, 308-9.
32 "No Link to Autism Proved at Hearing," *Indianapolis Star*, 12 January 2003; Evans Witt, "Birch Society Funds Movement for Laetrile," Associated Press, 10 October 1977.
33 Beth Clay, author interview, May 2005; Maurice Possley, "North Chicago Med School Sued on Cancer Cure," *Chicago Tribune*, 29 July 2004, NS1.
34 See www.Crp.org/politicians/summary.asp?CID=N0000001000cycle% 2000.
35 See www.whale.to/v/sarkine.html; by "nine vaccines," Burton- Sarkine presumably was describing each type of antigen as a separate vaccine.
36 OPV and MMR do not contain thimerosal, and the only licensed Hib- Hep B combination, Merck's Comvax, contains no preservative. See www.merck.com/product/usa/pi_circulars/c/comvax/comvax_pi.pdf.
37 涉及伯顿疫苗法庭的案例素材源于"特别专家"劳拉·米尔曼(Laura Millman)。
38 Stella S. Chess, "Autism in Children with Congenital Rubella," *Journal of Autism and Child Schizophrenia* 1 (1) (1971): 33-47.
39 Many of the parents' experiences with vaccines and autism are described in David Kirby, *Evidence of Harm* (New York: St. Martin's Press, 2005): 18-34, 60.
40 2002年5月，利兹·伯特接受作者的采访。
41 Kanner, "Autistic Disturbances," 217-18.
42 Simon Baron- Cohen, "Have the Airplane and the Computer Changed the Architecture of the Mind? And Is That Why Autism Is on the Increase?" www.edge.org/3rd_culture/bios/baroncohen.html; Simon Baron-Cohen, "Two New Theories of Authism: Hyper- Systematization and Assortative Mating," *Archives of the Diseases of Children* 91 (1) (2006): 2-5.
43 2002年5月，马克·布莱克希尔接受作者的采访。
44 Baron- Cohen, "Two New," 4; and Lisa A. Croen et al., "Descriptive Epidemiology of Autism in a California Population: Who Is at Risk?" *Journal of Autism and Developmental Disorders* 32(3) (2002): 217-24.

45 Kirby, *Evidence of Harm*, 105.

46 See www.gnd.org/dr_jeff/dr_jeff.htm.

47 A. Hviid et al., "Association between Thimerosal- Containing Vaccine and Autism," *Journal of the American Medical Association* 290 (2003): 1763-66.

48 Bernard Rimland and A. Hviid, correspondence, "Association between Thimerosal- Containing Vaccine and Autism," *Journal of the American Medical Association* 291 (20) (2004): 180-81.

49 J. Heron et al., "Thimerosal Exposure in Infants and Developmental Disorder," *Pediatrics* 114 (3) (2004): 577-83; 以及作者与保罗·奥菲特、疫苗安全部门一名职员进行的访谈。

50 Memorandum opinion, *John and Jane Doe 2 v. Ortho-Clinical Diagnostics, Inc.*, U.S. District Court for the Middle District of North Carolina, July 6, 2006, case 1:03-cv-00669, p. 9.

51 Kathleen Stratton, Marie C. McCormick, et al., *Immunization Safety Review: Vaccines and Autism* (Washington: National Academies Press, 2004): 65.

52 Sarah Parker et al., "Thimerosal- Containing Vaccines and Autism Spectrum Disorder: A Critical Review of Published Original Data," *Pediatrics* 114 (3) (2004): 793-804; and Mark R. Geier and David A. Geier, "Neurodevelopmental Disorders after Thimerosal- Containing Vaccines: A Brief Communication," *Experimental Biology and Medicine* 3 (228) (2003): 660-64.

53 California Department of Developmental Services, *Changes in the Populations of Persons with Autism and Pervasive Developmental Disorders in California's Developmental Services System 1987-1998* (Sacramento: DDS, 1999), available at www.dds.cahwnet.gov/autism/pdf/autism_report_1999.pdf.

54 U.S. House, *Autism— Why the Increased Rates? A One- Year Update: Hearings before the Committee on Government Reform*, 107th Congress, 1st Session, 25 and 26 April 2001, 1-2, 8.

55 Loring Dales, "Time Trends in Autism and in MMR Immunization Coverage in California," *Journal of the American Medical Association* 285 (9) (2001): 1183-85; AAP, Committee on Infectious Diseases, "Haemophilus Influenzae Type b Conjugate Vaccines: Recommendations for Immunization of Infants and Children 2 Months of Age and Older," *Pediatrics* 88 (1) (1991): 169-72.

56 J. G. Gurney et al., "Analysis of Prevalence Trends of Autism Spectrum Disorder in Minnesota," *Archives of Pediatric and Adolescent Medecine* 157 (July 2003): 622-27.

57 Craig J. Newschaffer et al., "National Autism Prevalence Trends from U.S. Special Education Data," *Pediatrics* 115 (3) (2005): 277-82. 纽斯查弗是约翰·霍普金斯大学的一名研究者，儿子患有自闭症，他利用美国人口普查数据和教育部的统计资料来分析 1975—1995 年儿童确诊为自闭症的情况，结果发现 1987—1992 年时段出生的小孩罹患自闭症的人数最多，此后每年略有增加。

58 R. Lingam et al., "Prevalence of Autism and Parentally Reported Triggers in a North East London Population," *Archives of the Diseases of Children* 88 (2003): 666-70.

59 不同报告所得出的自闭症发病率差别非常大，这取决于如何界定这种疾病以及研究的规模，往往规模越小，其发病率数值就越高。从 1966 年到 1991 年，基于 16 项研究得出的平均患病率为 1/2500，到 1992—2001 年的时候，这一数值增加为 1/800。最近开展的 3 项研究则显示，如果把所有形式的自闭症都算在内，其发病率高达 1/150。但这些研究的对象全为儿童。而基于政府记录展开的调查呈现不同的结果，例如加利福尼亚州的数据显示该州的患病率更低。埃里克·丰博纳（Eric Fombonne）据此认为研究者所采取的方法"能解释为何已经发表的自闭症患病率变来变去"。也有一些流行病学家并不这样看。纽斯查弗就是其中之一，他觉得自闭症发病率的增加与诊断方法的变化并无关联。

60 G. Stajich et al., "Iagrogenic Exposures to Mercury after Hepatitis B Vaccination in Preterm Infants," *Journal of Pediatrics* 136 (5) (2000: 679-81; M. Pichichero et al., "Mercury Concentrations and Metabolism in Infants Receiving Vaccines Containing Thimerosal," *The Lancet* 360 (9347) (2002): 1137-41.

61 G. J. Harry et al., "Mercury Concentrations in Brain and Kidney Following Ethylmercury, Methlmercury and Thimerosal Administration to Neonatal Mice," *Toxicology Letters* 154 (2004): 183-89; Tom M. Burbacher et al., "Comparison of Blood and Brain Mercury Levels in Infant Monkeys Exposed to Methlymercury or Vaccines Containing Thimerosal," *Environmental Health Perspectives*, published online 21 April 2005.

62 2002 年 6 月，博伊德·黑利接受作者的采访。

63 Thomas W. Clarkson et al., "The Toxicology of Mercury— Current Exposures and Clinical Manifestations," *New England Journal of Medicine* 349 (18) (2003): 731-37.

64 Jill James, "Thimerosal Neurotoxicity Is Associated with Glutathione

Depletion, Protection with Glutatione Precursors," *Neurotoxicology* 26 (1) (2005); "Metabolic Markers of Oxidative Stress and Impaired Methylation Capacity in Children with Autism," *American Journal of Clinical Nutrition* 80 (6) (2004): 1611-17.

65 Stratton, *Autism*, for example 52-62, 75-77, 143-47. 该报告罗列了大量证据来驳斥疫苗与自闭症有关的论点。

66 Michael Rutter, "Genetic Studies of Autism: From the 1970s into the Millenium," *Journal of Abnormal Child Psychology* 28 (1) (2000): 3-14.

67 Kirby, *Evidence of Harm*, 66.

68 2002 年 5 月，埃米·霍姆斯（Amy Holmes）接受作者的采访。

69 Stratton and McCormick, *Vaccines and Autism*, 128-45.

70 David Weldon, "Are Autism, Vaccines and Mercury Related?" *The Hill*, 9 February 2005.

71 See www.dds.cahwnet.gov/FactsStats/pdf/Jun06_Quarterly.pdf and www.dds.cahwnet.gov/FactsStats/pdf/Dec02_Quarterly.pdf.

72 Myron Levin, "Merck Misled on Vaccines, Some Say," *Los Angeles Times*, 7 March 2005.

73 Levy and Hyman, "Use of Complementary," 685-91; and "A Radical Approach to Autism," Amy Dockser Marcus, *The Wall Street Journal*, 15 February 2005, D1.

74 源于作者与"立即战胜自闭症！"组织一名领导者的讨论，对方是一名医生，并且希望匿名。

75 B. E. Esch and J. B. Carr, "Secretin as a Treatment for Autism: A Review of the Evidence," *Journal of Autism and Developmental Disorders* 34 (5) (2003): 543-56.

76 J. Coplan et al., "Children with Autistic Spectrum Disorders. II: Parents are Unable to Distinguish Secretin from Placebo under Double- Blind Conditions," *Archives of Diseases of Childhood* 88 (2003): 737-39.

77 A. D. Sandler and J. W. Bodfish, "Placebo Effects in Autism: Lessons from Secretin," *Developmental and Behavioral Pediatrics* 21 (5) (2000): 347- 49.

78 Environmental Working Group, "Overloaded? New Science, New Insights about Mercury and Autism in Susceptible Children," at www.weg.org/reports/autism/execsumm.php.

79 Robert F. Kennedy, "Playing Politics at Kids' Expense," *The Press-Enterprise*, 10 April 2005.

80 "An Open Letter to the American Public," 22 October 2004, at www.autismone.com. For further scrutiny of the Handley family's unusual perspective on autism, see Angela Valdez, "Curing Jamie Handley" *Willamette Week*, 12 October 2005; and discussion in *A Photon in the Darkness*, at http://photoninthedarkness.blogspot.com, a blog by critics of the thimerosal- causes-autism theory. 汉德利的儿子生于2002年年末，当时绝大多数疫苗中已经不含汞了，但他在采访时坚持认为自己儿子就是因为疫苗中的汞中毒才患自闭症的。

81 *The New York Times* ads appeared on 8 June and 14 November 2005.

82 David Weldon, "Open Letter to Julie Gerberding," 31 October 2003, at www.momsonamission.org/Autism_Center_Dr_Weldon_Respond.shtml.

83 Office of Special Masters, U.S. Court of Federal Claims, "Autism Update, December 22, 2005," at www.uscfc.uscourts.gov/OSM/Autism/Autism_Update_12_22_05.pdf.

84 2005年3月，彼得·帕拉迪索接受作者的采访。

85 2004年4月，罗杰·伯尼尔接受作者的采访。

86 2005年2月，斯蒂芬·科基接受作者的采访。

结语 我们最好的疫苗

1 Carla McClain, "Vaccine Tie to Autism Gains New Supporters," *Arizona Daily Star*, 3 July 2005.

2 2005年6月，芭芭拉·洛·费希尔接受作者的采访。

3 Daniel Salmon and Andrew Wiegel, "Religious and Philosophical Exemptions from Vaccination Requirements and Lessons Learned from Conscientious Objectors from Conscription," *Public Health Reports* 116 (2001): 289-95; Daniel Salmon, Neal Halsey, et al., "Public Health and the Politics of School Immunization Requirements," *American Journal of Public Health* 95 (5) (2005): 778-83.

4 2005年7月，罗杰·伯尼尔接受作者的采访。

5 Robert D. McFadden, "Frustration and Fear Reign over Flu Shots," *The New York Times*, 16 October 2004, A1.

6 Stephen Smith, "Flu Shot Shortage Shows System Flaws," *Boston Globe*, 10 October 2004.

7 Alfred M. Prince, "Our Last Vaccine?" *Science* 195(4284) (1977): 1287.

8 Jonas Salk, "Wanted: A Single Flue Vaccine," *The Washington Post*, 21

November 1976, 36.

9 Cf. Philip K. Russell, "Heading Off a Crisis in Vaccine Development," *Issues in Science and Technology* 11 (1995): 28.

10 David Brown, "Fixing Vaccine Supply System; Task Will Not Be Easy," *The Washington Post*, 9 October 2004.

11 Cf. Paul Offit, "Why Are Pharmaceutical Companies Gradually Abandoning Vaccines?" *Health Affairs* 24 (3) (2005): 622-30.

12 The 26 figure comes from "Historical Record of Vaccine Product License Holders in the United States," Annex H in *The Children's Vaccine Initiative, Achieving the Vision* (Washington: National Academy Press, 1993).

13 Speech at "A Scientific Colloquium Honoring Maurice Hilleman," American Philosophical Society, Philadelphia, 26 January 2005.

14 2004 年 5 月，保罗・帕克曼接受作者的采访。

15 Cf. Jean Kozubowski, "Connaught Takes Risks, Shows Swift Growth," *Northeast Pennsylvania Business Journal*, September 1988, 20.

16 1955 年的时候，灭活脊髓灰质炎疫苗是礼来制药公司最畅销的产品，according to *Eli Lilly and Company: Innovation, Diversification, and Globalization* (Mountain View, CA: Market Intelligence, 1993).

17 Offit, "Why Are," 624.

18 Roy Vagelos, remarks at "Hilleman Symposium"; Fran Hawthorne, *The Merck Druggernaut* (Hoboken, NJ: Wiley & Sons, 2003): 53-54.

19 See www.gsk- bio.com/webapp/CM/CM_Histoire_Developpement.jsp.

20 "Second NVAC Workshop on Strengthening the Supply of Vaccines in the United States," Washington, D.C., 24 January 2005.

21 Lone Simonsen, "Impact of Influenza Vaccine on Seasonal Mortality in the U.S. Elderly Population," *Archives of Internal Medicine* 165 (3) (2005): 265-72.

22 David Wahlberg, "Two Public Agencies Disagree on Value of Flu Shots," *Atlanta Constitution*, 14 February 2005; Lone Simonsen et al., "Mortality Due to Influenza in the United States— an Annualized Regression Approach Using Multiple- Cause Mortality Data," *American Journal of Epidemiology* 163 (January 15, 2006): 181-87.

23 Patricia Reaney "No Evidence Flu Vaccine Works in Kids, Study Finds," Reuters, 25 February 2005.

24 Jon Cohen, "Vaccine Policy: Immunizing Kids against Flu May Prevent Deaths among the Elderly," *Science* 306 (5699) (2004): 1123.

25 Susan Heavey, "Flu Vaccine Makers Say Government Must Increase Demand," Reuters, 12 February 2004.
26 2005 年 6 月，迈克・威廉斯接受作者的采访。
27 U.S. House, *Hearing of the Health, Oversight and Investigations Subcommittees of the House Energy and Commerce Committee on the Flu Vaccine,"* 18 November 2004.
28 2005 年 1 月，戴维・索尔兹伯里接受作者的采访。
29 L. Von Seidlein, "The Need for Another Typhoid Fever Vaccine," *Journal of Infectious Diseases* 192 (3) (2005): 357-59.
30 Cf. B. L. Laube, "The Expanding Role of Aerosols in Systemic Drug Delivery, Gene Therapy and Vaccination, *Respiratory Care* 50 (9) (2005): 111-76; H. O. Alpar et al. "Strategies for DNA Vaccine Delivery," *Expert Opinion on Drug Delivery* 2 (5) (2005): 829-42 For a more sober view, see Maurice Hilleman, "A Simplified Vaccinologist's Vaccinology for the Pursuit of a Vaccine Against AIDS," *Vaccine* 16 (8) (1998): 778-93.
31 Cf. K. L. Kotloff and J. B. Dale, "Safety and Immunogenicity of a Recombinant Multivalent Group A Streptococcal Vaccine in Healthy Adults: Phase 1 Trial," *Journal of the American Medical Association* 292 (11 August 2004): 709-15; K. L. Kotloff and J. B. Dale, "Progress in Group A Streptococcal Vaccine Development," *Pediatric Infectious Diseases Journal* 23 (August 2004): 765-66; and A. P. Durbin and R. A. Karron, "Progress in the Development of Respiratory Syncytial Virus and Parainfluenza Virus Vaccines," *Journal of Infectious Diseases* 191 (1 April 2005): 1093-94.
32 Fawn Vrazo, "Promising New Vaccines Could Wipe Out Cervical Cancer," *Philadelphia Inquirer*, 4 July 2005.
33 Meghan Meyer, "Cancer Funds a Morality Issue?" *Miami Herald*, 11 July 2005.
34 2005 年 7 月，迈克・威廉斯、D. A. 亨德森分别与作者进行的采访。
35 Milton Leitenberg, "Bioterror, Hyped," *Los Angeles Times*, 17 February 2006.
36 "An Interview with David S. Fedson, MD," *Biosecurity and Bioterrorsm* 3 (1) (2005): 9-15.
37 "Industry Needs Shot in the Arm," *Forbes*, 10 May 2005.
38 Susan Levy, "The Face That Helped Alter Nation's Flu Policy," *The Washington Post*, 7 March 2006, B1.
39 S. Dominguez and R. S. Daum, "Toward Global Haemophilus influenzae Type B Immunization," *Clinical Infectious Diseases* 37 (12) (2003): 1600-2;

"Elimination of HiB Disease from the Gambia after the Introduction of Routine Immunization," *The Lancet* 366 (9480) (2005): 144-50.

40 "Malaria: The Sting of Death," *Los Angeles Times*, 30 June 2005.

41 2005 年 2 月，斯蒂芬·哈德勒（Stephen Hadler）接受作者的采访。

42 Jon Cohen, "The New World of Global Health," *Science*, 13 January 2006, 162.

43 Ernst R. Berndt and John A. Hurvitz, "Vaccine Advance Purchase Agreements for Low- Income Countries: Practical Issues," *Health Affairs* 24 (3) (2005): 653.

44 June Goodfield, *A Chance to Live* (New York: Macmillan, 1991): 171.

45 Bruce Aylward et al., "OPV Cessation—the Final Step to a 'Polio- Free' World," *Science* 310 (2005): 625-26.

46 Ibid., 625.

47 John Murphy, "Distrust of U.S. Foils Effort to Stop Crippling Disease," *Baltimore Sun*, 4 January 2004.

48 Donald G. McNeil Jr. and Celia Dugger, "On The Brink: Rumor, Fear and Fatigue Hinder Final Push to End Polio, *The New York Times*, 21 March 2006, A1.

49 See, for example, Rene Dubos, *Mirage of Health* (New York Harper and Row, 1959): 25, 75, 94, 190-91.

50 Rene Dubos, "Pasteur's Dilemma: The Road Not Taken," in *ASM News* 40 (1975): 703-9.

致谢

我非常感谢许多友人、同事以及为疫苗着迷的同好，他们为本书贡献了大量观点、建议和事实，从而使我先前给杂志撰写的一系列职务作品得以扩展成一本专著。我欠查克·莱恩（Chuck Lane）一个人情，正是他把我首篇涉及疫苗的文章作为封面报道刊于《新共和》杂志；我同样感谢斯蒂夫·科尔（Steve Coll），他让我有机会在《华盛顿邮报杂志》上描述疫苗法庭庭审时的状况。在反对疫苗接种、自闭症争议等议题方面，《大西洋月刊》的埃米·米克斯（Amy Meeks）、已故的迈克·凯利（Mike Kelly）以及当时在《纽约时报杂志》工作的丹尼尔·扎莱夫斯基（Daniel Zalewski）常常帮我指点迷津。《沙龙》杂志的卡罗尔·劳德埃（Carol Lloyd）、珍妮弗·斯威尼（Jennifer Sweeney）、琼·沃尔什（Joan Walsh）以及卡伦·克罗夫特（Karen Croft）选刊了我的许多作品，《岩石》（*Slate*）杂志的埃米丽·贝兹伦（Emily Bazelon）同样如此。

萨拉·查尔方特（Sarah Chalfant）是一位堪称完美的代理人，她不断发掘我的创作激情和灵感，她也坚信如果不全身心投入于工作，所做之事就没什么意义。本书责任编辑安杰拉·冯德利普（Angela Vonderlippe）奉献了一篇很有价值的书评；莉迪娅·菲茨帕特里克（Lydia Fitzpatrick）给予我多方指导；卡罗尔·罗斯（Carol Rose）是一位优秀的文字编辑。本书写作过程中，我与许多同样对疫苗议题感兴趣的人进行过广泛交流，他们包括彼得·刘易斯（Peter Lewis）、塔玛拉·拉济（Tamara Razi）、汉娜·罗辛（Hanna Rosin）、戴维·普洛茨（David Plotz）、马克斯·凯利（Max Kelly）、莉莎·芒迪（Liza Mundy），戴维、史蒂文·塔尔博特（Steven Talbot）与卡米尔·佩里（Camille Peri），尼克（Nick）和埃米丽·艾伦（Emily Allen），本·科茨（Ben Coates）与朱利安·艾伦（Julian Allen）以及同事唐·麦基恩（Dawn McKeen）、马特·戴维斯（Matt Davis）。马克·布拉德利（Mark Bradley）的史学观使我受益匪浅。我很多的医学和公共卫生知识源于姐姐苏西·艾伦（Susie Allen）、已故的好姐姐凯蒂·艾伦（Katie Allen），嫂子辛迪·塔尔博特（Cindy Talbot）、玛莎·科瓦利克（Martha Kowalick）、皮帕·戈登（Pippa Gordon）以及姐夫理查德·迪卡洛（Richard DiCarlo）。安·赫尔伯特（Ann Hulbert）本身是一位非虚构写作的高手，他给了我许多出乎意料的赞叹和鼓励，并为本书的撰写与编辑提供了宝贵的建议。还有一些人士阅读过全书或部分章节，并为本书的完善提出了修订建议或表达各自的支持态度，他们分别为本·科茨、布鲁斯·韦尼格（Bruce Weniger）、鲍勃·陈、萨拉·德普雷斯（Sarah Depres）、埃里克·科尔曼、杰弗里·施瓦茨、尼尔·哈尔西、文森特·富尔吉尼蒂、伦纳德·塞夫（Leonard Seeff）、詹姆斯·沃利（James Whorley）、爱德华·默尔曼（Edward Morman）、安德烈亚·鲁斯诺克（Andrea Rusnock）和肯德尔·霍伊特（Kendall Hoyt）。我的父母迪克·艾伦和芭芭拉·艾伦（Dick and Barbara Allen）仔细审读了书稿内容，并一如既往给我坚定的鼓励。另一位读者保罗·奥菲特对疫苗事业充满热情，他同样十分坦率、学识渊博。

洛克菲勒档案馆（Rockefeller Archive）给我资助了一笔津贴，使我得以查阅保存完好的档案文献。感谢达尔文·斯特普尔顿（Darwin Stapleton）和汤姆·罗森鲍姆（Tom Rosenbaum），他们为人热诚，对我关照有加。费城医学院伍德研究所（Wood Institute）的爱德华·默尔曼给我提供了诸多研究支持和建议，他也展现了风趣幽默的一面。伍德研究所的纳瓦·哈尔（Nava Hall）和畸形儿基金会的戴维·罗斯（David Rose）翻箱倒柜给我找到了生动的图解资料。为了本书的写作，我曾造访过美国国家第二档案馆（National Archives II）、美国哲学学会（American Philosophical Society）、辛辛那提市的医学遗产图书馆（Medical Heritage Library）、美国国会图书馆（Library of Congress）及其复印和图片部门、得克萨斯大学的哈里·兰塞姆人文研究中心（Harry Ransom Humanities Research Center），上述机构的工作人员帮我精确查找到了令人激动的图文资料。美国国家医学图书馆医学史部门的斯蒂芬·格林伯格（Stephen Greenberg）和克丽丝特尔·史密斯（Crystal Smith）同样热心周到、乐于助人。在费城，汤姆·凯洛格（Tom Kellogg）则帮助我调查了波特·科普的家族背景。

虽然我在本书时未能一一当面采访克利夫·休梅克（Cliff Shoemaker）、简·厄尔达尔（Jane el- Dahr）、杰夫·埃文斯（Geoff Evans）、布鲁斯·耶林、杰弗里·贝克（Jeffrey Baker）以及罗伯特·约翰斯顿（Robert D. Johnston），但他们都帮助我核准了许多事实。维克多·哈丁慷慨地分享了他有关百白破疫苗试验的回忆和文档。阿尔·梅尔一直是一位热情、鼓舞人心和忠实的好友。已经离开了我们的莫里斯·希勒曼是一位魅力十足的专家，他充满耐心、随和而且幽默。我不会忘记在他别具一格的公司里度过的两天。芭芭拉·洛·费希尔和尼尔·哈尔西虽然有点勉强，但都以各自方式为我提供了重要的资源。感谢哈尔西医生允许我于 2002 年冬季旁听他在约翰·霍普金斯大学开设的疫苗学课程，也感谢琳恩·雷德伍德邀请我参加 2005 年由美国国家环境卫生科学研究所（National Institute of Environmental Health Sciences，NIEHS）主办的会议。

我的儿子艾萨克和女儿露西喜欢阅读本书中较为轻松的内容，甚至将其中一些素材应用到他们自己富有创意的策划项目里。

最后，我不知该如何向妻子玛格丽特·塔尔博特（Margaret Talbot）表达深深的谢意和钦佩之情，她善良而宽容，总是鼓舞我追逐自己的梦想。她不但是一位充满思想的优秀编辑，更是我的灵魂伴侣，一直在带着我飞。

审校后记

本书在原译稿基础上进行了修订。译者徐宵寒、邹梦廉此前已完成了书稿正文及图说翻译工作，付出了艰辛的努力。译事甘苦，只有全身心投入其中的人方能真切体会，审校者自然不敢掠人之美。在尽量保持原译稿优点的基础上，审校者基于个人的理解，对全书进行了审校和统稿处理，部分章节改动相对较小，部分章节修订幅度较大，并增加了一些“译注”内容。由于书稿最终定稿于审校者，为此但凡书中考虑欠周全或表达不合适之处，一切责任均在我，亦请读者诸君指正为盼。

感谢本书作者阿瑟·艾伦的信任与包容。因个人原因，书稿审校工作在我手中耽搁多时，导致作品正式的出版时间比原定计划延宕，实在抱歉得很。作为一名经验丰富的撰稿人、记者、研究者，阿瑟·艾伦长期笔耕不辍、著述颇丰。阅读他这部叙述生动、论证严谨的书稿时，我不时回想起自己早年类似的编辑、写稿生涯，因而颇感亲切。为了完成本书创作，阿瑟·艾伦查阅了大量文献和档案资料，并访谈了诸多人士，言必有据，视野开阔，这同样令我感佩，对我从事当前的教学科研工作也深有启发。责编唐明星同样一丝不苟，经她审读、编辑后，本书增色许多，谨此同样向她致以诚挚谢意。

本书审校之时，正值新冠肺炎（COVID-19）肆虐全球，许多人的生活方式、价值理念等都随之发生了变化。在这样一种语境下阅读阿瑟·艾伦的《疫苗》一书，想必开卷有益，能够深化我们对疾病防控、疫苗研发、家庭生活、人与自然、政治文化、社会公平、全球合作乃至人类未来等诸多议题的思索。为了维系人类的健康，詹纳、萨宾、索尔克、希勒曼、罗斯福、肯尼迪、克林顿、比尔·盖茨……以及无数医护人员都挺身而出，或投身科研，或制定政策，或推进全球合作，或深入防疫一线……他们都曾力挽狂澜，留下了诸多言行事迹。疫苗史既是医学史、社会生活史，也是政治史、全球文化交流史。

世事难料、人生无常；前路漫漫，何去何从？这将是一个值得继续追问的话题。新冠肺炎疫情状况起起伏伏，常令人不由发出“不为良相，便为良医”的感慨。本书审校过程中，我也写了一些诗词以记时艰，兹录两首如下：

七　律

庚子疫情

每逢庚子国多艰，忍写忧思到笔端？
碧雨殷勤怜百姓，青霜惨淡咒千官。
江分九派群魔舞，月落孤城浊泪残。
寄语瘟神收手罢，人民生路本来难。

西江月

闻女医护士纷纷剪发奔赴抗疫前线，想起我远方同为医生护士的姐妹

一袭新妆素裹，只身风雨绵延。江梅著意报平安，共发深深上愿。
绿鬓年年盈握，并刀交错伤怜。世人当记此衣冠，曾为苍生漫剪。

审校者刘火雄

2020年秋于金陵南京大学握火轩

新知
文库

01《证据：历史上最具争议的法医学案例》[美] 科林·埃文斯 著　毕小青 译

02《香料传奇：一部由诱惑衍生的历史》[澳] 杰克·特纳 著　周子平 译

03《查理曼大帝的桌布：一部开胃的宴会史》[英] 尼科拉·弗莱彻 著　李响 译

04《改变西方世界的26个字母》[英] 约翰·曼 著　江正文 译

05《破解古埃及：一场激烈的智力竞争》[英] 莱斯利·罗伊·亚京斯 著　黄中宪 译

06《狗智慧：它们在想什么》[加] 斯坦利·科伦 著　江天帆、马云霏 译

07《狗故事：人类历史上狗的爪印》[加] 斯坦利·科伦 著　江天帆 译

08《血液的故事》[美] 比尔·海斯 著　郎可华 译　张铁梅 校

09《君主制的历史》[美] 布伦达·拉尔夫·刘易斯 著　荣予、方力维 译

10《人类基因的历史地图》[美] 史蒂夫·奥尔森 著　霍达文 译

11《隐疾：名人与人格障碍》[德] 博尔温·班德洛 著　麦湛雄 译

12《逼近的瘟疫》[美] 劳里·加勒特 著　杨岐鸣、杨宁 译

13《颜色的故事》[英] 维多利亚·芬利 著　姚芸竹 译

14《我不是杀人犯》[法] 弗雷德里克·肖索依 著　孟晖 译

15《说谎：揭穿商业、政治与婚姻中的骗局》[美] 保罗·埃克曼 著　邓伯宸 译　徐国强 校

16《蛛丝马迹：犯罪现场专家讲述的故事》[美] 康妮·弗莱彻 著　毕小青 译

17《战争的果实：军事冲突如何加速科技创新》[美] 迈克尔·怀特 著　卢欣渝 译

18《最早发现北美洲的中国移民》[加] 保罗·夏亚松 著　暴永宁 译

19《私密的神话：梦之解析》[英] 安东尼·史蒂文斯 著　薛绚 译

20《生物武器：从国家赞助的研制计划到当代生物恐怖活动》[美] 珍妮·吉耶曼 著　周子平 译

21《疯狂实验史》[瑞士] 雷托·U. 施奈德 著　许阳 译

22《智商测试：一段闪光的历史，一个失色的点子》[美] 斯蒂芬·默多克 著　卢欣渝 译

23《第三帝国的艺术博物馆：希特勒与"林茨特别任务"》[德] 哈恩斯－克里斯蒂安·罗尔 著　孙书柱、刘英兰 译

24《茶：嗜好、开拓与帝国》[英] 罗伊·莫克塞姆 著　毕小青 译

25《路西法效应：好人是如何变成恶魔的》[美] 菲利普·津巴多 著　孙佩妏、陈雅馨 译

26 《阿司匹林传奇》[英] 迪尔米德·杰弗里斯 著 暴永宁、王惠 译

27 《美味欺诈：食品造假与打假的历史》[英] 比·威尔逊 著 周继岚 译

28 《英国人的言行潜规则》[英] 凯特·福克斯 著 姚芸竹 译

29 《战争的文化》[以] 马丁·范克勒韦尔德 著 李阳 译

30 《大背叛：科学中的欺诈》[美] 霍勒斯·弗里兰·贾德森 著 张铁梅、徐国强 译

31 《多重宇宙：一个世界太少了？》[德] 托比阿斯·胡阿特、马克斯·劳讷 著 车云 译

32 《现代医学的偶然发现》[美] 默顿·迈耶斯 著 周子平 译

33 《咖啡机中的间谍：个人隐私的终结》[英] 吉隆·奥哈拉、奈杰尔·沙德博尔特 著 毕小青 译

34 《洞穴奇案》[美] 彼得·萨伯 著 陈福勇、张世泰 译

35 《权力的餐桌：从古希腊宴会到爱丽舍宫》[法] 让 – 马克·阿尔贝 著 刘可有、刘惠杰 译

36 《致命元素：毒药的历史》[英] 约翰·埃姆斯利 著 毕小青 译

37 《神祇、陵墓与学者：考古学传奇》[德] C. W. 策拉姆 著 张芸、孟薇 译

38 《谋杀手段：用刑侦科学破解致命罪案》[德] 马克·贝内克 著 李响 译

39 《为什么不杀光？种族大屠杀的反思》[美] 丹尼尔·希罗、克拉克·麦考利 著 薛绚 译

40 《伊索尔德的魔汤：春药的文化史》[德] 克劳迪娅·米勒 – 埃贝林、克里斯蒂安·拉奇 著 王泰智、沈惠珠 译

41 《错引耶稣：〈圣经〉传抄、更改的内幕》[美] 巴特·埃尔曼 著 黄恩邻 译

42 《百变小红帽：一则童话中的性、道德及演变》[美] 凯瑟琳·奥兰丝汀 著 杨淑智 译

43 《穆斯林发现欧洲：天下大国的视野转换》[英] 伯纳德·刘易斯 著 李中文 译

44 《烟火撩人：香烟的历史》[法] 迪迪埃·努里松 著 陈睿、李欣 译

45 《菜单中的秘密：爱丽舍宫的飨宴》[日] 西川惠 著 尤可欣 译

46 《气候创造历史》[瑞士] 许靖华 著 甘锡安 译

47 《特权：哈佛与统治阶层的教育》[美] 罗斯·格雷戈里·多塞特 著 珍栎 译

48 《死亡晚餐派对：真实医学探案故事集》[美] 乔纳森·埃德罗 著 江孟蓉 译

49 《重返人类演化现场》[美] 奇普·沃尔特 著 蔡承志 译

50 《破窗效应：失序世界的关键影响力》[美] 乔治·凯林、凯瑟琳·科尔斯 著 陈智文 译

51 《违童之愿：冷战时期美国儿童医学实验秘史》[美] 艾伦·M. 霍恩布鲁姆、朱迪斯·L. 纽曼、格雷戈里·J. 多贝尔 著 丁立松 译

52 《活着有多久：关于死亡的科学和哲学》[加] 理查德·贝利沃、丹尼斯·金格拉斯 著 白紫阳 译

53 《疯狂实验史Ⅱ》[瑞士]雷托·U. 施奈德 著　郭鑫、姚敏多 译

54 《猿形毕露：从猩猩看人类的权力、暴力、爱与性》[美]弗朗斯·德瓦尔 著　陈信宏 译

55 《正常的另一面：美貌、信任与养育的生物学》[美]乔丹·斯莫勒 著　郑嬿 译

56 《奇妙的尘埃》[美]汉娜·霍姆斯 著　陈芝仪 译

57 《卡路里与束身衣：跨越两千年的节食史》[英]路易丝·福克斯克罗夫特 著　王以勤 译

58 《哈希的故事：世界上最具暴利的毒品业内幕》[英]温斯利·克拉克森 著　珍栎 译

59 《黑色盛宴：嗜血动物的奇异生活》[美]比尔·舒特 著　帕特里曼·J. 温 绘图　赵越 译

60 《城市的故事》[美]约翰·里德 著　郝笑丛 译

61 《树荫的温柔：亘古人类激情之源》[法]阿兰·科尔班 著　苜蓿 译

62 《水果猎人：关于自然、冒险、商业与痴迷的故事》[加]亚当·李斯·格尔纳 著　于是 译

63 《囚徒、情人与间谍：古今隐形墨水的故事》[美]克里斯蒂·马克拉奇斯 著　张哲、师小涵 译

64 《欧洲王室另类史》[美]迈克尔·法夸尔 著　康怡 译

65 《致命药瘾：让人沉迷的食品和药物》[美]辛西娅·库恩等 著　林慧珍、关莹 译

66 《拉丁文帝国》[法]弗朗索瓦·瓦克 著　陈绮文 译

67 《欲望之石：权力、谎言与爱情交织的钻石梦》[美]汤姆·佐尔纳 著　麦慧芬 译

68 《女人的起源》[英]伊莲·摩根 著　刘筠 译

69 《蒙娜丽莎传奇：新发现破解终极谜团》[美]让-皮埃尔·伊斯鲍茨、克里斯托弗·希斯·布朗 著　陈薇薇 译

70 《无人读过的书：哥白尼〈天体运行论〉追寻记》[美]欧文·金格里奇 著　王今、徐国强 译

71 《人类时代：被我们改变的世界》[美]黛安娜·阿克曼 著　伍秋玉、澄影、王丹 译

72 《大气：万物的起源》[英]加布里埃尔·沃克 著　蔡承志 译

73 《碳时代：文明与毁灭》[美]埃里克·罗斯顿 著　吴妍仪 译

74 《一念之差：关于风险的故事与数字》[英]迈克尔·布拉斯兰德、戴维·施皮格哈尔特 著　威治 译

75 《脂肪：文化与物质性》[美]克里斯托弗·E. 福思、艾莉森·利奇 编著　李黎、丁立松 译

76 《笑的科学：解开笑与幽默感背后的大脑谜团》[美]斯科特·威姆斯 著　刘书维 译

77 《黑丝路：从里海到伦敦的石油溯源之旅》[英]詹姆斯·马里奥特、米卡·米尼奥-帕卢埃洛 著　黄煜文 译

78 《通向世界尽头：跨西伯利亚大铁路的故事》[英]克里斯蒂安·沃尔玛 著　李阳 译

79 《生命的关键决定：从医生做主到患者赋权》[美] 彼得·于贝尔 著 张琼懿 译

80 《艺术侦探：找寻失踪艺术瑰宝的故事》[英] 菲利普·莫尔德 著 李欣 译

81 《共病时代：动物疾病与人类健康的惊人联系》[美] 芭芭拉·纳特森 – 霍洛威茨、凯瑟琳·鲍尔斯 著 陈筱婉 译

82 《巴黎浪漫吗？——关于法国人的传闻与真相》[英] 皮乌·玛丽·伊特韦尔 著 李阳 译

83 《时尚与恋物主义：紧身褡、束腰术及其他体形塑造法》[美] 戴维·孔兹 著 珍栎 译

84 《上穷碧落：热气球的故事》[英] 理查德·霍姆斯 著 暴永宁 译

85 《贵族：历史与传承》[法] 埃里克·芒雄 – 里高 著 彭禄娴 译

86 《纸影寻踪：旷世发明的传奇之旅》[英] 亚历山大·门罗 著 史先涛 译

87 《吃的大冒险：烹饪猎人笔记》[美] 罗布·沃乐什 著 薛绚 译

88 《南极洲：一片神秘的大陆》[英] 加布里埃尔·沃克 著 蒋功艳、岳玉庆 译

89 《民间传说与日本人的心灵》[日] 河合隼雄 著 范作申 译

90 《象牙维京人：刘易斯棋中的北欧历史与神话》[美] 南希·玛丽·布朗 著 赵越 译

91 《食物的心机：过敏的历史》[英] 马修·史密斯 著 伊玉岩 译

92 《当世界又老又穷：全球老龄化大冲击》[美] 泰德·菲什曼 著 黄煜文 译

93 《神话与日本人的心灵》[日] 河合隼雄 著 王华 译

94 《度量世界：探索绝对度量衡体系的历史》[美] 罗伯特·P. 克里斯 著 卢欣渝 译

95 《绿色宝藏：英国皇家植物园史话》[英] 凯茜·威利斯、卡罗琳·弗里 著 珍栎 译

96 《牛顿与伪币制造者：科学巨匠鲜为人知的侦探生涯》[美] 托马斯·利文森 著 周子平 译

97 《音乐如何可能？》[法] 弗朗西斯·沃尔夫 著 白紫阳 译

98 《改变世界的七种花》[英] 詹妮弗·波特 著 赵丽洁、刘佳 译

99 《伦敦的崛起：五个人重塑一座城》[英] 利奥·霍利斯 著 宋美莹 译

100 《来自中国的礼物：大熊猫与人类相遇的一百年》[英] 亨利·尼科尔斯 著 黄建强 译

101 《筷子：饮食与文化》[美] 王晴佳 著 汪精玲 译

102 《天生恶魔？：纽伦堡审判与罗夏墨迹测验》[美] 乔尔·迪姆斯代尔 著 史先涛 译

103 《告别伊甸园：多偶制怎样改变了我们的生活》[美] 戴维·巴拉什 著 吴宝沛 译

104 《第一口：饮食习惯的真相》[英] 比·威尔逊 著 唐海娇 译

105 《蜂房：蜜蜂与人类的故事》[英] 比·威尔逊 著 暴永宁 译

106 《过敏大流行：微生物的消失与免疫系统的永恒之战》[美] 莫伊塞斯·贝拉斯克斯 – 曼诺夫 著 李黎、丁立松 译

107《饭局的起源：我们为什么喜欢分享食物》[英]马丁·琼斯 著 陈雪香 译 方辉 审校
108《金钱的智慧》[法]帕斯卡尔·布吕克内 著 张叶 陈雪乔 译 张新木 校
109《杀人执照：情报机构的暗杀行动》[德]埃格蒙特·科赫 著 张芸、孔令逊 译
110《圣安布罗焦的修女们：一个真实的故事》[德]胡贝特·沃尔夫 著 徐逸群 译
111《细菌》[德]汉诺·夏里修斯 里夏德·弗里贝 著 许嫚红 译
112《千丝万缕：头发的隐秘生活》[英]爱玛·塔罗 著 郑嬿 译
113《香水史诗》[法]伊丽莎白·德·费多 著 彭禄娴 译
114《微生物改变命运：人类超级有机体的健康革命》[美]罗德尼·迪塔特 著 李秦川 译
115《离开荒野：狗猫牛马的驯养史》[美]加文·艾林格 著 赵越 译
116《不生不熟：发酵食物的文明史》[法]玛丽－克莱尔·弗雷德里克 著 冷碧莹 译
117《好奇年代：英国科学浪漫史》[英]理查德·霍姆斯 著 暴永宁 译
118《极度深寒：地球最冷地域的极限冒险》[英]雷纳夫·法恩斯 著 蒋功艳、岳玉庆 译
119《时尚的精髓：法国路易十四时代的优雅品位及奢侈生活》[美]琼·德让 著 杨冀 译
120《地狱与良伴：西班牙内战及其造就的世界》[美]理查德·罗兹 著 李阳 译
121《骗局：历史上的骗子、赝品和诡计》[美]迈克尔·法夸尔 著 康怡 译
122《丛林：澳大利亚内陆文明之旅》[澳]唐·沃森 著 李景艳 译
123《书的大历史：六千年的演化与变迁》[英]基思·休斯敦 著 伊玉岩、邵慧敏 译
124《战疫：传染病能否根除？》[美]南希·丽思·斯特潘 著 郭骏、赵谊 译
125《伦敦的石头：十二座建筑塑名城》[英]利奥·霍利斯 著 罗隽、何晓昕、鲍捷 译
126《自愈之路：开创癌症免疫疗法的科学家们》[美]尼尔·卡纳万 著 贾颋 译
127《智能简史》[韩]李大烈 著 张之昊 译
128《家的起源：西方居所五百年》[英]朱迪丝·弗兰德斯 著 珍栎 译
129《深解地球》[英]马丁·拉德威克 著 史先涛 译
130《丘吉尔的原子弹：一部科学、战争与政治的秘史》[英]格雷厄姆·法米罗 著 刘晓 译
131《亲历纳粹：见证战争的孩子们》[英]尼古拉斯·斯塔加特 著 卢欣渝 译
132《尼罗河：穿越埃及古今的旅程》[英]托比·威尔金森 著 罗静 译
133《大侦探：福尔摩斯的惊人崛起和不朽生命》[美]扎克·邓达斯 著 肖洁茹 译
134《世界新奇迹：在 20 座建筑中穿越历史》[德]贝恩德·英玛尔·古特贝勒特 著 孟薇、张芸 译
135《毛奇家族：一部战争史》[德]奥拉夫·耶森 著 蔡玳燕、孟薇、张芸 译

136《万有感官：听觉塑造心智》[美]塞思·霍罗威茨 著 蒋雨蒙 译 葛鉴桥 审校

137《教堂音乐的历史》[德]约翰·欣里希·克劳森 著 王泰智 译

138《世界七大奇迹：西方现代意象的流变》[英]约翰·罗谟、伊丽莎白·罗谟 著 徐剑梅 译

139《茶的真实历史》[美]梅维恒、[瑞典]郝也麟 著 高文海 译 徐文堪 校译

140《谁是德古拉：吸血鬼小说的人物原型》[英]吉姆·斯塔迈尔 著 刘芳 译

141《童话的心理分析》[瑞士]维蕾娜·卡斯特 著 林敏雅 译 陈瑛 修订

142《海洋全球史》[德]米夏埃尔·诺尔特 著 夏嫱、魏子扬 译

143《病毒：是敌人，更是朋友》[德]卡琳·莫林 著 孙薇娜、孙娜薇、游辛田 译

144《疫苗：医学史上最伟大的救星及其争议》[美]阿瑟·艾伦 著 徐宵寒、邹梦廉 译 刘火雄 审校